CB068253

Radiologia e Diagnóstico por Imagem na Formação do Médico Geral

Comitê Editorial

Hilton Augusto Koch
Professor Titular Doutor do Departamento de Radiologia da
Faculdade de Medicina da UFRJ

Eliana Claudia O. Ribeiro
Professora Adjunta Doutora do Núcleo de Tecnologia Educacional para a Saúde da UFRJ

Elise Tchie Tonomura
Professora Adjunta Mestre do Departamento de Radiologia da
Faculdade de Medicina da UFRJ

Antonio Carlos Pires Carvalho
Professor Associado Doutor da Faculdade de Medicina da UFRJ

Paulo Roberto Valle Bahia
Professor Adjunto Doutor da Universidade Federal do Rio de Janeiro

Tania Marcia Moreira Barbalho
Médica do Hospital da Mulher Heloneida Studart e Rede Labs

Radiologia e Diagnóstico por Imagem na Formação do Médico Geral

Departamento de Radiologia da Faculdade de Medicina
Universidade Federal do Rio de Janeiro

Hilton Augusto Koch

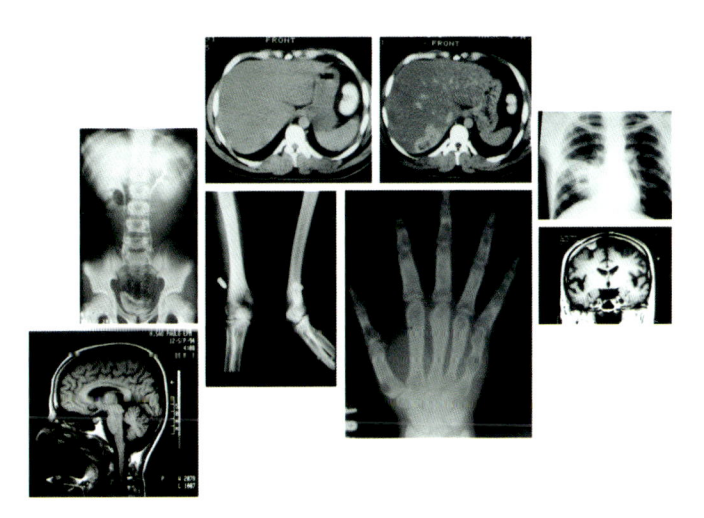

Segunda Edição

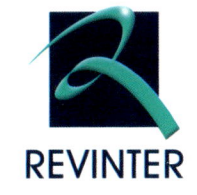

REVINTER

Radiologia e Diagnóstico por Imagem na Formação do Médico Geral, Segunda Edição
Copyright © 2012 by Livraria e Editora Revinter Ltda.

ISBN 978-85-372-0422-1

Todos os direitos reservados.
É expressamente proibida a reprodução
deste livro, no seu todo ou em parte,
por quaisquer meios, sem o consentimento
por escrito da Editora.

Contato com o autor:
hakoch@uol.com.br

CIP-BRASIL. CATALOGAÇÃO-NA-FONTE
SINDICATO NACIONAL DOS EDITORES DE LIVROS, RJ

R121
2.ed.

Radiologia e diagnóstico por imagem na formação do médico geral/[comitê editorial] Hilton Augusto Koch ; Departamento de Radiologia da Faculdade de Medicina, Universidade Federal do Rio de Janeiro. - 2.ed. - Rio de Janeiro: Revinter, 2012.
il.

Inclui bibliografia e índice
ISBN 978-85-372-0422-1

1. Radiologia. I. Koch, Hilton Augusto. II. Universidade Federal do Rio de Janeiro. Faculdade de Medicina. Departamento de Radiologia.

11-5695.   CDD: 616.0757
                  CDU: 616-073.7

A precisão das indicações, as reações adversas e as relações de dosagem para as drogas citadas nesta obra podem sofrer alterações.
Solicitamos que o leitor reveja a farmacologia dos medicamentos aqui mencionados.
A responsabilidade civil e criminal, perante terceiros e perante a Editora Revinter, sobre o conteúdo total desta obra, incluindo as ilustrações e autorizações/créditos correspondentes, é do(s) autor(es) da mesma.

Livraria e Editora REVINTER Ltda.
Rua do Matoso, 170 – Tijuca
20270-135 – Rio de Janeiro – RJ
Tel.: (21) 2563-9700 – Fax: (21) 2563-9701
livraria@revinter.com.br – www.revinter.com.br

Sumário

Colaboradores ix
Apresentação xiii

PARTE I
FORMAÇÃO DA IMAGEM

1 Radiologia Convencional 3
Natureza dos Raios X 3
Equipamentos e Acessórios 3
Formação da Imagem 6
Incidências ou Posicionamento 9
Radioscopia 10
Identificação das Principais Imagens Radiológicas 11

2 Tomografia Computadorizada (TC) 21
Equipamentos e Formação da Imagem 21
Identificação das Imagens 23
Vantagens e Desvantagens da TC 29

3 Ultrassonografia (US) 31
Equipamento e Formação da Imagem 31
Identificação das Imagens 34
Vantagens e Desvantagens da US 37

4 Ressonância Magnética (RM) 39
Equipamentos e Formação da Imagem 39
Identificação das Imagens 40
Vantagens e Desvantagens da RM 45

5 Medicina Nuclear 47
Equipamentos e Formação da Imagem 47
Radionuclídeos e Radiofármacos 50
Identificação das Imagens 50
Tipos de Exames Cintilográficos 51
Vantagens e Desvantagens 60

Parte II
Casos Clínicos

6 TÓRAX 63
- 1º Caso: Hemoptoicos 63
- 2º Caso: Dor Pleurítica – "Dor no Peito e Febre" 72
- 3º Caso: Dispneia – "Falta de Ar" 80
- 4º Caso: Tosse Diferente 84
- 5º Caso: Falta de Ar 89
- 6º Caso: Febre e Tosse 93
- 7º Caso: Dor no Peito e Falta de Ar 98
- 8º Caso: Tumor no Tórax 104
  - Imagens 108
- 9º Caso: Patologia Maligna das Mamas 110
- 10º Caso: Dor nas Mamas 116
- 11º Caso: Nódulos nas Mamas 124
- 12º Caso: Nódulo Tireoidiano 129
- 13º Caso: Sensação de Morte 140

7 Abdome 147
- 1º Caso: Problemas no Estômago 147
- 2º Caso: Dor no Estômago 154
- 3º Caso: Tumor Abdominal 160
- 4º Caso: Hemorragia Digestiva Alta 164
- 5º Caso: Icterícia 168
- 6º Caso: Infecção Urinária 176
- 7º Caso: Obstrução Renal 185
- 8º Caso: Hipermenorreia 192
- 9º Caso: Infertilidade Conjugal 197
- 10º Caso: Dor na Fossa Ilíaca Direita 203

8 Crânio, Coluna e Membros 207
- 1º Caso: Cefaleia 207
- 2º Caso: Crises Convulsivas 215
- 3º Caso: Distúrbio Visual 228
- 4º Caso: Coma 234
- 5º Caso: Politraumatizado 243
- 6º Caso: Dor Lombar 249
- 7º Caso: Otorreia e Hipoacusia 254
- 8º Caso: Hipoacusia e Paralisia Facial 260
- 9º Caso: Seios Paranasais – Congestão Nasal e Desconforto Geral 264
- 10º Caso: Cefaleia e Obstrução Nasal 270

PARTE III
UTILIZANDO A RADIOLOGIA DIAGNÓSTICA

9 Escolha do Exame Adequado por Segmentos .. 279

Seção I: Tórax 279
Radiografia de Tórax 279
Exames Contrastados 280
Mamografia 280
Ultrassonografia de Tórax 280
Ultrassonografia de Mama 281
Tomografia Computadorizada 281
Ressonância Magnética 281
Medicina Nuclear 282

Seção II: Abdome 282
Radiografia Simples do Abdome 282
Exames Contrastados do Tubo Digestório 282
Exames Contrastados das Vias Biliares 283
Exames Contrastados do Sistema Urinário 283
Exames Contrastados do Sistema Genital Feminino 284
Ultrassonografia Abdominal 284
Ultrassonografia Pélvica/Obstétrica 284
Ultrassonografia Transvaginal 285
Ultrassonografia Transretal 285
Ultrassonografia da Bolsa Escrotal 285
Tomografia Computadorizada do Abdome e da Pelve 286
Ressonância Magnética do Abdome 286
Cintilografia Dinâmica do Esôfago 286
Cintilografia de Vias Biliares 287
Cintilografia Hepática 287
Cintilografia para a Pesquisa de Sangramento Digestivo .. 287
Cintilografia para a Pesquisa de Fístulas Transdiafragmáticas 287
Cintilografia Renal 287

Seção III: Crânio 288
Radiografia Simples 288
Ultrassonografia Transfontanela 288

Tomografia Computadorizada 289
Ressonância Magnética 289
Cintilografia Cerebral com ^{99m}Tc-DTPA 289
Estudo da Perfusão Cerebral com SPECT
(Tomografia por Fóton de Emissão Única) com
^{99m}Tc-HMPAO 289

Seção IV: Coluna Vertebral, Medula Neural e Raízes
Nervosas 290
Radiografia Simples 290
Tomografia Computadorizada 290
Mielotomografia Computadorizada 290
Ressonância Magnética 291
Mielocisternografia Radioisotópica com ^{99m}Tc-DTPA 291
Cintilografia Óssea com ^{99m}Tc-MDP 291

Seção V: Membros 291
Radiologia Convencional 291
Pneumoartrografia 292
Ultrassonografia 292
Tomografia Computadorizada 292
Ressonância Magnética 293
Cintilografia Óssea 293

Seção VI: Face e Pescoço 293
Radiologia Convencional 293
Sialografia 293
Arteriografia 294
Ultrassonografia 294
Tomografia Computadorizada 294
Ressonância Magnética 295
Cintilografia de Tireoide 295

10 Avaliação Risco × Benefícios do Uso da Radiação e a Escolha do Exame mais Adequado 297
Princípios da Proteção Radiológica 297
Efeitos Biológicos das Radiações 298
Radiografias para o Controle de Tratamento 300
Exames Pré-Admissionais 300
Medidas Práticas para a Proteção Radiológica 300

11 Escolha do Exame Adequado pela Avaliação Risco × Benefício da Utilização dos Meios de Contraste 303
Pacientes com Perfuração do Tubo Digestório 303
Pacientes com Obstrução Intestinal 304
Pacientes com História de Alergia ao Iodo 304
Medidas Práticas para a Redução dos Riscos de Reações Adversas aos Meios de Contraste 304
Medidas Preventivas contra as Reações Adversas ao Meio de Contraste Iodado 305
Tratamento das Reações Adversas 305
Bibliografia Sugerida 306

12 Orientação aos Pacientes para a Realização de Exames Radiológicos 307
Considerações Gerais 307
Radiologia Geral 307
Exames Contrastados do Tubo Digestório 308
Exames Contrastados do Sistema Urinário 309
Exame Contrastado do Sistema Genital Feminino 309
Exames do Sistema Esquelético e Locomotor 309
Exames do Sistema Vascular 310
Ultrassonografia 310
Tomografia Computadorizada 311
Ressonância Magnética 312
Bibliografia Sugerida 312
Medicina Nuclear 312

13 Exame Radiológico 315
Ciclo do Exame 315
Pedido de Exame Radiológico 316
Roteiro de uma Solicitação de Exame Radiológico 317
Escolha do Serviço (Disponibilidade e Qualidade dos Serviços) 318
Escolha do Serviço Radiológico 320
Laudo Radiológico 321
Exame Radiológico como Documento 322
Roteiro de Análise de uma Radiografia 324
Correlação dos Resultados com o Quadro Clínico ... 326

Índice Remissivo 327

Colaboradores

COLABORADORES DESTA EDIÇÃO

- Cristina Sebastião Matushita
- Emerson Leandro Gasparetto
- Julio Cesar de Avellar Corsini E Reis Soares
- Lara Brandão
- Paulo Bruno Trigo
- Renata Aranha
- Rogério Torres Homem
- Tiago Vieira Koch

Alunos do Curso de Pós-Graduação em Radiologia e Diagnóstico por Imagem da PUC-Rio

- Alexandra Rocha Silveira
- Alfredo Altuzarra Noriega
- Allan do Amaral E Castro
- Ana Paula Gonçalves Tavares Di Mango
- Caroline Brito Bassani
- Caroline Karraz
- Edimere Ferreira Ottoni
- Fernando Taira Kashiwagi
- Gabriela de Abreu Oliveira
- Isabela Borges Moreira

- Jefferson Vieira Fernandes de Araujo
- Lorena Loria Cordero
- Marcelo Dalla Porta Garcia
- Marília Cariello Couto
- Michelângelo Zordan Franceschi
- Natacia dos Santos Guimarães
- Renata Rodrigues de Oliveira
- Ricardo Araújo Correia

COLABORADORES DA 1ª EDIÇÃO (1997)

Alair Augusto S. M. D. dos Santos
Professor-Assistente do Departamento de Radiologia da Faculdade de Medicina – UFF

Alexandre Pinto Cardoso
Professor Adjunto do Departamento de Clínica Médica (Pneumologia) da Faculdade de Medicina – UFRJ

Alice Junqueira Moll
Professora Adjunta do Departamento de Radiologia da Faculdade de Medicina – UFRJ

Antonio Lossano Netto
Professor-Assistente da Faculdade de Medicina – Marília, SP

Augusto César Peixoto da Rocha
Professor-Assistente do Departamento de Ginecologia da Faculdade de Medicina – UFRJ

Carlos Lobão Guimarães Filho
Professor-Assistente do Departamento de Radiologia da Faculdade de Medicina – UFRJ

Célia Maria Coelho Resende
Médica do Serviço de Radiodiagnóstico do HUCFF – UFRJ

Charles André
Professor-Assistente do Departamento de Clínica Médica (Neurologia) da Faculdade de Medicina – UFRJ

Denise Madeira Moreira
Professora Adjunta do Departamento de Radiologia – UFRJ

Edda Maria Terezinha Bernardini
Professora Adjunta do Departamento de Clínica Médica (Angiologia) da Faculdade de Medicina – UFRJ

Edson dos Santos Marchiori
Professor Adjunto do Departamento de Radiologia da Faculdade de Medicina – UFRJ

Edson Tadeu Holthansen
Professor Adjunto da Faculdade de Medicina – UFPel, RS

Elmar Gonzaga Gonçalves
Professor-Assistente da Faculdade de Medicina – Uberlândia, MG

Eponina Maria de Oliveira Lemme
Professora Adjunta do Departamento de Clínica Médica (Gastroenterologia) da Faculdade de Medicina – UFRJ

Ester Moraes Labrunie
Professora Auxiliar do Departamento de Radiologia da Faculdade de Medicina – UFRJ

Flávio Alves Brasil
Médico-Residente do Serviço de Radiodiagnóstico do HUCFF – UFRJ

Gilvan Renato Muzi Sousa
Professor Adjunto do Departamento de Clínica Médica (Pneumologia) da Faculdade de Medicina – UFRJ

Helio K. Yamashita
Professor-Assistente da Escola Paulista de Medicina – UFSP

Henrique Manoel Lederman
Professor Titular do Departamento de Diagnóstico por Imagem da EPM – UFSP

Heraldo de Oliveira M. Junior
Professor-Assistente da Faculdade de Medicina – Paraná

Jarbas Delfino
Professor Titular de Radiologia da Faculdade de Medicina da Fundação Dom André Arco Verde – Valença, RJ

Jorge Paes Barreto Marcondes de Souza
Professor-Assistente do Departamento de Cirurgia (Neurocirurgia) da Faculdade de Medicina – UFRJ

José Alexandre Carneiro Felippe dos Santos
Médico da Clínica Médica do HUCFF – UFRJ

José Carlos de Jesus Conceição
Professor Adjunto do Departamento de Ginecologia da Faculdade de Medicina – UFRJ

José Francisco Ribeiro de Ornellas
Professor Titular do Departamento de Clínica Médica (Nefrologia) da Faculdade de Medicina – UFRJ

José Raimundo de Lima Pimentel
Professor Adjunto do Departamento de Radiologia da Faculdade de Medicina – UFRJ

Léa Mirian Barbosa da Fonseca
Professora Adjunta do Departamento de Medicina Nuclear da Faculdade de Medicina – UFRJ

Luiz Antonio Ferreira Carvalho
Médico do Serviço de Cardiologia do HUCFF – UFRJ

Marcelo Vasconcelos Vieira
Aluno do Curso de Pós-Graduação em Radiologia da Faculdade de Medicina – UFRJ

Maria Expósito Pennas
Professora Adjunta do Departamento de Radiologia (Medicina Nuclear) da Faculdade de Medicina – UFRJ

Marilene Monteiro Paschoal
Professora-Assistente do Departamento de Radiologia da Faculdade de Medicina – UFRJ

Mario Waismann
Professor Adjunto do Departamento de Clínica Médica (Endocrinologia) da Faculdade de Medicina – UFRJ

Marleide da Mota Gomes
Professora Adjunta do Departamento de Clínica Médica (Neurologia) da Faculdade de Medicina – UFRJ

Maurice Borges Vincent
Professor-Assistente do Departamento de Clínica Médica (Neurologia) da Faculdade de Medicina – UFRJ

Nestor de Barros
Professor-Assistente do Departamento de Radiologia da Faculdade de Medicina – USP

Norma Xavier Souto
Professora-Assistente da Faculdade de Medicina – Universidade Católica de Pelotas

Osvaldo Estrela Anselmi
Professor Adjunto da Faculdade de Medicina – PUC-RS

Peli Ling Pei Huang
Médica-Residente do Serviço de Radiodiagnóstico do HUCFF – UFRJ

Ricardo Cerqueira Alvariz
Professor Auxiliar do Departamento de Gastroenterologia – UERJ

Roberto Eugenio de Almeida Magalhães
Professor-Assistente da Faculdade de Medicina – UERJ

Rui Haddad
Professor Adjunto do Departamento de Cirurgia (Cárdio Torácica) da Faculdade de Medicina – UFRJ

Senair Alberto Ambros
Professor-Assistente da Faculdade de Medicina – Universidade de Passo Fundo, RS

Turene Poncinelli da Silva
Professor Adjunto da Faculdade de Medicina – UFJF

Valéria Pinheiro Gaio
Professora Adjunta do Departamento de Radiologia da Faculdade de Medicina – UFRJ

Xisto Detoni
Professor-Assistente da Faculdade de Medicina – Blumenau, SC

Apresentação

Foi na Alemanha em 1895 que Willian Conrad Roentgen, da Universidade de Wrisburg, descreveu um novo tipo de radiação, de origem desconhecida, e a rotulou como raios X. Três anos depois do relato, a nova descoberta foi incorporada à tecnologia da área da saúde, representando hoje uma das maiores conquistas da humanidade no manejo das doenças. Decorrido mais de um século, a alta concentração tecnológica, a necessidade de treinamento específico e intensivo, aliado aos altos custos envolvidos, desafiam a sociedade e os governos a estabelecerem parâmetros racionais para a sua incorporação em níveis adequados às necessidades da população. Nasce, assim, a Radiologia como uma especialidade médica, hoje denominada Diagnóstico por Imagem, caracterizada por utilizar qualquer forma de radiação ionizante, sonora ou magnética, passível de transformação em imagens, para fins diagnósticos ou terapêuticos. Engloba os setores de radiodiagnóstico, ultrassonografia, medicina nuclear, tomografia computadorizada e ressonância magnética, além de procedimentos invasivos dentro dos seus diversos setores, rotulados genericamente como Radiologia Intervencionista. Apresenta-se como tecnologia essencial para o diagnóstico e/ou o tratamento de dois terços das patologias médicas em geral. Por sua abrangência, trata-se de um importante elo entre as diversas áreas do conhecimento médico, estando presente no ensino da anatomia, fisiologia, biofísica e, potencialmente, em todas as especialidades clínicas.

Desde que Laennec, com o estetoscópio, criou o primeiro dispositivo capaz de ampliar os sentidos do médico, a produção de tecnologia para a área da saúde não parou de se desenvolver. A indústria, visando o lucro, catalisa estas tendências com o lançamento de novos "avanços", muitas vezes representando meramente interesses econômicos. Da mesma forma, a divulgação acrítica pela imprensa, leiga ou especializada, dos ditos "avanços", leva a população e os profissionais da saúde a exigirem do sistema a incorporação destes itens. É distorcida a conceituação dos centros de excelência, que passaram a ser reconhecidos como sinônimo de "Medicina de Ponta", traduzindo-se em altos custos e alta complexidade. Desta forma, a efetividade de tecnologias tradicionalmente conhecidas, já adaptadas às condições socioculturais e econômicas de populações inteiras, fica rotulada como "obsoleta". Assim, desconsideram-se o que funciona e o que está estabelecido. Este momento áureo exige cautela para que as propostas de aumento na oferta dos equipamentos, na perspectiva curativa, não leve a difusão indiscriminada e acrítica, o que acaba distorcendo o conceito de tecnologia. A Radiologia, com todos os seus campos de atuação, é, antes de tudo, uma tecnologia da área da saúde, ou seja, uma forma organizada de conhecimento que deve ser utilizada com o objetivo de melhorar as condições de saúde da população. Para tal, deve valorizar as ações primárias e secundárias tanto como as terciárias de assistência, investindo-se, antes de tudo, em prevenção.

O radiologista, por sua vez, é o que se convencionou chamar de um médico interpretador: uma síntese de clínico e patologista, que utiliza equipamentos complexos com a intenção de identificar sinais, da mesma maneira que o clínico palpa, percute ou ausculta. Procura também localizar lesões ou alterações nas imagens obtidas, como faz o patologista na inspeção macroscópica. Desta forma, deve ter conhecimentos consistentes nas áreas da clínica e da patologia, não se admitindo, portanto, a análise de um exame sem um conhecimento mínimo da história e dos principais achados clínicos já identificados. Esta atividade ou especialidade, por sua grande concentração tecnológica, exige alto nível de treinamento, demandando dedicação exclusiva que pode conduzir a um distanciamento dos problemas humanos inerentes à atividade médica, já que muitas vezes não lida diretamente com o paciente. Isto pode levar, em alguns casos, a distorções de postura, como a de encarar a especialidade como um fim e não como um meio, equívoco que, aliás, ocorre em muitos outros setores da Medicina.

Para este cenário, a distorção na formação dos profissionais médicos tem grande influência. Já na seleção durante o vestibular, privilegia-se o conteúdo decorado às competências, que são um somatório de habilidades, atitudes e conhecimentos. Durante a graduação, em geral, o foco do aprendizado direciona-se ao complexo e raro, em detrimento do simples e frequente. Assim, orienta-se o aprendizado para diagnósticos e tratamentos com maior concentração tecnológica, talvez pelo enfraquecimento do ensino da clínica e também em virtude de uma medicina mais defensiva, jurídica e mercantil, na qual quanto mais aparato tecnológico estiver envolvido, menor é o risco de processos legais e maior é o ganho financeiro.

A escola médica, em nível de graduação, deve formar profissionais com sólida base científica, capazes de exercer sua prática com competência técnica e compromisso social. Isto implica em assegurar um grau de homogeneidade ao curso médico, orientando o currículo mínimo para garantir as formações básicas e gerais a todos os alunos. A utilização racional da tecnologia depende da conscientização durante a graduação dos profissionais da saúde, trabalhando-se tanto a gestão quanto a questão de recursos. Assim, deve-se conhecer não só as potencialidades, mas as limitações dos métodos radiológicos, para que se evitem sub ou superutilizações, possibilitando a correta identificação das prioridades nos investimentos. Estes conhecimentos logicamente não são exclusivos aos radiologistas, uma vez que todos os demais médicos precisam articular-se com este especialista. E o que mais precisa saber o médico-generalista? Com a sofisticação da tecnologia e a sua diversificação, é essencial que o médico saiba escolher o método por imagem adequado para cada paciente, considerando as informações oferecidas pelo exame, as contraindicações, a disponibilidade da aparelhagem em seu meio de trabalho e, sobretudo, os custos, devendo sempre lembrar a importância da correlação entre os riscos e os benefícios para o paciente.

A metodologia utilizada no ensino da Radiologia ainda é bastante tradicional, privilegiando as aulas teóricas, com material didático estático, composto muitas vezes por dispositivos ou por imagens apresentadas e discutidas pelos docentes, enfatizando somente o achado, sem uma correlação com a história clínica de um paciente real. As implicações da escolha de diferentes recursos da Radiologia, a preparação para os exames e as consequências para a saúde do paciente quase nunca são discutidos. A correlação entre o pedido de exame e a disponibilidade de aparelhagem e condições financeiras do paciente também não são enfocadas. Finalmente, não há uma preparação do aluno para analisar criticamente os laudos radiológicos recebidos do serviço especializado, persistindo, assim, um fator de erro diagnóstico.

Tal situação leva-nos à reflexão sobre a formação médica em que o ensino do Diagnóstico por Imagem e da Clínica deveria ser feito de forma mais integrada, assegurando a todos os egressos, independentemente das suas futuras escolhas da área de atuação, a capacidade de utilizar corretamente o arsenal tecnológico para o diagnóstico. É preciso que todos os profissionais da saúde tenham em mente o papel que desempenham frente ao paciente. A demanda a um serviço de saúde é motivada, em princípio, por um sofrimento que atingiu determinada pessoa que busca auxílio para solução ou alívio do mal que a aflige. Cidadão ou cidadã como qualquer outro, reside em algum lugar, tem família, emprego (ou não), amigos, condicionamentos culturais e econômicos. Na busca de assistência, tem de deslocar-se até o hospital ou ambulatório, pagar o transporte (muitas vezes com dificuldades), providenciar adequação de situações familiares, vencer o receio do que lhe vai acontecer, enfim, providenciar uma série de medidas que viabilizem a sua ida ao local de atendimento. Desconhecer estes aspectos humanos reduz o trabalho dos profissionais apenas à sua dimensão técnica. Decisões sobre adiamento de exames, marcação de horários e outras condutas médicas deixam, muitas vezes, de levar em consideração as necessidades dos pacientes.

Diante destes aspectos, para auxiliar o estudo do Diagnóstico por Imagem dentro do curso de graduação, criou-se uma Comissão Editorial com o objetivo de escrever um livro voltado ao aluno de graduação. Para assessoria pedagógica do Projeto, buscou-se a cooperação técnica do Núcleo de Tecnologia Educacional para a Saúde, do Centro de Ciências da Saúde da Universidade Federal do Rio de Janeiro (NUTES/CCS/UFRJ), responsável pelo desenvolvimento da metodologia de produção coletiva de materiais educativos, que envolveu docentes radiologistas e clínicos como autores *et al*. E para uma revisão geral do conteúdo, a Professora Elise Tonomura tomou para si a tarefa e a realizou com grande competência.

Entretanto, com o desenvolvimento dos equipamentos e das imagens, houve a necessidade de uma atualização do livro. Para isto contamos com a colaboração de alunos do Curso de Especialização em Radiologia da Escola Médica de Pós-Graduação da PUC-Rio na revisão dos casos clínicos, com atualização de imagens e dos equipamentos utilizados atualmente. Novos colaboradores juntaram-se na construção, como o Físico Júlio Cesar Corsini, a médica nuclear Cristina Sebastião Matushita, a neurorradiologista Lara Brandão e o Professor Emerson Leandro Gasparetto. A revisão geral desta edição ficou por conta do médico-radiologista Tiago Vieira Koch.

O livro apresenta os princípios básicos da formação de imagem em Radiologia convencional, ultrassonografia, tomografia computadorizada, medicina nuclear e ressonância magnética, e a caracterização de lesões fundamentais em cada método. O livro apresenta três unidades. O objetivo da primeira unidade é auxiliar o aluno na compreensão tanto do potencial de cada método de diagnóstico por imagem como da utilização da terminologia, a partir do conhecimento dos princípios físicos, químicos e biológicos envolvidos na formação da imagem. Na segunda unidade, pretendemos colocar o aluno, de forma interativa, em posição com as decisões sobre a utilização dos métodos por meio de casos clínicos que simulam situações reais. Buscou-se selecionar queixas clínicas comuns, como ponto de partida para o raciocínio clinicorradiológico. Os casos clínicos apresentam, também, questões para a reflexão dos alunos, trazendo temas correlatos não abordados durante a evolução do caso. Estas questões procuram enfatizar problemas práticos que geralmente não são valorizados nos livros-textos tradicionais. Na última unidade, busca-se sistematizar o uso dos diferentes métodos, de acordo com a sua adequação às características anatomofuncionais dos segmentos corporais e à complexidade dos problemas clínicos a serem investigados. Busca-se apresentar ao aluno a cadeia de etapas envolvidas neste processo: hipótese diagnóstica, avaliação de riscos e benefícios, acesso aos meios de diagnóstico, seleção do exame complementar correto, preenchimento do pedido de exame, orientação e preparo do paciente, interpretação, classificação até o recebimento dos resultados. É ressaltada a importância que se estabelece entre o médico solicitante e o radiologista em diferentes planos da prática clínica.

Este material pode ser utilizado em diferentes momentos do curso de graduação. O aluno pode consultar o livro, resolver sozinho os problemas propostos, bem como desenvolver estudo em grupo sob orientação docente. O livro pode ser considerado um recurso complementar ou um guia das atividades desenvolvidas, orientando competências a serem abordadas e práticas de ensino-aprendizagem com material instrucional disponível no Serviço ou Departamento responsável pela disciplina.

Convidamos você a ingressar conosco neste tema tão relevante para a formação médica, apresentado aqui de forma clara e objetiva. Esperamos que desfrutem desta leitura no caminho do aprendizado.

PARTE I

FORMAÇÃO DA IMAGEM

No processo de formação do médico, uma das primeiras noções aprendidas pelo aluno é a interpretação dos sinais e sintomas que orientam o diagnóstico e o tratamento. Quantas manobras aprendemos para evidenciar tais sinais? Estes recursos clínicos fundamentam-se no conhecimento da fisiopatologia dos processos que acometem o organismo e nas propriedades físicas características destes processos. Por exemplo, através da percussão do tórax obtemos um som alterado na presença de derrame pleural. De nada valeria percutir o tórax se não aprendêssemos a correlacionar o tipo de som obtido num pulmão aerado de outro com derrame pleural.

Da mesma maneira, o aluno ao aprender a solicitar um exame radiológico deve aprender as bases da formação da imagem para correlacionar seus sinais com as alterações correspondentes.

Dessa forma, abordaremos os mecanismos de formação da imagem nos diversos métodos e a terminologia comumente utilizada em cada um deles.

Cap. 1 – Radiologia Convencional 3
Cap. 2 – Tomografia Computadorizada (TC) 21
Cap. 3 – Ultrassonografia (US) 31
Cap. 4 – Ressonância Magnética (RM) 39
Cap. 5 – Medicina Nuclear 47

CAPÍTULO 1

Radiologia Convencional

Chamamos de radiologia convencional o método que deu origem ao nome da especialidade, método de investigação por imagem que utiliza os raios X.

NATUREZA DOS RAIOS X

Os raios X são radiações eletromagnéticas de comprimentos de onda bem menores que os da luz visível e, portanto, possuem considerável poder de penetração, tanto maior quanto maior for sua energia (ou kV – quilovolt). Propagam em linha reta e com a mesma velocidade da luz. Ao interagir com a matéria, os fótons de um feixe de raios X podem atravessá-la, serem absorvidos ou espalhados. A ocorrência de cada tipo de interação depende, dentre outras coisas, do peso atômico médio do meio por onde os raios passam e de sua energia. Nessa passagem ocorre ionização, o que altera quimicamente parte do meio. O uso dos raios X envolvendo seres vivos requer cuidados adicionais, por menor que seja a dose. A ionização induz nas células novas substâncias que podem causar alterações nos genes, algumas delas potencialmente neoplásicas. Por isso, ao optar-se pelas radiações ionizantes deve-se sempre certificar que a qualidade dos equipamentos assim como de seus operadores está otimizada, e se seu uso é justificado, ou seja, se não há outras opções de exame que não envolvam radiação. Devem ser poupadas, principalmente, crianças, gestantes e o abdome de mulheres não gestantes, mas com capacidade reprodutiva.

Esta radiação é produzida em um tubo em que uma corrente elétrica excita um filamento no catodo (carregado negativo) que, por emissão termoiônica, libera elétrons que são atraídos para o ânodo (polo positivo), onde são freados abruptamente, liberando energia. Noventa e nove por cento desta energia cinética é transformada em calor, e somente cerca de 1%, em raios X. Cessado o estímulo elétrico, cessa a emissão de radiação; um aparelho de raios X desligado, portanto, não emite radiação.

EQUIPAMENTOS E ACESSÓRIOS

■ Ampola

A ampola de raios X (Figs. 1-1 e 1-2) é constituída de vidro plumbífero e colocada dentro de um protetor metálico contido num recipiente com uma abertura regulável, denominada colimador ou diafragma (Fig. 1-3). O colimador está equipado com uma fonte luminosa que auxilia o operador a determinar o tamanho de campo. Por exemplo, se formos radiografar o tórax, deve-se usar uma abertura de diafragma diferente de quando formos radiografar um dedo. Isto é necessário não só para obtermos imagens com melhor definição, como também para não expor o paciente a doses de radiação desnecessárias.

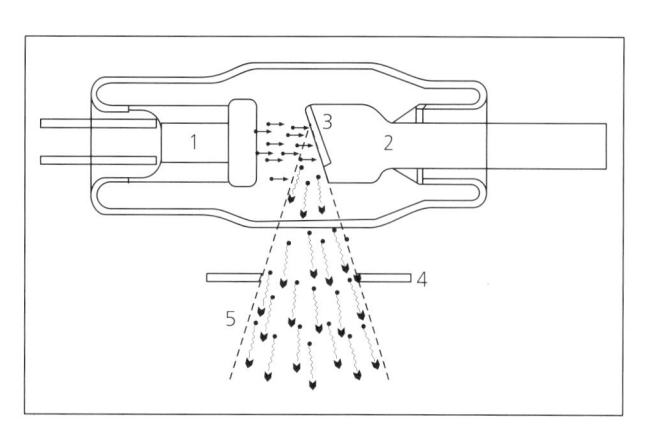

Fig. 1-1. Representação esquematizada dos componentes de um tubo de raios X. *1.* Catodo; *2.* anodo; *3.* placa de tungstênio; *4.* colimador; *5.* feixe de raios X.

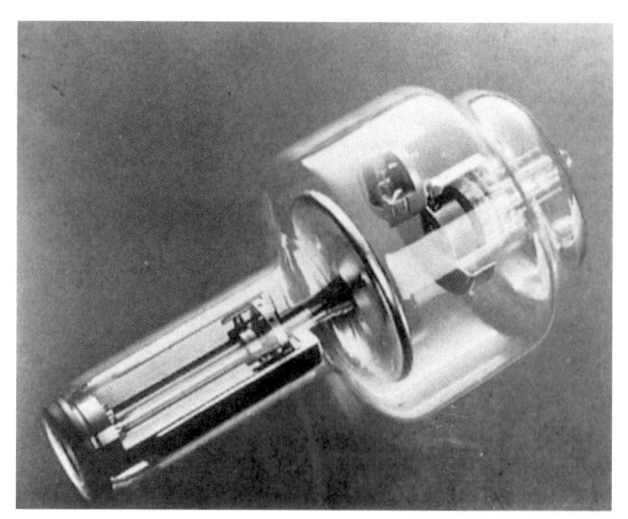

Fig. 1-2. Ampola de raios X.

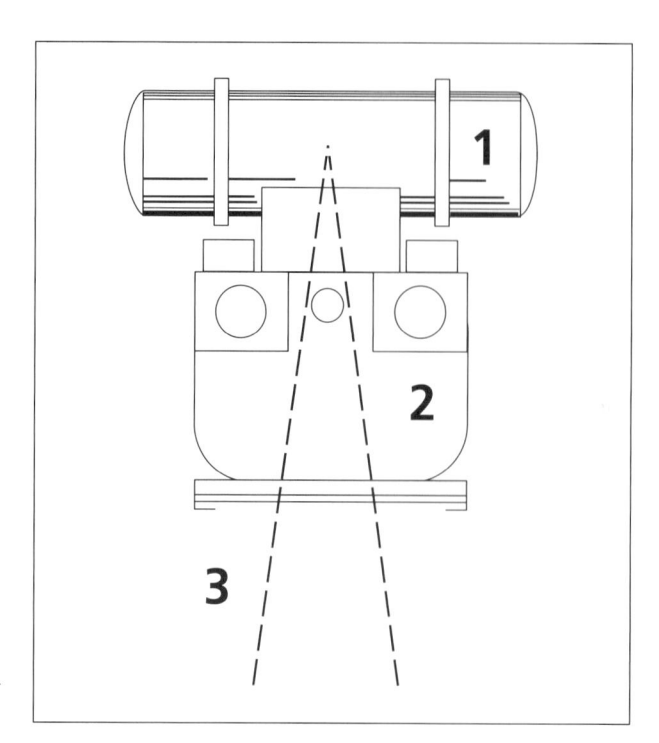

Fig. 1-3. Esquema do colimador. *1.* Cúpula (cabeçote); *2.* colimador luminoso; *3.* feixe útil.

Os raios X produzidos no interior da ampola são gerados em diversas direções. Por isso, o equipamento é projetado para que o feixe emerja apenas por uma abertura. A radiação emitida pelo tubo propaga-se em linha reta e diverge a partir do seu ponto de origem ou ponto focal (Fig. 1-3). Ao atingir um obstáculo, esta radiação pode atravessá-lo, ser espalhada ou absorvida, ou uma combinação de tudo isso. Deste modo, a sala de exames deve apresentar paredes blindadas com placas de chumbo ou argamassa baritada que impossibilitem a passagem da radiação para o meio externo. Os profissionais envolvidos, dependendo do tipo de atividade e da dose, podem ter que usar equipamento de proteção como anteparos, biombos, óculos especiais de acrílico ou vidro plumbíferos, aventais, luvas, protetores de tireoide e saias de borracha plumbífera etc., além de terem que ser monitorados por dosímetro de tórax e de anel.

Veja na Parte III deste livro algumas medidas práticas de proteção radiológica.

Mesa e Mural

Além da ampola de raios X, é necessário um anteparo para se inserir o receptor radiográfico (conjunto de tela fluorescente + filme ou receptor digital) e o local onde o paciente será posicionado. O anteparo pode ser horizontal (mesa) ou vertical (mural) (Fig. 1-4). A ampola de raios X é direcionada conforme a conveniência.

Seriógrafo e Angiógrafo

São aparelhos que funcionam com uma ampola de raios X, uma tela fluorescente e um porta-chassis acoplados. Essa tela sob incidência de raios X emite luz que será utilizada para formar uma imagem médica.

O seriógrafo é um aparelho dotado de fluoroscopia que permite realizar uma série de radiografias subdividindo um filme. Isto permite a documentação de um mesmo segmento em intervalos muito curtos, o que não seria possível se fosse necessário trocar o filme a cada exposição. Este aparelho é particularmente útil nos exames do tubo digestório, onde a peristalse modifica continuamente as imagens.

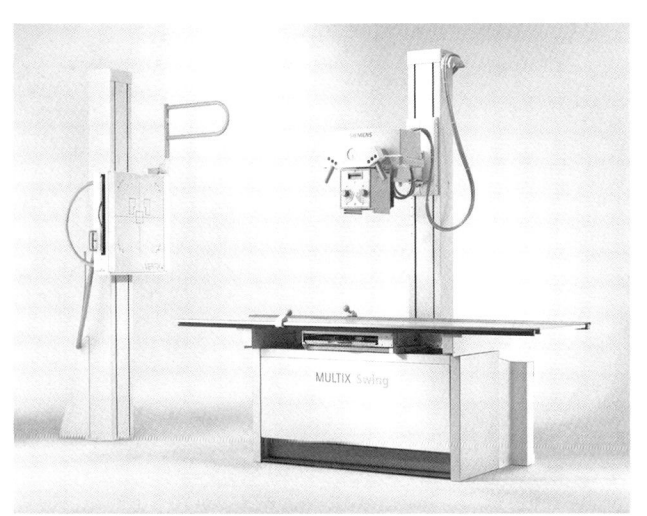

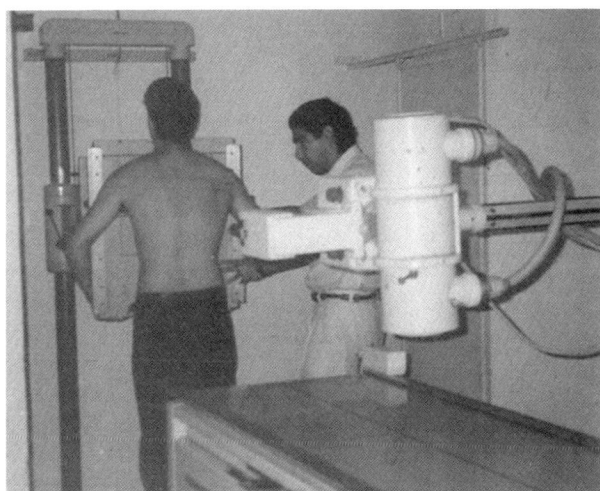

Fig. 1-4 Conjunto de tubo, mesa e Buck mural para exames de raios X.

Os aparelhos dispõem de um **intensificador de imagem** (Fig. 1-5), que é um tubo eletrônico colocado sobre a tela primária, que recolhe a imagem e transmite a um receptor que vai ao monitor de televisão, permitindo a observação à luz da sala.

O **angiógrafo** é um aparelho dotado de intensificador de imagem acoplado a um trocador de filmes de grande velocidade. O aparelho pode ser programado para radiografar e trocar filmes em intervalos variáveis de acordo com a necessidade. Dessa forma, numa mesma injeção de meio de contraste é obtida uma sequência de radiografias em diferentes fases da circulação.

Fig. 1-5. Intensificador de imagem.

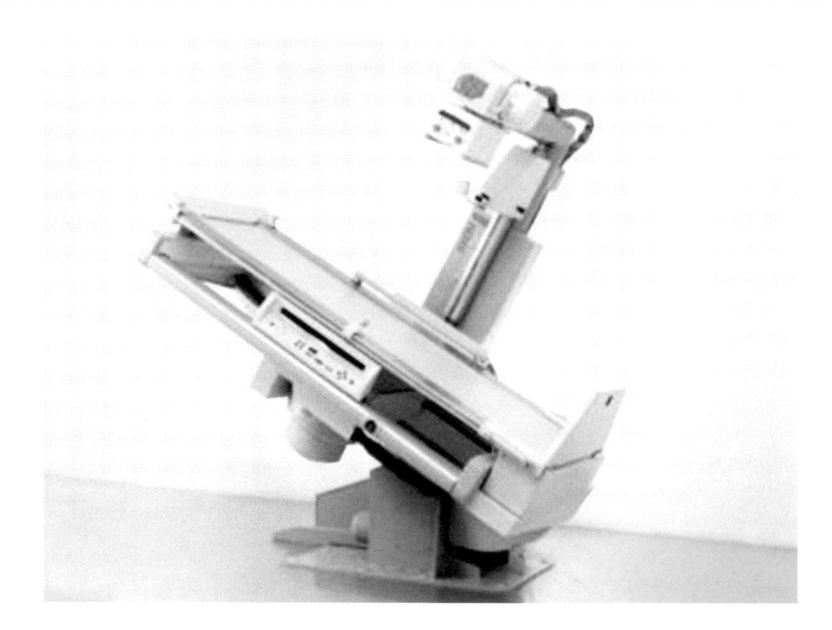

▪ Filme Radiográfico

O filme radiográfico convencional é constituído de uma folha plástica com ambas as faces recobertas por uma emulsão de gelatina com cristais de brometo de prata em suspensão. Os filmes de mamografia, que necessitam de maior definição da imagem, têm emulsão em apenas uma face. Os cristais são sensibilizados principalmente pela luz da tela intensificadora (écran) ou diretamente pelos raios X, formando uma imagem latente invisível. Após o processo de revelação, por ação de substâncias químicas, uma imagem é formada em tons de cinza. Áreas mais irradiadas aparecem enegrecidas, as menos irradiadas, mais claras.

▪ Écran

É uma folha plástica flexível e fina com uma área correspondente ao filme a ser usado e deve ser pressionada em íntimo contato com o filme. É revestido por material fluorescente que emite luz quando atingido por raios X. Na verdade o filme é 100 vezes mais sensível à luz que aos raios X. O uso do écran reduziu a dose envolvida nos exames em torno de 100 vezes com relação aos receptores radiográficos antigos. Arranhões ou sujeira existentes entre o écran e o filme originarão artefatos na radiografia, ou seja, imagens que não correspondem às características dos pacientes.

▪ Chassi

Estojo metálico ou plástico onde são inseridos o filme virgem e 2 telas intensificadoras, cada uma em contato com uma das faces do filme. Nos chassis de mamografia, pela necessidade de máxima definição nas imagens, utiliza-se apenas uma fina tela intensificadora, já que o filme mamográfico tem emulsão sensível aos raios X em apenas uma face.

FORMAÇÃO DA IMAGEM

A radiação que atravessa o corpo do paciente sofre atenuação de acordo com o peso atômico médio das estruturas que compõem a região radiografada. Por isso, a imagem formada corresponde a um conjunto de tons que variam do negro ao branco, passando por **tonalidades de cinza** (Fig. 1-6).

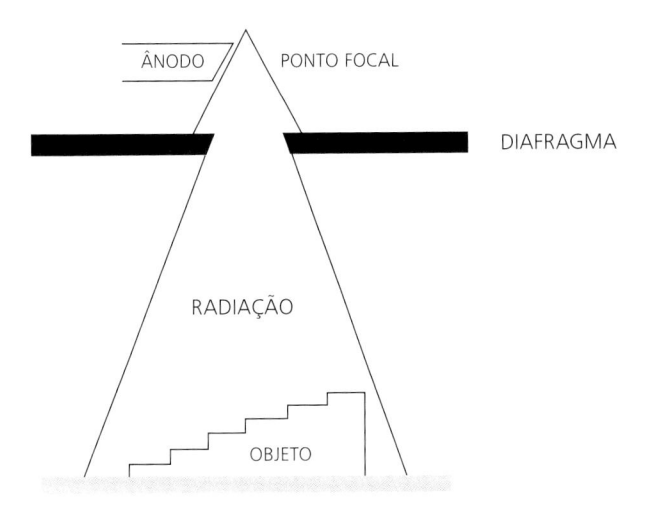

Fig. 1-6. Esquema de feixe de raios X no objeto.

Os raios X absorvidos no corpo do paciente não sensibilizam o filme e correspondem às áreas brancas após a revelação. As enegrecidas indicam que a radiação sofreu menor atenuação, sensibilizando mais a área do filme correspondente. As tonalidades mais claras de cinza indicam que houve maior absorção e, portanto, sensibilizam menos. Na escala de *densidades radiográficas*, existem 5 densidades fundamentais (Quadro 1-1).

Quadro 1-1

Densidade Radiológica	Absorção	Imagem
Metal	Total	Branca brilhante
Cálcio	Grande	Branca
Água (partes moles)	Média	Cinza
Gordura	Pouca	Quase preta
Ar	Nenhuma	Preta

A imagem branca pode ser definida como **opacidade** ou **imagem radiopaca**, e a **imagem negra**, como **transparência** ou **imagem radiotransparente**. Portanto o metal, o cálcio e, em menor grau, as partes moles são radiopacos, pois bloqueiam ou absorvem a maior parte da radiação, enquanto a gordura e o ar são radiotransparentes, pois quase não oferecem resistência à radiação.

As estruturas do corpo que têm **densidade de partes moles** são:

- Tecidos conectivos, músculos.
- Sangue.
- Cartilagem.
- Pele.
- Cálculos de colesterol (de vesícula).
- Cálculos de ácido úrico (de rim).

Além das densidades radiográficas, uma imagem se define pelo contraste radiológico. Não podemos distinguir uma estrutura de outra, se ambas possuírem a mesma densidade radiográfica. É preciso que a estrutura seja delineada por um material de outra densidade contrastante para se tornar nítida. Os exemplos citados elucidam o fato:

A) As radiografias do tórax são feitas em inspiração profunda, pois o ar dentro da árvore brônquica e dos alvéolos torna estas estruturas "pretas", em contraste com o mediastino (coração), que é branco. Contrariamente, em um natimorto, em que não houve aeração pulmonar, não há diferença de densidade entre o mediastino e os pulmões, ambos com densidade de partes moles.

B) No abdome não se distinguem com detalhes as vísceras ocas sem ar, porque não existem estruturas vizinhas com contraste oposto natural. Usamos, então, meio de contraste artificial, por via oral ou retal, em que as vísceras ocas se tornam brancas e assim individualizadas.

Para melhor individualizar os rins, é necessária a injeção de meio de contraste artificial por via endovenosa. A excreção deste meio de contraste por via urinária vai mostrar os rins, os sistemas coletores, os ureteres e a bexiga (Fig. 1-7).

C) Para examinar os vasos sanguíneos, injetamos neles meios de contraste artificial, sendo, então, facilmente diferenciados das outras partes moles que os circundam (Fig. 1-8).

Os meios de contraste artificiais à base de iodo e bário apresentam densidade metálica, por isso também são radiopacos. Concluímos, portanto, que dependendo do órgão ou sistema em estudo, necessitamos obter diferentes densidades, aproveitando os contrastes naturais ou usando meios de contraste artificiais.

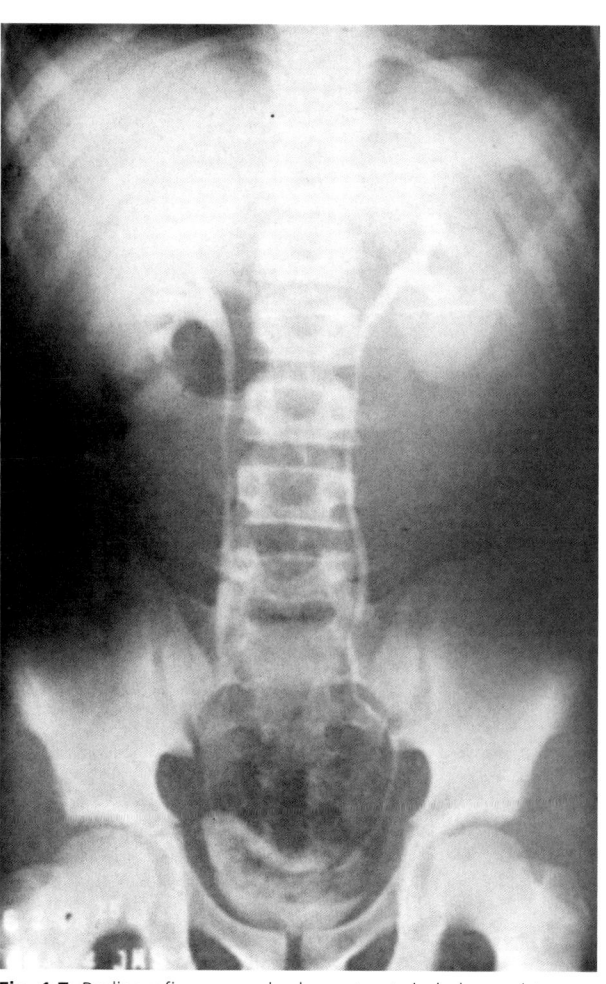

Fig. 1-7. Radiografia com meio de contraste iodado no sistema urinário.

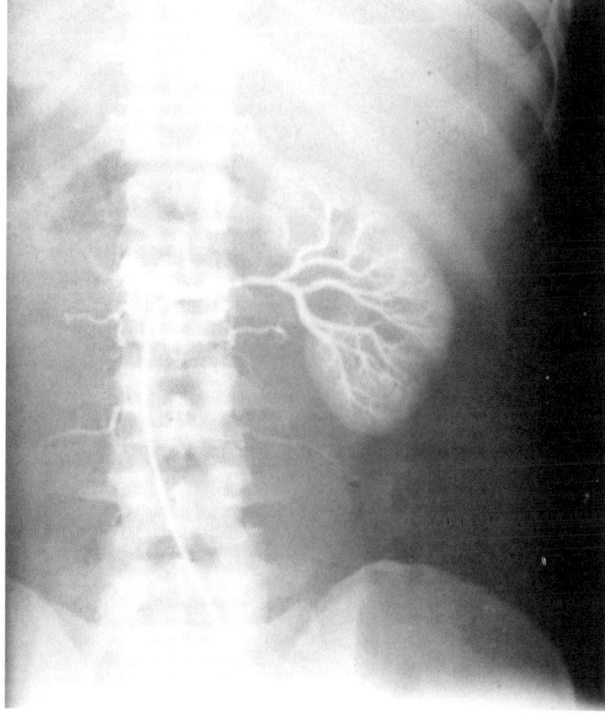

Fig. 1-8. Radiografia com meio de contraste iodado individualizando os vasos renais.

INCIDÊNCIAS OU POSICIONAMENTO

Em uma radiografia, observamos todos os elementos ultrapassados pelo feixe de radiação, projetados em um só plano. Pela superposição das diversas estruturas, muitas vezes não há condições de localizar ou delimitar com precisão determinadas imagens. Por isso, é fundamental que sejam feitas incidências em posições diferentes, determinando planos opostos, de preferência ortogonais.

Por exemplo:

A) *Radiografia do tórax:* PA e perfil.
B) *Radiografia do cotovelo:* AP e perfil.
C) *Radiografia de mãos e pés:* AP e oblíquas.
D) *Radiografia da face:* frontonaso, mentonaso e perfil.

Por convenção, a denominação da incidência faz-se pelo local do corpo que está voltado para a fonte emissora de radiação. Assim, incidência em posteroanterior ou PA, quer dizer que o paciente está com a região dorsal ou posterior voltada para a ampola e a ventral ou anterior próxima ao filme. Quanto mais próximo o filme estiver do objeto a ser radiografado, mais real será a imagem obtida, ou seja, menores serão as distorções, causadas pela ampliação da estrutura a ser estudada, se a mesma estiver muito afastada do filme.

Em certos casos, são necessárias incidências complementares para melhor estudo de determinadas regiões ou patologias. Com isso, teremos noção da profundidade das estruturas anatômicas e/ou patológicas da região estudada.

Citaremos exemplos para melhor compreensão:

A) Numa radiografia do tórax feita em PA, não sabemos em que plano está o coração, pois estamos vendo a imagem em um só plano, sobreposto a tantos outros (Fig. 1-9A).
No perfil, verificamos que a silhueta cardíaca é anterior (Fig. 1-9B).
B) Numa radiografia do cotovelo em AP observamos um corpo estranho metálico projetado sobre a estrutura óssea. Na incidência em perfil, o corpo estranho projeta-se anteriormente nas partes moles do cotovelo (Fig. 1-10).

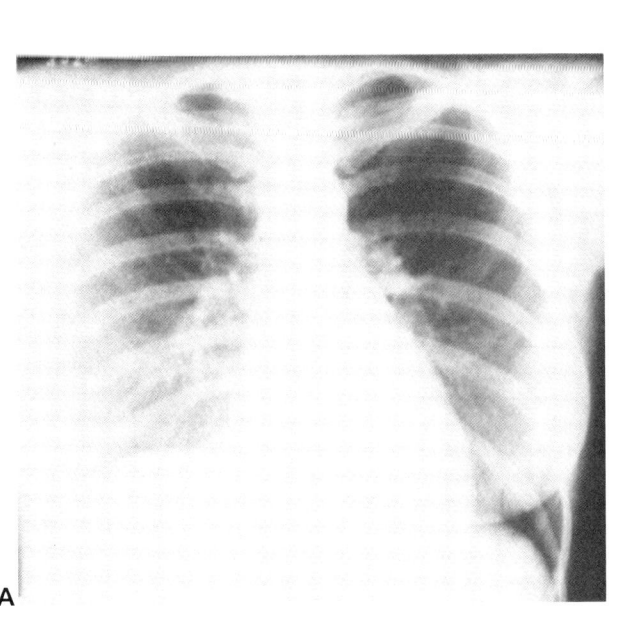

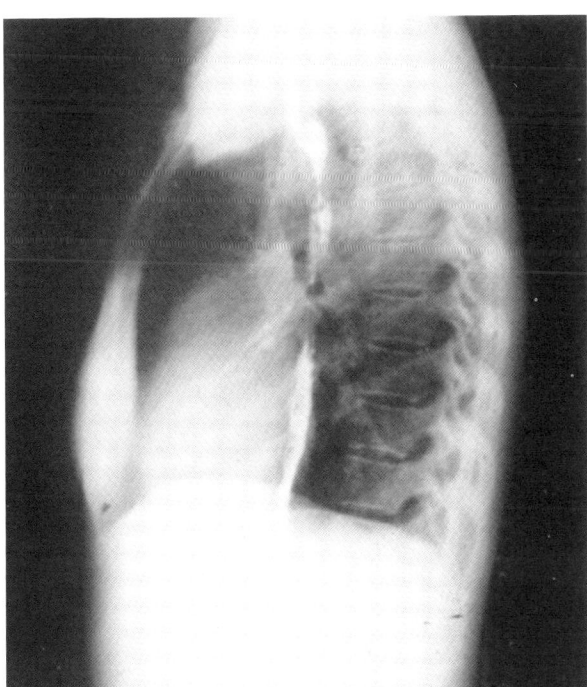

Fig. 1-9. A. Radiografia de tórax em PA. **B.** Radiografia de tórax em perfil com esôfago contrastado.

Fig. 1-10. Radiografia do cotovelo em AP e perfil. Projétil de arma de fogo projetado lateralmente à epífise distal do córtice direito.

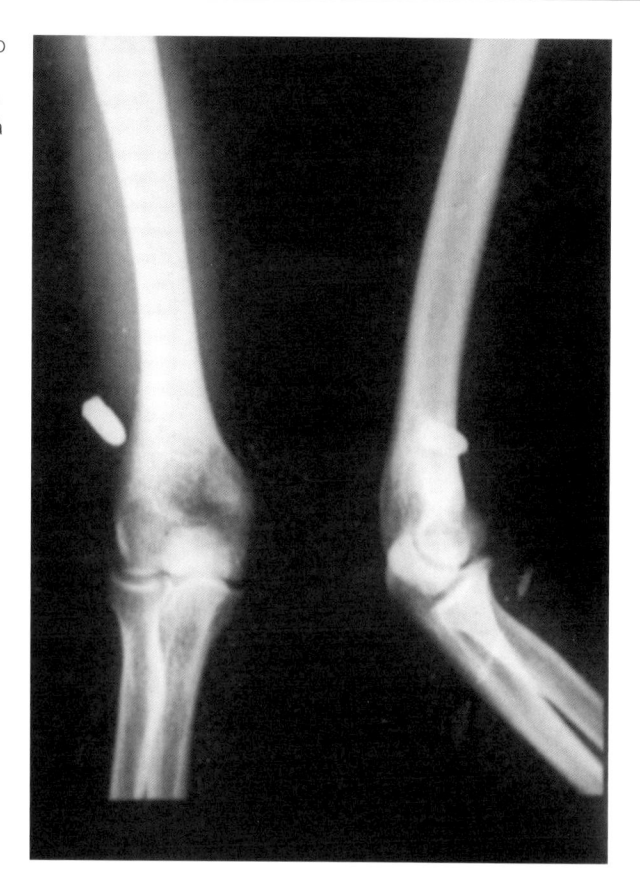

Este é o princípio básico para o entendimento da formação de imagens de radiologia convencional, independente da região, órgão ou exame a ser realizado.

RADIOSCOPIA

Mostramos até agora a formação da imagem no filme radiográfico. Os filmes fornecem apenas imagens estáticas. Entretanto, em muitas situações, necessitamos de uma análise dinâmica, ou seja, ao longo do tempo, do que se passa no corpo do paciente. Para isso, utilizam-se radioscopia ou fluoroscopia e, mais modernamente, videofluoroscopia.

Com a radioscopia, é possível uma análise dinâmica através de aparelhos que funcionem com a ampola de raios X acoplada a uma tela fluorescente. Dependendo do tempo de emissão de raios X, é possível uma observação dinâmica mais demorada da região em estudo.

Tanto o seriógrafo quanto o angiógrafo utilizam as vantagens da radioscopia para guiar o exame. O operador observa e seleciona a região a ser radiografada.

Na **videofluoroscopia**, um equipamento de vídeo é acoplado ao intensificador de imagem para a documentação das imagens. O método apresenta 2 vantagens fundamentais sobre a radioscopia convencional:

1. Os exames podem ser gravados em dispositivos de armazenamento de dados (CDs, DVDs, HDs etc.). Assim, é possível serem reavaliados a qualquer momento, inclusive por outros profissionais que não estavam presentes na hora da realização do procedimento.
2. O custo operacional é menor, já que não são usados filmes radiográficos.

IDENTIFICAÇÃO DAS PRINCIPAIS IMAGENS RADIOLÓGICAS

Já demos, na seção, o 1º passo sobre como se formam as imagens. Todas as imagens anatômicas ou patológicas devem ser analisadas quanto à **densidade, forma, dimensões, contornos, limites e localização**. Nos órgãos tubulares acrescem-se a análise da perviedade, trajeto, calibre, contorno interno e distensibilidade.

▪ Densidade

Vimos que as estruturas podem ser radiopacas ou radiotransparentes, com densidades variando entre as de metal, de osso, de partes moles, de gordura ou do ar.

Se a imagem possuir uma só densidade em toda a sua extensão, é denominada **homogênea**. Caso contrário, é classificada como **heterogênea** (Fig. 1-11). (Vide caso clínico Dor no Peito e Febre.)

Fig. 1-11. Radiografia de tórax em PA, demonstrando abscesso pulmonar – imagem heterogênea (radiopaca-líquido/radiotransparente – gás).

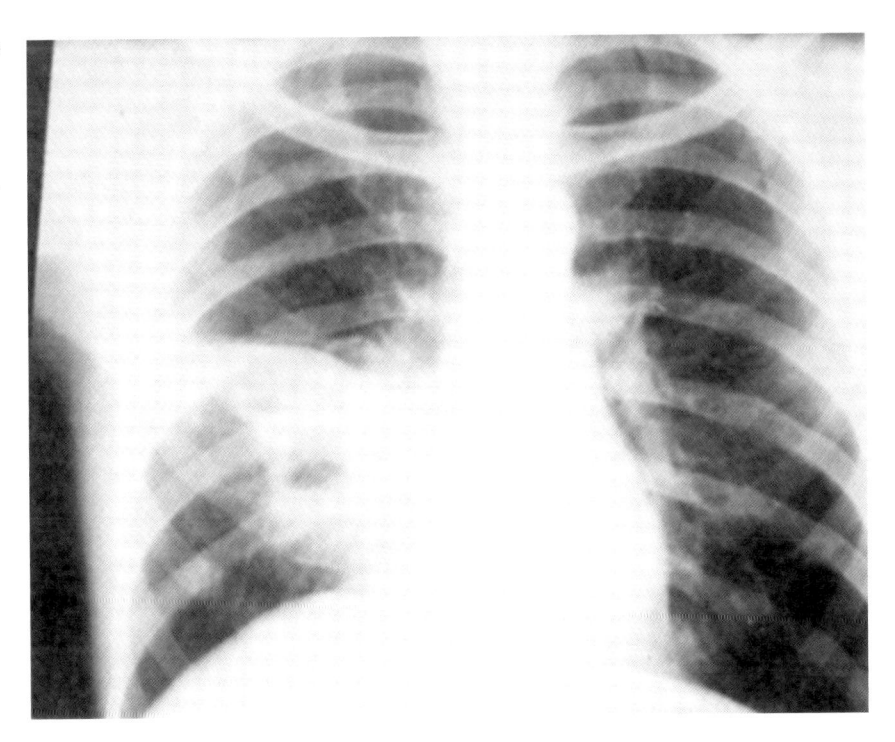

▪ Forma

A descrição da forma é um meio de tornar mais fácil a noção gráfica da estrutura observada. Para isso, utilizamos expressões do dia a dia. Por exemplo, imagem esférica, triangular, "em moeda" etc. (Fig. 1-12).

▪ Dimensões

Sempre que possível, determinar as dimensões reais ou proporcionais da imagem analisada. Nas radiografias com ampliação, a medida não é real. Nos casos de variação da normalidade, a proporção entre os diversos órgãos é mais importante do que o valor absoluto.

▪ Contornos

Os contornos de uma lesão podem ser **regulares** ou **irregulares** (Figs. 1-13 e 1-14).

Fig. 1-12. Radiografia de tórax em PA, demonstrando massa esférica homogênea no pulmão direito.

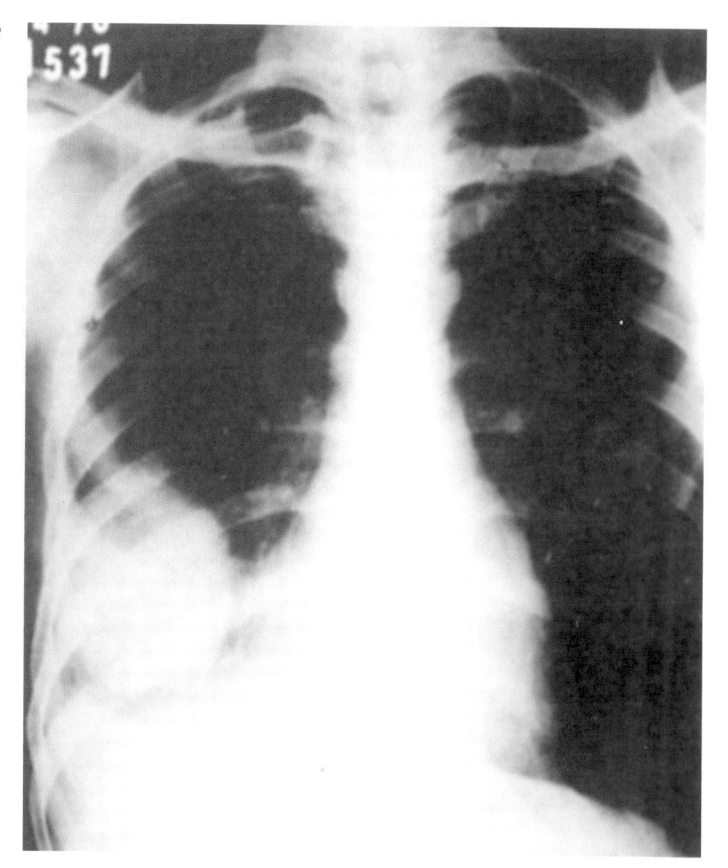

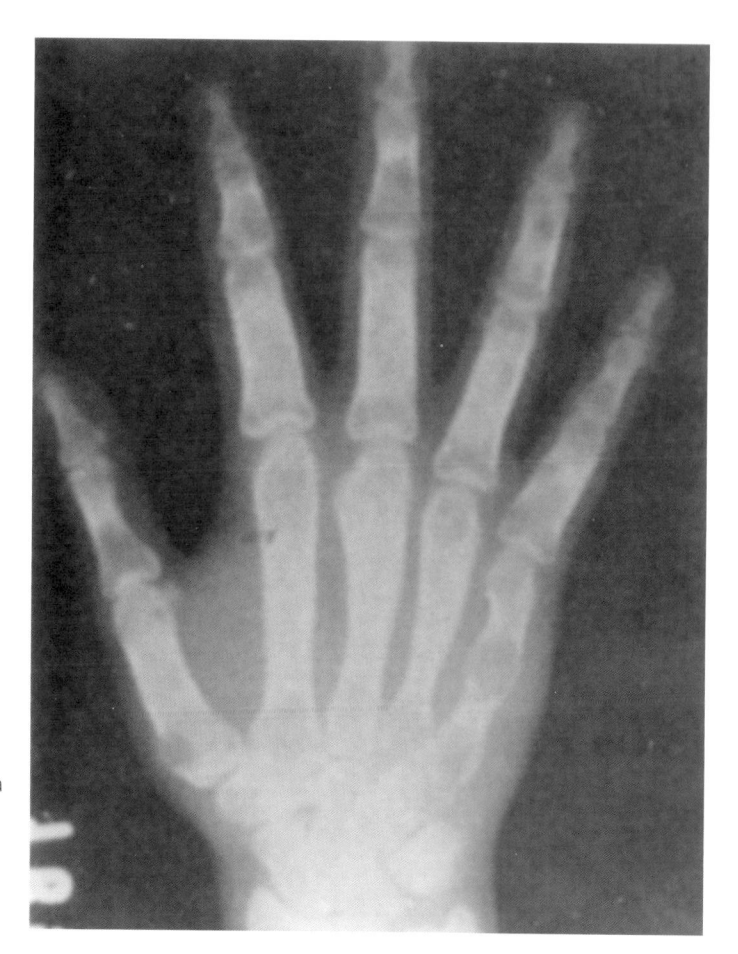

Fig. 1-13. Radiografia da mão em AP, demonstrando lesão regular na extremidade distal – defeito fibroso cortical.

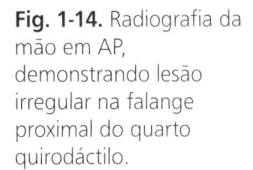

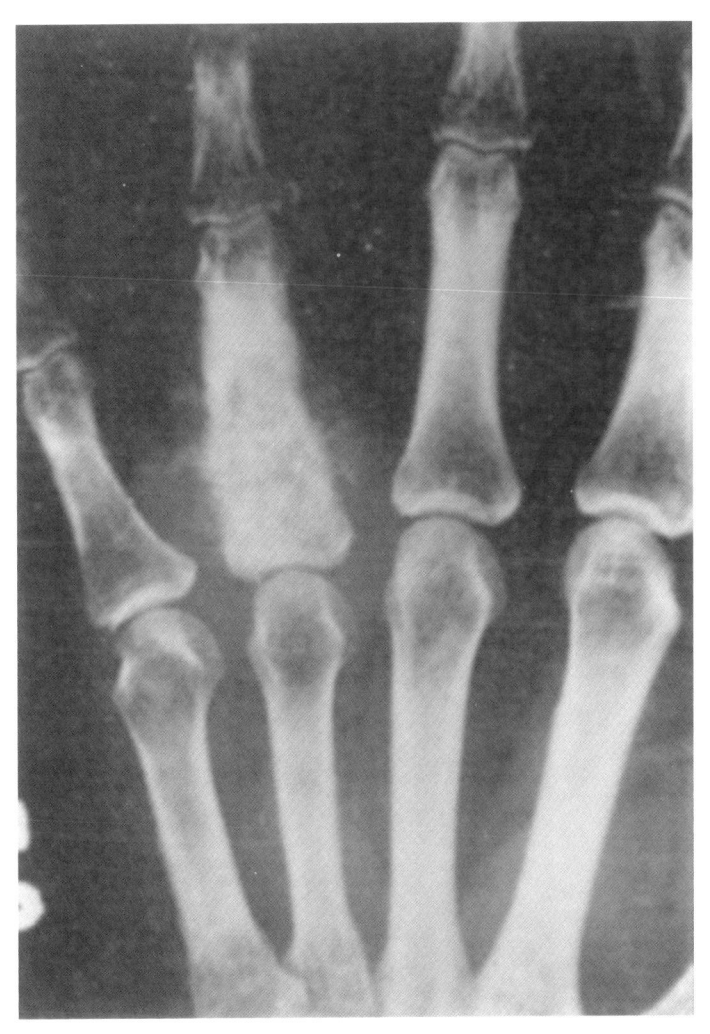

Fig. 1-14. Radiografia da mão em AP, demonstrando lesão irregular na falange proximal do quarto quirodáctilo.

▪ Limites

Os limites podem ser **precisos**: sabemos onde começa e termina a imagem, ou **imprecisos**: não temos noção exata dos limites da imagem.

É importante lembrar que algumas imagens patológicas poderão apresentar-se com limites precisos em uma face e imprecisos em outra, dificultando esta definição. Por outro lado, devemos considerar que a imprecisão dos limites de uma imagem impossibilita definir os seus contornos.

É preciso distinguir lesões cujos contornos são irregulares, porém de limites precisos, daqueles cujos limites são imprecisos.

A definição dos limites depende principalmente da diferença de densidade entre a imagem e as estruturas vizinhas. Como exemplo, analisemos uma radiografia de tórax (Fig. 1-15). Os limites do contorno cardíaco são bem vistos, pois estas estruturas são radiopacas, delineadas pela radiotransparência dos pulmões.

Entretanto, se tivermos uma imagem pulmonar radiopaca, adjacente ao coração, perderemos o limite cardiopulmonar. A este fato damos o nome de "sinal da silhueta". Esse sinal ocorre sempre que temos duas estruturas anatomicamente vizinhas, originalmente com densidades diferentes e que, por algum processo, adquirem a mesma densidade, perdendo, então, o limite entre elas (Fig. 1-16).

Fig. 1-15. Radiografia de tórax normal em PA – limite preciso entre o coração e os pulmões.

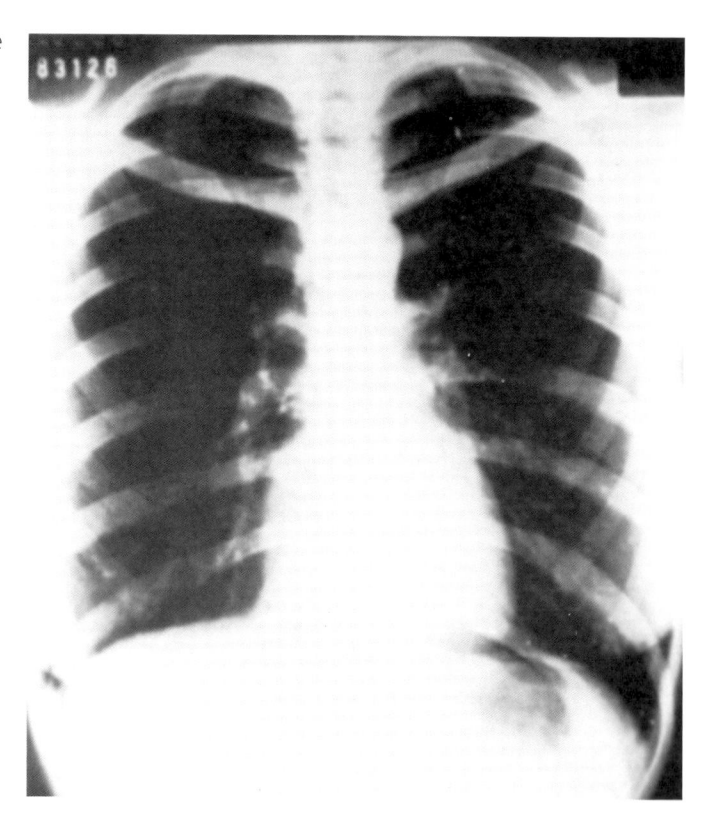

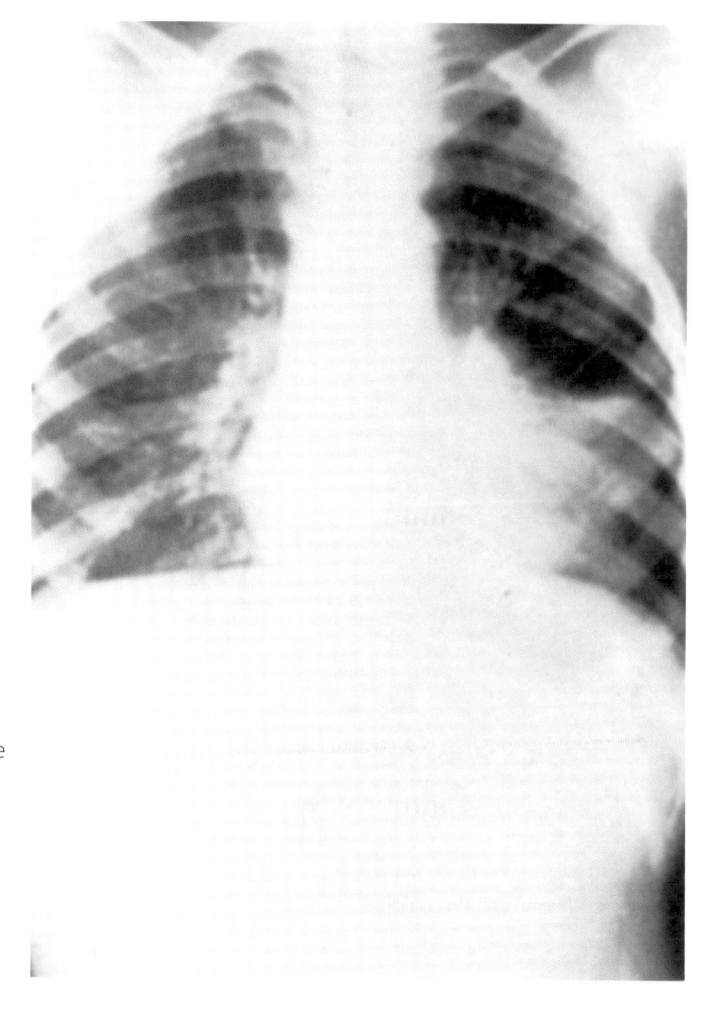

Fig. 1-16. Radiografia de tórax em PA, demonstrando processo infeccioso na língula, densidade semelhante à do coração. Perda de limite entre o coração e o pulmão. "Sinal da silhueta".

■ Localização

A localização de uma lesão num determinado órgão pode sugerir a sua etiologia, formas de disseminação e consequências nas estruturas vizinhas. Por exemplo, a localização de uma lesão num determinado compartimento do mediastino já seleciona os diagnósticos prováveis (vide caso clínico Tumor no Tórax). Lesões que acometem simultaneamente a calota craniana, a coluna vertebral e os ossos longos sugerem uma doença que envolve a medula óssea.

Existe uma nítida diferença entre o tempo de aparecimento de sintomas entre uma lesão expansiva que acomete a cabeça do pâncreas, e uma outra que afeta a porção caudal. Esta situação se deve ao fato de que as vias biliares e o ducto pancreático desembocam na cabeça do pâncreas.

Os exemplos anteriores mostram que a localização das lesões é, sobretudo, um elemento na construção do raciocínio clinicorradiológico.

Órgãos tubulares

Diversas estruturas do corpo apresentam como característica uma luz por onde passam vários materiais. Nas vias aéreas, o ar oferece um meio de contraste natural; contudo, na maioria dos outros sistemas, o material transportado nestes tubos apresenta densidade de partes moles, não sendo diferenciado do restante das estruturas vizinhas. O estudo é realizado pelo meio de contraste artificial que opacifica a luz destes órgãos.

A descrição das alterações destes órgãos baseia-se na análise de suas funções: **perviedade, trajeto, calibre, contorno interno e distensibilidade**.

■ Perviedade

Estruturas da árvore traqueobrônquica, tubo digestório, vias biliares, vias urinárias, cavidade uterina e vasos devem estar pérvios para realizarem suas funções. O meio de contraste introduzido deve evidenciar se o trajeto está pérvio.

Na presença de uma obstrução, é fácil constatar que o meio de contraste não progride. Como exemplo, podemos citar o exame da cavidade uterina e das tubas (histerossalpingografia). A Figura 1-17 mostra o meio de contraste injetado através do colo do útero, seguindo pela cavidade uterina e tubas, sofrendo uma parada na tuba esquerda (obstrução tubária), enquanto a direita está pérvia. (Vide caso clínico Esterilidade.)

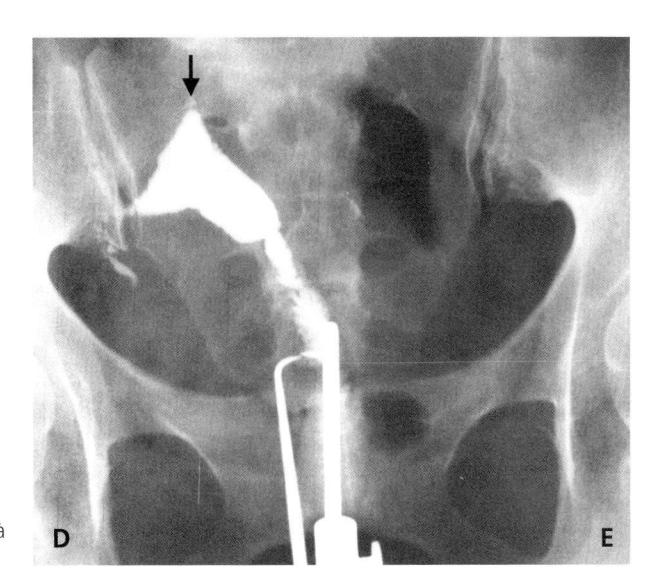

Fig. 1-17.
Histerossalpingografia com obstrução tubária à esquerda.

■ Trajeto

O trajeto dos órgãos tubulares pode apresentar variações anatômicas ou sofrer desvios por compressão extrínseca de uma estrutura adjacente. Os trajetos tubulares bizarros que não delineiam estruturas anatômicas podem representar fístulas. (Vide caso clínico Tumor Abdominal.)

■ Calibre

Todo o órgão tubular possui um calibre, considerado normal, que apresenta variações. Naqueles que apresentam movimentos peristálticos, podem ocorrer *estreitamentos temporários*. O observador deve estar atento a este detalhe, pois é necessário diferenciá-lo de estenose.

A **estenose** pode ter contornos regulares (lisos), envolver toda a circunferência e ir afilando suavemente, terminando ou não em **ponta de lápis**, correspondendo a estenoses benignas. Ela também pode terminar abruptamente e ter contornos irregulares, com envolvimento excêntrico da luz e possuir bordos salientes, dando um aspecto de **ombro** aos cantos. Neste caso, corresponde a estenoses malignas, que também chamamos de **lesões infiltrantes** (Fig. 1-18).

Todas as estenoses levam a um grau variável de dilatação a montante, ou seja, o calibre do órgão torna-se maior que o normal. Exemplo de dilatação é o megaesôfago (Fig. 1-19).

■ Contorno Interno

Como vimos anteriormente, a luz dos órgãos pode ser reduzida com envolvimento de toda a circunferência ou ser excêntrica, envolvendo apenas uma parte da parede.

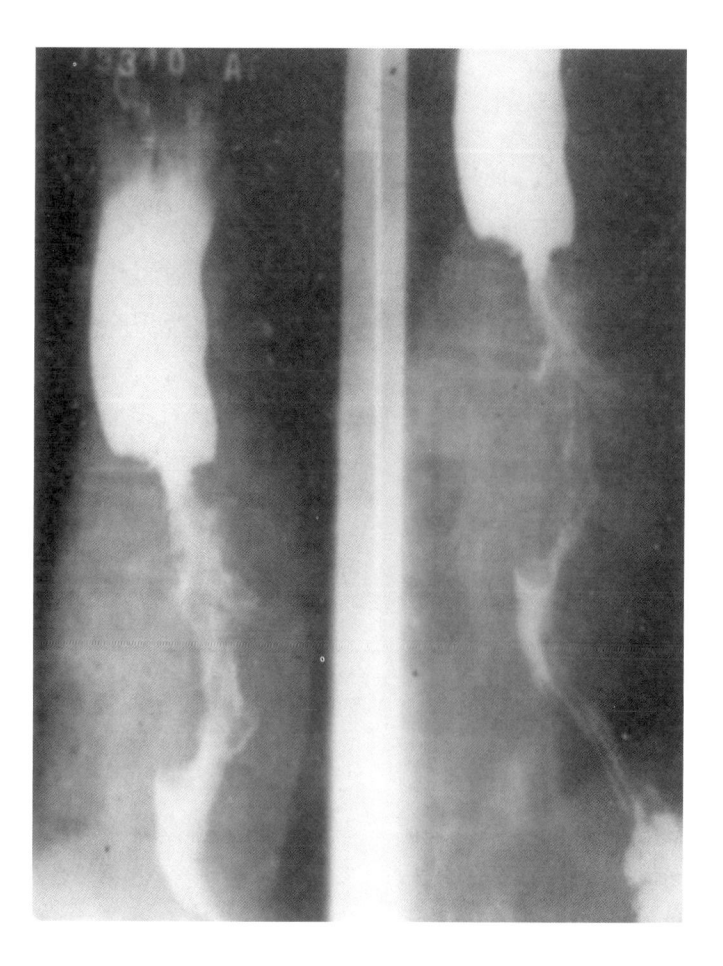

Fig. 1-18. Esôfago opacificado, demonstrando tumor infiltrante.

Fig. 1-19. Esôfago opacificado com dilatação de seu calibre – megaesôfago.

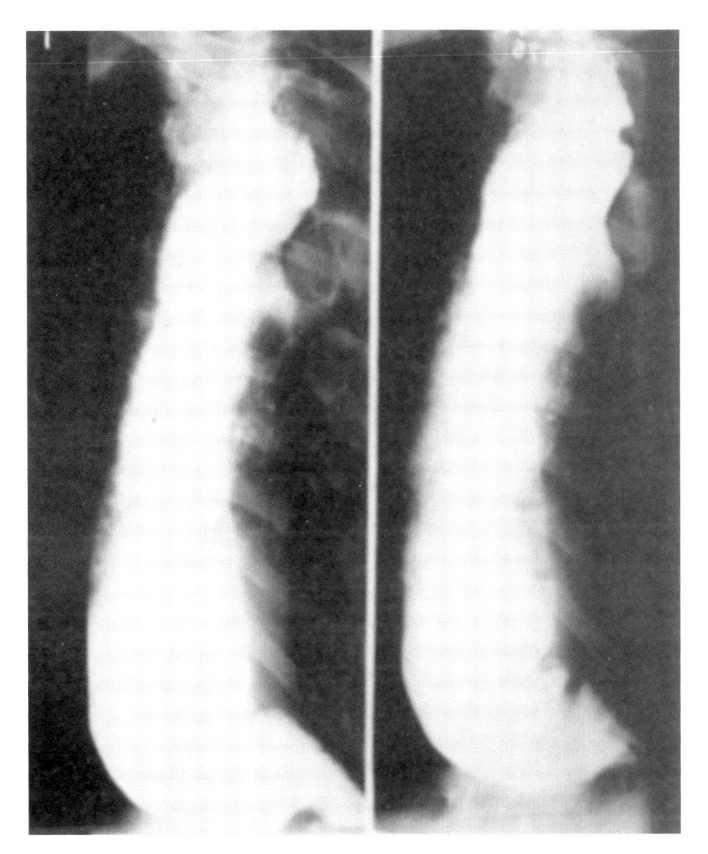

A descrição das lesões que afetam parte da luz depende da imagem formada pelo meio de contraste. Se existir qualquer irregularidade na parede do órgão, projetando-se dentro da luz, o meio de contraste forma uma imagem negativa, ou seja, uma falha de enchimento. Existem 3 tipos de falhas de enchimento:

1. **Falha de enchimento intraluminal:** é aquele que está totalmente dentro da luz do órgão, como o resíduo alimentar, que é todo envolvido pelo bário.
2. **Falha de enchimento intramural:** a lesão cresce da parede do órgão a partir da mucosa, como os pólipos e carcinomas. A lesão pode crescer a partir da camada muscular, como os leiomiomas (Fig. 1-20). Estas lesões causam indentações somente de um lado da parede, formando ângulos agudos com ela, e não são completamente envolvidas pelo bário.
3. **Falha de enchimento extramural:** a lesão não é originária do órgão, porém a comprime como a compressão do duodeno por aumento da cabeça do pâncreas. Nestes casos, o estreitamento ocorre em apenas um lado e produz um ângulo aberto com a parede.

Na presença de cavidade ou divertículos na parede de uma víscera oca (Figs. 1-21 e 1-22), o meio de contraste permanece retido e forma uma **imagem de adição**. Quando vista de perfil, aparece como projeção para fora da luz (Fig. 1-23), e, de frente, como uma imagem arredondada, cuja densidade se superpõe à da luz.

Devemos lembrar que o contorno interno corresponde apenas à luz dos órgãos tubulares, e que as informações a respeito da parede são indiretas.

Fig. 1-20. Clister opaco, demonstrando falha de enchimento de contornos regulares (lipoma) no cólon transverso.

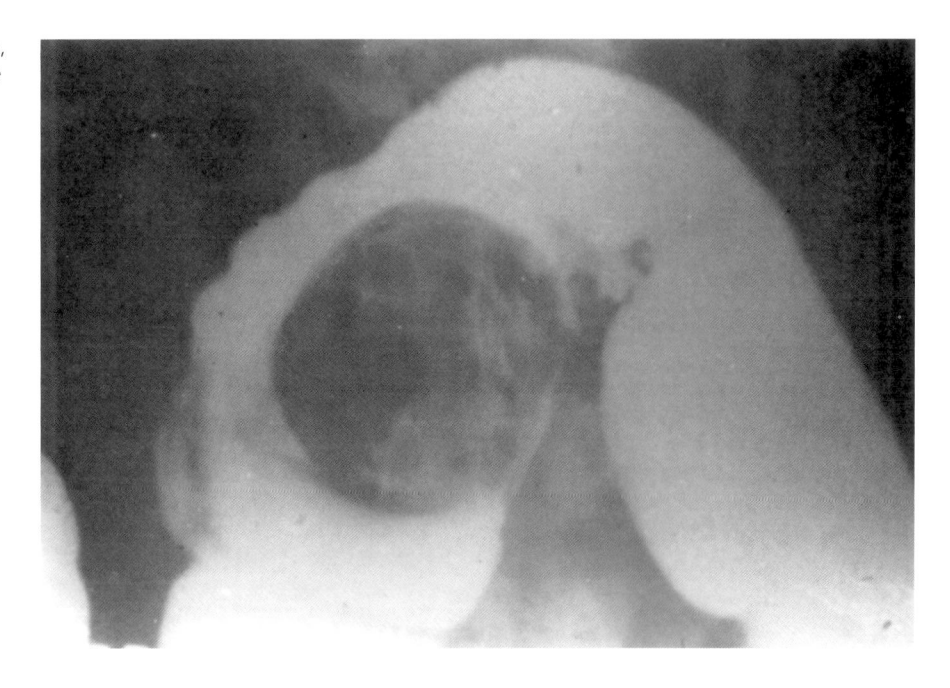

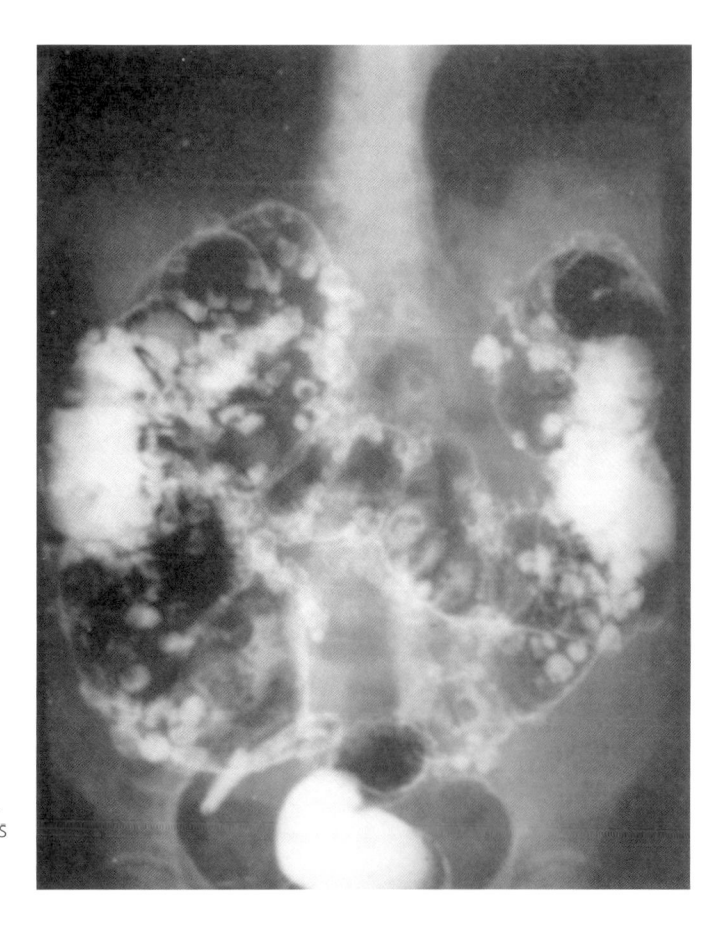

Fig. 1-21. Clister opaco, demonstrando múltiplos divertículos por todo o cólon.

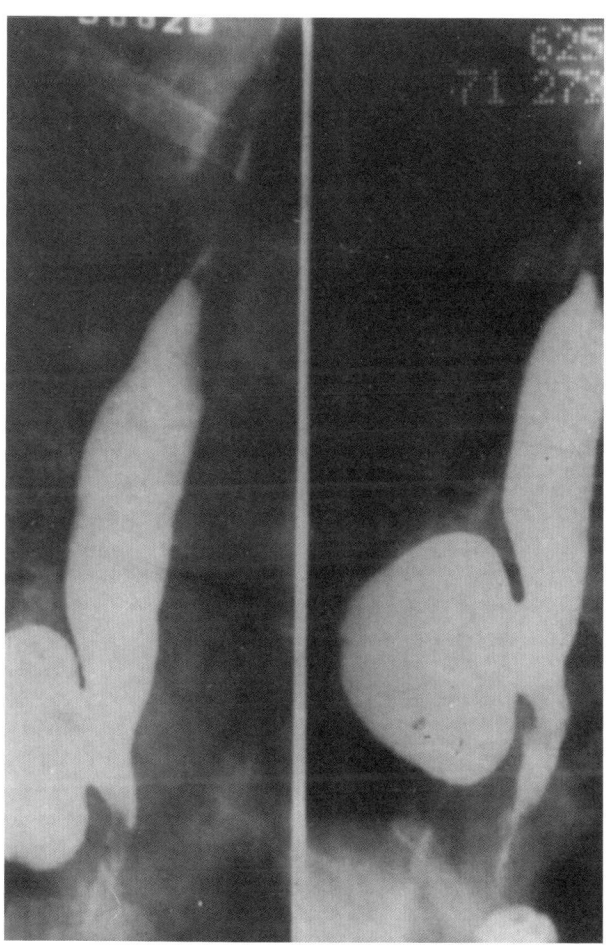

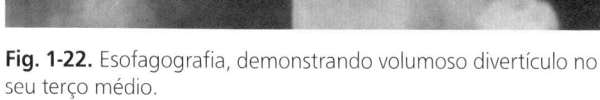

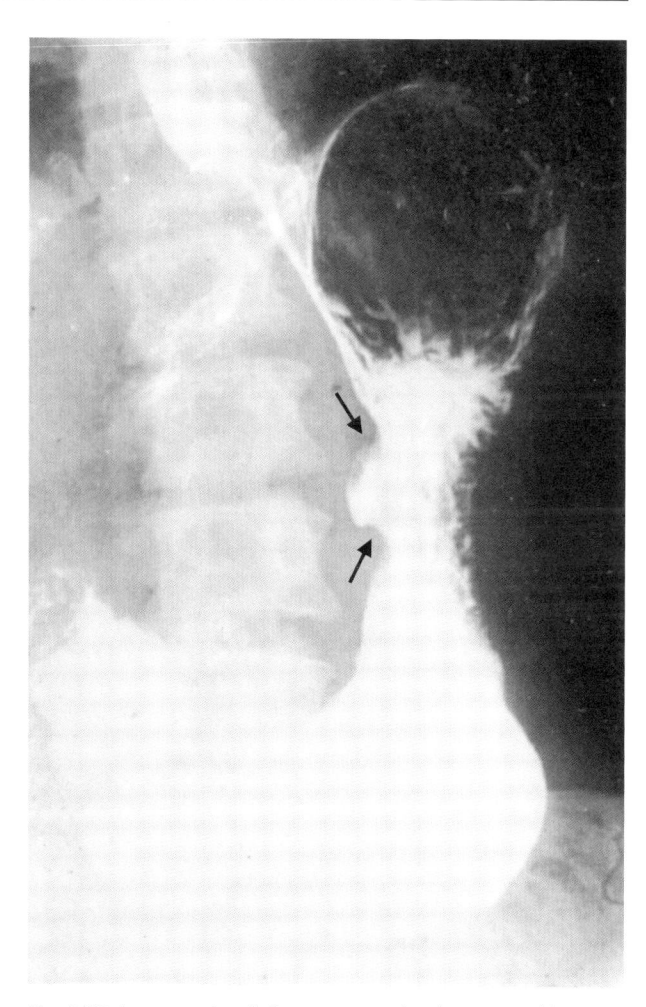

Fig. 1-22. Esofagografia, demonstrando volumoso divertículo no seu terço médio.

Fig. 1-23. Imagem de adição, correspondendo a preenchimento de uma úlcera na pequena curvatura do corpo gástrico.

No tubo digestório, a análise do contorno interno inclui a **avaliação do pregueado mucoso**, o que é mais bem visualizado com o órgão contraído. Quando o órgão está distendido, o pregueado mucoso desaparece, e o contorno se torna liso.

O padrão normal do pregueado é variável de acordo com a função do segmento, devendo ter-se em mente estas características antes de analisar uma radiografia.

▪ Distensibilidade

Um dos meios indiretos para se avaliar a parede do órgão é a capacidade de distensão com o meio de contraste. Na presença de infiltrações, a parede torna-se rígida, e é fácil observar que as dimensões e contornos permanecem exatamente iguais em radiografias seriadas. A presença de peristaltismo normal indica que a distensibilidade está preservada.

CAPÍTULO 2

Tomografia Computadorizada (TC)

EQUIPAMENTOS E FORMAÇÃO DA IMAGEM

A TC, como o próprio nome denuncia, é uma tomografia realizada com o auxílio de um computador.

O método utiliza um tubo de raios X, que emite radiações movendo-se em torno do paciente. A **radiação é captada por detectores de raios** X conectados a um computador, que decodificam a intensidade da radiação em **valores numéricos** e os transformam numa escala de tons, que varia do branco ao preto, passando por várias tonalidades de cinza (Fig. 2-1).

■ Incidências

Na TC estudamos as estruturas em cortes **axiais** e, em alguns casos, **coronais** (Fig. 2-2).

A documentação do estudo é feita geralmente em filmes especiais, mais sensíveis do que os utilizados na radiologia convencional. As imagens mais importantes podem ser arquivadas em dispositivos de armazenamento de dados para nova análise ou comparação futura.

Os cortes axiais são feitos de rotina, em todos os exames.

Os cortes coronais são obtidos no estudo de algumas regiões, como sela turca ou qualquer estrutura que possa ser visualizada a partir do posicionamento adequado do paciente no interior do aparelho.

Conforme disposição do tubo de raios X, os cortes **sagitais** dificilmente são conseguidos. Em geral, o computador oferece uma reconstrução da imagem no plano escolhido pelo operador. Esta reconstrução não costuma ter a mesma qualidade de imagem obtida nos cortes diretos, mas é útil para se obter uma visão panorâmica da estrutura ou da lesão.

Em equipamentos mais modernos, é possível realizar a reconstrução tridimensional, dando noção de volume.

Os planos dos cortes são selecionados pelo operador e, por meio do computador, move-se a mesa onde está o paciente, de modo a examinar as regiões desejadas (Fig. 2-3).

A espessura do corte é escolhida de acordo com o volume do órgão ou a lesão a ser analisada. Utilizamos para estruturas muito pequenas cortes de 1 a 5 mm de espessura, e para a varredura de órgãos ou estruturas volumosas, cortes de 10 a 12 mm.

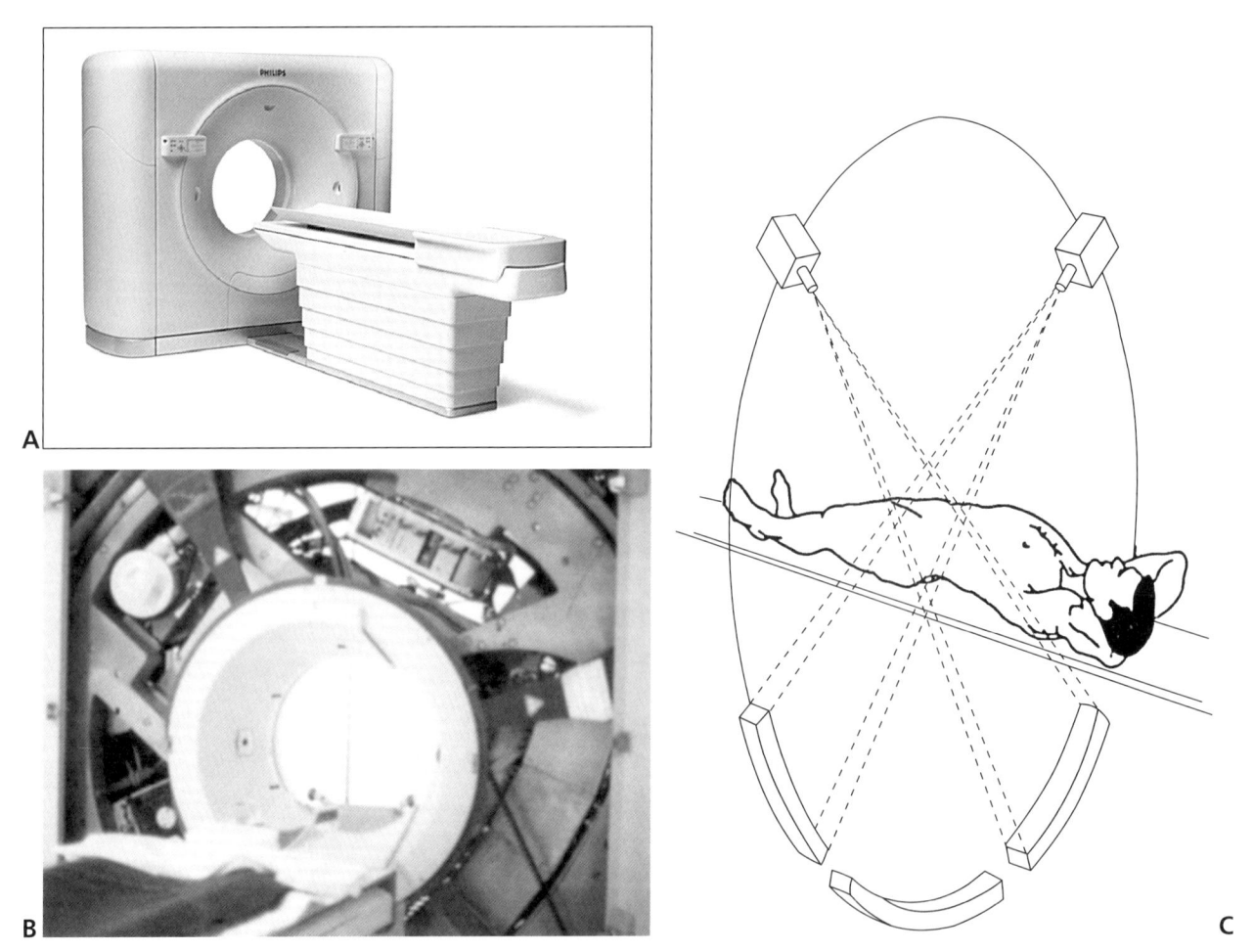

Fig. 2-1. A. Aparelho de TC. **B.** Aparelho de TC aberto, demonstrando o tubo de raios X. **C.** Esquema de movimento do tubo de raios X em torno do paciente na TC.

Fig. 2-2. Planos dos cortes axial e coronal no crânio.

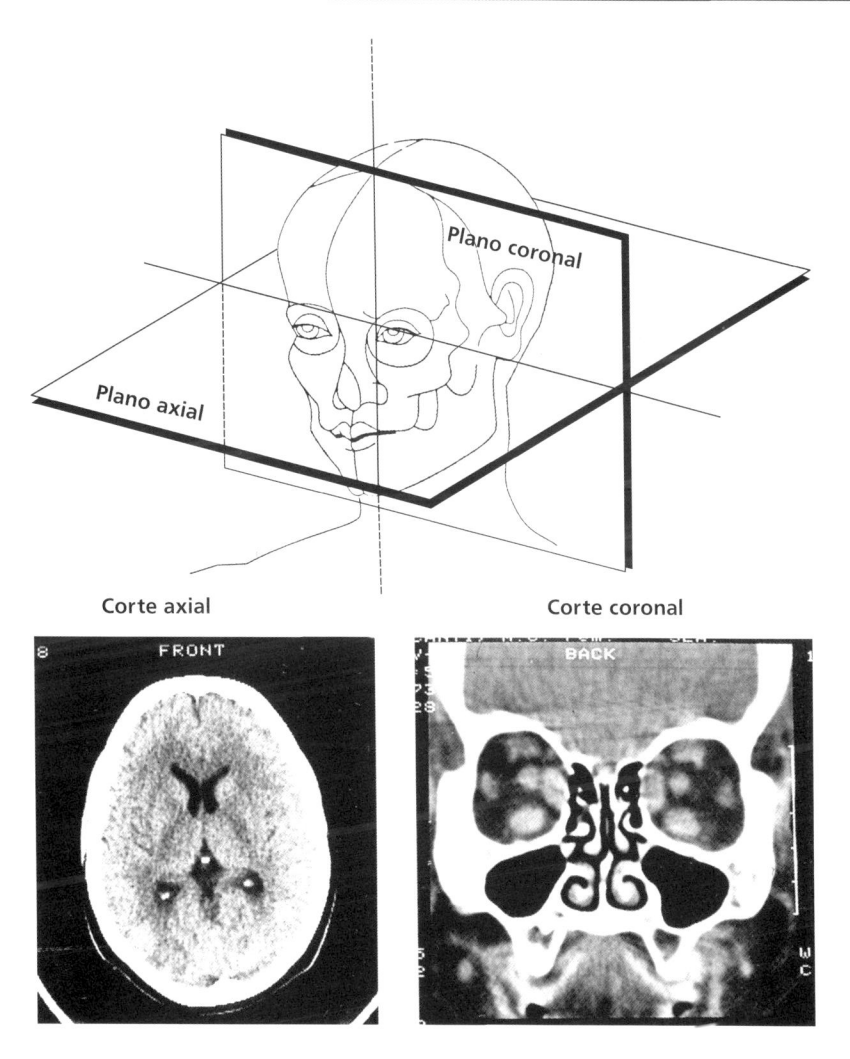

Corte axial

Corte coronal

IDENTIFICAÇÃO DAS IMAGENS

Os valores numéricos dos **coeficientes de absorção** dos diversos tecidos são calculados sempre com relação ao coeficiente linear da água, para o qual é atribuído o valor numérico de 0, em uma escala que pode variar de acordo com a aparelhagem usada. Entre os tecidos humanos, os ossos estariam na faixa mais alta positiva da escala, e o ar (pulmão e tubo digestório), na faixa mais baixa negativa. Estes valores são denominados UH (Unidades Hounsfield – físico inglês, pioneiro da TC) ou valores de atenuação.

Como nos exames da radiologia convencional, a definição da imagem depende do contraste entre as diferentes densidades das estruturas, consequente do grau de absorção de raios X em cada uma delas. Como o computador consegue ter mais sensibilidade na detecção da radiação, existe maior gama de tons intermediários, permitindo maiores informações que na radiologia convencional.

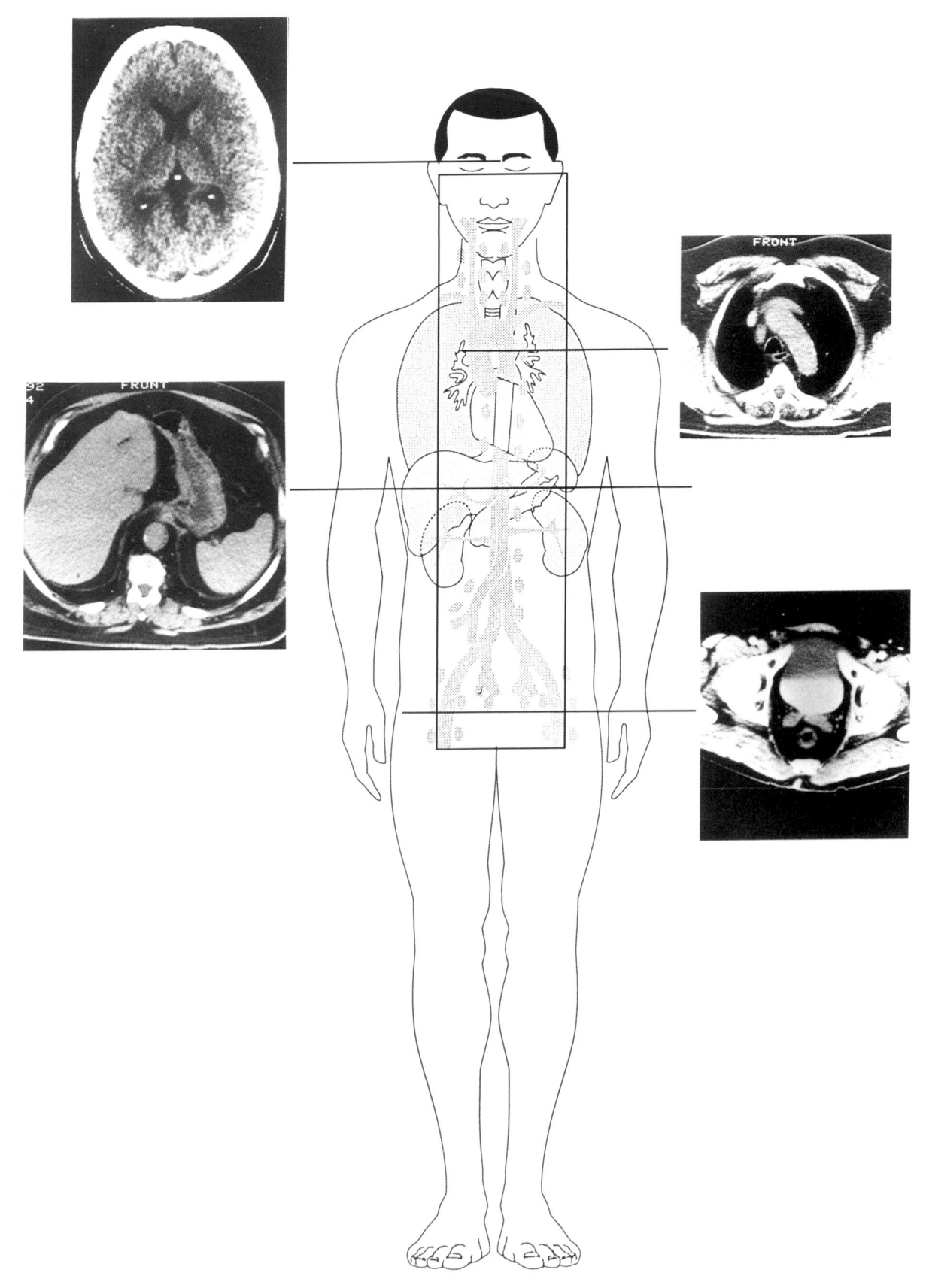

Fig. 2-3. Esquema dos cortes axiais no corpo humano.

A cada valor numérico corresponde um tom de cinza, preto ou branco na composição da imagem (Quadro 2-1).

Quadro 2-1

Densidade na TC	Valores de Atenuação	Imagem no Filme
Meio de contraste	+100 a 1.000	Branco brilhante
Osso	100	Branco
Água, (partes moles)	0 a 100	Cinza médio
Gordura	–60 a –100	Cinza escuro
Ar	–120 a –1.000	Preto

Observe na Figura 2-4 as diferentes tonalidades correspondentes às densidades tomográficas.

■ Densidade

A densidade é, em geral, referenciada às partes moles, cujo valor é variável entre 0 a 100 UH. Fala-se, assim, de imagens hipodensas ou hiperdensas com relação às partes moles.

Imagem hipodensa

Valores de atenuação baixos, isto é, entre o ar e a água, menores ou iguais a 100 UH, formam imagens do preto ao cinza-escuro.

Por exemplo: ar, gordura e liquor.

Imagem hiperdensa

Valores de atenuação altos, isto é, maiores ou iguais a 100 UH, formam imagens brancas.
Por exemplo: calcificações, meio de contraste.

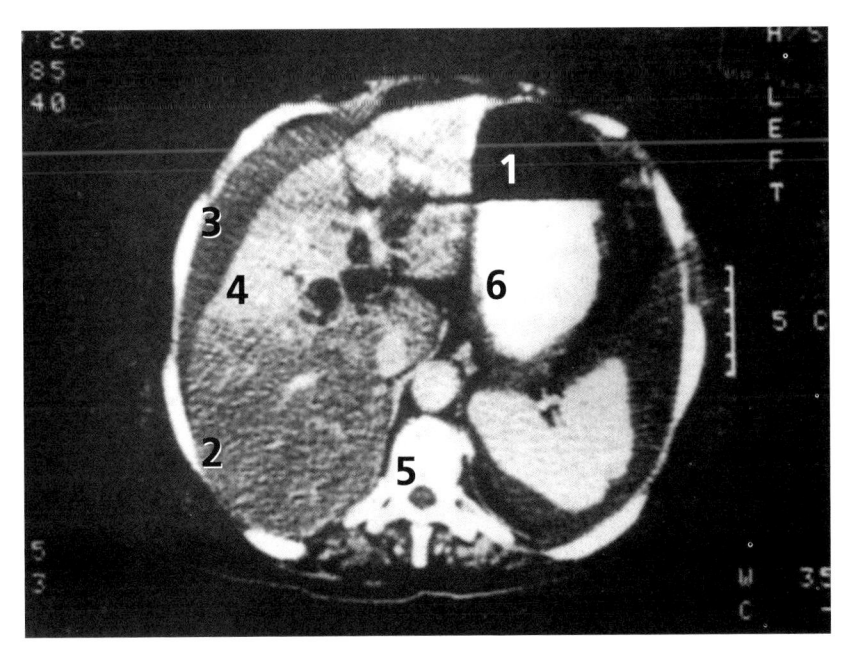

Fig. 2-4. Exemplos de densidades tomográficas. *1.* Ar; *2.* gordura; *3.* líquido; *4.* partes moles; *5.* osso; *6.* meio de contraste.

Imagem mista
Imagem com as 2 densidades (parcialmente hipodensa e hiperdensa).

■ Contornos
Como na radiologia convencional, podemos dizer se uma lesão possui contornos regulares ou irregulares (Fig. 2-5).

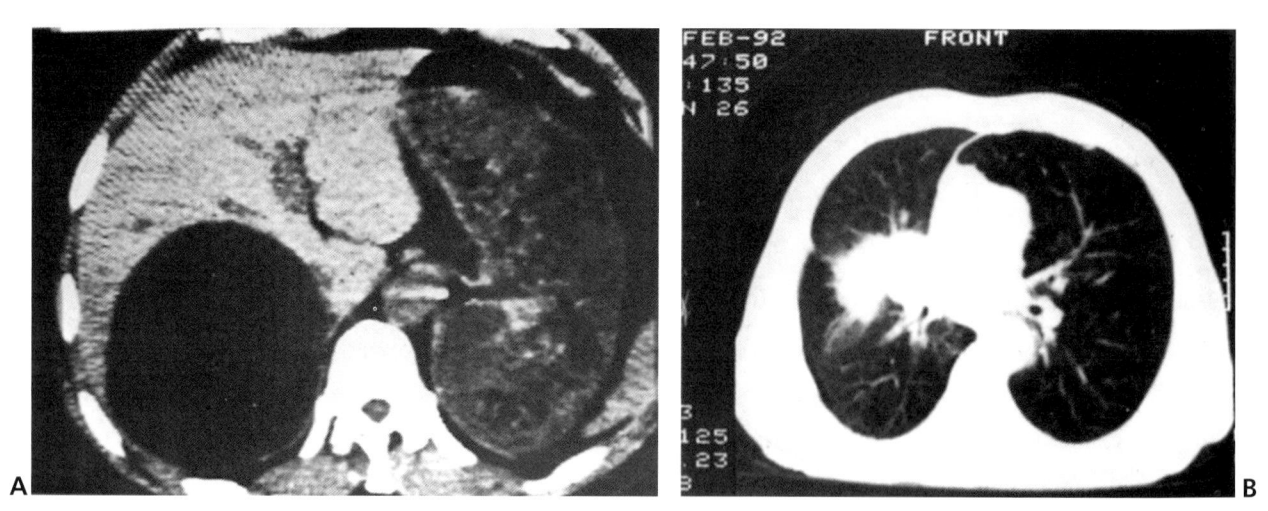

Fig. 2-5. A. TC de fígado, demonstrando cisto de contornos regulares. **B.** TC de tórax, demonstrando tumor de contornos irregulares no pulmão direito.

■ Limites
Identificamos os limites de uma lesão como precisos ou imprecisos (Fig. 2-6).

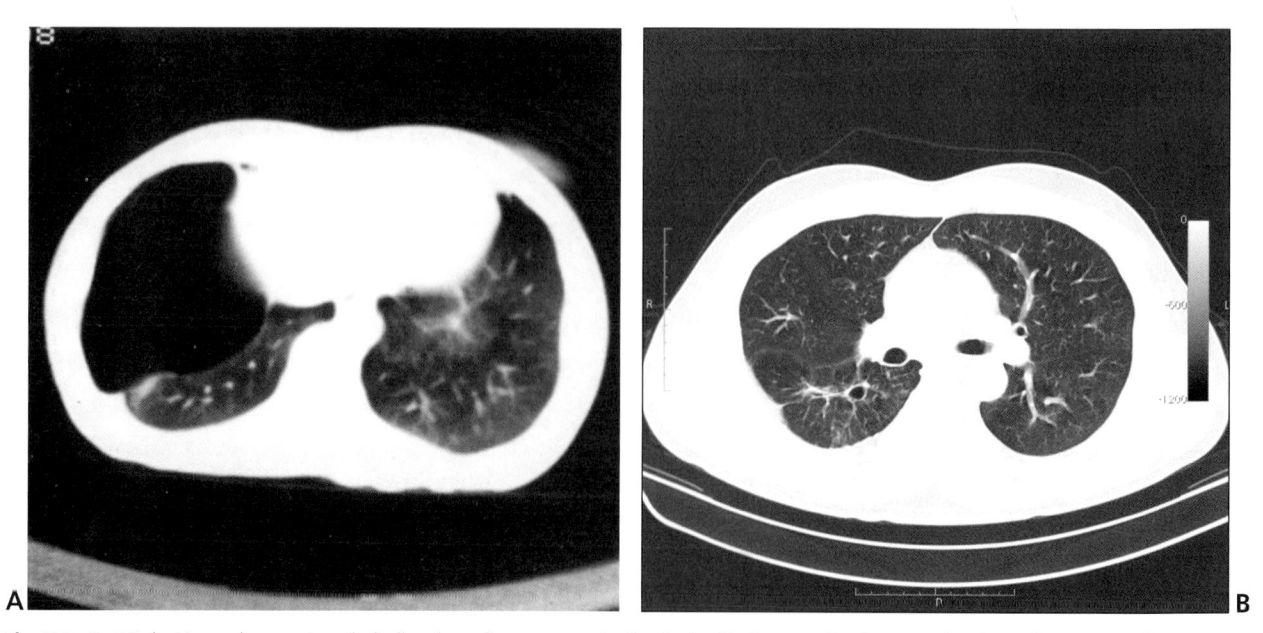

Fig. 2-6. A. TC de tórax, demonstrando bolha de enfisema no pulmão direito (limites precisos). **B.** TC de tórax, demonstrando bronquiectasias no pulmão direito (limites imprecisos).

■ Relação com Estruturas Vizinhas

A TC permite visibilização direta de todos os órgãos situados no plano de corte, relação espacial e seus limites.

Temos, como exemplo, a avaliação do pâncreas que na radiologia convencional é feita por meio de dados indiretos, como o rechaço e a compressão do estômago e do arco duodenal na seriografia gastroduodenal (Fig. 2-7A). Na TC, o pâncreas é visto em toda a sua extensão (Fig. 2-7B).

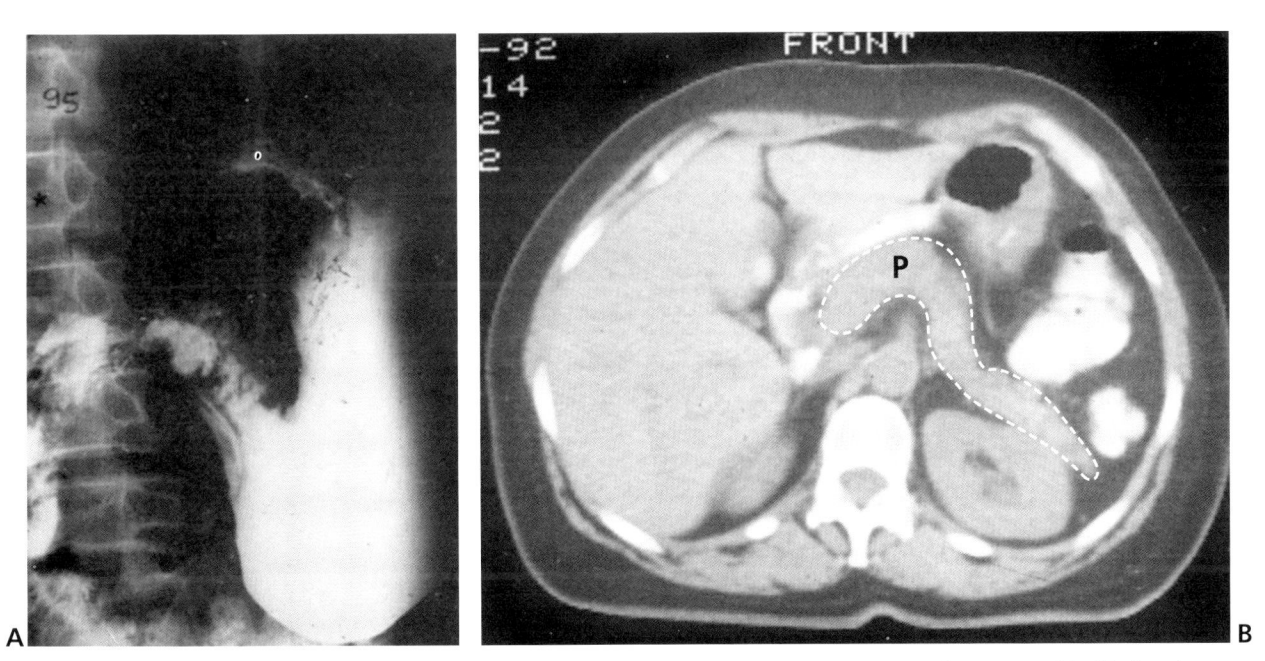

Fig. 2-7. A. Seriografia gastroduodenal demonstrando alargamento do arco duodenal por aumento do pâncreas (sinal indireto). **B.** TC abdominal demonstrando o pâncreas (normal) em toda a sua extensão. P = pâncreas.

■ Uso do Meio de Contraste

Na TC utilizamos meio de contraste endovenoso à **base de iodo**, cuja densidade metálica permite não só dissociar vasos, como também, demonstrar processos dinâmicos de funcionamento dos órgãos estudados.

Na avaliação do abdome e da pelve, deve haver opacificação do estômago e das alças intestinais, com a ingestão de solução pouco concentrada do meio de contraste iodado. A diluição é necessária pela alta sensibilidade do sistema de detecção ao meio de contraste. As alças não opacificadas podem simular massas ou linfonodomegalias. Em alguns casos, usa-se a opacificação da ampola retal por via retrógrada.

Quando fazemos a injeção endovenosa do meio de contraste, as lesões podem captar ou não o iodo. Com base neste fato, podemos classificar as lesões em:

A) *Lesão hipercaptante:* lesão que capta muito o meio de contraste (Fig. 2-8).
B) *Lesão hipocaptante:* lesão que capta pouco o meio de contraste.
C) *Lesão não captante:* lesão que não capta o meio de contraste (Fig. 2-9).
D) *Lesão espontaneamente densa:* lesão com alta densidade sem a injeção do meio de contraste (Fig. 2-10).
E) *Lesão isodensa:* lesão que capta o meio de contraste e torna-se de igual densidade às estruturas vizinhas.

28 Capítulo 2 TOMOGRAFIA COMPUTADORIZADA (TC)

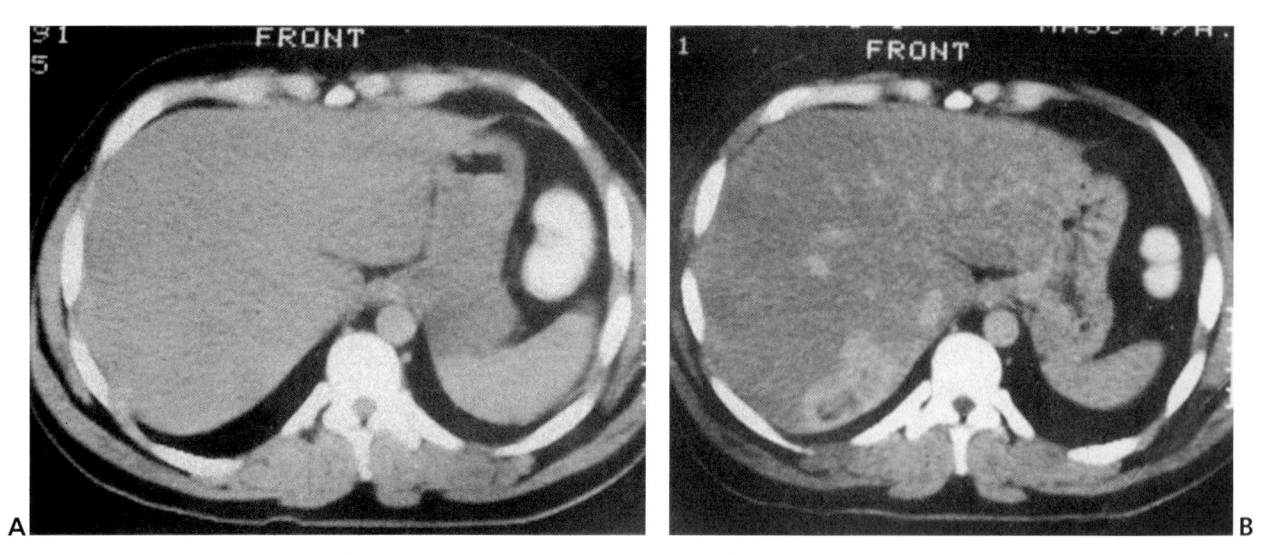

Fig. 2-8. A. TC do fígado sem meio de contraste venoso. **B.** Mesmo paciente de **A** após injeção do meio de contraste venoso. Identificam-se os vasos hepáticos e a hipercaptação por hemangioma no fígado.

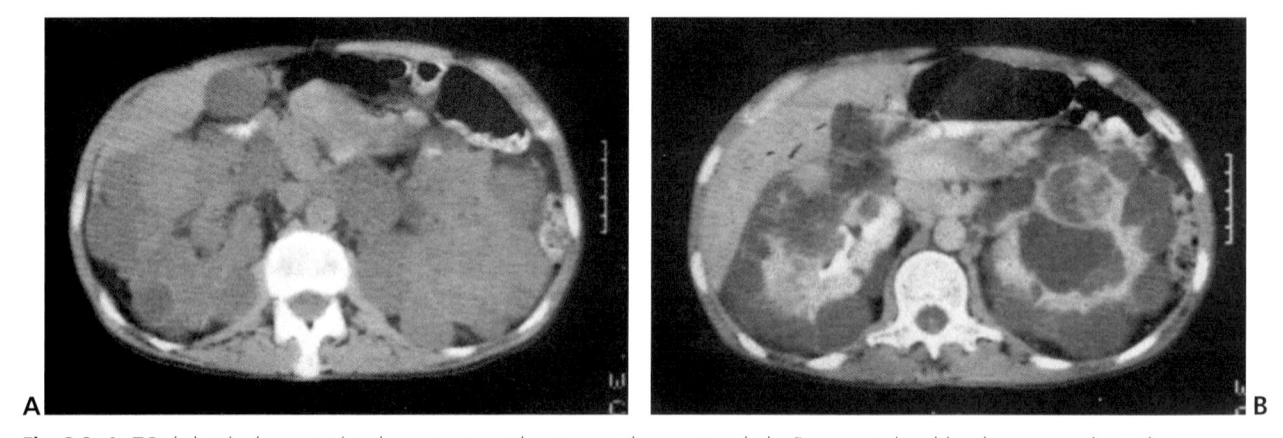

Fig. 2-9. A. TC abdominal com meios de contraste oral e venoso, demonstrando lesões expansivas hipodensas nos rins – rins policísticos. **B.** Mesmo paciente de **A** após a injeção de meio de contraste endovenoso, demonstrando lesões não captantes nos rins – cistos.

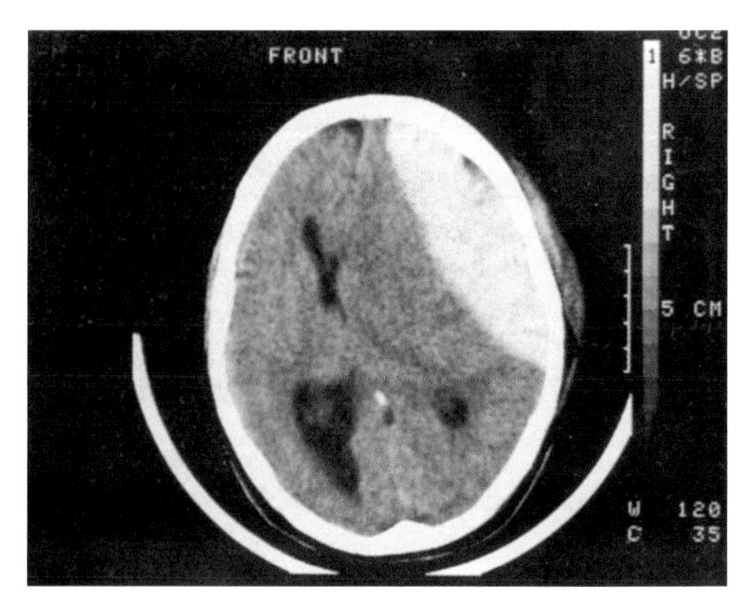

Fig. 2-10. TC de crânio sem meio de contraste venoso, demonstrando área espontaneamente densa na região parietal esquerda – hematoma epidural recente.

■ Artefatos Metálicos

São imagens que não pertencem à lesão e que tiveram origem a partir de corpos estranhos, como a do metal de pinos ou próteses dentárias.

Isto ocorre porque o metal impede a passagem dos raios X, como na radiologia convencional. As estruturas situadas por trás do metal não são detectadas, formando imagens lineares pretas.

■ Artefatos de Movimento

Em decorrência de movimentos voluntários ou não do paciente, as imagens tornam-se tremidas (sem nitidez), perdendo a definição.

VANTAGENS E DESVANTAGENS DA TC

A radiografia em duas incidências permite estudar topografia e contornos da lesão. Na TC podemos estudar densidades, relação com estruturas vizinhas e plano de clivagem.

■ Vantagens

- Obtenção de imagens em cortes, sem superposição.
- Capacidade de detectar diferenças de densidade tecidual da ordem de 0,5% ou menos.
- Capacidade de análise por meio dos valores numéricos dos coeficientes de absorção.
- Identificar os componentes dominantes das estruturas.
- Possibilidade de processar a imagem a qualquer momento, pelos dados armazenados em discos magnéticos.

■ Desvantagens

- Utiliza radiação ionizante e meio de contraste iodado.
- Limitação de planos de corte em equipamentos mais antigos que não fornecem boas imagens de reconstrução.

CAPÍTULO 3

Ultrassonografia (US)

EQUIPAMENTO E FORMAÇÃO DA IMAGEM

A US é um método de diagnóstico por imagem que utiliza ondas sonoras com frequências acima das audíveis pelo ouvido humano, chamadas de ultrassom. Como sabemos, a onda sonora é uma onda mecânica produzida por qualquer fonte vibratória. Exemplos clássicos de produção de som podem ser dados pela vibração das hastes do diapasão, das cordas do violão ou de vocais.

A história do ultrassom remota a 1880, quando Jacques e Pierre Curie descrevem que determinados cristais naturais (quartzo, turmalina) possuem a propriedade de emitirem uma descarga elétrica quando submetidos a uma pressão mecânica. Esta propriedade foi denominada efeito piezoelétrico, isto é, pressão gerando eletricidade. Inversamente, campos elétricos alternados aplicados sobre os mesmos cristais produzem vibração mecânica, resultando em ondas sonoras.

O **transdutor** ou sonda é o componente do equipamento que entra em contato com o paciente, fazendo-se uma varredura sobre a área a ser examinada. Ele atua como gerador e também receptor de ultrassom. Seu principal elemento é formado por cristais, cujo funcionamento baseia-se nos efeitos piezoelétrico e piezoelétrico inversos. Primeiramente, os cristais são estimulados por sinais elétricos e produzem pulsos de ultrassom. Este é o chamado efeito piezoelétrico inverso, isto é, eletricidade gerando pressão (ondas mecânicas de ultrassom). Em seguida, capta as ondas de ultrassom que retornam a ele geradas pela reflexão nas estruturas internas do paciente.

À medida que o som se propaga nos tecidos, parte dele é refletida de volta ao aparelho, e parte é absorvida, com consequente atenuação do feixe sonoro. *Quanto maior a frequência do ultrassom, menor é o seu poder de penetração, mas melhor é a resolução da imagem.* Por esta razão, no estudo do abdome do adulto a *frequência* de onda utilizada é de 3,5 MHz (mega-hertz ou milhões de ciclos por segundo), enquanto os exames de estruturas superficiais, como tireoide e mama, podem ser realizados com transdutores de 7,5 MHz até 13 MHz. Nestes casos não há necessidade de grande poder de penetração, obtendo-se, assim, imagens de melhor qualidade (Fig. 3-1).

As diferentes estruturas do corpo humano refletem as ondas sonoras (**ecos**) que são captadas pelos mesmos cristais do transdutor e transformadas novamente em sinais elétricos. Após cada transmissão, os ecos que retornam são processados pelo equipamento para transformar os sinais elétricos em imagem, que será projetada em um monitor (Fig. 3-2).

32 Capítulo 3 ULTRASSONOGRAFIA (US)

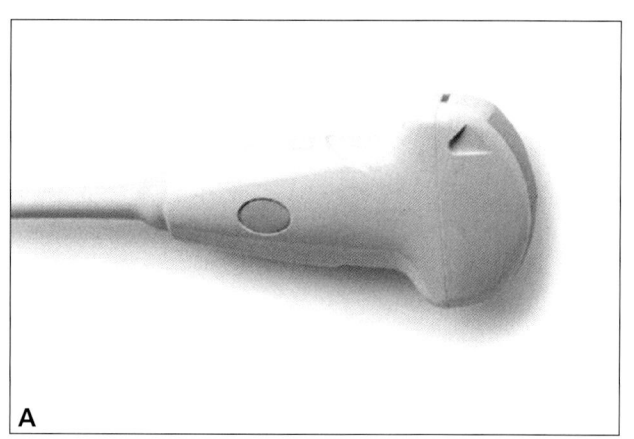

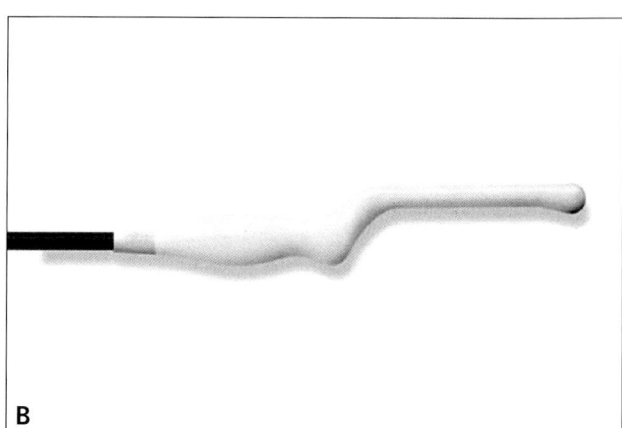

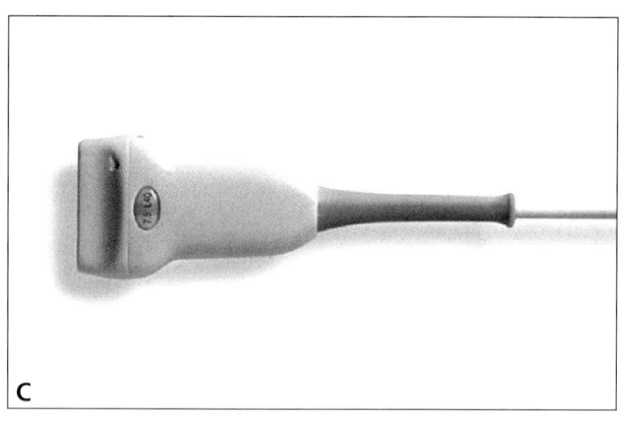

Fig. 3-1. Tipos de transdutor de US. **A.** Transdutor convexo (exames do abdome). **B.** Transdutor endocavitário (exames pelas vias transvaginal e transretal). **C.** Transdutor linear (exames da tireoide e musculares).

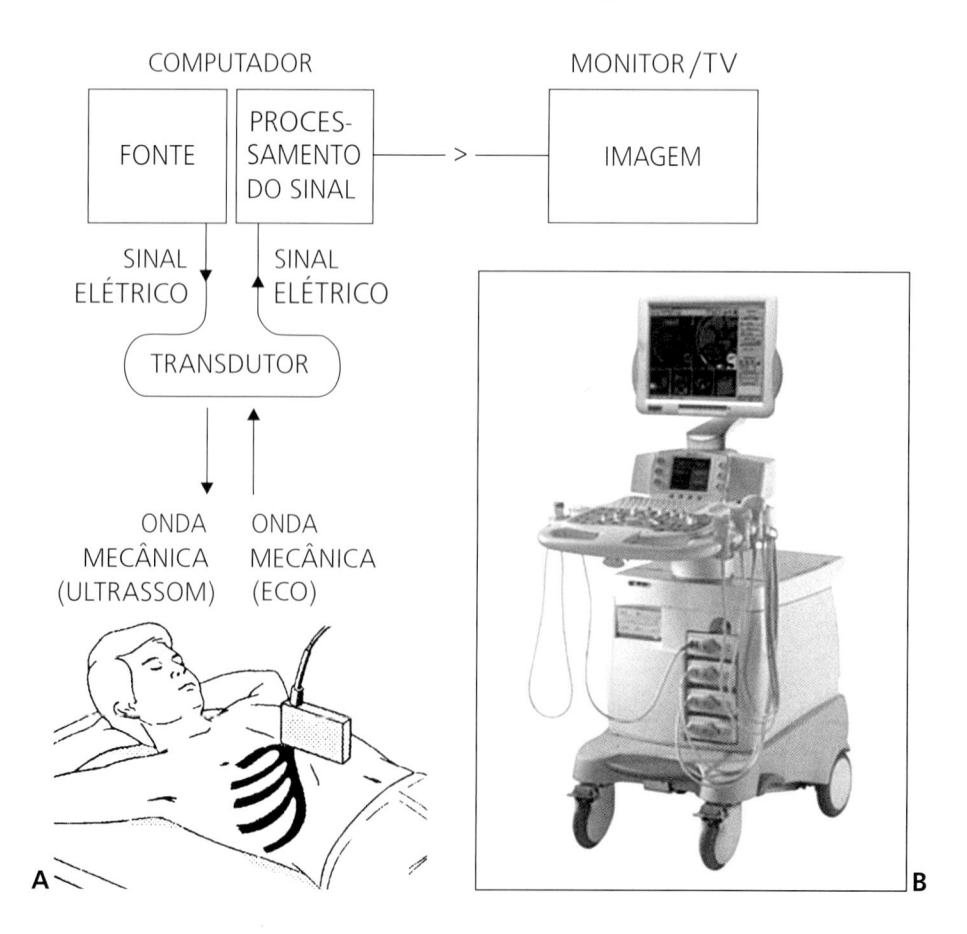

As imagens são formadas pela varredura do feixe de ultrassom, formando um **plano anatômico** ou fatia do corpo humano na área estudada. Pela fácil mobilização do transdutor, o operador pode selecionar planos **transversais, sagitais ou oblíquos** (Fig. 3-3).

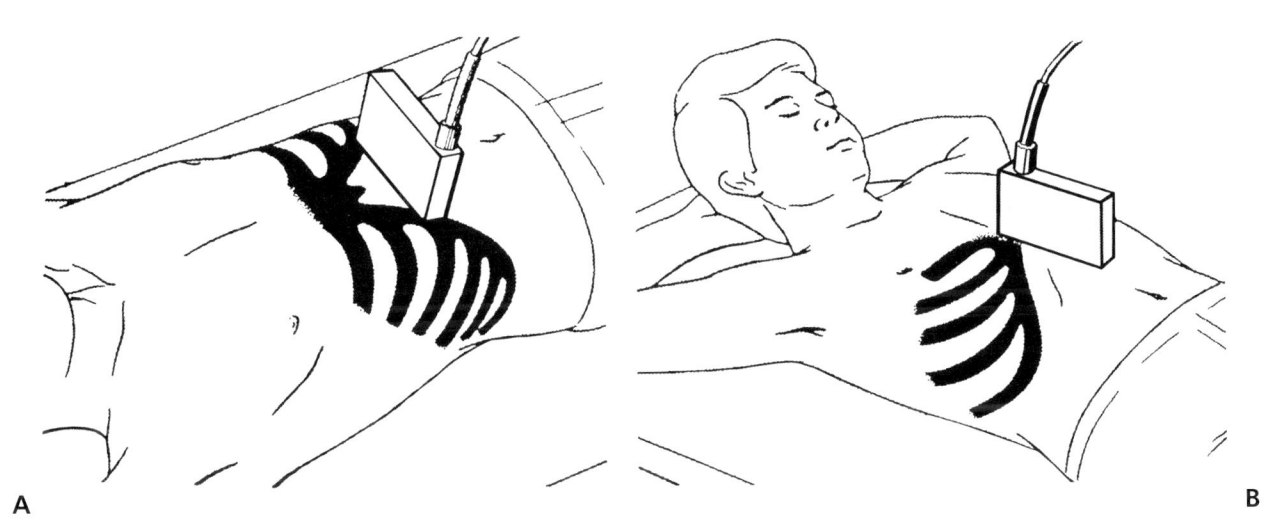

Fig. 3-3. A. Esquema de orientação do transdutor no corte transversal. **B.** Esquema de orientação do transdutor no corte sagital.

Por convenção internacional, os **cortes transversais** são apresentados na tela do monitor e documentados com o lado direito do paciente à esquerda da imagem, como se estivéssemos olhando o paciente dos pés para a cabeça (Fig. 3-4).

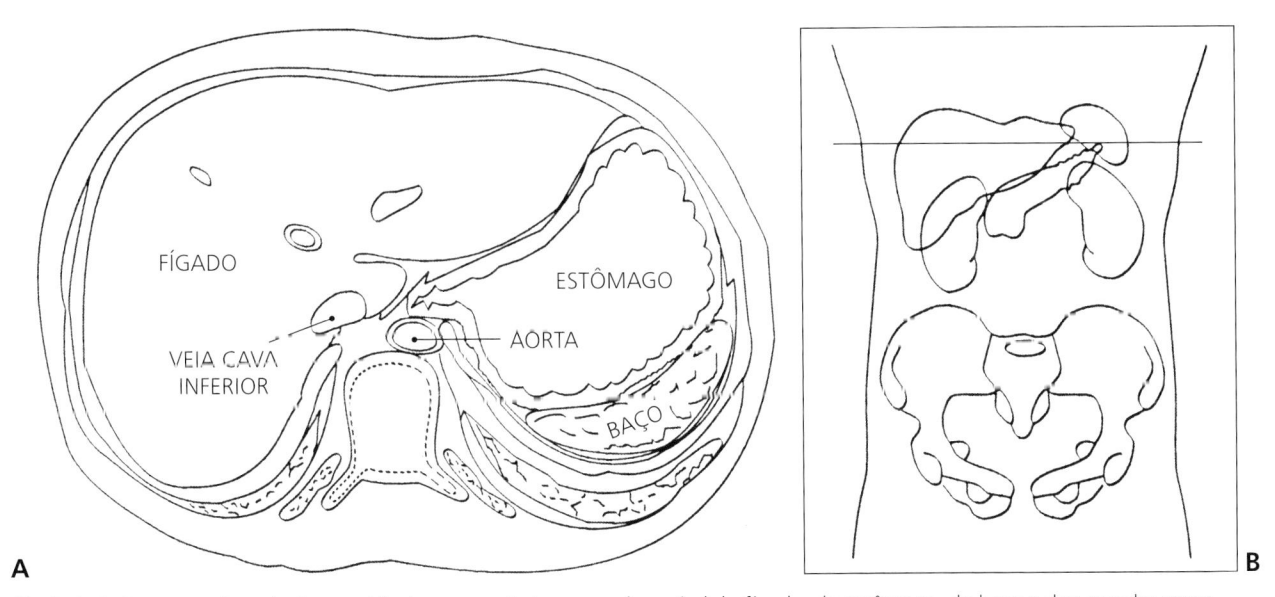

Fig. 3-4. A. Esquema das relações anatômicas no corte transversal no nível do fígado, do estômago, do baço e dos grandes vasos. **B.** Imagem ultrassonográfica do plano realizado em **A**.

Nos **cortes longitudinais,** a região mais cefálica do paciente está orientada para a esquerda da imagem, e a região mais caudal, para a direita (Fig. 3-5).

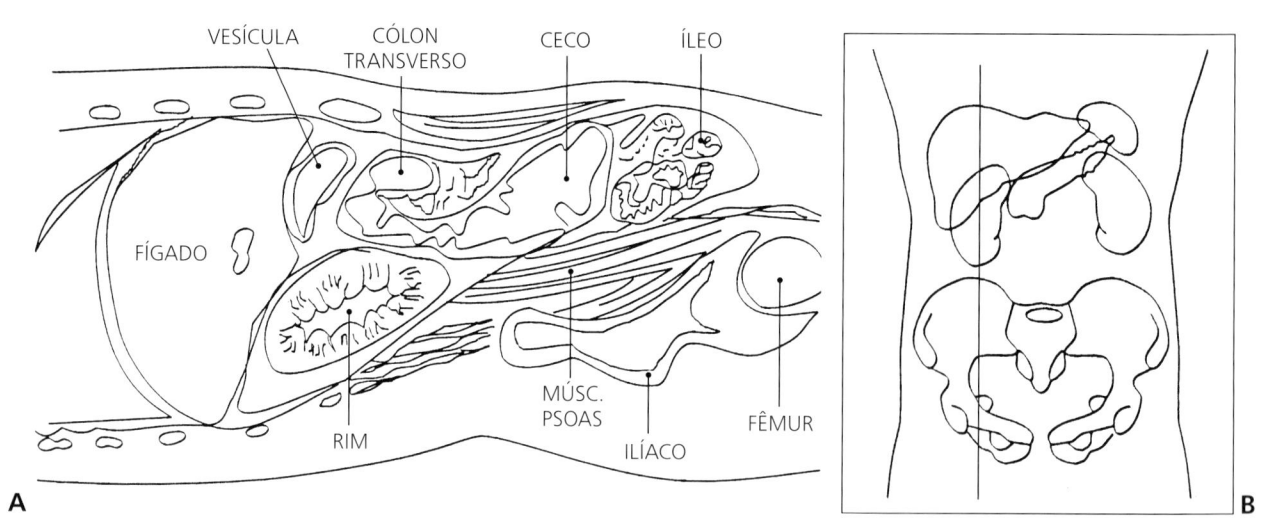

Fig. 3-5. A. Esquema das relações anatômicas no corte sagital no nível do fígado e do rim direito. **B.** Imagem ultrassonográfica do plano realizado em **A**.

IDENTIFICAÇÃO DAS IMAGENS

■ Ecogenicidade

Cada amplitude de eco corresponde a uma determinada tonalidade de cinza, que varia dentro de uma faixa entre o preto e o branco, denominada **escala de tons de cinza** (Quadro 3-1). Uma reflexão muito forte corresponde a uma área branca na imagem, enquanto a ausência de reflexão é mostrada como uma área preta.

Quadro 3-1. Variação de Ecogenicidade nos Tecidos Biológicos

Termo	Cor	Produção de Eco
Ecogênico, hiperecogênico ou hiperecoico	Branca	Ecos intensos
Hipoecogênico, hipoecoico	Níveis de cinza	Ecos de moderada à baixa intensidade
Anecoico	Preta	Não há eco

A maior parte dos tecidos biológicos transmite bem as ondas sonoras. Em geral, o ar, o osso e as estruturas calcificadas possuem densidades muito diferentes dos tecidos moles. Por esta razão ocorre uma forte reflexão e, em consequência, a transmissão do ultrassom é pequena. Já no líquido há pouca reflexão ou ecos, pois a transmissão é muito boa, o que produz uma imagem preta ou anecoica.

Assim, podemos descrever as estruturas examinadas, classificando-as conforme o grau de reflexão que produzem ou a ecogenicidade (Fig. 3-6).

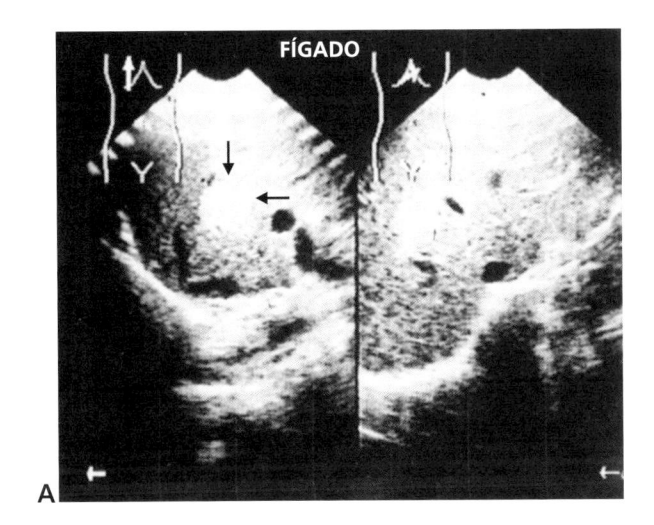

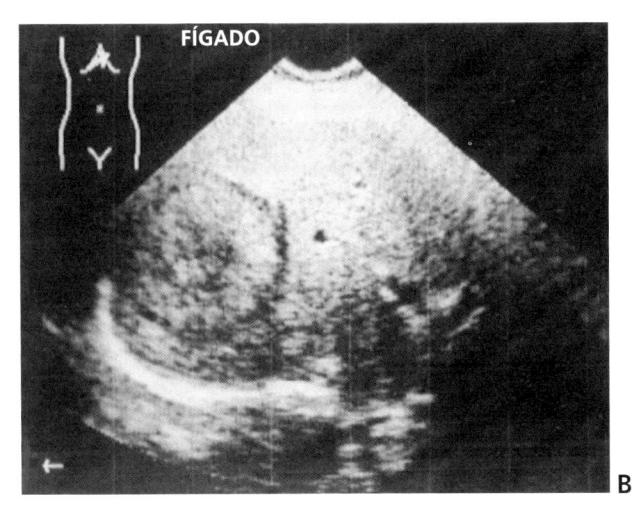

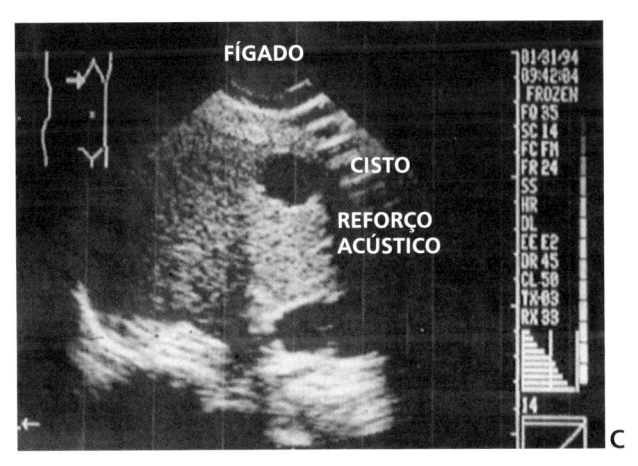

Fig. 3-6. A. US hepática, demonstrando lesão nodular ecogênica – hemangioma. **B.** US hepática, demonstrando lesão nodular hipoecoica heterogênea – metástase. **C.** US hepática, demonstrando lesão anecoica – cisto hepático.

■ Textura e Limites

Além da ecogenicidade, podemos definir através do exame ultrassonográfico as texturas, se **homogêneas** ou **heterogêneas**, os contornos, se são regulares ou irregulares, e os limites, se nítidos, precisos, definidos ou não.

■ Termos Especiais

Sombra acústica: corresponde à imagem em **faixa preta** localizada posteriormente às estruturas que causam reflexão sonora, como os gases, o osso e as calcificações (Fig. 3-7).

Reforço acústico: corresponde à imagem em **faixa branca** localizada posteriormente às estruturas que transmitem bem os feixes sonoros, como o líquido.

Janela acústica: corresponde à utilização de uma estrutura, contendo líquido para afastar as alças intestinais do objeto de interesse e permitir melhor transmissão dos feixes sonoros. Assim, a ingestão de água é recomendada para o estudo da pelve, com o objetivo de se obter repleção adequada da bexiga. Com este recurso, afastamos as alças intestinais da região de interesse e utilizamos a bexiga como "janela acústica" pela boa transmissão sonora do líquido. Esta técnica permite examinar estruturas situadas posteriormente à bexiga, como o útero ou a próstata (Fig. 3-8).

Nos estudos mais difíceis do pâncreas, administramos água por via oral para repleção do estômago, utilizando-o como "janela acústica".

Fig. 3-7. US da vesícula biliar, demonstrando cálculo no seu interior, ocasionando sombra acústica.

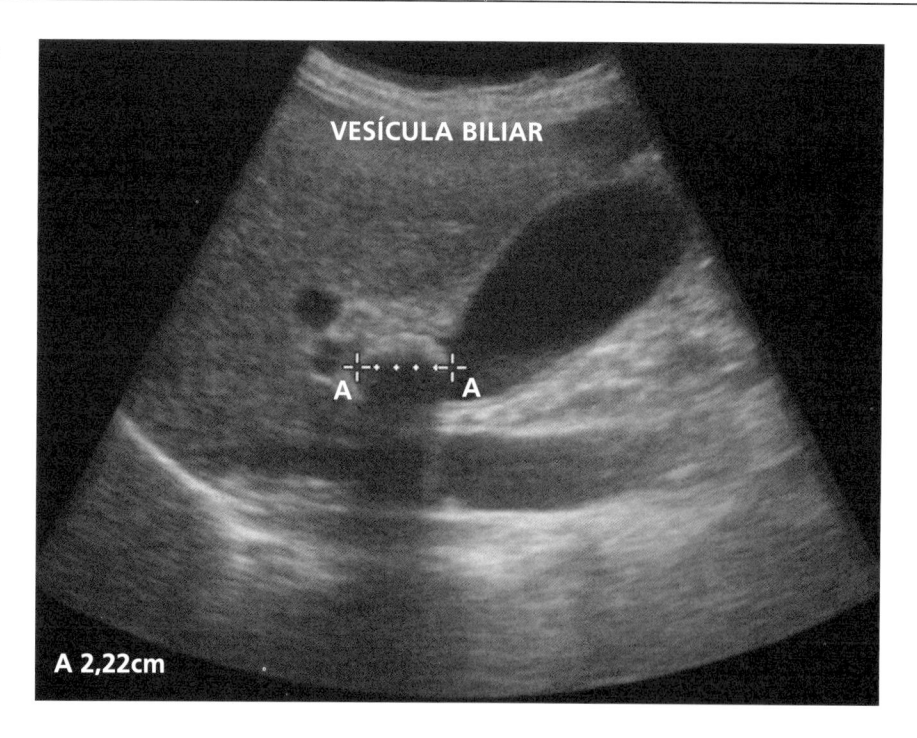

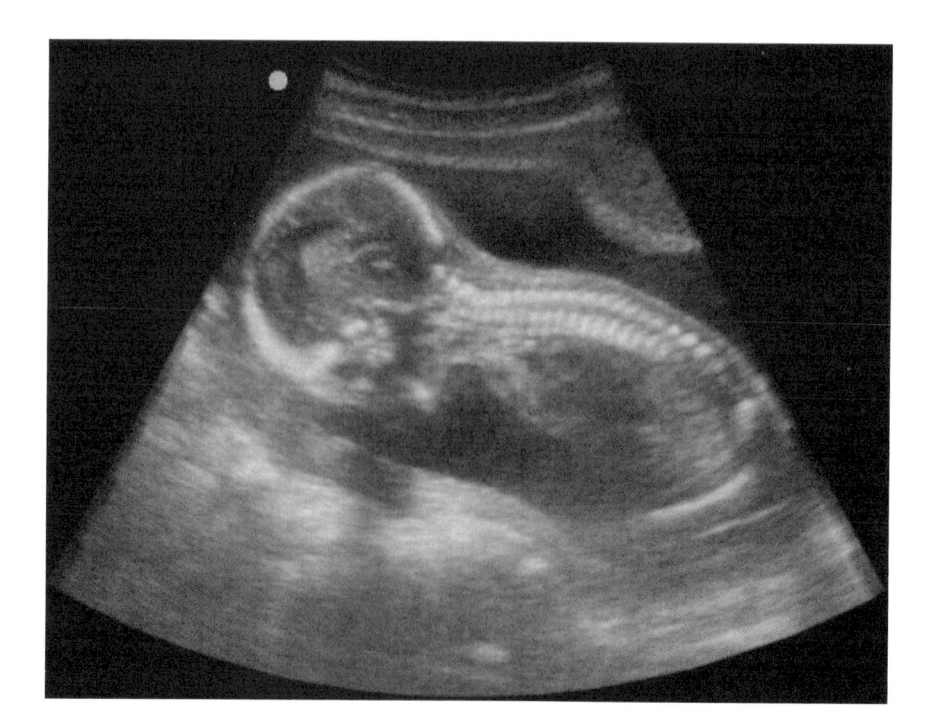

Fig. 3-8. US pélvica, demonstrando o útero grávido. Utilização da bexiga distendida com líquido como janela acústica.

Os exames obstétricos do 1º trimestre utilizam preferencialmente a via transvaginal. Nos 2º e 3º trimestres, é usado o transdutor convexo e não há necessidade de repleção vesical, o que também é desnecessário nos exames ginecológicos e obstétricos realizados com transdutor endovaginal.

A interface tecido-gás reflete 99% do feixe sonoro; por isso, o meteorismo intestinal excessivo dificulta a realização do exame abdominal, principalmente para estudo do retroperitônio. É necessário, portanto, um jejum prolongado (em torno de 8 horas) para reduzir a quantidade de gás no tubo digestório e também para impedir a contração da vesícula biliar. Em casos de hipermeteorismo, podemos indicar um preparo com jejum de 12 horas e medicação antifisética (dimeticona).

VANTAGENS E DESVANTAGENS DA US

■ Vantagens

Ao contrário da radiologia convencional em que as partes moles são menos visíveis por pequena variação de densidade, na US obtêm-se maiores informações sobre os componentes e a estrutura das partes moles, com a vantagem de **não utilizar radiação ionizante**.

Em comparação com a TC, que também permite analisar diferentes densidades de partes moles, a US apresenta como vantagens: a capacidade de fornecer **imagens em tempo real**, com os movimentos dos órgãos; maior flexibilidade na escolha de planos de corte, orientados de acordo com o maior eixo das estruturas em estudo; maior sensibilidade na detecção de pequenas quantidades de líquido intracavitário e mais baixo custo.

■ Desvantagens

Como desvantagens, a US não permite analisar a função dos órgãos, o que é obtido pela radiologia convencional e pela TC com o uso de meio de contraste iodado endovenoso. Embora possa detectar algumas lesões do tubo digestório, a US não é o método de escolha para a avaliação inicial destes órgãos.

CAPÍTULO 4

Ressonância Magnética (RM)

A RM é um método que utiliza ondas eletromagnéticas na formação da imagem e que não depende nem da capacidade de absorção dos raios X pelos tecidos, nem tampouco da capacidade de reflexão ou transmissão de ondas sonoras. O mecanismo é bastante complexo, dependendo basicamente da presença de núcleos de hidrogênio nos tecidos, que sofrerão influência de um campo magnético e de estímulos de radiofrequência do aparelho. À semelhança da TC, os sinais captados pelo aparelho serão transformados em valores numéricos e reconstituídos por computador em imagens segmentares axiais, acrescidas de imagens em cortes coronais, sagitais e oblíquos.

EQUIPAMENTOS E FORMAÇÃO DA IMAGEM

O equipamento de RM compreende um sistema de **magnetos** (ímãs), **bobinas** (antenas emissoras e receptoras de radiofrequência) e um conjunto de **computadores** (Fig. 4-1). O paciente se instala no interior de um grande magneto que gera o campo magnético principal. Outros pequenos eletroímãs suplementares são utilizados para gerar campos magnéticos secundários que irão orientar a localização e a espessura do segmento a ser estudado. O sistema de bobinas emite **ondas de radiofrequência** que irão excitar os prótons teciduais do segmento escolhido. Ao cessar o estímulo, os prótons liberam ondas de radiofrequência que serão cap-

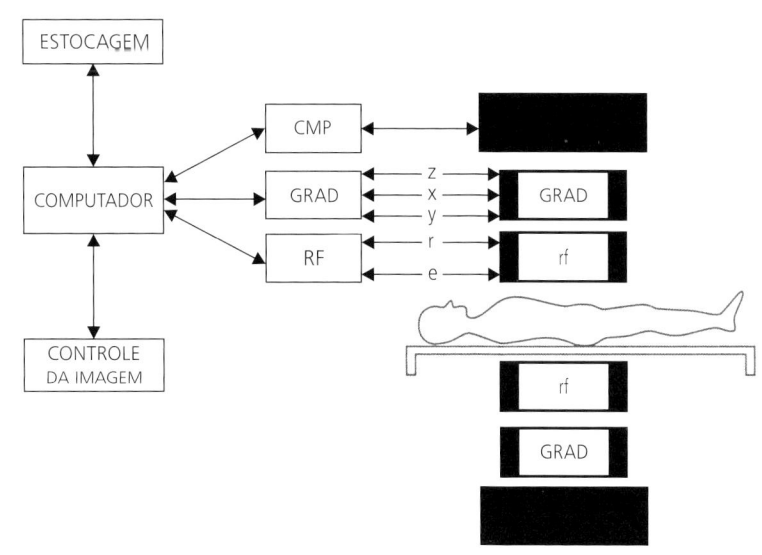

Fig. 4-1. Esquema de um equipamento de RM.

tadas por **receptores** (antenas) e processadas pelo computador que formará as imagens de acordo com os dados obtidos. Estes dados serão codificados por tonalidades numa **escala de cinza**, variando do branco ao preto, sendo a tendência à cor branca diretamente proporcional à intensidade do sinal.

O termo *ressonância* refere-se à capacidade de 2 sistemas ou meios físicos trocarem energia entre si sem que ocorra dissipação importante desta energia. No caso da RM, refere-se à capacidade de os prótons teciduais receberem e devolverem energia através de ondas de radiofrequência (as mesmas de rádios AM ou FM), emitidas e captadas através de antenas.

Depois das descobertas de Linus Pauling (1924), sabe-se que alguns núcleos atômicos apresentam uma frequência de movimento próprio denominado *spin*. Em nosso caso, interessam apenas os átomos de hidrogênio. Na ausência de um campo magnético externo, a orientação dos *spins* nos tecidos é aleatória. Ao ser aplicado um campo magnético (fornecido pelo magneto principal), os *spins* se alinham de acordo com ele (estado de energia de equilíbrio). Ao se aplicar sobre estes *spins* uma radiação eletromagnética, no caso, as ondas de radiofrequência, os *spins* ganham energia (estado fora do equilíbrio) e mudam de orientação vetorial. Cessado o estímulo, os *spins* retornarão ao alinhamento original, liberando a energia sob forma de ondas de radiofrequência, que serão captadas pelas antenas receptoras. *Quanto maior a concentração de prótons de hidrogênio em um segmento estimulado, mais intenso será o sinal de ressonância.*

IDENTIFICAÇÃO DAS IMAGENS

■ Imagem Ponderada em T1 *(T1-weighted image)*

O tempo utilizado pelos *spins* para se realinharem de acordo com o eixo magnético, ou ***tempo de relaxamento*** longitudinal, é chamado T1. Ele depende da transferência de energia para o meio, sendo por isso também chamado de *tempo de relaxamento* spin-*rede (lattice)*.

Por exemplo, em T1, observamos os componentes cranianos em ordem **decrescente** de intensidade: gordura, substância branca, substância cinzenta, liquor (Fig. 4-2). Isto quer dizer que na imagem em T1, teremos a seguinte correspondência (Quadro 4-1):

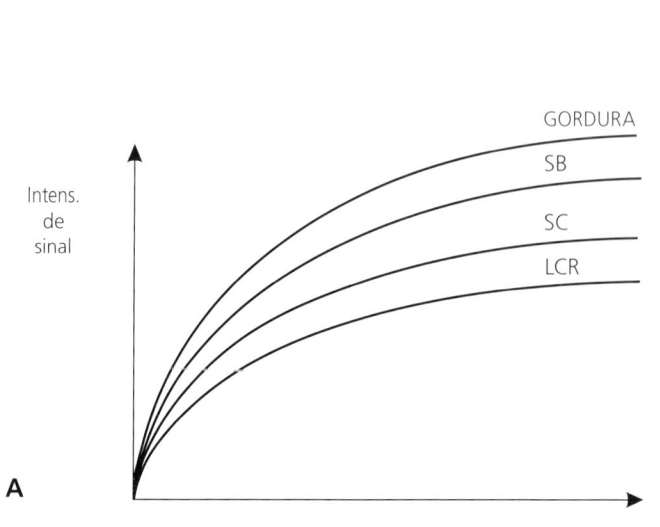

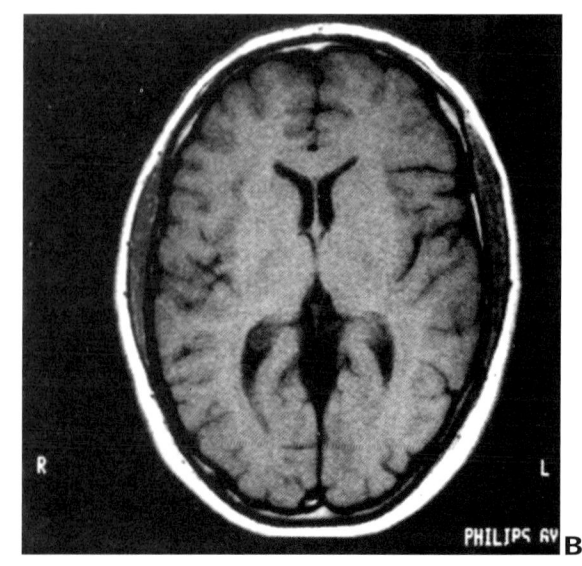

Fig. 4-2. A. Curva do comportamento do T1 – tempo de relaxamento longitudinal, que ocorre de forma exponencial, e a intensidade do sinal processada a partir da bobina receptora de RF. **B.** Corte axial do crânio, mostrando as intensidades relativas das curvas de gordura, líquido cefalorraquidiano (LCR), substância branca (SB) e substância cinzenta (SC).

Quadro 4-1. Correspondência entre a Intensidade em T1 e a Cor das Imagens dos Diversos Componentes Cefálicos

Componente	Intensidade	Cor
Liquor	Hipointenso	Preta
Substância cinzenta	–	Cinza-escuro
Substância branca	–	Cinza-claro
Gordura	Hiperintenso	Branca

■ Imagem Ponderada em T2 *(T2-weighted image)*

Durante o realinhamento, os prótons interagem entre si por causa dos diferentes *spins*. Dessa forma, alguns *spins* atingem o repouso em tempo mais curto que os outros. Este grau de defasagem é medido pelo tempo de **relaxamento transverso** ou T2 ou tempo de **relaxamento *spin-spin***, pois corresponde à medida de troca de energia entre os prótons.

Em T2, observamos os componentes cranianos em **ordem decrescente de intensidade**: liquor, substância cinzenta, substância branca, gordura (Fig. 4-3A). Isto quer dizer que a cor obtida em T2 é **oposta** à obtida em T1 e apresenta as seguintes correspondências (Quadro 4-2).

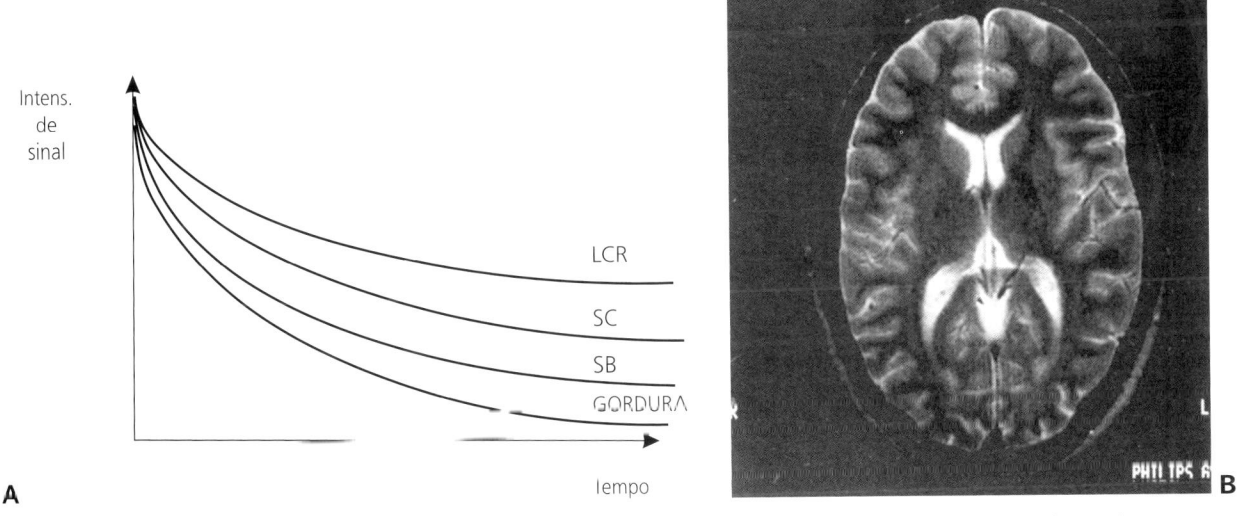

Fig. 4-3. A. Curva do comportamento do T2 – tempo de relaxamento transversal, que ocorre de forma exponencial negativa, e a intensidade de sinal processada a partir da bobina receptora de RF. **B.** Corte axial do crânio mostrando as intensidades relativas das curvas de gordura, líquido cefalorraquidiano (LCR), substância branca (SB) e substância cinzenta (SC).

Quadro 4-2. Correspondência entre a Intensidade em T2 e Cor das Imagens dos Diversos Componentes Cefálicos

Componente	Intensidade	Cor
Liquor	Hiperintenso	Branca
Substância cinzenta	–	Cinza-claro
Substância branca	–	Cinza-escuro
Gordura	Hipointenso	Preta

Assim, estes tempos T1 e T2 são características individuais de cada tecido, correspondendo a fenômenos simultâneos e sucessivos, constituindo os parâmetros teciduais mais importantes na interpretação das imagens em RM.

■ Terminologia

Verificamos que ao utilizarmos o termo "hiperintenso", a cor da imagem é branca, e quando utilizamos "hipointenso", a cor é cinza. Quando não há sinal de ressonância, a imagem apresenta a cor preta. A **ausência de sinal** na RM decorre da falta de prótons de hidrogênio. Exemplos são o ar, as calcificações e as corticais ósseas. Da mesma forma, o fluxo rápido impede que haja tempo para medir o sinal emitido pelo sangue.

O tempo utilizado na captação dos sinais emitidos pelo tecido denomina-se **tempo de aquisição**.

■ Contraste Paramagnético

Na RM, utiliza-se o **meio de contraste paramagnético** que age sobre o tempo de T1, aumentando o sinal e fornecendo um maior contraste na formação da imagem (Fig. 4-4). Utiliza-se o **gadolínio** ligado a carreadores ou quelantes químicos tipo DOTA (ácido oxaltreta-acético) ou DTPA (ácido dietil-enetriamino-penta-acético), injetado na corrente sanguínea. Este meio de contraste atua de maneira idêntica ao meio de contraste utilizado na radiologia convencional e na TC, concentrando-se nos tecidos vascularizados e sendo eliminado por via renal. Por sua baixa capacidade de ativação de complemento celular, não há praticamente reações alérgicas.

■ Artefatos

Como em todo método, existem alguns artefatos que interferem na leitura das imagens que devem ser interpretados e reconhecidos, sendo os mais importantes os artefatos de movimento e os metálicos.

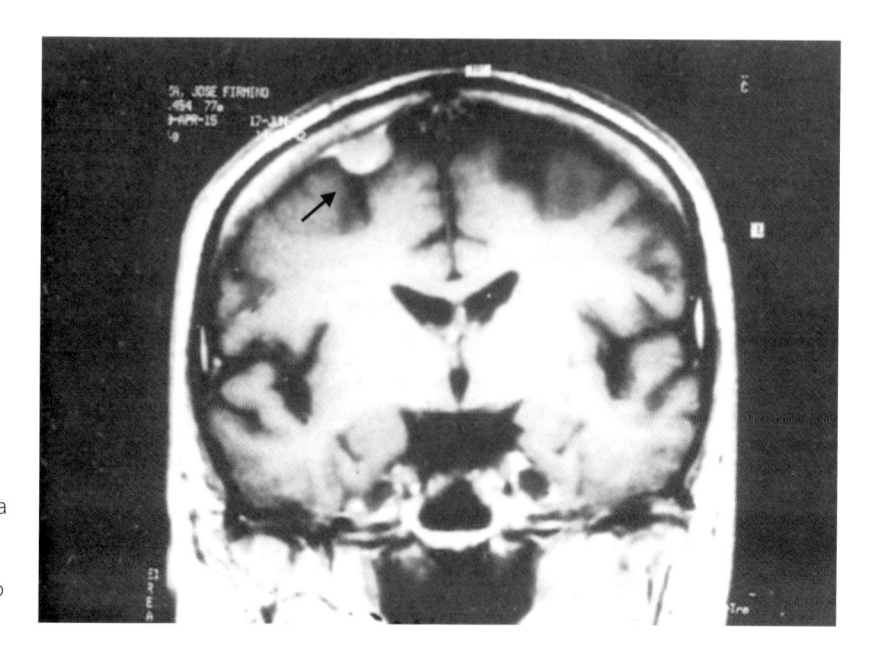

Fig. 4-4. Corte coronal do crânio em T1, mostrando meningioma típico, parietal direito, realçado pelo contraste paramagnético injetado endovenosamente.

Artefatos de movimento

O tempo de aquisição é em geral lento; por isto, o paciente não se deve movimentar durante o exame. Caso contrário haverá perda não só do sinal, como também dos parâmetros de sua localização (Fig. 4-5). Ao contrário da TC, os vários cortes de um segmento em estudo são obtidos simultaneamente, e não individualmente, explicando porque não é possível repetir-se apenas um único corte. Portanto, mais do que na TC, os pacientes devem ser cooperativos. Neste contexto, por causa da arquitetura do magneto, pacientes com **claustrofobia**, muita ansiedade e síndrome do pânico só conseguirão realizar o exame sob sedação ou anestesia.

No tórax e no abdome (Fig. 4-6), os movimentos respiratórios e a peristalse são responsáveis pela degradação das imagens, embora com as técnicas atuais esta possa ser parcialmente eliminada. Os movimentos decorrentes dos batimentos cardíacos e do fluxo nos vasos podem ser contornados, utilizando-se a monitoração cardíaca (acoplamento ou *gating* com o eletrocardiograma), de tal forma que as aquisições de sinais sejam obtidas de forma sincronizada.

Artefatos metálicos

A presença de objetos metálicos no corpo pode criar campos eletromagnéticos que interferem na formação do sinal ao seu redor. No entanto, mais importante do que a **degradação das imagens** é a possibilidade de que a atração pelo campo magnético movimente este objeto. Pode ocorrer também a transformação da energia eletromagnética em energia térmica, embora isto em geral não seja crítico.

Os portadores de *clips* cirúrgicos de **aneurismas cerebrais** ou suspeita de **corpo estranho metálico intraocular** não devem ser submetidos a exame de RM. O problema também afeta os portadores de **marca-passos cardíacos**, pois podem ser desregulados. Outras próteses eletrônicas, como as auriculares e as bombas de insulina, devem ser retiradas antes do exame, caso seja possível.

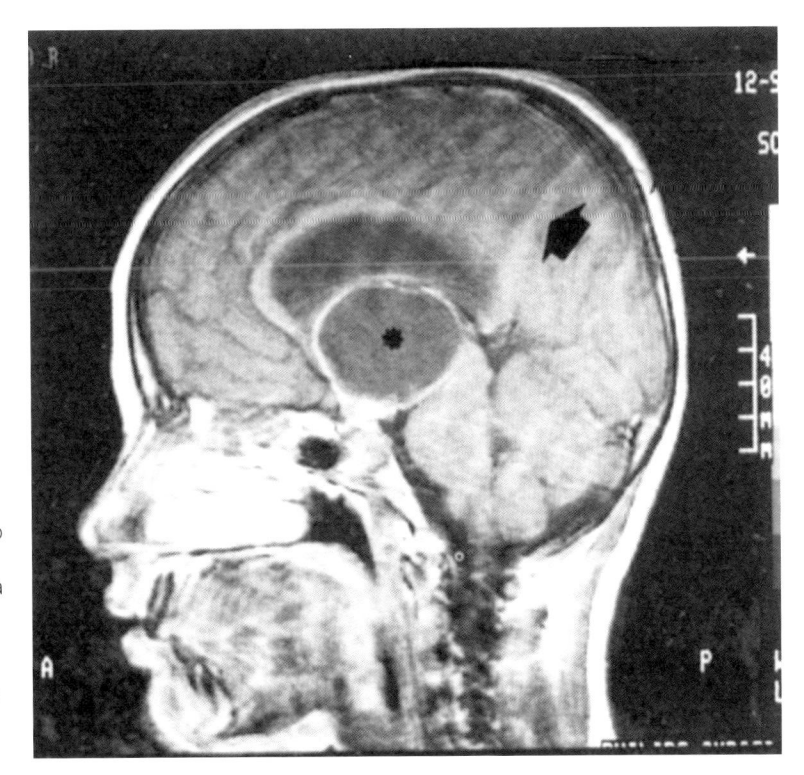

Fig. 4-5. Corte sagital em T1, após injeção de contraste paramagnético, mostrando tumor cístico (astrocitoma*) de 3º ventrículo, numa criança de 12 anos do sexo masculino e imagens fantasmas artefatuais anteroposteriores *(seta)* decorrentes do movimento da cabeça.

Fig. 4-6. Corte axial do abdome com aquisição intermediária entre T1 e T2, chamada de densidade de prótons (DP), no nível dos rins e do pâncreas, mostrando imagens decorrentes do movimento respiratório da parede abdominal anterior.

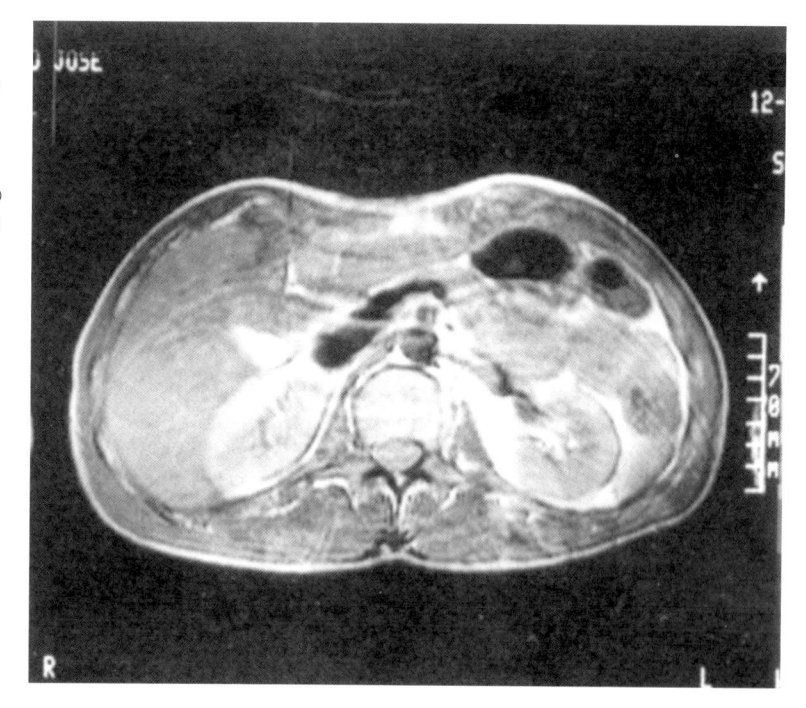

As próteses dentárias ou ortopédicas podem degradar a imagem na área em estudo, mas não são atraídas magneticamente (Fig. 4-7). Equipamentos de monitoração devem ser não ferromagnéticos.

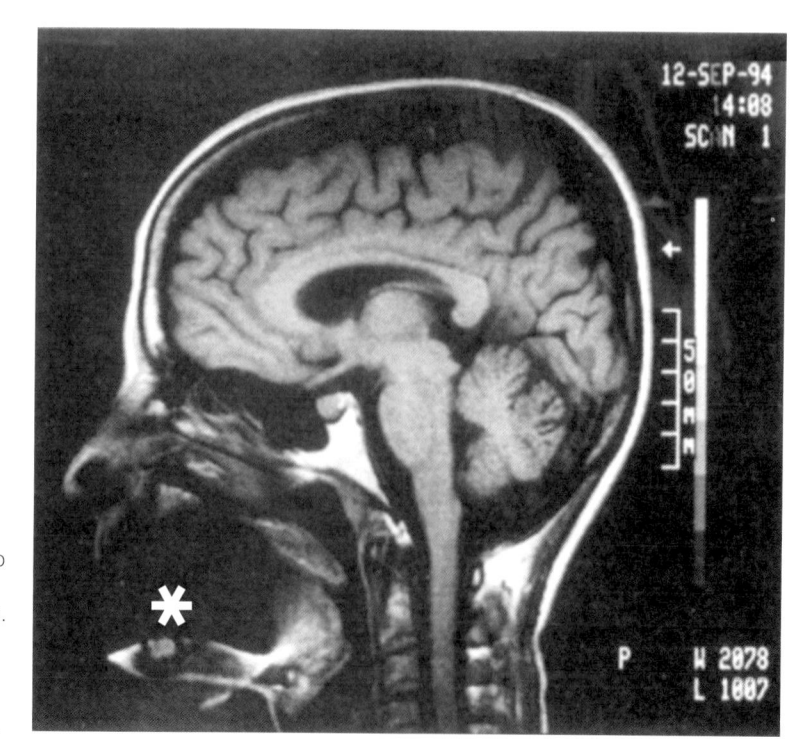

Fig. 4-7. Corte sagital mediano do crânio em T1, mostrando característica de artefato devida a prótese ferromagnética dentária. Observe a distorção da imagem, com sinal do vazio (*) e áreas periféricas de hipersinal.

VANTAGENS E DESVANTAGENS DA RM

■ Vantagens

A RM não utiliza radiação ionizante, nem necessita de meio de contraste iodado, **reduzindo os riscos** do exame, que são pequenos, se tomados os cuidados necessários.

As imagens adquiridas fornecem **maiores detalhes anatômicos**, possuem maior sensibilidade na detecção da maioria das lesões, aumentando a especificidade em alguns segmentos (principalmente cerebral e medular).

Fornece planos de **cortes sagitais, coronais e oblíquos, além dos axiais**, sem a necessidade de reposicionarmos o paciente.

Como vimos, o fluxo rápido impede que haja tempo para medir o sinal emitido pelo sangue. Esta característica constitui vantagem do método, à medida que permite, por exemplo, identificar os vasos sanguíneos, sem que seja necessária a injeção intravenosa do meio de contraste. Por outro lado, também constitui desvantagem, pois se torna mais difícil identificar pequenas calcificações patológicas nos tecidos.

■ Desvantagens

As desvantagens mais importantes decorrem dos efeitos do campo magnético sobre os corpos estranhos metálicos existentes no organismo. Constituem-se como **contraindicações absolutas**:

1. *Clips* de aneurismas cerebrais.
2. Corpo estranho metálico intraocular.
3. Marca-passo cardíaco.
4. Próteses ferromagnéticas cocleares ou ossiculares.

Outras *contraindicações são relativas*, como:

1. Claustrofobia, síndrome do pânico.
2. Gravidez com menos de 12 semanas.
3. Pacientes com monitoração intensiva.
4. Algumas válvulas cardíacas antigas.

O método **não é adequado para o estudo de calcificações**, casos estes em que está indicada a TC. Também não é indicada na análise fina do parênquima pulmonar, pois não permite a distinção entre o ar e as pequenas calcificações.

CAPÍTULO 5

Medicina Nuclear

EQUIPAMENTOS E FORMAÇÃO DA IMAGEM

A medicina nuclear é um método diagnóstico por imagem fundamentada na captação da radiação gama emitida por radiotraçadores, ou seja, por núcleos de átomos de isótopos radioativos artificiais, injetados em veia periférica ou ingeridos pelos pacientes. Cada um deles tem as mesmas propriedades químicas do seu isótopo estável existente no organismo. As imagens são conhecidas como cintilografias ou cintigrafias. Como o corpo humano não faz distinção entre eles, podemos acompanhar o processo normal de captação deste material através da radiação emitida.

A emissão da radiação é captada por detectores especiais, denominados câmaras de cintilação (Fig. 5-1). O paciente é colocado em posição que permita a obtenção de imagens planas em diferentes incidências, de forma semelhante à radiologia convencional ou tomográfica (SPECT – *Single Photon Emition Computed Tomography*), como na tomografia computadorizada. A diferença reside no fato de que a radiação não é produzida pelo aparelho, e sim emitida pelo corpo do próprio paciente, que se torna uma fonte radioativa. A quantidade de radioisótopo que o paciente recebe durante estes exames emite radiação continuamente, mas, ao longo do tempo, vai se reduzindo até se extinguir com velocidade que depende da meia-vida física e da meia-vida biológica. Qualquer nível de dose de radiação tem potencial mutagênico e, por isso, deve ser evitada sempre que possível. Portanto, é necessário separarem-se os pacientes que receberam radioisótopo de outros pacientes, assim como de indivíduos do público.

A câmara de cintilação possui um cristal cintilador que, quando atingido pela radiação gama emitida pelo radioisótopo, gera luz de cintilação em consequência da desexcitação dos elétrons que o compõe. A luz gerada é amplificada por fotomultiplicadoras e transformada em pulsos elétricos. Um computador associa esses pulsos de diversas amplitudes a valores numéricos que, uma vez processados, são posteriormente registrados em uma variedade de cores, formando as imagens de cintilografia (Fig. 5-2).

As imagens cintilográficas são geralmente apresentadas como numa radiografia (Fig. 5-3), isto é, são projetadas em um único plano, o que requer, algumas vezes, mais de uma incidência para um diagnóstico mais preciso. Pela TC por emissão de fóton único (SPECT), é possível obterem-se imagens em cortes axiais, sagitais e coronais (Fig. 5-4).

A maioria dos radionuclídeos utilizados na gama-câmera emite um fóton principal para cada transição radioativa. Imagens tomográficas que utilizam esses radionuclídeos convencionais são obtidas varrendo-se, com uma gama-câmera, em torno do paciente e, posteriormente, fazendo-se a reconstrução matemática por meio de algoritmos computacionais. Essa técnica é conhecida como **SPECT**, ou seja, tomografia computadorizada por emissão de um fóton único.

48 Capítulo 5 MEDICINA NUCLEAR

Fig. 5-1. Equipamento para a realização de exames de medicina nuclear – câmara de cintilação.

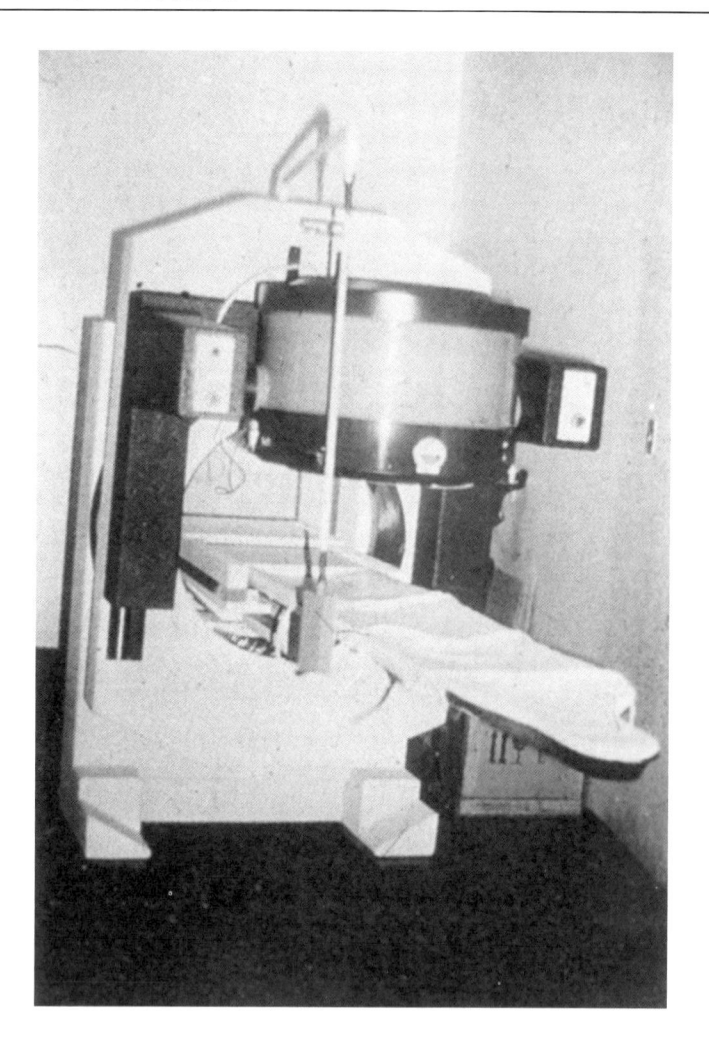

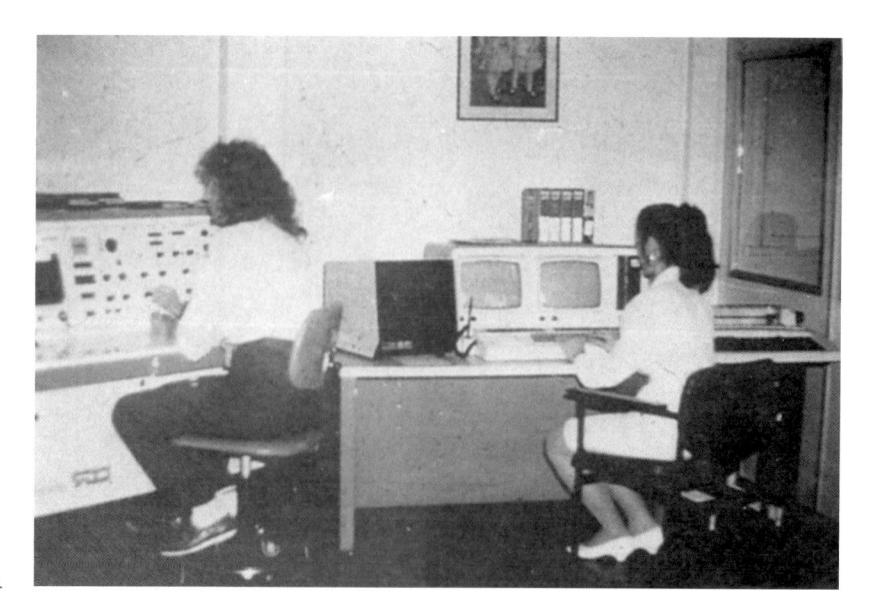

Fig. 5-2. Painel de controle e computador da câmara de cintilação.

Fig. 5-3. Imagem cintilográfica planar.

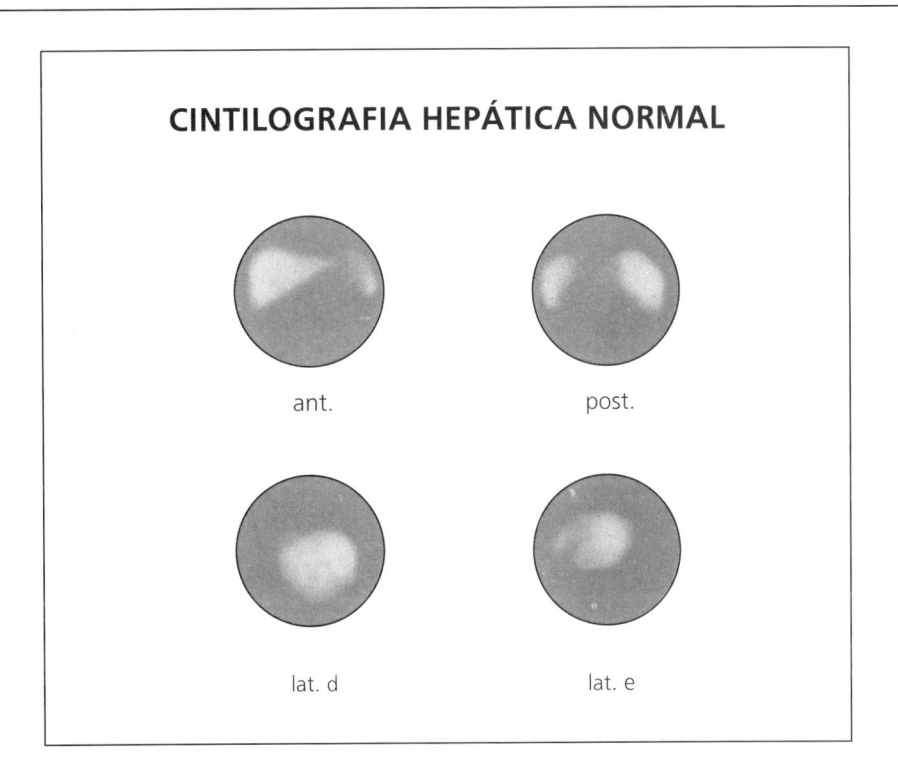

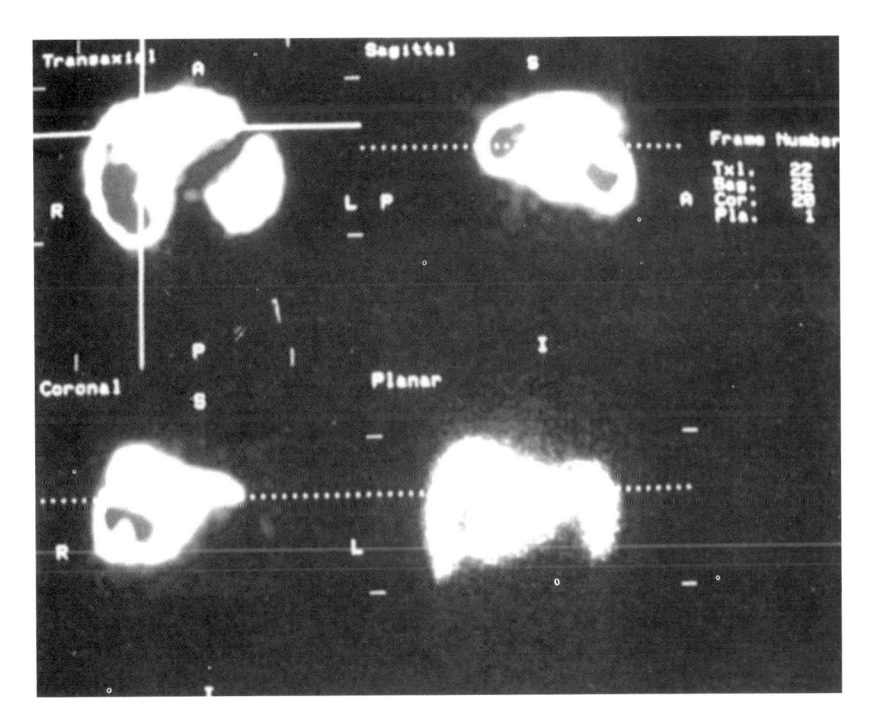

Fig. 5-4. Imagem de TC por emissão de fóton único (SPECT).

RADIONUCLÍDEOS E RADIOFÁRMACOS

Denominamos de **radionuclídeos** (ou radioisótopos) os isótopos radioativos, geralmente artificiais, e de **radiofármacos**, os compostos químicos marcados com esses radioisótopos. Estes materiais devem ter pureza química e biológica, pois serão ingeridos ou introduzidos em meio intravascular. No organismo, tomarão o lugar dos seus isótopos ou estruturas químicas estáveis que tenham as mesmas propriedades. Selecionando-se um composto que tenha afinidade com um determinado órgão ou lesão, é possível estudar especificamente sua fisiologia e fisiopatologia.

O radionuclídeo mais amplamente utilizado é o ^{99m}Tc (tecnécio 99 metaestável), quase sempre usado na forma de radiofármaco, que possibilita o estudo de praticamente todos os órgãos.

Outros radionuclídeos de uso frequente são o ^{131}iodo, ^{123}iodo, específico para tireoide, o ^{201}tálio, para estudos cardíacos e oncológicos, e o ^{67}gálio, para tumores e focos infecciosos.

IDENTIFICAÇÃO DAS IMAGENS

As imagens e a terminologia utilizada em medicina nuclear dependem do tipo de avaliação funcional que está sendo feito. Por exemplo:

A) Captação do isótopo radioativo pelo órgão em estudo:
- *Hipercaptante ou hiperativa:* capta muito o isótopo (Fig. 5-5).
- *Hipocaptante ou hipoativa:* capta pouco o isótopo (Fig. 5-6).
- *Não captante ou sem atividade:* não capta o isótopo.

B) Avaliação de perfusão celular:
- *Hiperperfusão:* maior quantidade de perfusão celular de isótopos.
- *Hipoperfusão:* menor quantidade de perfusão celular de isótopos (Fig. 5-7).

C) Avaliação de fluxo sanguíneo:
- *Hiperfluxo:* maior quantidade de fluxo sanguíneo naquela região.
- *Hipofluxo:* menor quantidade de fluxo sanguíneo naquela região.

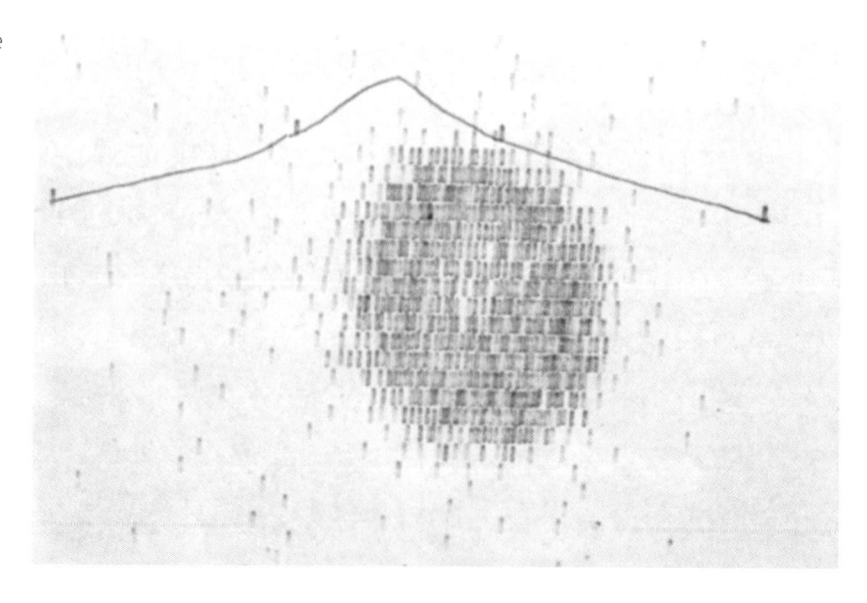

Fig. 5-5. Cintilografia de tireoide, demonstrando lesão hipercaptante – nódulo tireoidiano "quente".

Fig. 5-6. Cintilografia de tireoide, demonstrando lesão hipocaptante – nódulo tireoidiano "frio".

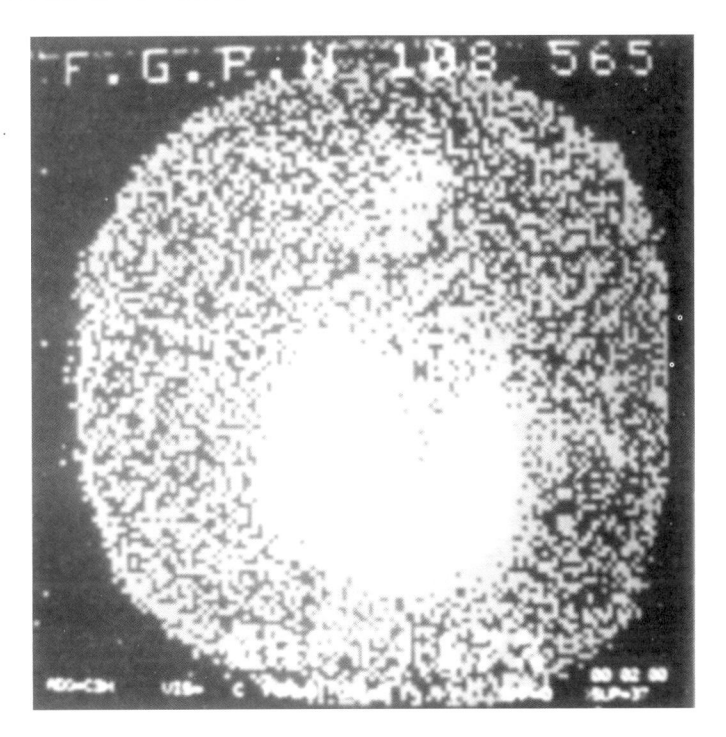

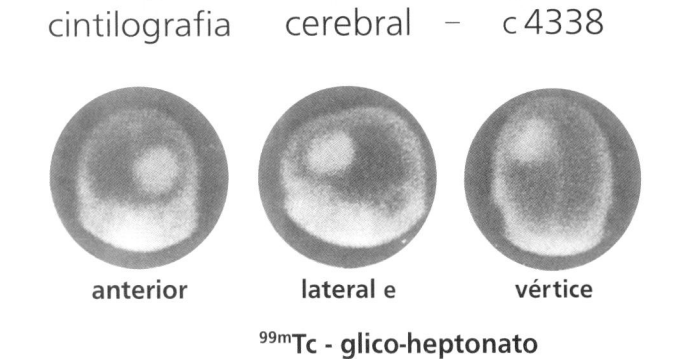

Fig. 5-7. Cintilografia cerebral, demonstrando imagem hipercaptante – processo expansivo intracerebral.

cintilografia cerebral – c 4338

anterior   lateral e   vértice

^{99m}Tc - glico-heptonato

TIPOS DE EXAMES CINTILOGRÁFICOS

Os exames cintilográficos são mais bem divididos por sistemas, já que se baseiam mais na função do que na morfologia para formar a imagem.

■ Sistema Nervoso Central

Cintilografia do fluxo sanguíneo cerebral

É um exame dinâmico que permite avaliar alterações no fluxo sanguíneo, como na isquemia cerebral e como em alguns tumores neovascularizados.

Cintilografia cerebral

É um estudo estático utilizado para a detecção de patologias tumorais, vasculares ou inflamatórias intracranianas. O aparecimento de lesões depende da quebra da barreira hematoencefálica, por onde extravasa o radioisótopo, determinando a formação de uma imagem hipercaptante (Fig. 5-7). Quando a lesão não capta suficientemente o radioisótopo, seja por vascularização deficiente seja por hipoatividade, ela pode não ser detectada.

Cintilografia de perfusão cerebral

É realizada para se avaliar o grau de irrigação sanguínea cortical. Como a perfusão acompanha o metabolismo local, uma reflete a modificação da outra. Daí decorre o uso deste exame para a avaliação de distúrbios funcionais do encéfalo, complementando as informações anatômicas obtidas por outros métodos radiológicos.

Este exame é amplamente utilizado em algumas patologias neurológicas, como demências, depressões e doenças cerebrovasculares que costumam demonstrar lesões hipoativas (Fig. 5-8). Ele ainda é amplamente utilizado na pesquisa de focos epilépticos, sendo realizado em duas fases: no momento da crise epiléptica (ictal), aonde apresenta áreas hiperperfundidas e em momento entre crises – pelo menos 24 horas sem crise epiléptica (interictal), apresentando alterações em áreas coincidentes com a etapa ictal, porém hipoperfundidas.

Fig. 5-8. SPECT cerebral, demonstrando área de hipoperfusão – área isquêmica.

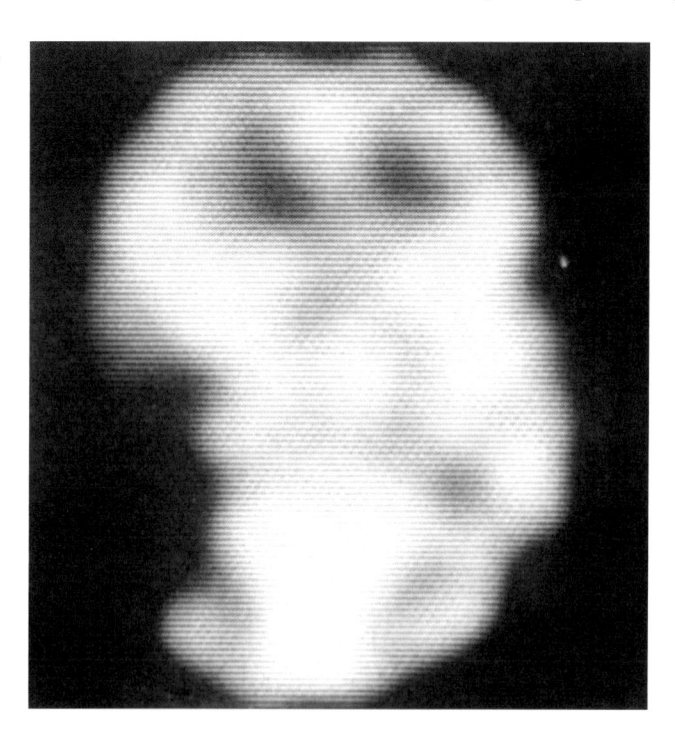

Cintilografia da circulação liquórica

É o estudo dinâmico que mostra a distribuição do liquor no espaço subaracnóideo, sendo utilizado na avaliação de pacientes com hidrocefalia e na suspeita de fístulas liquóricas.

▪ Sistema Endócrino

Cintilografia de tireoide

A cintilografia da tireoide é realizada com ^{131}I, ou ^{123}I, ou com ^{99m}Tc-pertecnetato. Este exame é mais solicitado na avaliação dos nódulos tireoidianos, demonstrando se o seu grau de atividade é maior, igual ou menor com relação ao restante do tecido glandular.

Classificamos os nódulos de acordo com a captação do radioisótopo:

- *Nódulos quentes:* hiperativos – capta muito o radioisótopo.
- *Nódulos mornos:* normoativos – capta moderadamente o radioisótopo.
- *Nódulos frios:* hipoativos – não capta o radioisótopo.

Esta classificação funcional dos nódulos possui certa correlação com os achados anatomopatológicos. Por exemplo, os nódulos quentes estão associados ao aumento da função glandular, ou hipertireoidismo. Já os nódulos frios têm maior probabilidade de serem neoplasias malignas. (Vide caso clínico "Nódulo Tireoidiano".)

Cintilografia para pesquisa de metástases de tireoide

Neste exame, é utilizado o ^{131}I em doses maiores para o rastreamento de corpo inteiro. Como as metástases do câncer de tireoide mantêm a mesma função glandular tireoidiana, e a captação do ^{131}I é específica, os focos de atividade representam com segurança áreas metastáticas. É essa especificidade que permite o uso terapêutico da medicina nuclear no tratamento do câncer de tireoide, aproveitando-se a radiação beta do ^{131}Iodo.

Cintilografia das paratireoides

Uma vez que as paratireoides normalmente não captam o radiotraçador, a cintilografia é usada apenas para detectar glândulas que tenham atividade aumentada, causando hiperparatireoidismo, como nos casos de adenoma ou hiperplasias.

Cintilografia das suprarrenais

Em nosso meio, o exame é utilizado apenas para a pesquisa de feocromocitoma através de um radiotraçador que tenha afinidade pelas células cromafins do tumor, determinando um aumento da atividade focal.

■ Sistema Respiratório

Cintilografia da perfusão pulmonar

É um exame realizado para se estudar a distribuição do fluxo sanguíneo arterial pulmonar, em geral complementada pela cintilografia da ventilação. Este exame é fundamental no diagnóstico e avaliação prognóstica dos casos de embolia pulmonar. (Vide caso clínico "Sensação de Morte".)

Cintilografia da ventilação pulmonar

Este exame é realizado pela inalação de aerossóis radioativos que irão distribuir-se pela árvore brônquica até os alvéolos pulmonares. Realizado como complementação da cintilografia perfusional, permite analisar se há coincidência ou não na distribuição dos radioisótopos. Por exemplo, numa embolia pulmonar, a ventilação deverá ser normal, enquanto haverá falha na distribuição sanguínea (Fig. 5-9.)

Cintilografia pulmonar com gálio

O gálio é utilizado na avaliação de patologias inflamatórias e de alguns casos de envolvimento de nódulos linfáticos com processo metastático.

■ Sistema Cardiovascular

Cintilografia da perfusão miocárdica

Este exame é indicado principalmente no diagnóstico de isquemia ou de fibrose miocárdica, utilizando-se um radiofármaco que tem afinidade pelo músculo cardíaco sadio. Na presença de lesão miocárdica, a área afetada apresenta diminuição da perfusão. O exame é realizado em 2 etapas: em repouso e com esforço. Na 1ª, definimos as condições de captação basal. A área isquêmica corresponde àquela em que há hipoperfusão regional durante o esforço, normalizada posteriormente ao repouso (Fig. 5-10).

Fig. 5-9. Cintilografia pulmonar, demonstrando área sem perfusão não associada a defeitos ventilatórios – embolia pulmonar.

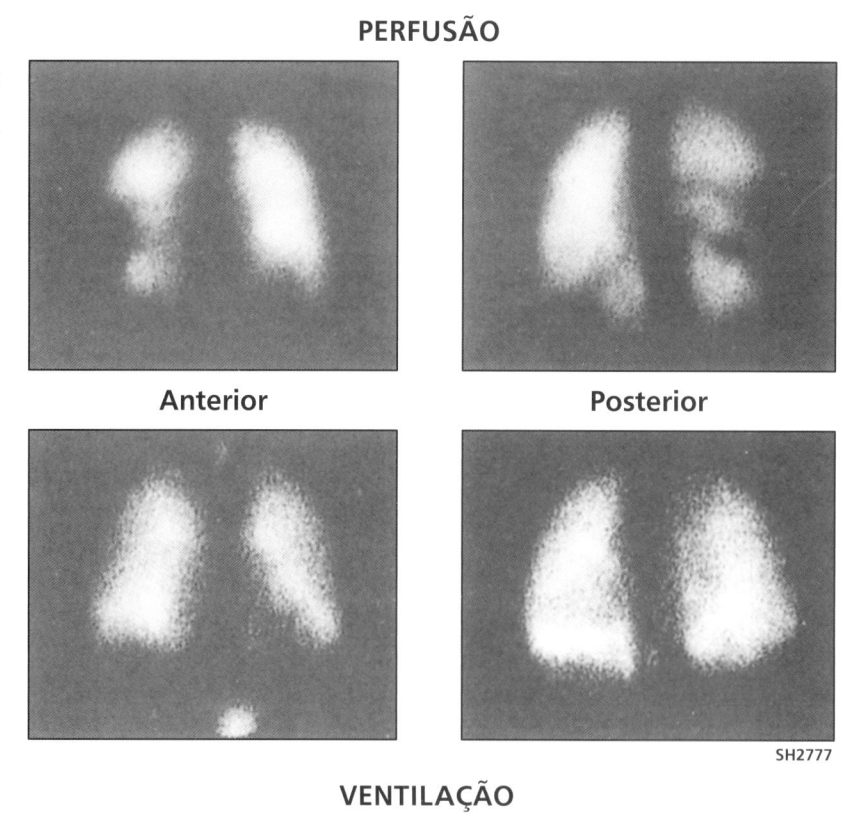

PERFUSÃO

Anterior — Posterior

VENTILAÇÃO

Enquanto a avaliação anatômica dos vasos miocárdicos é mais bem delineada através da cinecoronariografia, a cintilografia miocárdica define a viabilidade deste músculo. A área hipocaptante na imagem de esforço orienta o prognóstico de uma coronariopatia e é útil para se acompanhar os resultados de procedimentos terapêuticos, como a angioplastia e a cirurgia de revascularização miocárdica.

Fig. 5-10. Cintilografia miocárdica, demonstrando hipoperfusão miocárdica ao esforço, normalizada ao repouso – isquemia miocárdica.

Cintilografia do infarto agudo do miocárdio

A cintilografia com pirofosfato é excelente para o diagnóstico do infarto do miocárdio, se realizada entre as primeiras 24 e 96 horas do quadro.

Ventriculografia radioisotópica

É um método de avaliação funcional do ventrículo esquerdo em que se utilizam hemácias marcadas com material radioativo. Fornece informações sobre a motilidade da parede, fração de ejeção e presença de aneurismas, à semelhança de uma ventriculografia convencional.

■ Sistema Gastrintestinal

Cintilografia do fígado e vias biliares

É um estudo dinâmico em que o material radioativo é injetado por via venosa e captado pelo fígado, sendo eliminado pelas vias biliares e concentrado na vesícula. Por este mecanismo, o exame permite o diagnóstico de obstruções do sistema biliar (Fig. 5-11), sendo também utilizado na avaliação pós-operatória da permeabilidade de anastomoses bileodigestivas.

Este exame depende basicamente da função hepática, sendo semelhante ao da colangiografia venosa, que não mais é realizada em razão das reações adversas ao meio de contraste iodado e das vantagens da US na detecção de obstrução biliar.

Existem ainda exames cintilográficos para o fígado que utilizam outros radioisótopos e que podem detectar processos expansivos no parênquima (Fig. 5-12) ou fornecer o grau de vascularização de uma lesão.

Cintilografia do trânsito esofágico

É utilizada principalmente na pesquisa de refluxo gastroesofágico. É um estudo dinâmico e mais sensível do que a esofagografia convencional, embora se perca a definição anatômica. (Vide caso clínico "Problemas no Estômago".)

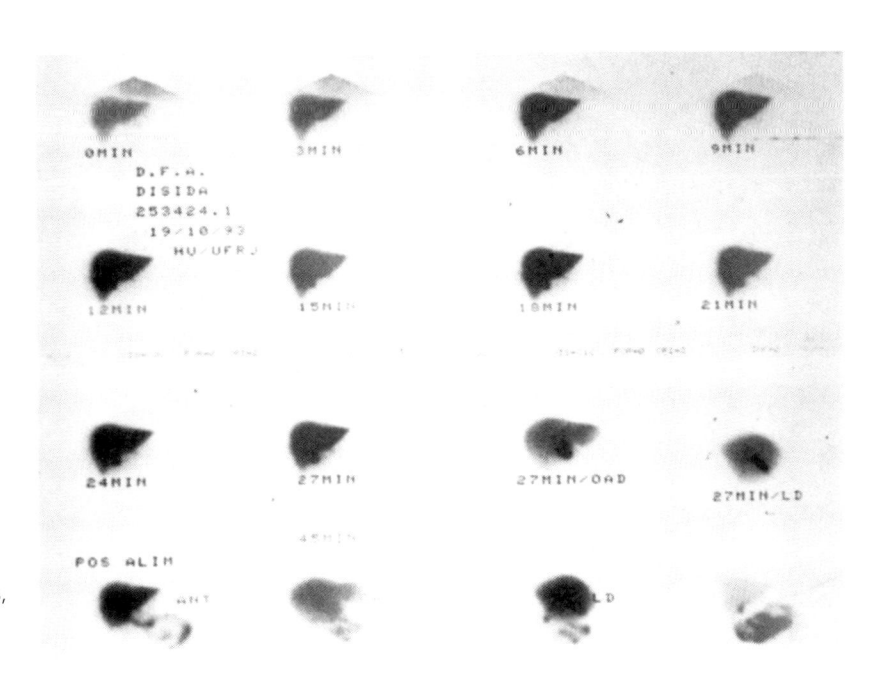

Fig. 5-11. Cintilografia do fígado e vias biliares, demonstrando a perviedade do sistema biliar.

Fig. 5-12. Cintilografia hepática, demonstrando área de hipocaptação – processo expansivo no parênquima.

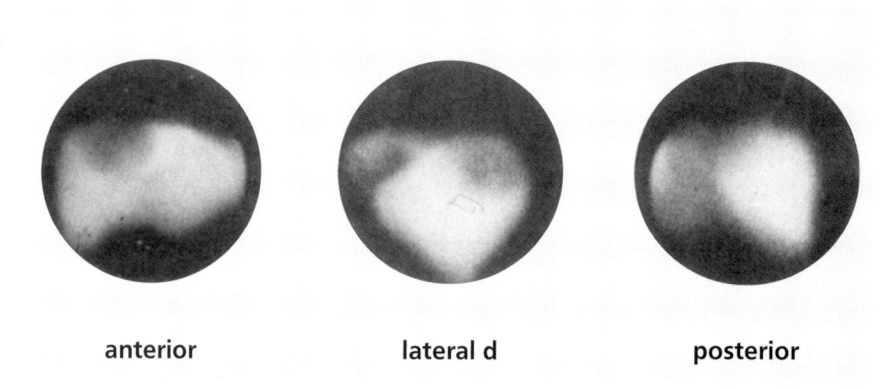

anterior   lateral d   posterior

Pesquisa de sangramento

Podem-se marcar com ^{99m}Tc tanto as hemácias quanto um coloide. Se o sangramento for intermitente, devem-se usar as hemácias marcadas. Se for sangramento ativo, podem-se usar tanto o coloide quanto as hemácias marcadas. As mais comumente utilizadas são as hemácias, por ter uma sensibilidade maior. Neste exame o paciente permanece todo o dia no serviço, realizando imagens estáticas sequenciais de abdome, até que o foco de sangramento seja detectado ou até que se completem as 24 horas de imagens. O foco de sangramento deve mudar seu formato e localizações nas imagens sequenciais. Se a atividade não se mexer pode representar uma anomalia vascular.

Pesquisa de divertículo de Meckel

O marcador utilizado é o pertecnetato-^{99m}Tc que se concentra em mucosas gástricas normais ou ectópicas. Normalmente os divertículos de Meckel não contêm mucosa gástrica ectópica, mas aqueles que sangram, normalmente os têm.

Esvaziamento gástrico

O estudo do esvaziamento gástrico com método radionuclídeo se tornou o exame-padrão para avaliar a motilidade gástrica, porque é uma técnica precisa, sensível, quantitativa e relativamente fácil de realizar. Normalmente é realizado com um coloide marcado com ^{99m}Tc misturado com um omelete. Metade da atividade de um alimento sólido deve ser excretada do estômago em 90 minutos.

■ Sistema Urinário

Cintilografia renal

Existem 2 tipos de cintilografia renal: a dinâmica e a estática.

A cintilografia renal dinâmica é usada para a avaliação das uropatias obstrutivas. À semelhança da urografia excretora, neste exame utiliza-se um radioisótopo que será filtrado, concentrado e excretado pelos rins, sendo obtidas imagens nas diferentes fases (Fig. 5-13). Neste tipo de avaliação podem ser obtidos valores numéricos relativos à quantidade e distribuição da radioatividade ao longo do tempo, que podem ser representados por meio de gráficos, que permitem uma avaliação de função renal.

Fig. 5-13. Cintilografia renal dinâmica com curva de função renal.

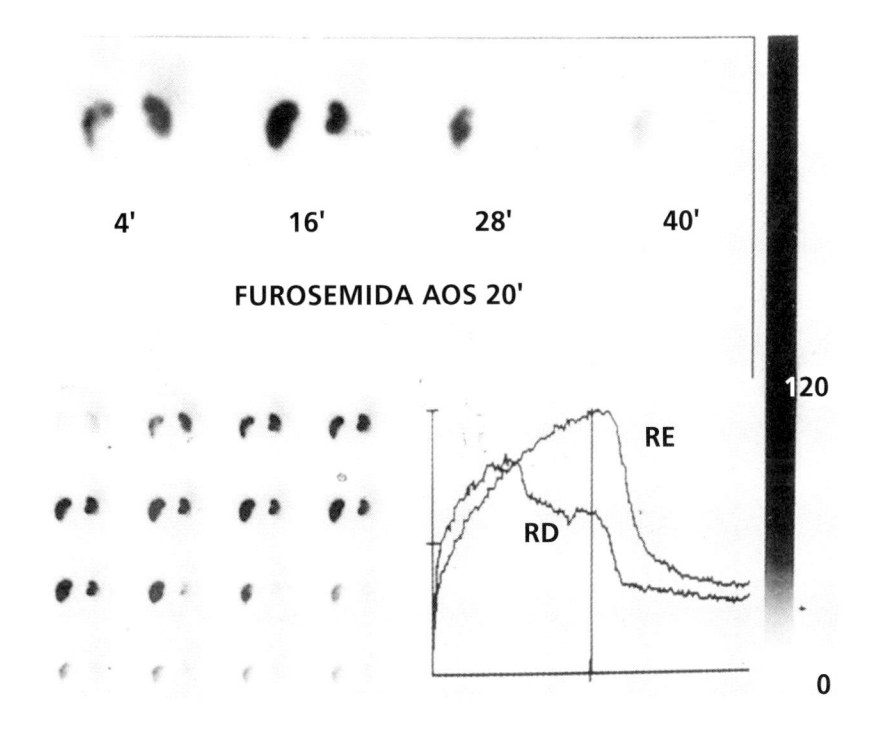

Na cintilografia renal estática é escolhido um radioisótopo que será captado pelo parênquima renal. Neste tipo de cintilografia é possível quantificar a função renal de cada rim separadamente (Fig. 5-14).

Fig. 5-14. Cintilografia renal estática, demonstrando que a função do rim esquerdo está diminuída.

Cintilografia radioisotópica

Este exame é utilizado na pesquisa de refluxo vesicoureteral, e sua técnica é semelhante à uretrocistografia da radiologia convencional, em que se introduz o radiofármaco na bexiga através de sonda uretral ou punção suprapúbica. Apesar da deficiência nas informações anatômicas, a cintilografia é mais sensível na detecção dos refluxos. (Vide caso clínico "Infecção Urinária".)

■ Sistema Esquelético

Cintilografia óssea

É um exame de alta sensibilidade para a detecção de qualquer tipo de patologia óssea, embora seja de baixa especificidade. Em geral, as imagens anormais correspondem a áreas hipercaptantes em razão de neoformação óssea reativa e aumento do fluxo sanguíneo no local da lesão, como nas metástases (Fig. 5-15).

Em determinadas situações, entretanto, as anormalidades se manifestam como áreas hipocaptantes ou não captantes (inativas), como nos casos de infartos ósseos (Fig. 5-16).

A dose de material radioativo administrada é a mesma para o estudo de um segmento ósseo ou de todo o esqueleto, o que não ocorre na radiologia convencional, quando a dose de radiação para o estudo do esqueleto aumenta consideravelmente. Por esta razão, a cintilografia do esqueleto está indicada como um estudo preliminar na pesquisa de metástases ósseas, devendo ser seguida de estudo radiológico nos segmentos que apresentem captação anômala.

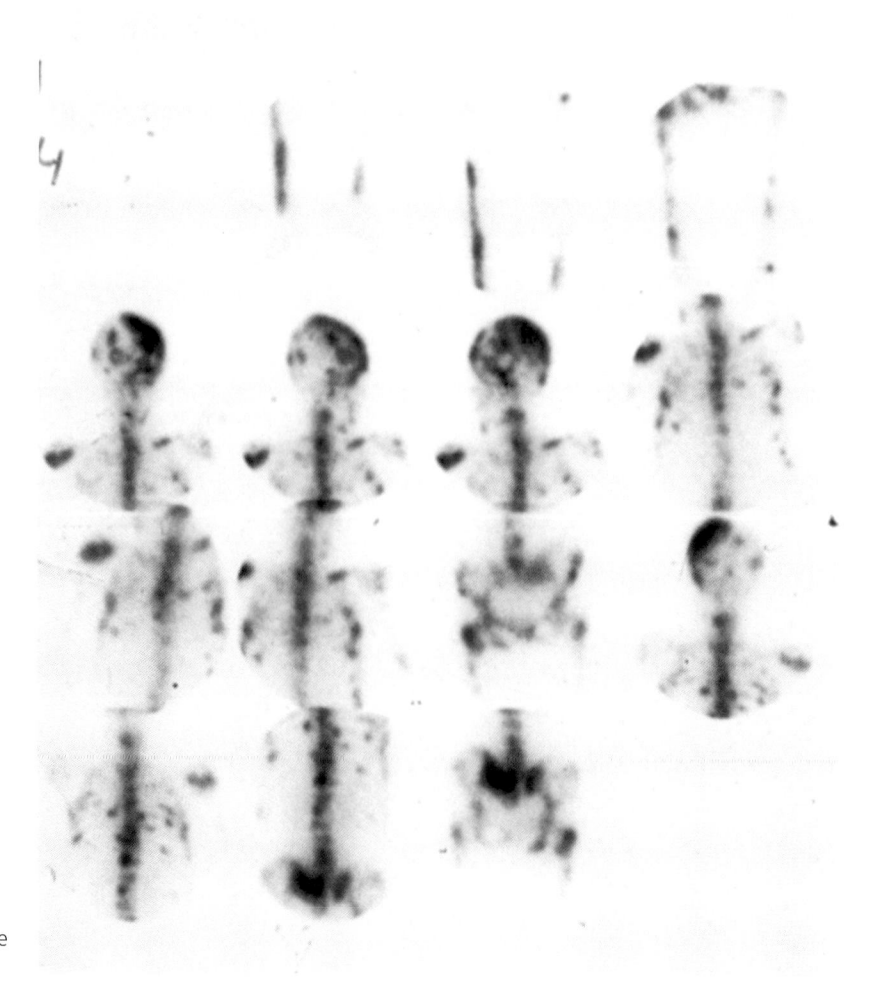

Fig. 5-15. Cintilografia óssea, demonstrando múltiplas lesões hipercaptantes – metástases de câncer de mama.

Fig. 5-16. Cintilografia óssea, demonstrando múltiplas lesões hipocaptantes – infartos ósseos na anemia falciforme.

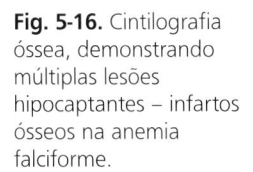

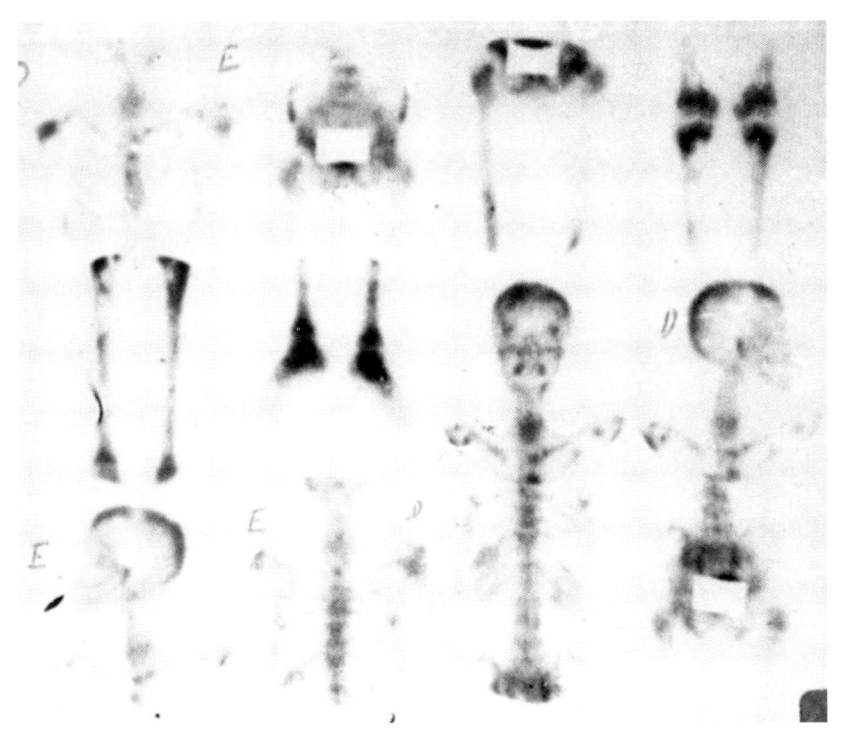

Cintilografia óssea com ^{67}G

Utiliza-se a cintilografia com ^{67}G quando se suspeita de processo infeccioso ósseo, concentrando-se, pela sua afinidade, nos processos inflamatórios.

Cintilografia com leucócitos marcados

Os leucócitos marcados com ^{99m}Tc ou ^{111}In são usados para detectar infecção ou inflamação. As imagens cintilográficas refletem a distribuição das células brancas no organismo.

Cintilografia óssea com coloide^{99m}Tc

É muito utilizado para o estudo da integridade de medula óssea. Amplamente utilizado em conjunto com a cintilografia como leucócitos marcados para melhor definição de osteomielite.

■ Oncologia

Pesquisa de corpo inteiro com gálio-67

Um suprimento adequado de sangue é essencial para a chegada do gálio-67 ao local do tumor. O gálio-67 só é captado por tumores em crescimento, não é captado por necrose tumoral nem pela fibrose. É utilizado para detectar linfomas (sua maior sensibilidade é para doença de Hodgkin), hepatoma e carcinoma broncogênico.

Pesquisa de corpo inteiro com sestamibi^{99m}Tc ou tálio-201

Esses radiotraçadores se concentram em neoplasias cerebrais, sarcoma de Kaposi, câncer de mama, tireoide e paratireoide. O fluxo sanguíneo é crucial para a chegada do traçador ao tumor.

Pesquisa de corpo inteiro com MIBG-I123 ou MIBG-I131

É utilizado na detecção de feocromocitomas primários da suprarrenal ou extrassuprarrenal, neuroblastomas e suas metástases e paragangliomas.

Octreoscan-111In

Amplamente utilizados para imagens de tumores neuroendócrinos, como o apudomas, incluindo os tumores de hipófise, tumores das ilhotas do pâncreas, carcinoide, carcinoma medular de tireoide, paragangliomas, feocromocitomas e neuroblastomas. Também são utilizados para pesquisa de outros tumores com receptores de somatostatina, como meningioma, astrocitoma, timoma maligno, carcinoma de mama, carcinoma de pequenas células e linfoma.

Linfocintilografia

É realizada através de administração intradérmica ou peritumoral de coloide^{99m}Tc. O propósito é para identificar o linfonodo sentinela (o primeiro linfonodo da primeira drenagem linfática do tumor) e auxiliar na retirada do mesmo no ato intraoperatório com o auxílio de um gama-*probe*, evitando, assim, um esvaziamento linfático desnecessário. Mais amplamente utilizado em carcinomas de mamas e em melanomas.

■ Terapêuticas

Além de diversos métodos de imagem, a medicina nuclear é munida de terapêuticas específicas com radiofármacos. Normalmente são utilizados os radionuclídeos emissores de raios-beta para essa finalidade. No Brasil, já temos a terapêutica com iodo-131 para o tratamento de carcinoma de tireoide, octreotide-Lu177 para tumores carcinoides e o samário-153-EDTMP para dor em metástase óssea.

PET-TC (Positron Emission Tomography – Computed Tomography)

Extensivamente utilizado para estagiar, tratar e monitorar a resposta terapêutica de várias neoplasias. Esse equipamento une os recursos diagnósticos da Medicina Nuclear (PET) e da Radiologia (TC). O equipamento sobrepõe as imagens metabólicas (PET) às imagens anatômicas (TC), produzindo assim um terceiro tipo de imagem. O PET (tomografia por emissão de pósitrons) demonstra a biofisiologia da glicose no corpo humano, sendo capaz de fornecer informações biológicas antes que as mudanças anatômicas ocorram, enquanto o exame TC (tomografia computadorizada), informações sobre a anatomia do corpo, como tamanho, formato e localização.

Além da sua ampla utilização em estudos oncológicos, o PET-TC também pode ser utilizado em estudos de perfusão cerebral. Têm-se ainda, realizado fusões de imagens do PET com a ressonância magnética (RM), a fim de precisar melhor a localização de áreas com perfusão alterada.

VANTAGENS E DESVANTAGENS

Os exames cintilográficos são de grande utilidade na avaliação funcional de vários órgãos, embora não apresentem a alta definição dos exames radiológicos convencionais. Por outro lado, são exames mais sensíveis do que estes últimos, podendo antecedê-los na detecção de distúrbios funcionais, como nos casos de osteomielite.

Como a dose de radiação independe da extensão do segmento a ser estudado, há claros benefícios deste método para o estudo de corpo inteiro, como no caso de pesquisa de metástases ósseas.

Dependendo da afinidade dos radioisótopos pelos tecidos em estudo, podemos obter exames de alta especificidade, como no caso da captação de iodo pelo tecido tireoidiano tópico ou ectópico, o que justifica o uso terapêutico da medicina nuclear.

Como a detecção da radiação pode ser medida, é possível também realizar uma avaliação funcional quantitativa, como no estudo da função renal.

PARTE II

CASOS CLÍNICOS

Ao procurar um médico, o paciente relata uma história que irá orientar o raciocínio diagnóstico. O exame radiológico, dentre os exames complementares, é solicitado para confirmar ou afastar determinadas hipóteses clínicas, direcionando as condutas seguintes. O médico deve ter em mente de que o exame radiológico faz parte de um contexto clínico e não deve ser analisado isoladamente.

Nesta seção abordaremos alguns casos clínicos onde exemplificaremos a utilização dos diversos métodos radiológicos e suas interpretações.

Cap. 6 – Tórax 63
    Hemoptoicos 63
    Dor Pleurítica – "Dor no Peito e Febre" 72
    Dispneia – "Falta de Ar" 80
    Tosse Diferente 84
    Falta de Ar 89
    Febre e Tosse 93
    Dor no Peito e Falta de Ar 98
    Tumor no Tórax 104
    Patologia Maligna das Mamas 110
    Dor nas Mamas 116
    Nódulos nas Mamas 124
    Nódulo Tireoidiano 129
    Sensação de Morte 140

Cap. 7 – Abdome 147
    Problemas no Estômago 147
    Dor no Estômago 154
    Tumor Abdominal 160
    Hemorragia Digestiva Alta 164
    Icterícia 168
    Infecção Urinária 176
    Obstrução Renal 185
    Hipermenorreia 192
    Infertilidade Conjugal 197
    Dor na Fossa Ilíaca Direita 203

Cap. 8 – Crânio, Coluna e Membros 207
    Cefaleia 207
    Crises Convulsivas 215
    Distúrbio Visual 228
    Coma 234
    Politraumatizado 243
    Dor Lombar 249
    Otorreia e Hipoacusia 254
    Hipoacusia e Paralisia Facial 260
    Seios Paranasais – Congestão Nasal e Desconforto Geral 264
    Cefaleia e Obstrução Nasal 270

CAPÍTULO 6

TÓRAX

1º CASO — HEMOPTOICOS

Identificação: ICR, 30 anos, branco, sexo masculino, escriturário, casado, natural de Campos (RJ).

Queixa principal: "Tosse com sangramento".

História da doença atual: Há 2 meses vem apresentando tosse inicialmente seca e depois produtiva, com expectoração amarelada e raias de sangue, acompanhada de febrícula vespertina e sudorese noturna.

Procurou atendimento médico, tendo feito radiografia de tórax e recebido orientação no sentido de procurar um posto de saúde. No entanto, o paciente não seguiu estas instruções.

Houve piora do quadro e há cerca de 15 dias passou a notar dor na face posterior de hemitórax direito no nível da omoplata, mal caracterizada. Durante a evolução da doença atual, refere perda ponderal de 4 kg, com apetite preservado.

História patológica pregressa: Doenças comuns da infância. Amidalectomia aos 10 anos.

História social: Não fuma e bebe esporadicamente nos fins de semana. Nega uso de drogas ilícitas e promiscuidade sexual.

História familiar: Mãe, pai e avós saudáveis. Nega antecedentes de doenças pulmonares.

História profissional: Trabalhou dos 15 aos 20 anos na lavoura e depois como escriturário em firma bancária.

Exame físico: Paciente lúcido, orientado no tempo e no espaço, hidratado, mucosas coradas. *Facies* atípica, membros sem alterações. PA: 130 × 70 mmHg, PR: 80 bpm, regular; FR: 18 irpm; T. ax.: 37,6°C.

- *Fundo de olho:* normal.
- *Orofaringe:* normal.
- *Tórax:* sem assimetrias, expansibilidade e frêmito toracovocal preservados. Submacicez à percussão do terço superior do hemitórax direito. Ausculta com roncos e estertores bolhosos mutáveis com a tosse na metade superior do hemitórax direito. Ausculta cardíaca com ritmo regular de 2 tempos com bulhas normofonéticas.
- *Abdome:* plano, indolor à palpação superficial e profunda. Ausência de visceromegalias.
- *Sistema nervoso:* sem alterações.
- *Linfonodos periféricos:* impalpáveis.

■ Qual a Hipótese Diagnóstica?

A história clínica, com 2 meses de evolução de tosse produtiva e febrícula, sugere um quadro de infecção bacteriana subaguda ou crônica de vias aéreas, o que, associado ao fato de haver perda ponderal e dor torácica, induz ao diagnóstico inicial de *tuberculose pulmonar*.

■ Quais os Diagnósticos Diferenciais?

A faixa etária do paciente e, principalmente, o fato de não fumar, além da inexistência de queixas respiratórias prévias, diminuem a possibilidade de neoplasia. Por outro lado, o fato de ser procedente de área rural e ter trabalhado na lavoura, traz à tona a hipótese diagnóstica de paracoccidioidomicose, principalmente pela faixa etária, onde é frequente a forma pulmonar crônica e progressiva.

■ Qual a Conduta Propedêutica?

Frente à hipótese clínica de tuberculose pulmonar, devem ser realizados, basicamente, 2 tipos de exames:

1. **Pesquisa de bacilos álcool-acidorresistentes (BAAR) no escarro:** são colhidas 3 amostras em dias seguidos, pela manhã. O método é simples e deve ser utilizado em todo os casos de evolução de tosse e expectoração por mais de 4 semanas, sem outra razão aparente.

    O diagnóstico de tuberculose é feito em torno de 85% dos casos que tenham lesão cavitária pulmonar.
2. **Investigação radiológica:** a investigação radiológica de um paciente com suspeita clínica de tuberculose pulmonar consta de:
    I. *Radiografias de tórax em PA e perfil:* observamos lesões acidonodulares, na maioria das vezes nos lobos superiores (região apical). Podemos encontrar, de permeio a estas lesões, áreas de desintegração parenquimatosa (cavidades).

    No adulto, a disseminação da doença para outras áreas pulmonares faz-se através dos brônquios, por aspiração dos bacilos (disseminação broncogênica).

    Na criança, a doença assume outras características radiológicas. Observamos linfonodomegalias para-hilares e paratraqueais. As cavitações quase nunca estão presentes. A disseminação dos bacilos faz-se por via linfo-hematogênica, dando aspecto de lesões micronodulares difusas bilaterais.
    II. *Radiografia de tórax em ápico-lordótica:* lesões apicais incipientes, de difícil estudo em PA, são mais bem observadas nesta incidência, em que reduzimos a sobreposição óssea da região.
    III. *Tomografia:* descartar a possibilidade de reativação de lesões antigas e detectar quais complicações são os principais objetivos deste exame.

    Os cortes tomográficos podem demonstrar achados, como:

- Disseminação endobrônquica (broncopneumonia caseosa).
- Árvore em brotamento (nodulação em ramificação).
- Disseminação hematogênica (doença miliar).
- Linfonodos.

▪ Evolução

No presente caso, a baciloscopia do escarro foi positiva para BAAR (++, 1 a 10 bacilos por campo, em 50 campos observados).

O **exame radiológico mostrou:**

- *1ª radiografia:* foi feita quando, pela 1ª vez, o paciente procurou um serviço médico. Observamos uma opacidade mal definida no ápice do pulmão direito (Fig. 6-1).
- *2ª radiografia:* foi feita 18 dias após, quando o paciente piorou o quadro e procurou outro médico.

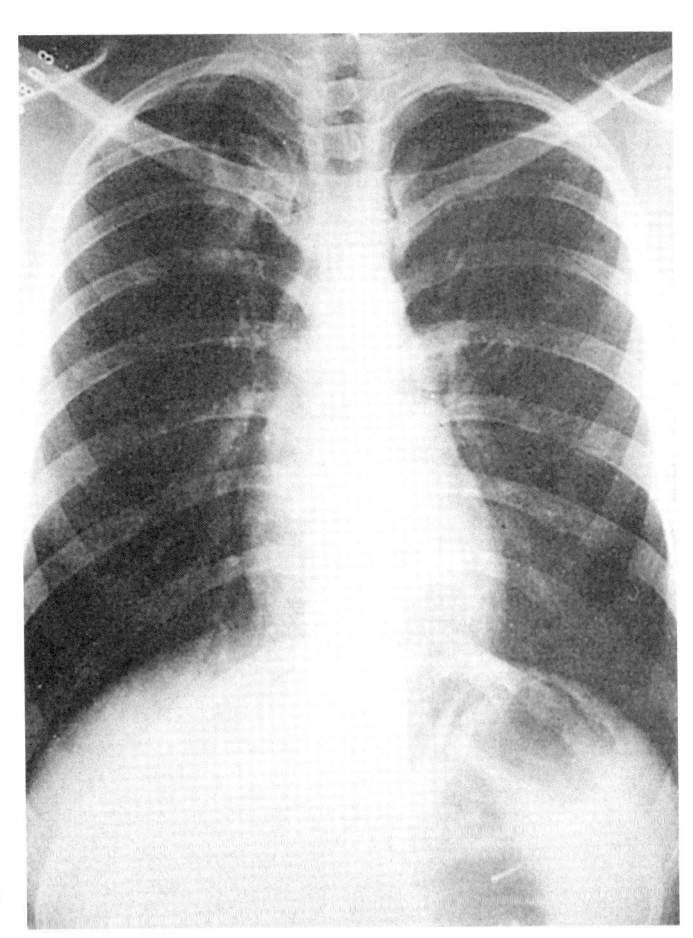

Fig. 6-1. Radiografia de tórax em PA, demonstrando discreta opacidade mal definida no ápice pulmonar direito.

O estudo constou de 2 incidências: PA e ápico-lordótica, que mostrou lesões acino-nodulares difusas no pulmão direito, por provável disseminação broncogênica, com lesão cavitária de permeio, no lobo superior (Fig. 6-2).

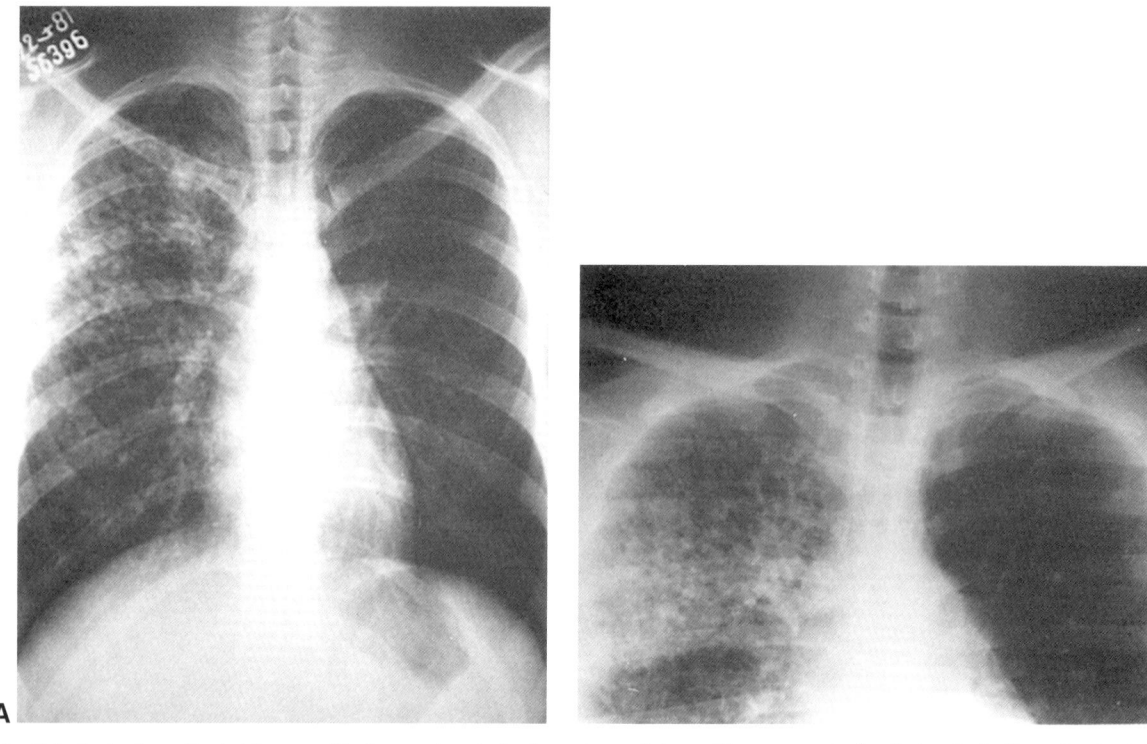

Fig. 6-2. A. Radiografia de tórax em PA demonstrando lesões acinonodulares difusas no pulmão direito. **B.** Radiografia de tórax em apicolordótica demonstrando lesões acino-nodulares, no lobo superior direito, com cavitação de permeio.

▪ Conclusão

Dessa maneira, com pequeno custo e rapidez, o diagnóstico foi firmado. O paciente foi encaminhado à unidade sanitária mais próxima de sua residência para notificação do caso e tratamento e controle de seus familiares, tendo em vista a contagiosidade da doença.

QUESTÕES PARA REFLEXÃO

1. **Como saber se uma lesão tuberculosa está em atividade ou não?**
   Através da baciloscopia positiva do escarro e de achados de imagens como de escavações e árvore em brotamento na TC. No entanto, algumas imagens radiológicas são sugestivas de processos residuais, como granulomas de densidade cálcica, espessamento pleural com ou sem calcificações, estrias densas com componente retrátil, atraindo as estruturas vizinhas.
2. **Há indicação de realizar TC em um caso suspeito de tuberculose?**
   Não. Este exame deve ficar restrito aos casos de tuberculose já comprovados, em que se deseja pesquisar de forma mais rápida e eficaz linfonodomegalias e complicações, como fibroses, escavações, doença miliar entre outras.
3. **Você sabe quais são as diversas formas de apresentação da tuberculose pulmonar?**
   A) *Tuberculose primária:* a infecção primária pode apresentar-se como uma pneumonia de tamanhos variados e acometer qualquer parte do pulmão. Em geral, o foco é único e costuma estar acompanhado de linfonodomegalia hilar na criança.

A infecção primária não complicada se cura com a calcificação de alguns granulomas.

B) *Tuberculose pulmonar crônica:*
   1. Acomete mais os segmentos apicais dos lobos superior e inferior (Fig. 6-3).

Fig. 6-3. Topograma da tomografia computadorizada do tórax. Escavações nos ápices pulmonares.

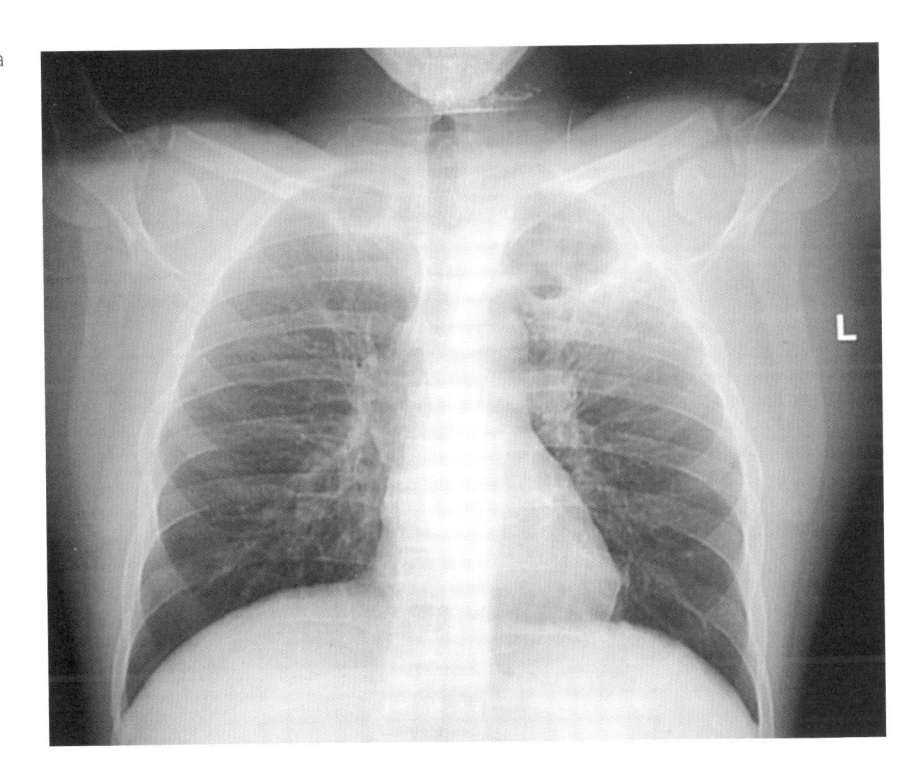

   2. A tuberculose pode apresentar-se como um infiltrado heterogêneo; pequenas consolidações mal definidas ou consolidações de todo um segmento (Fig. 6-4).

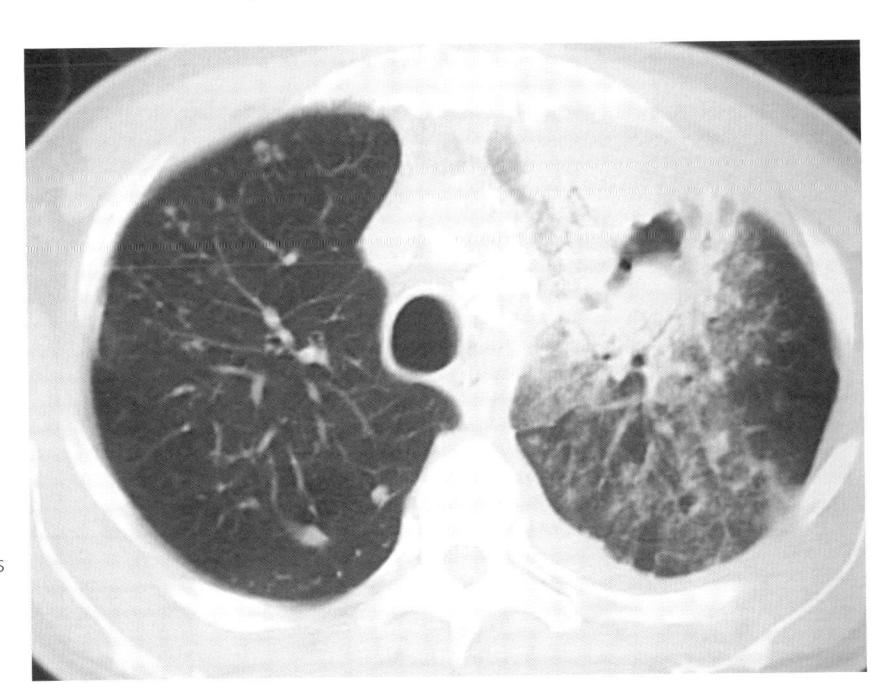

Fig. 6-4. TC de tórax. Consolidações alveolares com escavações no pulmão esquerdo em paciente com tuberculose.

3. A tuberculose é causa frequente de destruição de tecido pulmonar, e a cura faz-se por fibrose. O diagnóstico de fibrose é indireto, por retração das estruturas. Nos casos de fibrose extensa, é frequente detectarmos bronquiectasias e áreas de enfisema bolhoso (Fig. 6-5). No entanto, estas bronquiectasias podem apresentar sinais de reinfecção ou infecção por outros agentes etiológicos (Fig. 6-6).

Fig. 6-5. TC AR. Bronquiectasias císticas difusas bilateralmente em paciente com tuberculose.

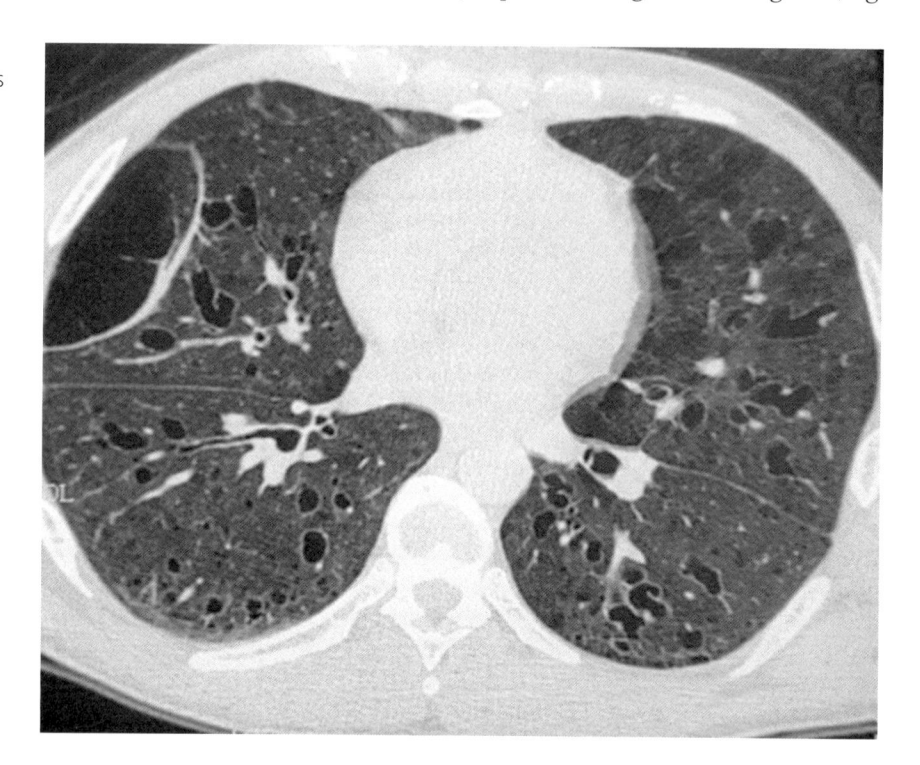

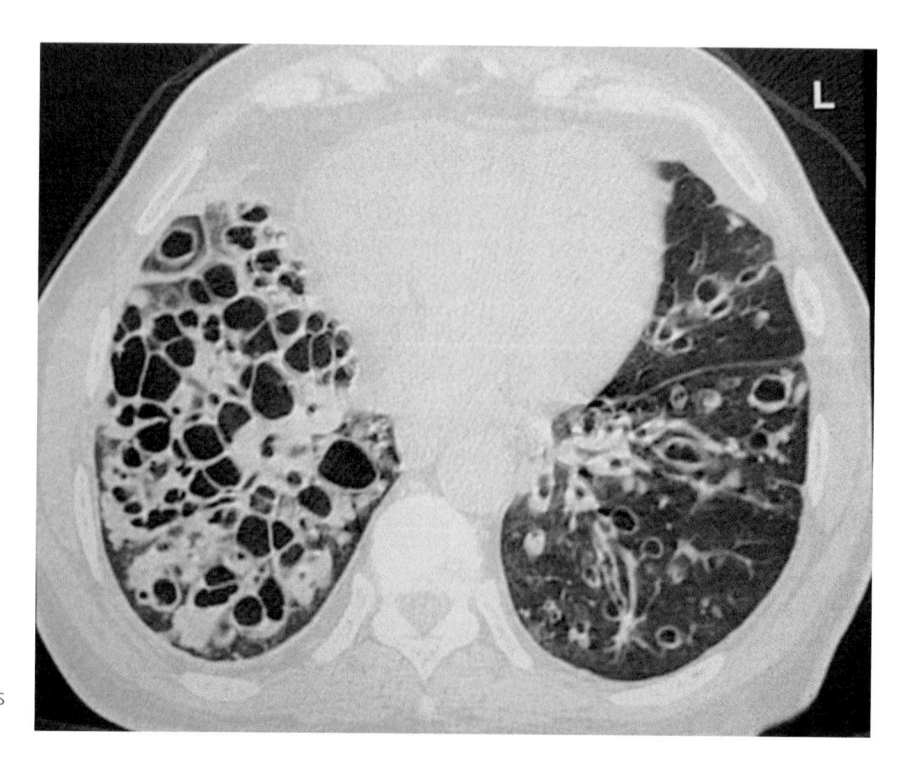

Fig. 6-6. TC AR. Bronquiectasias císticas infectadas, difusas, mais evidentes à direita.

4. A **escavação** é um dos aspectos característicos da tuberculose e, em geral, indica processo ativo (Fig. 6-7).

Fig. 6-7. TC de tórax. Escavação nos ápices, associada à atenuação em vidro em adjacência.

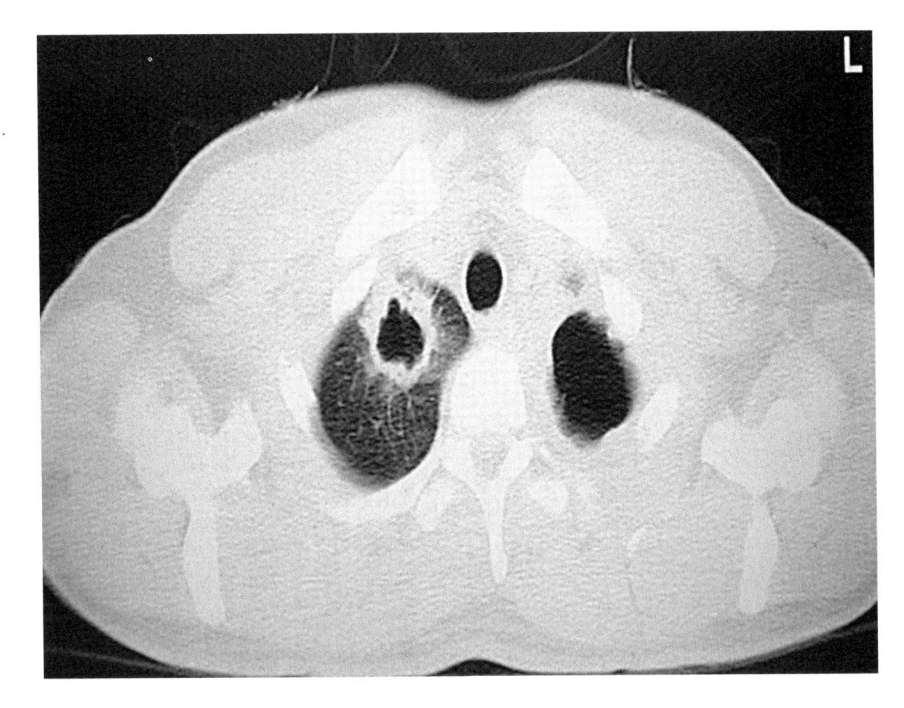

5. A cura das lesões tuberculosas caseificadas, em geral, se acompanham de calcificação. Normalmente são únicas, medindo entre 1 a 3 cm, de contorno liso, regular e bem definido.
6. Tuberculose miliar é a disseminação regular, **que ocorre via hematogênica**, por todo o pulmão com focos de dimensões uniformes de 1 a 2 mm.

    O diagnóstico diferencial é com pneumoconiose e sarcoidose.

Dentre outras causas de hemoptoicos temos as malformações arteriovenosas pulmonares (MAVS). Atualmente com bons resultados terapêuticos com a radiologia intervencionista (Figs. 6-8 a 6-10).

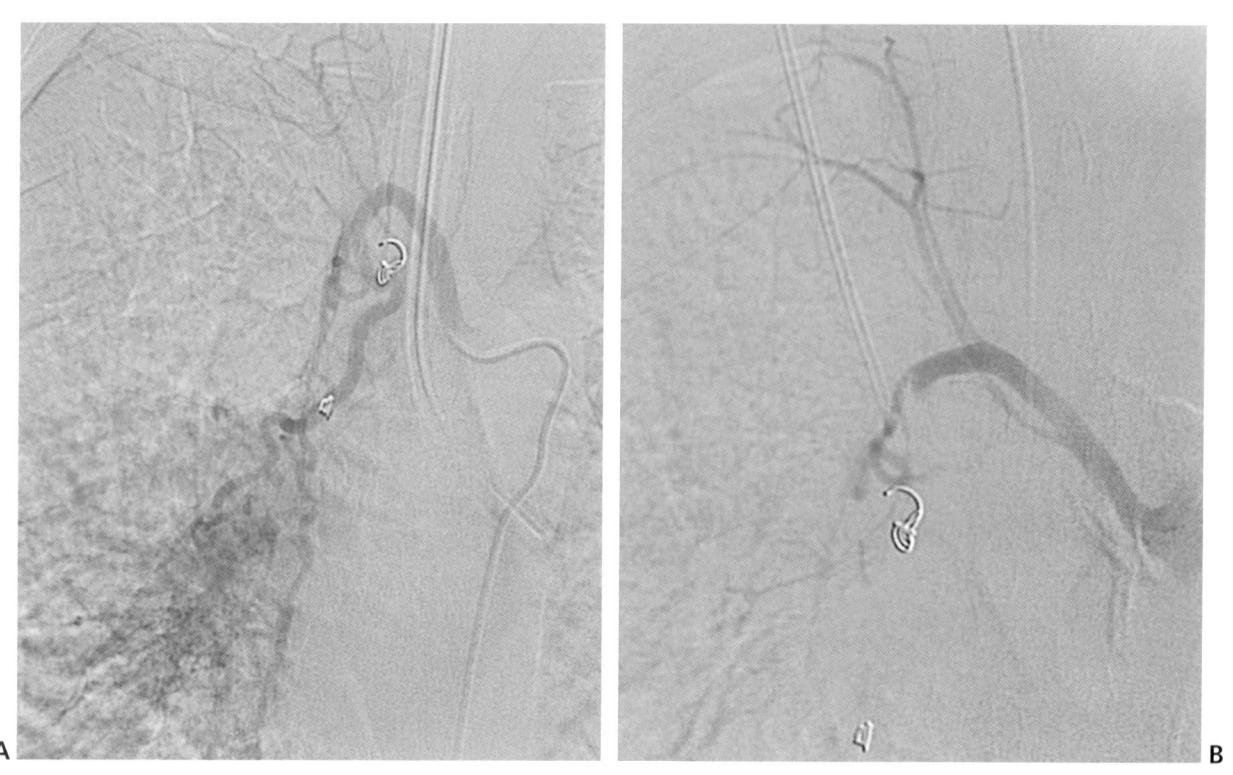

Fig. 6-8. Hemoptise. Arteriografia brônquica – pré- e pós-embolização com PVA. **A.** Ramo da artéria brônquica direita sangrando. **B.** Embolização do ramo com mola.

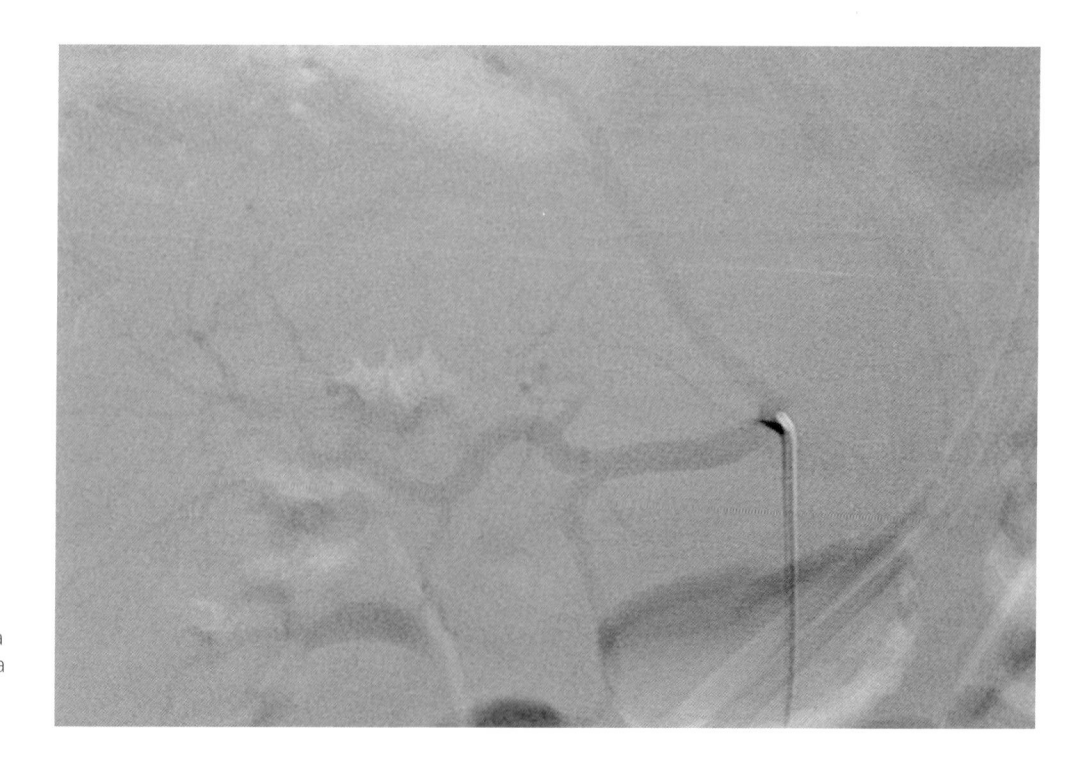

Fig. 6-9. Hemoptise. Cateter de Verte na emergência da artéria frênica, que se origina da artéria hepática direita.

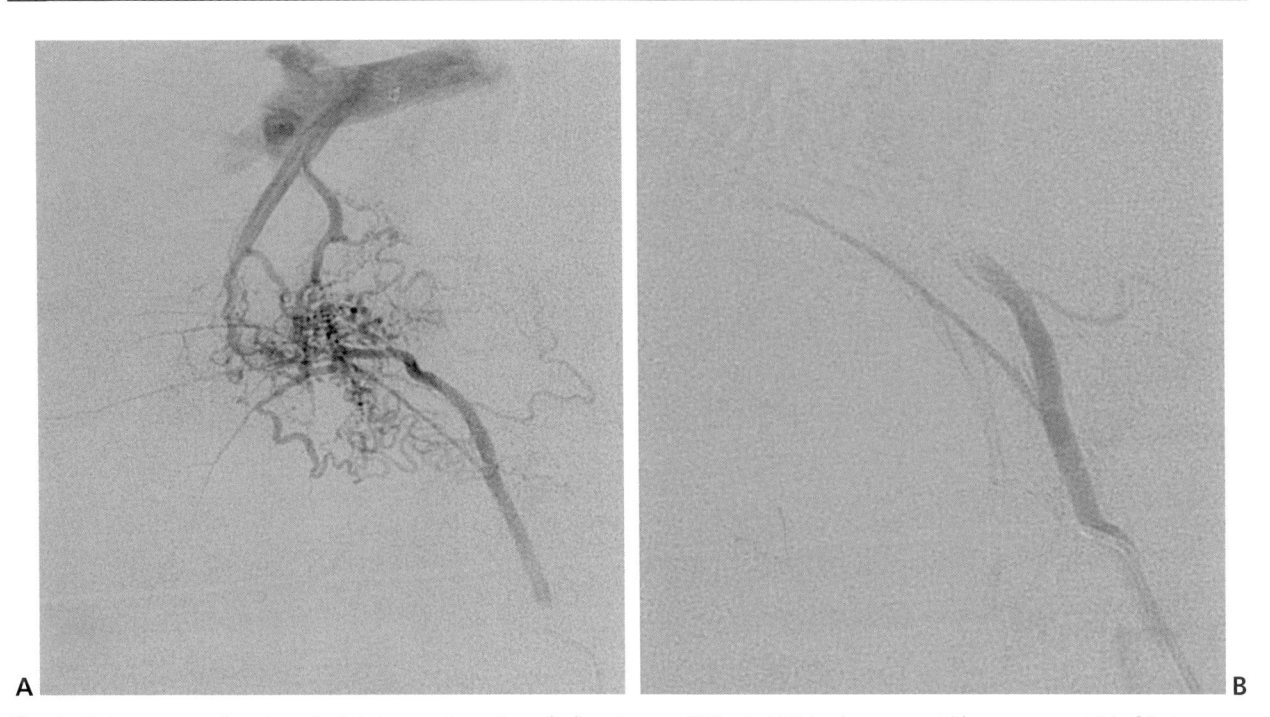

Fig. 6-10. Hemoptise. Arteriografia frênica – pré- e pós-embolização com PVA. **A.** MAV pulmonar nutrida por uma artéria frênica direita. **B.** Tratamento da MAV após embolização com PVA.

2º CASO — DOR PLEURÍTICA – "DOR NO PEITO E FEBRE"

Identificação: OGR, sexo masculino, branco, natural do Rio de Janeiro, bancário, 53 anos.

Queixa principal: "Dor no peito e febre".

História da doença atual: Informa que há 4 dias iniciou quadro com febre, mialgia, inapetência, anorexia, tendo feito uso de antigripais à base de AAS e vitamina C. Os sintomas cederam parcialmente. Há 2 dias notou tosse não produtiva e dor torácica à direita com características pleuríticas. Relutou em procurar o médico, só o fazendo atualmente, pelo aparecimento de calafrios e expectoração amarelada.

História patológica pregressa: Doenças comuns da infância, hepatite.

História social: Bem financeiramente, tabagista de 40 cigarros por dia há 40 anos; etilista de 4 a 5 doses de vodca e de 2 a 3 cervejas/dia.

História familiar: Sem interesse.

História profissional: Sempre foi bancário; no momento gerencia uma agência de porte médio.

Exame físico: Altura 1,75 m, 83 kg, T. tax. 39,7°C; frequência respiratória: 28 irpm. PA 140/90 mmHg Pr 108 bpm. Ansioso, com *facies* de toxemia, esclerótica sem pigmentação anormal, halitose, dentes em mau estado de conservação com tártaro e gengivite.

- *Aparelho circulatório:* ritmo cardíaco em 2 tempos.
- *Aparelho respiratório:* expansibilidade, frêmito toracovocal e murmúrio vesicular diminuídos nos 2/3 inferiores do hemitórax direito, estertores crepitantes no terço inferior direito, região anterior.
- *Abdome:* globoso sem visceromegalias.

■ Qual o Diagnóstico Clínico?

O diagnóstico é de uma **pneumopatia aguda**, com comprometimento pleural. Dentre os **diagnósticos diferenciais**, podemos pensar nos seguintes:

A) *Pneumonia bacteriana comunitária por pneumococo:* é a mais frequente, porém não costuma evoluir com comprometimento pleural.
B) *Pneumonia comunitária por* **Klebsiella**: em geral ocorre mais em pacientes alcoólatras, devendo ser lembrada, visto que o paciente é etilista.
C) *Pneumonia por anaeróbio:* como o paciente apresenta dentes em mau estado de conservação, é uma das hipóteses.
D) *Pneumonia de retenção:* não se pode afastar a possibilidade de pneumonia secundária a neoplasias num paciente tabagista nesta faixa etária.
E) *Tuberculose pulmonar:* num país com alta prevalência desta doença, nunca se deve afastar esta possibilidade.
F) *Pneumonia por estafilococo:* pode ser uma infecção comunitária, porém é mais comum em crianças.

▪ Qual a Conduta?

Diante deste quadro com tantas hipóteses, é necessário definir rapidamente o agente etiológico para iniciar o tratamento. O paciente realizou 3 exames de urgência:

A) Hemograma completo, que demonstrou leucocitose com desvio para a esquerda, o que fala a favor de processo inflamatório agudo.
B) Baciloscopia do escarro, que revelou cocos Gram-positivos e bastonetes Gram-negativos.
C) Radiografias de tórax em PA, perfil e decúbito lateral direito, que mostraram:

Extensa imagem arredondada, com contornos externos irregulares, nível hidroaéreo no seu interior, ocupando os 2/3 inferiores do hemitórax direito, de localização subpleural (Fig. 6-11A e B).

Na incidência em decúbito lateral com raio horizontal não houve mobilização de líquido na cavidade pleural (Fig. 6-11C).

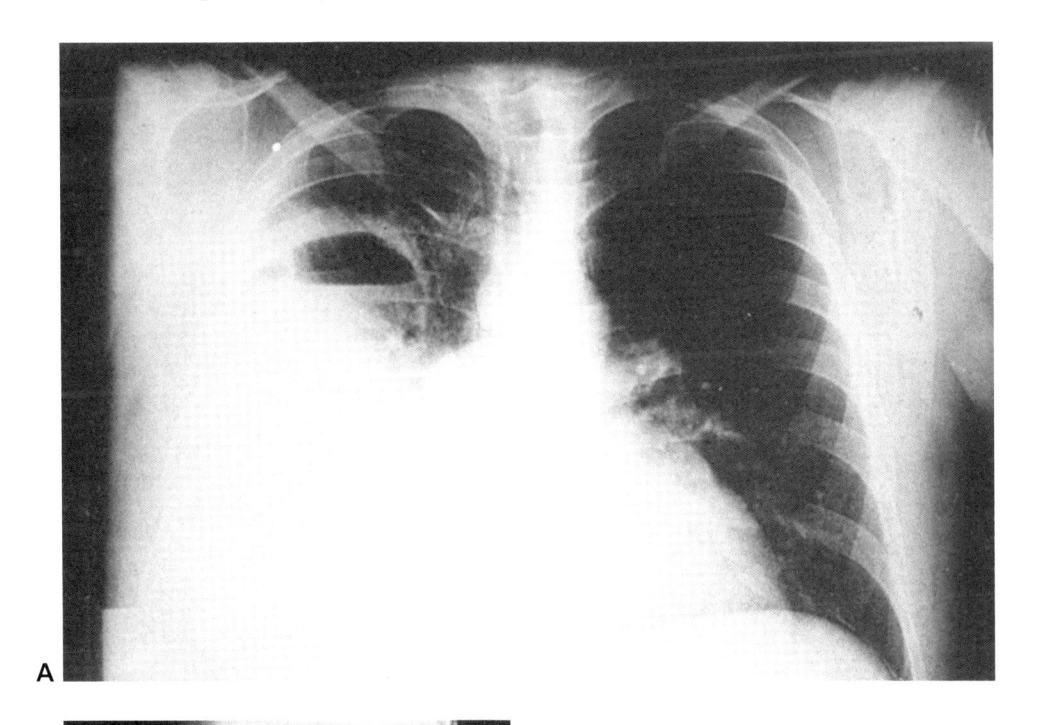

Fig. 6-11. A. Radiografia de tórax em PA, demonstrando imagem arredondada com nível hidroaéreo, ocupando os 2/3 inferiores do hemitórax direito. **B.** Radiografia de tórax em perfil direito, demonstrando que a imagem é posterior. **C.** Radiografia de tórax em decúbito lateral com raios horizontais, demonstrando que não houve mobilização de líquido pleural.

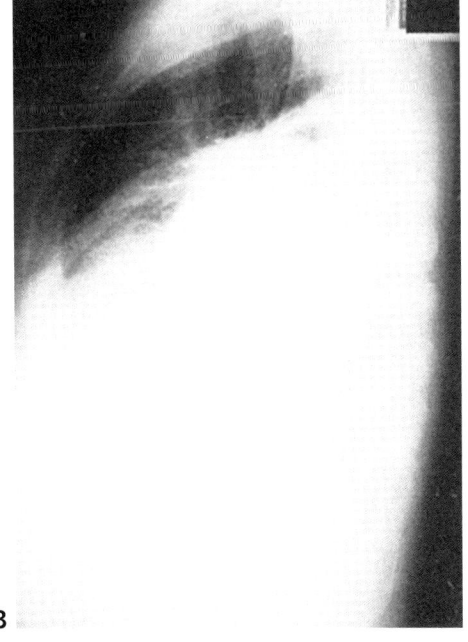

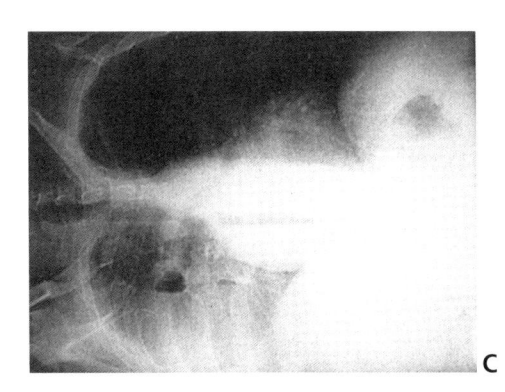

■ O que Significam estes Sinais Radiológicos?

Uma imagem radiopaca arredondada homogênea no pulmão significa que existe algum material, ocupando os alvéolos com densidade maior que o ar, seja muco, pus ou sangue. A presença de nível hidroaéreo no interior da lesão sugere que o processo está organizado e que houve drenagem de parte do seu conteúdo pelo brônquio.

Ao conjugar estes achados com a história de halitose, alcoolismo e dentes em mau estado de conservação, foi feita a hipótese de *abscesso pulmonar por germe anaeróbio*.

Por outro lado, pelas dimensões da lesão, seria necessário prosseguir a investigação para afastar a participação de patologias endobrônquica e pleural.

Como o paciente estava toxêmico, optou-se por iniciar a terapêutica para então prosseguir a investigação. O paciente foi internado e submetido à antibioticoterapia por via parenteral, sendo escolhidos a penicilina cristalina visando a anaeróbio, e um aminoglicosídeo, visando a *Klebsiella*, que ainda não havia sido descartado.

A TC realizada no dia seguinte demonstrou:

- Volumosa cavidade de contornos anfractuosos com nível líquido no seu interior, colada à parede costal, localizada no terço inferior do pulmão direito (Fig. 6-12).

Esta localização subpleural explica por que não tivemos um aumento do frêmito toracovocal no exame físico: a grande cavidade cheia de líquido comportava-se como derrame pleural.

Ainda neste dia o paciente foi submetido a uma **broncoscopia**. Este procedimento ocupa uma posição singular na investigação do abscesso pulmonar. Funciona como método diagnóstico de lesões canaliculares, servindo de meio de condução dirigida de cateter protegido para obtenção de espécimes para cultivo, e também como terapêutica, facilitando a drenagem do conduto abscedido. Em muitos casos, é mandatória a repetição do procedimento com esta última finalidade.

Em nosso paciente não havia lesão endobrônquica de natureza neoplásica, e o procedimento foi útil na drenagem do abscesso.

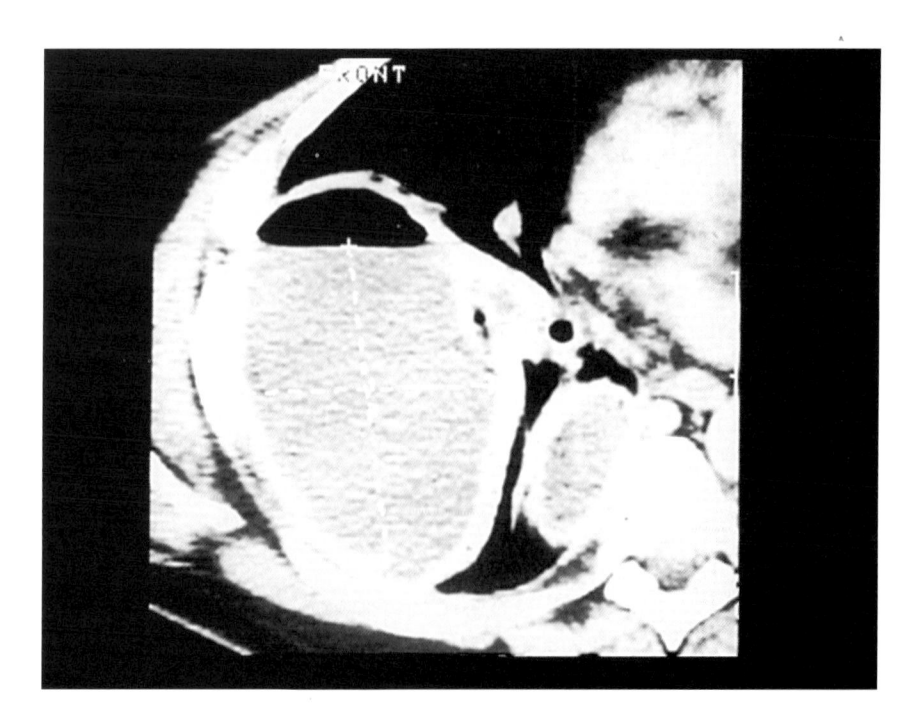

Fig. 6-12. TC de tórax, demonstrando a presença de uma coleção organizada encapsulada com nível hidroaéreo junto à parede torácica.

■ **Evolução**

Foram acrescentada à terapêutica antimicrobiana fisioterapia respiratória, drenagem postural, instilação de acetilcisteína endobrônquica e outras medidas de suporte. O paciente obteve evolução favorável, sem a necessidade de abordagem cirúrgica, o que seria de se esperar em um abscesso tão volumoso. Houve resolução completa, sem cavidade residual, porém houve perda de substância.

QUESTÕES PARA REFLEXÃO

1. Ao examinar o paciente neste caso, você já sabia que ele apresentava um quadro de pneumopatia inflamatória. O exame radiológico é um procedimento usual. No entanto, você saberia imaginar o aspecto radiológico dos pulmões em correspondência aos agentes etiológicos das hipóteses apresentadas?

    A) *Pneumonia pneumocócica:* em geral este tipo de pneumonia se revela como uma consolidação homogênea, ocupando 1 ou mais lobos; por isso também é chamada de pneumonia lobar. O conteúdo nos alvéolos confere o aumento de densidade, causando contraste com o ar contido nos brônquios, podendo formar a imagem de broncograma aéreo (Fig. 6-13).

    B) *Pneumonia por* **Klebsiella:** o aspecto radiológico pode ser muito semelhante ao da pneumonia pneumocócica. O chamado aspecto característico de *Klebsiella*, que consiste em abaulamento da cissura, pode ocorrer também em pneumonias pneumocócicas e outros Gram-negativos. No entanto, a complicação com abscesso pulmonar e empiema é muito mais frequente com *Klebsiella* do que na pneumonia pneumocócica (Fig. 6-14).

    C) *Pneumonia de retenção:* a presença de um tumor endobrônquico ou mesmo um corpo estranho pode prejudicar a saída normal de secreções, facilitando o desenvolvimento de infecções secundárias. O aspecto da pneumonia pode ser idêntico ao de

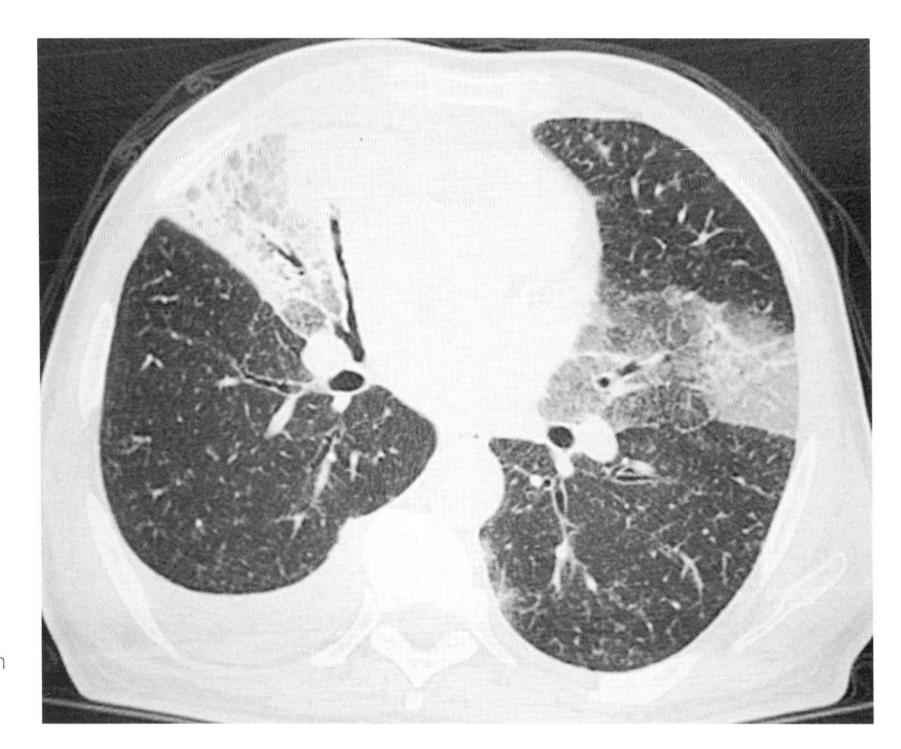

Fig. 6-13. TC de tórax. Consolidação com broncograma aéreo de permeio, associado a bronquiectasias e opacidade em vidro fosco, delimitada pela cissura. Nota-se ainda outra consolidação com atenuação em vidro fosco à esquerda.

Fig. 6-14. TC de tórax. Consolidações alveolares com broncograma aéreo, associado à escavação com nível líquido, no terço inferior do pulmão esquerdo.

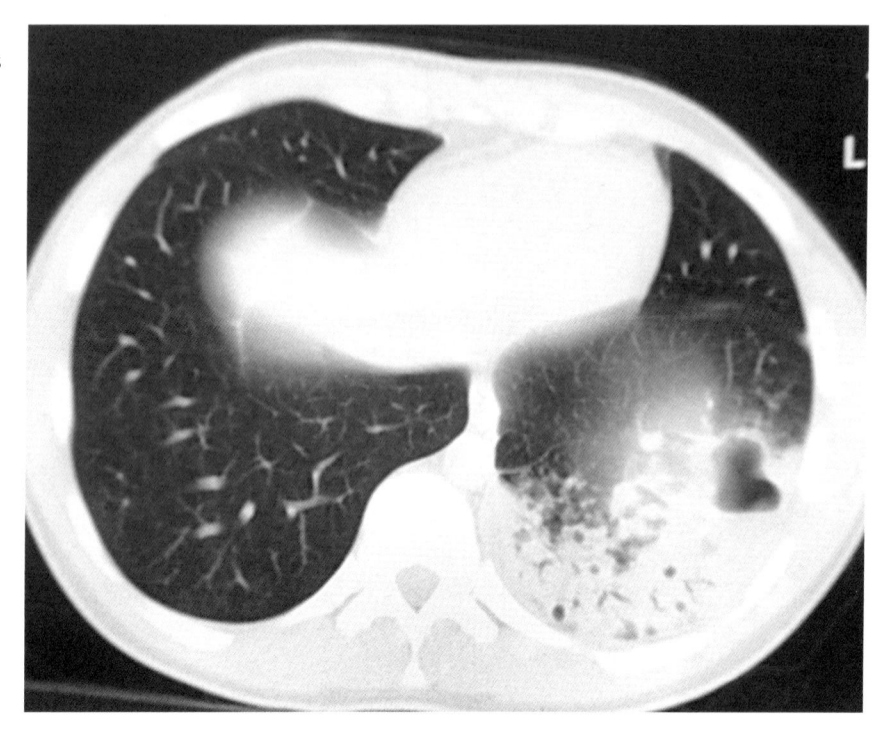

uma pneumonia primária, podendo ou não escavar. Às vezes, a presença de metástases hilares pode afetar o nervo frênico, causando paralisia diafragmática.

Não se pode deixar de pensar também na formação de abscesso por desintegração da própria massa tumoral. Nestes casos, em geral, a cavidade interna é excêntrica, de contornos irregulares e, às vezes, com lesões vegetantes (Fig. 6-15).

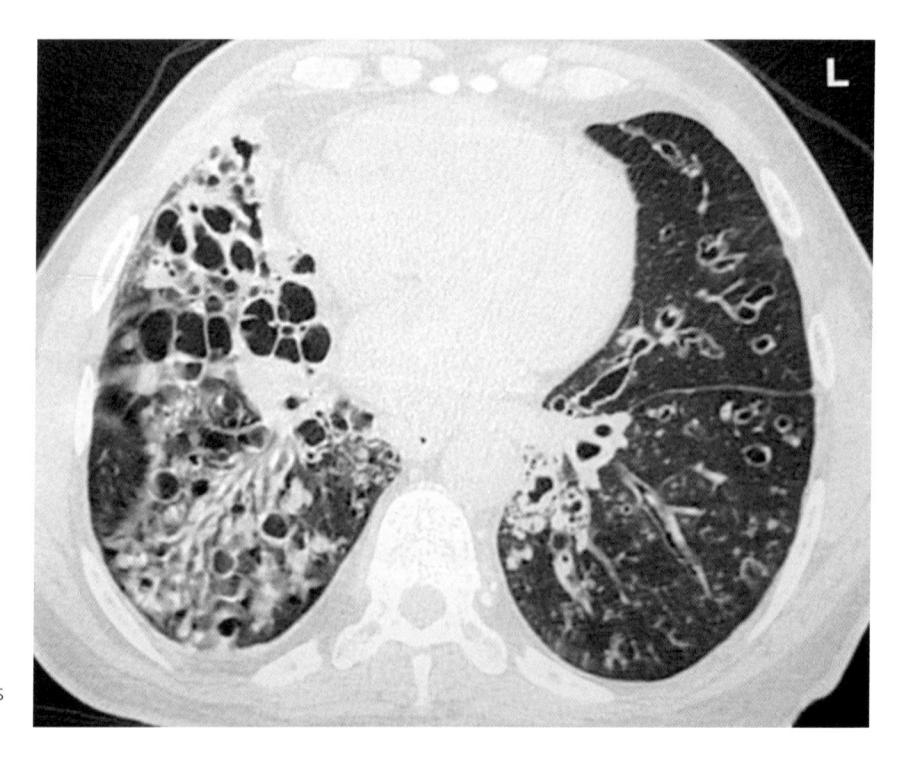

Fig. 6-15. TC AR. Bronquiectasias císticas infectadas, difusas, mais evidentes à direita.

D) *Tuberculose:* a lesão tuberculosa primária pode apresentar-se na forma de pneumonia, numa consolidação homogênea. Ao contrário da tuberculose crônica, pode ocorrer em qualquer parte do pulmão. O aumento de linfonodos hilares é muito frequente na tuberculose primária.

A tuberculose pulmonar crônica pode apresentar-se de várias formas, desde tênues condensações, cavitações, lesões mistas, decorrentes da destruição do parênquima, a bronquiectasias, fibrose e calcificações (Figs. 6-16 e 6-17).

Fig. 6-16. TC de tórax. Consolidações alveolares com broncograma aéreo e escavações no pulmão esquerdo em paciente com tuberculose.

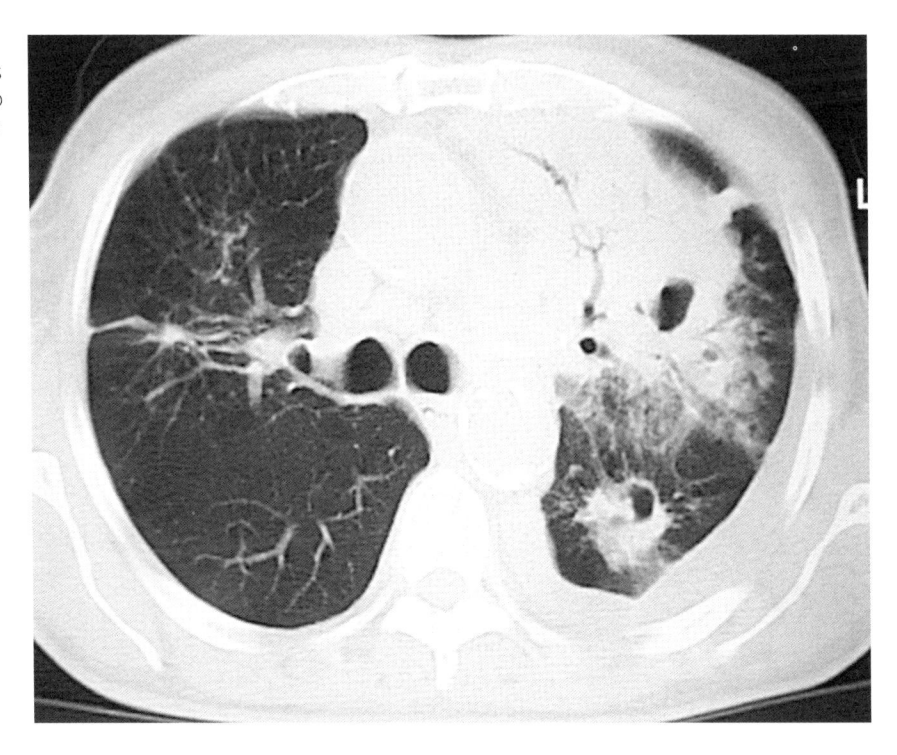

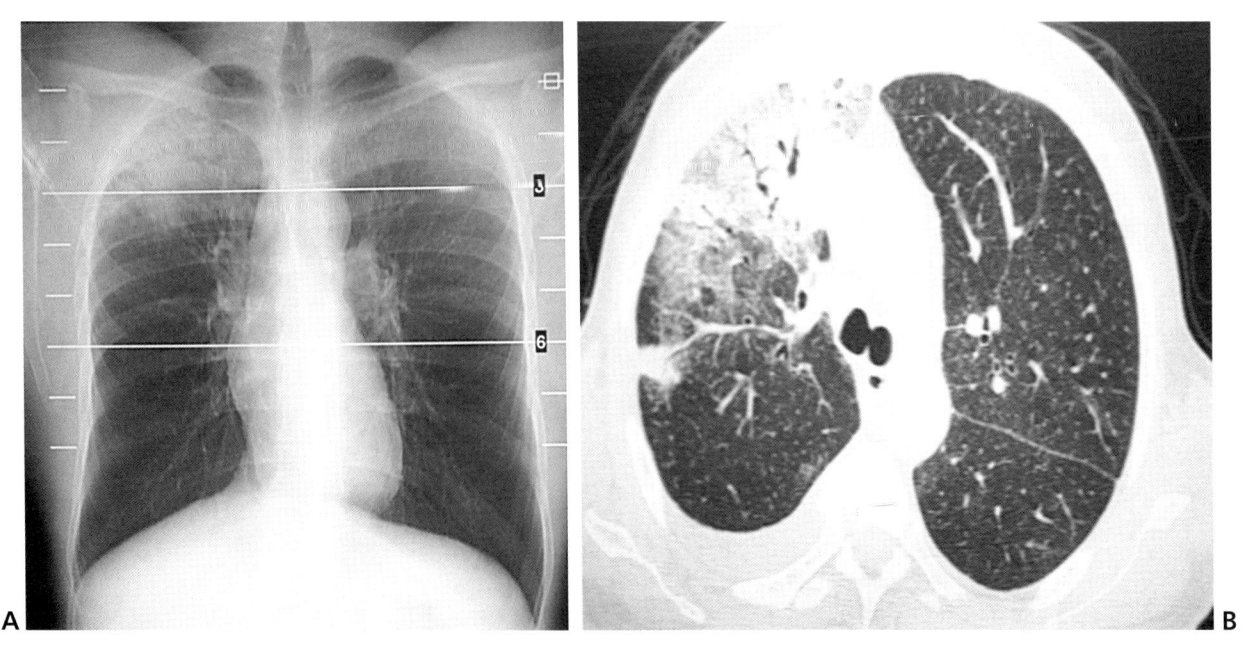

Fig. 6-17. A. Topograma de tórax, apresentando consolidação alveolar com broncograma aéreo no ápice do hemitórax direito.
B. TC de tórax. Consolidação com broncograma aéreo de permeio, associado a bronquiectasias e opacidade em vidro fosco.

E) *Pneumonia por estafilococo:* em geral apresenta-se com múltiplos focos de condensação arredondada que cavitam com frequência. Em crianças, podem formar volumosos cistos aéreos, denominados pneumatoceles. São comuns o envolvimento pleural e a formação de empiema (Fig. 6-18).

Fig. 6-18. TC de tórax. Consolidação alveolar junto à parede torácica posteroinferior do pulmão esquerdo, associada a opacidades em vidro fosco, faixas atelectásicas e discreto derrame pleural bilateral em adjacência.

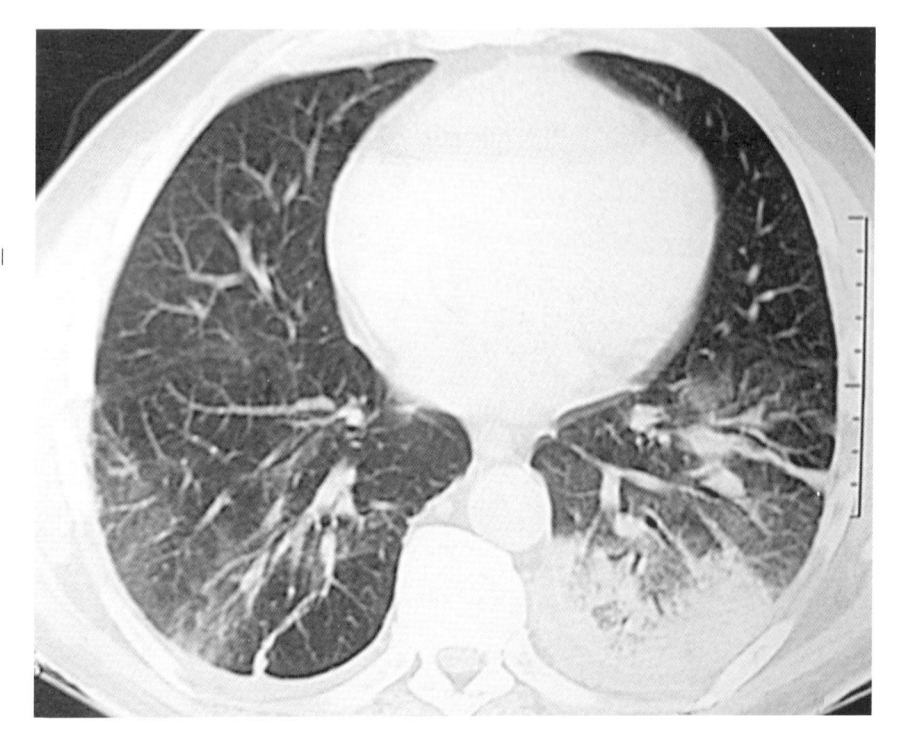

2. **Você observou que foi solicitada uma incidência em decúbito lateral com raios horizontais para a avaliação de derrame pleural. Qual a indicação deste procedimento?**
Esta incidência é útil quando queremos determinar se a opacidade que vemos corresponde a um líquido pleural livre. O paciente se deita sobre o lado afetado, e a radiografia é realizada em PA, porém com a ampola de raios X em posição horizontal. Comparando-se, então, com a radiografia realizada em PA em posição ortostática, podemos realizar a movimentação do líquido.

Nem sempre esta incidência é necessária para evidenciar o derrame pleural, que é facilmente reconhecido. A mobilização do líquido pode ser interessante para retirar a superposição sobre outras lesões até então não visualizadas.

Lembre-se que um derrame pleural menor que 300 mL pode não ser visível na radiografia em PA ortostática, pois está coletado no seio costofrênico posterior, que se localiza em plano inferior ao do seio costofrênico lateral. Daí a importância da incidência em perfil. A incidência em decúbito lateral pode demonstrar a mobilidade de pequenas quantidades de líquido, porém o exame deve ser feito com técnica correta para não haver confusão com as partes moles do tórax.

3. **O que você faria se o hemitórax fosse totalmente opaco? A incidência em decúbito lateral com raios horizontais possuiria alguma validade?**
É claro que não. Se o hemitórax estiver totalmente opaco, nem a incidência em perfil será de ajuda. Neste caso é muito importante ter certeza de que todos os sinais clínicos e radiológicos indicam que é um derrame pleural antes de realizar uma drenagem. Lembre-se que uma pneumonia e uma atelectasia também são causas de hemitórax opaco (Fig. 6-19).

Fig. 6-19. TC de tórax. Hemitórax direito opacificado por extensa consolidação com escavações, podendo simular derrame pleural volumoso. Observa-se ainda tração do mediastino superior.

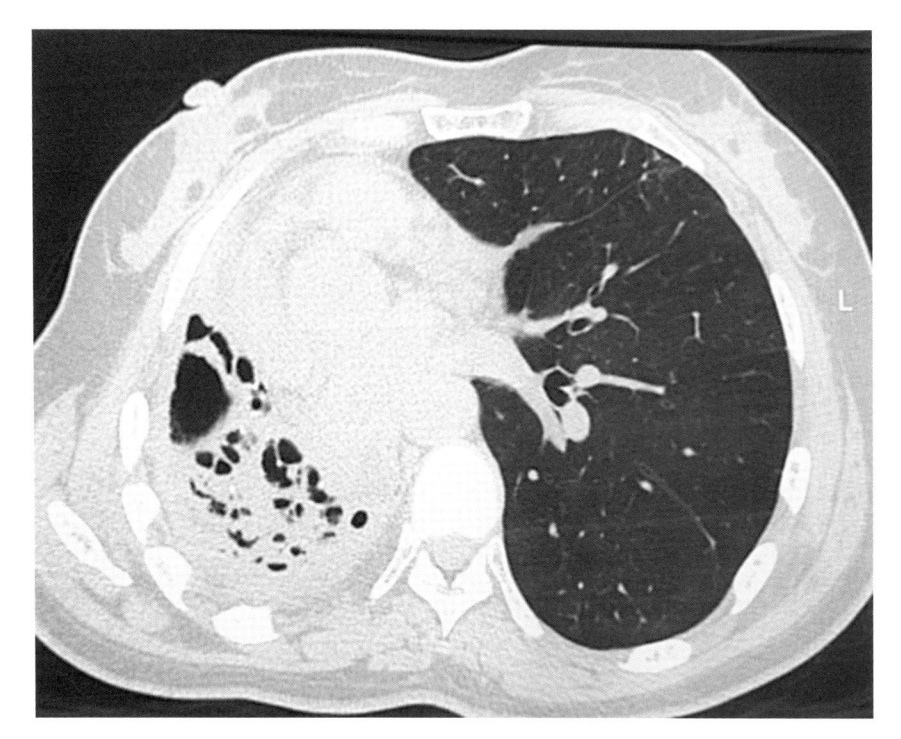

Um método relativamente simples na avaliação do hemitórax opaco é a US, que detecta com facilidade a presença de líquido. A consolidação pulmonar também pode ser detectada, pela hepatização do pulmão, cuja ecogenicidade torna-se semelhante à do fígado (vide Parte III, Capítulo 9).

3º CASO — DISPNEIA – "FALTA DE AR"

Identificação: ASB, 54 anos, masculino, branco, natural de Niterói, RJ.

Queixa principal: "Falta de ar".

História da doença atual: Há cerca de 3 meses começou a sentir falta de ar, ao início discreta, que foi piorando progressivamente. Ao mesmo tempo começou a notar perda de peso, adinamia e tosse seca.

História patológica pregressa: Nada de importante a relatar. Nega cirurgias prévias.

História social: Fumante há cerca de 30 anos, com média de 2 maços por dia.

Exame físico: Paciente emagrecido, apirético com dedos em "baqueta de tambor". Hipocorado +/4. Anictérico. Acianótico. Diminuição da expansibilidade torácica à esquerda. Ausência do frêmito toracovocal (FTV) no terço superior esquerdo. Submacicez à percussão do terço superior do hemitórax esquerdo. À ausculta, ausência do murmúrio vesicular (MV) no terço superior do hemitórax direito. Frequência respiratória: 25 ipm.

Restante do exame físico sem alterações.

▪ Qual o Raciocínio Clínico diante do Caso?

Trata-se de um paciente que apresenta doença respiratória, baqueteamento digital, emagrecimento e discreta anemia, sem passado de DPOC ou cardiopatia congênita, o que pode sugerir uma síndrome consumptiva. A ausência de febre, em princípio, afasta doenças de origem infecciosa. O exame físico do tórax mostra redução da expansão pulmonar, ausência de MV e FTV e submacicez à percussão. Afastam-se a hipótese de pneumonia, que apresentaria aumento do FTV (além de febre), e, possivelmente, o derrame pleural volumoso, que pode apresentar abaulamento dos espaços intercostais inferiores.

O diagnóstico inicial a ser considerado é **atelectasia**, que consegue explicar todas as alterações do exame físico. A obstrução da árvore brônquica principal vai impedir a expansão do pulmão, a condução dos ruídos aéreos e levar à redução volumétrica do hemitórax.

▪ Como Proceder à Investigação?

Foram solicitadas radiografias de tórax em posteroanterior e perfil. Na radiografia de tórax em PA obtida, observou-se velamento do terço superior do hemitórax esquerdo (opacidade em hemitórax esquerdo), com sinais de redução volumétrica. O mediastino estava desviado para a direita, ocupando o espaço vazio (Fig. 6-20). A análise da área cardíaca estava prejudicada.

Fig. 6-20. Topograma da topografia do tórax, demonstrando opacidade mal definida, ocupando o terço médio do hemitórax esquerdo, com redução volumétrica do pulmão esquerdo e discreto desvio do mediastino para o lado oposto. (Arquivo Radiológico Life-Imagem.)

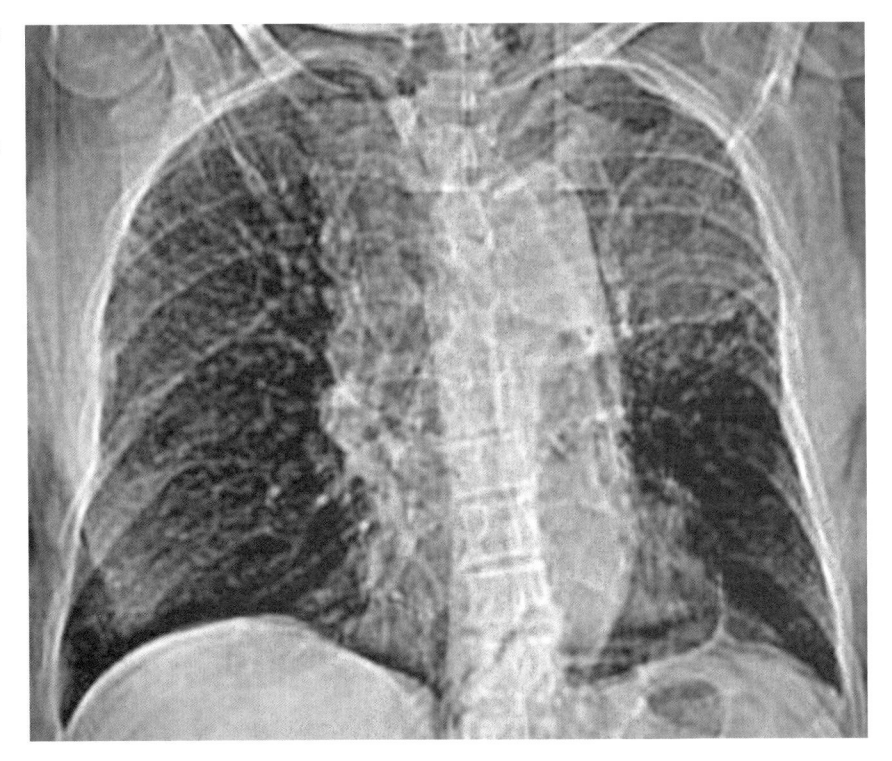

▪ Quais as Hipóteses Diagnósticas?

Para o diagnóstico diferencial de um caso de hemitórax opaco, é importante a avaliação da alteração de volume ocorrida no hemitórax lesado. Algumas causas aumentam este volume, outras o diminuem, e outras o mantém constante.

Temos então 3 grupos de possibilidades:

1. **Opacidade em hemitórax com redução volumétrica.** As causas principais são:
   - Atelectasia.
   - Pneumectomia (retirada cirúrgica do pulmão).
   - Agenesia do pulmão (ausência congênita).
   - Pulmão destruído por processo inflamatório (tuberculose).
2. **Hemitórax opaco com aumento de volume.**
   Volumoso derrame pleural é a causa mais comum.
   Tumor ocupando todo o hemitórax. Extremamente incomum; quando acontece, é geralmente em crianças.
3. **Hemitórax opaco, com volume mantido.**
   Pneumonia ocupando todo o pulmão. É pouco frequente. Quando acontece, em geral, tem broncograma aéreo.
   Associação de atelectasia a derrame pleural. Em geral causada por câncer brônquico.

Pela análise da radiografia, o paciente enquadra-se no 1º grupo (hemitórax opaco com redução de volume).

A **pneumectomia** foi afastada, já que não há relato prévio de cirurgia, e no exame físico não há evidências de cicatriz cirúrgica no tórax.

O **pulmão destruído** por tuberculose é pouco provável, já que não há história de tuberculose prévia, e a opacidade é homogênea, ao contrário do habitualmente visto na sequela de tuberculose, onde áreas de fibrose se intercalam com zonas de enfisema; frequentemente observam-se também imagens de bronquiectasias e/ou calcificações parenquimatosas e pleurais, dando um aspecto não homogêneo ao velamento do hemitórax.

A **ausência congênita** do pulmão é pouco provável, já que o quadro clínico é de aparecimentos recente e progressivo. Na agenesia, o paciente em geral não apresenta sintomas.

Assim, o diagnóstico mais provável é de **atelectasia**. A atelectasia, *sensu stricto, expansão incompleta*, é causada por obstrução brônquica, que pode ser de várias naturezas, sendo as principais o corpo estranho, o tampão mucoso e o tumor endobrônquico. As 2 primeiras são de aparecimento súbito, sendo que no corpo estranho, em geral, há relato de sua aspiração. Sobra o tumor brônquico como a causa mais provável, pela idade do paciente e pelo quadro de dificuldade respiratória progressiva, com emagrecimento, tosse e adinamia (sinais e sintomas de doença consuntiva). Além disso, o paciente é fumante crônico, que é o grande fator causal do câncer brônquico.

■ Confirmação Diagnóstica

Foi realizada TC com contraste venoso e cortes finos de alta resolução, em prosseguimento à investigação diagnóstica. A TC evidenciou massa de densidade de partes moles, que se impregna heterogeneamente pelo meio de contraste com discreta área de necrose de permeio, acometendo os espaços pré-vasculares e o hilo esquerdo, envolvendo o brônquio principal esquerdo e determinando a obliteração da luz do brônquio do lobo superior, acarretando a atelectasia completa deste lobo. Há também lifonodomegalia paratraqueal direita e pré-vascular. Não foi evidenciada metástase a distância (Fig. 6-21).

A TC é um excelente método diagnóstico realizado principalmente quando há alterações em uma radiografia de tórax. Este método nos permite caracterizar as imagens e diferenciar as estruturas torácicas com mais precisão. Conseguimos, assim, localizar as imagens e saber se sua origem é mediastinal, se há acometimento vascular ou da parede torácica, principalmente após a injeção do meio de contraste. Nos cortes de alta resolução, que são cortes finos, de 1 mm, conseguimos visualizar patologias difusas dos brônquios e do parênquima pulmonar. Este método nos permite ainda escolher melhor os pacientes candidatos à broncoscopia.

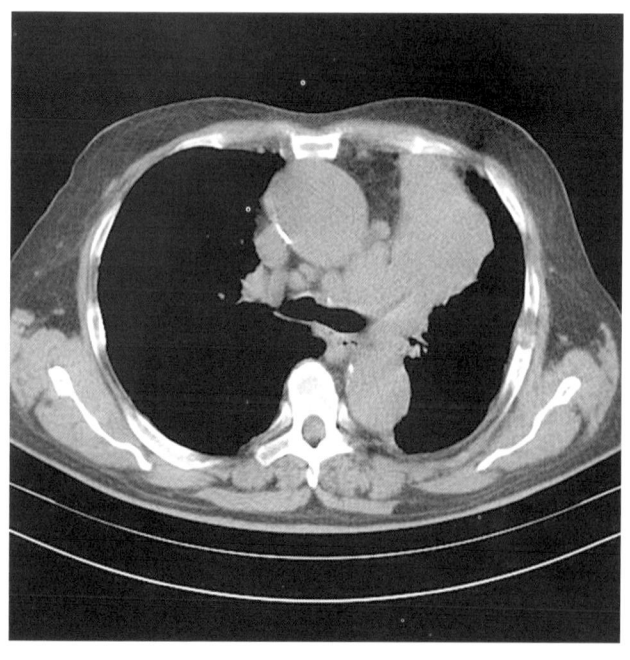

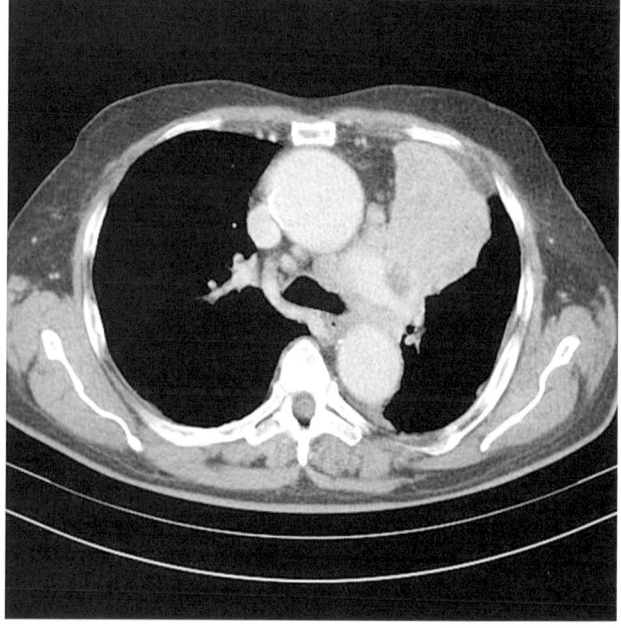

Fig. 6-21. TC de tórax em janela de mediastino sem contaste e com contraste venoso. (Arquivo Radiológico Life-Imagem.)

Foi feito **exame de escarro**, com pesquisa de células neoplásicas, sendo positivo o resultado. Foi, então, encaminhado à broncoscopia, que evidenciou tumor no brônquio principal direito. A biópsia mostrou tratar-se de **carcinoma epidermoide**.

■ Conclusão

A definição da conduta, neste caso, voltou-se para radioterapia e quimioterapia, uma vez que a cirurgia estava contraindicada.

■ Discussão

Ao ler este caso clínico, você deve ter percebido que a radiografia de tórax veio confirmar o diagnóstico de atelectasia identificado ao exame físico. O diagnóstico presumível de tumor broncogênico fundamentou-se principalmente nos dados de história e evolução do quadro clínico. Observe que, sem estes dados, o estudo radiológico do tórax lhe traria mais dúvidas do que informações úteis.

Se você tiver hipóteses diagnósticas em mente, será mais fácil concluir o que representa o hemitórax opaco de seu paciente e tomar condutas adequadas.

Veja o seguinte exemplo:

Uma criança sofreu um atropelamento com lesões corporais múltiplas, com perda da consciência e insuficiência respiratória, tendo sido colocado tubo endotraqueal no atendimento inicial. A radiografia de tórax realizada no decorrer do tratamento demonstrou hemitórax direito opaco, o que foi interpretado como derrame pleural. Foi realizada drenagem torácica, sem saída de líquido.

O que aconteceu? Revendo a radiografia inicial observou-se que, além do hemitórax opaco, havia atração mediastinal para o lado afetado e redução dos espaços intercostais, o que seria mais compatível com atelectasia do que com um derrame pleural. Observando-se atentamente a localização da porção distal do tubo endotraqueal, percebeu-se a entubação seletiva no brônquio principal direito.

Uma simples ausculta respiratória de controle após a entubação já teria sido suficiente para o diagnóstico clínico de atelectasia e posterior confirmação radiológica.

Se houvesse sinais clínicos de um derrame pleural, e um hemitórax opaco numa radiografia, como poderia confirmar este diagnóstico?

Num hemitórax opaco, a incidência em decúbito lateral e raios horizontais utilizada de rotina para avaliar derrame pleural seria inútil, como já vimos no caso de "dor pleurítica". O método radiológico mais simples é a US, pois detecta com muita facilidade a presença de líquido na cavidade pleural. Além disso, com a US podemos verificar se existem septações pleurais e se há hepatização pulmonar subjacente.

Observe que até agora não enfatizamos o uso de ressonância magnética, pois ela seria útil apenas se houvesse metástase a distância, neste caso teria o papel de estadiar o tumor, visualizando melhor inclusive a invasão de estruturas da parede torácica.

Trate seu paciente, não a radiografia.

4º CASO — TOSSE DIFERENTE

Identificação: PSC, 63 anos, sexo feminino, branca, casada, engenheira, natural do Rio de Janeiro.

Queixa principal: "Tosse diferente".

História da doença atual: Há cerca de 2 meses, teve uma gripe muito forte que acredita ter sido "mal curada". De lá para cá, vem apresentando tosse persistente, seca, com padrão diferente do "pigarro" de fumante que apresentava antigamente. Nega cansaço, dispneia, hemoptoicos, anoxeria ou perda de peso. Não apresenta sintomas digestórios e urinários. Sem antecedentes alérgicos.

História patológica pregressa: Cirurgia de correção de hérnia umbilical há 12 anos; cirurgia de correção de catarata bilateral há 2 anos. Nega traumas e doenças metabólicas e cardiovasculares.

História familiar: Avô materno teve câncer de pulmão, mas não sabe como foi feito o diagnóstico. Mãe teve tuberculose pulmonar há 35 anos, tratada adequadamente, tendo sido considerada curada. Pai falecido de neoplasia pulmonar há 20 anos, com metástase cerebral. Tia paterna falecida em consequência de câncer de mama. Tio materno teve câncer de próstata, foi operado e faleceu de doença cardíaca, 8 anos após. Irmão mais velho teve câncer de testículo, quando jovem; fez tratamento nos EUA e ficou curado. Sem outros antecedentes familiares.

História social: Foi tabagista até 3 anos atrás, tendo fumado, por mais de 40 anos, cerca de 30 cigarros por dia. Bebe socialmente (muito moderado). Bom ambiente familiar e de trabalho. Recentemente fez dieta rigorosa para emagrecer, tendo perdido 8 kg, dos quais já recuperou 4,5 kg.

Exame físico: Bom estado geral. Obesidade moderada. Corada, hidratada, eupneica. Altura 1,79 m, peso 92 kg, PA 130 × 90 mmHg, FC 70 bpm, FR 16 irpm, T. ax.: 36,2°C. Ausência de linfonodos palpáveis em regiões supraclavicular, cervical e axilar. Aparelhos cardiovascular e respiratório sem anormalidades. Abdome e membros sem alterações.

■ Qual a Hipótese Diagnóstica?

A história da paciente sugere doença do trato respiratório. São de valor os seguintes dados: alteração persistente do padrão de tosse; tabagismo importante até recentemente.

■ Como Proceder à Investigação Inicial?

É extremamente importante realizar, em pacientes como este, ao menor sintoma respiratório, radiografias de tórax em PA e perfil. Esses exames mostraram, neste caso, um nódulo no lobo inferior do pulmão direito (Fig. 6-22).

O 1º passo é indagar sobre radiografias anteriores. Como a paciente havia sido submetida à cirurgia de catarata há 2 anos, solicitamos que trouxesse o exame da época, mas não estava disponível. Foi encontrado, no entanto, o laudo, que estava normal, sugerindo que a lesão pulmonar possuía menos de 2 anos de evolução radiológica.

Fig. 6-22. Topograma do tórax, demonstrando tênue nódulo pulmonar solitário no terço superior do hemitórax direito, de contornos parcialmente regulares. (Arquivo Radiológico Life-Imagem.)

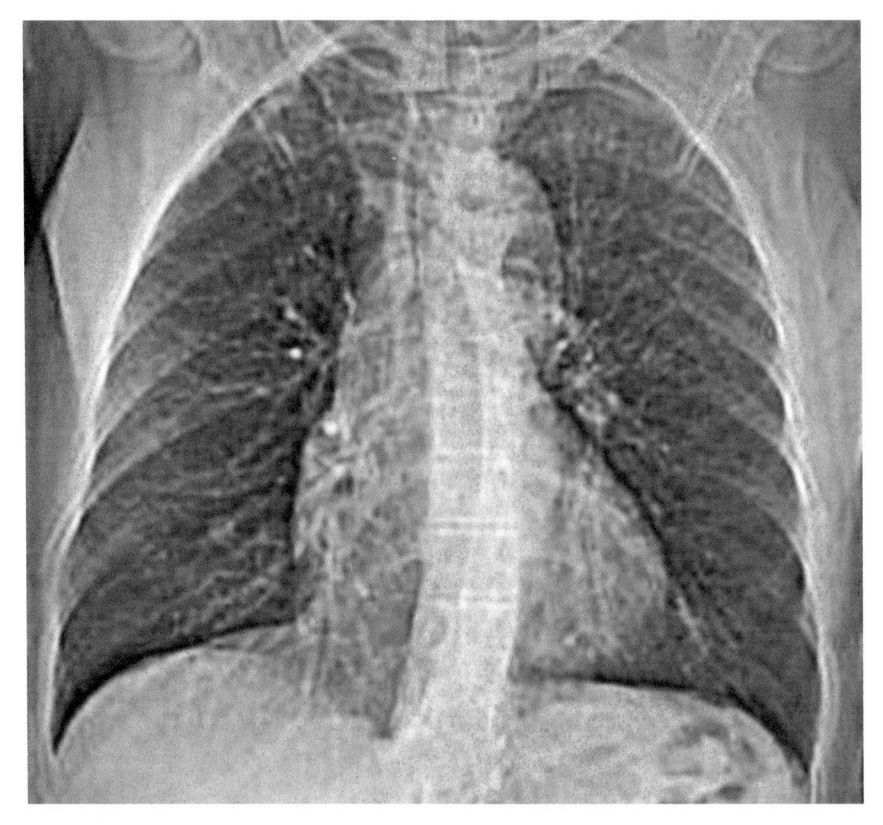

■ Qual a Importância Disto?

A simples verificação do laudo anterior não é suficiente para definir a ausência do nódulo. Por vezes, encontram-se na avaliação retrospectiva alterações que à época não foram valorizadas.

De qualquer forma, se a lesão estivesse presente, com as mesmas características e com o mesmo tamanho de há 2 anos, a possibilidade de ser maligna seria pequena. Como o nódulo pulmonar é recente, um outro fato em sua história, além de ter sido grande fumante, passa a ser relevante: a história familiar de neoplasia (releia a história familiar).

Em resumo, trata-se de uma paciente de 63 anos, grande fumante até há 2 anos atrás, com alteração persistente da tosse e com história familiar de neoplasia. A radiografia mostra nódulo pulmonar solitário, aparentemente ausente nos exames anteriores.

Dando continuidade à investigação diagnóstica, foi realizada TC de tórax com cortes finos de alta resolução para estudo do nódulo. A TC tornou-se a técnica radiológica padrão para investigação adicional, quando há evidência de nódulo na radiografia de tórax. Trata-se da técnica radiológica mais efetiva, objetiva e precisa para avaliar e classificar o nódulo, permitindo visualizar com detalhes suas características, como a densidade, o tamanho, a forma, o contorno, a presença de calcificações, de cavitações e suas margens. Além disso nos permite também avaliar simultaneamente a pleura e as regiões hilar e mediastinal (Fig. 6-23).

Foram realizados cortes finos de 1 mm, que facilitam avaliar o nódulo com mais precisão, além do estudo dinâmico do nódulo, que consiste em verificar a mudança de densidade após a injeção de contraste venoso. Neste estudo, a ausência de captação significativa (menos que 15 UH) em um nódulo que tenha um tamanho entre 6 e 30 mm afasta a probabilidade de neoplasia com uma sensibilidade de 98%. Já se houver uma captação significativa (mais de 25 UH), por causa da maior vascularização da lesão, então esta passa a ser suspeita (Fig. 6-24).

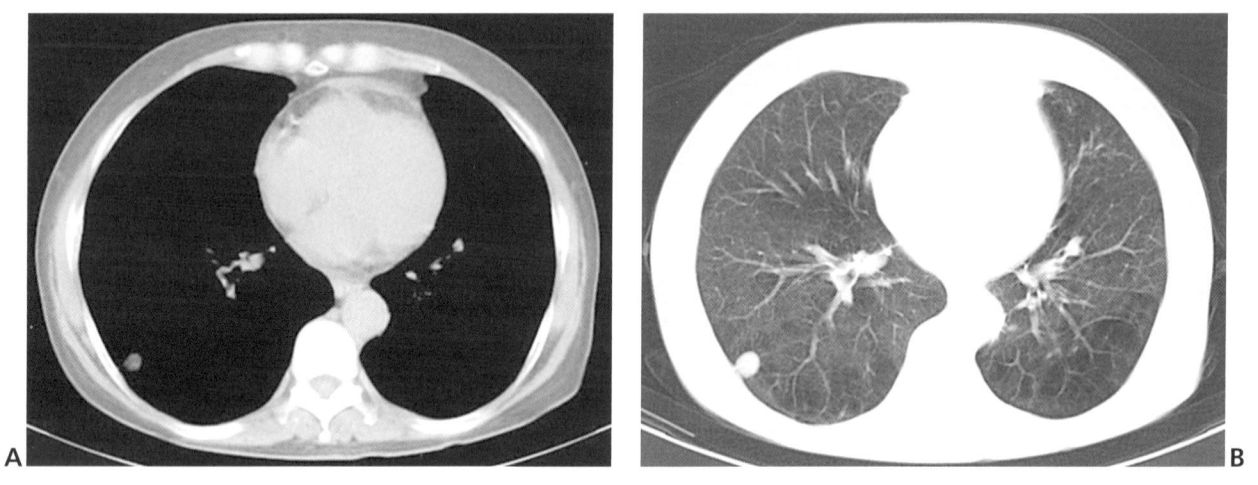

Fig. 6-23. A e **B.** TC de tórax, demonstrando nódulo com densidade de partes moles, medindo cerca de 14 mm de contornos parcialmente regulares, sem evidência de cavitação ou calcificação, de limites parcialmente definidos. (Arquivo Radiológico Life-Imagem.)

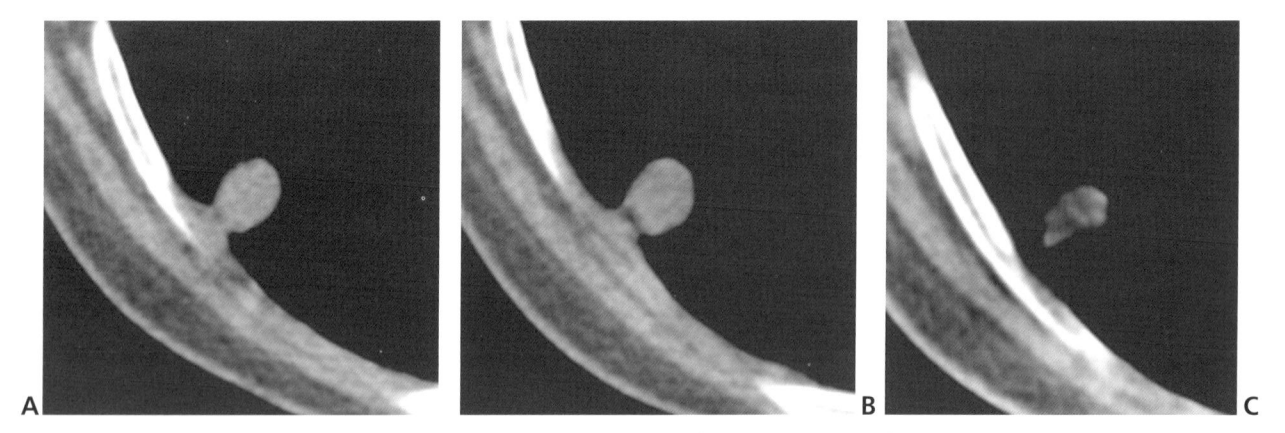

Fig. 6-24. Sequência após a administração do meio de contraste, que evidencia um aumento de 42 UH após 3 minutos da injeção inicial. **A.** 1 minuto. **B.** 2 minutos. **C.** 3 minutos após contraste venoso.

▪ Como Conduzir o Diagnóstico?

As causas mais comuns de nódulo pulmonar solitário, em nosso meio, são: granulomas (especificamente o tuberculoma), carcinoma broncogênico, metástases, tumores benignos, mais comum o hamartoma.

O diagnóstico mais provável, para este caso, é o de que este nódulo seja um tumor maligno do pulmão. Além das evidências clínicas já referidas anteriormente no resumo do caso, outros fatores contribuíram para este raciocínio.

Salientamos que alguns aspectos radiológicos encontrados no nódulo em questão, como a irregularidade dos contornos e a ausência de calcificação, são dados importantes para o estabelecimento da hipótese e das condutas de diagnóstico. Também é importante o fato de o nódulo ser muito periférico, o que o torna inacessível, a princípio, à broncofibroscopia. Assim, a rotina de diagnóstico das lesões pulmonares, com exame citológico de escarro e a broncofibroscopia, fica prejudicada neste caso. O exame de escarro não será eficiente, porque o paciente não tem secreção. A broncofibroscopia, feita como parte da avaliação deste paciente, não confirmou o diagnóstico. Resta, então, a punção aspirativa por agulha fina, guiada por radioscopia ou por TC, como método de esclarecimento diagnóstico do nódulo.

■ Evolução

Dando continuidade ao raciocínio clínico, citamos que a paciente foi submetida a uma broncofibroscopia, que foi normal, tendo os exames citológicos e bacteriológicos do lavado brônquico sido negativos para malignidade e para BAAR. A punção aspirativa por agulha fina guiada por radioscopia foi positiva para malignidade, e foi então iniciada a avaliação clínica visando a uma possível cirurgia. O paciente não apresentava nenhuma evidência clínica de doença extrapulmonar. Os exames de rotina foram normais. As avaliações cardiológica e funcional pulmonar estavam também normais.

Foi indicado tratamento cirúrgico, sendo encontrado nódulo no lobo inferior direito do pulmão. Foi realizada uma lobectomia inferior direita. Os linfonodos mediastinais não apresentavam metástases, e o tumor foi classificado como adenocarcinoma T1 N0 M0, estádio I, tendo bom prognóstico.

■ Discussão

O caso apresentado é o de uma paciente que, ao ter sintomas respiratórios discretos, procurou um médico bem orientado, que solicitou radiografias de tórax. Nestas, foi evidenciado um nódulo pulmonar, com menos de 2 anos de evolução. A broncofibroscopia foi normal, tendo sido necessária punção aspirativa para diagnosticar que a lesão era um nódulo pulmonar maligno. Após a avaliação clínica, o paciente foi operado, e um adenocarcinoma primário de pulmão foi completamente ressecado, com amplas possibilidades de cura.

Este caso não corresponde à maioria dos casos de câncer de pulmão que são vistos na prática diária. Geralmente, o paciente não valoriza os sintomas apresentados aqui, ou o médico consultado não solicita exames radiológicos, ou ainda não valoriza os achados da radiografia. A lesão evolui e, quando o quadro se agrava, e o paciente resolve procurar o médico, o tumor, em geral, já é inoperável.

Assim, a suspeita diagnóstica e o conhecimento dos grupos de risco para determinadas doenças são muito importantes para que se faça o seu manuseio corretamente.

Pacientes acima de 35 anos, grandes fumantes, portadores de nódulo pulmonar recente ou de "idade" não definida, principalmente se não calcificado, devem prosseguir a investigação, para que haja correto diagnóstico e tratamento da lesão. O mesmo ocorre em casos de pneumonia arrastada, que demora para ter resolução clinicorradiológica. Neste caso, é muito importante solicitar uma broncoscopia, pois pode haver uma lesão endobrônquica obstrutiva.

■ Comentários Gerais

Podemos definir como nódulos lesões geralmente arredondadas ou ovalares, com limites definidos e diâmetro inferior a 3 cm.

A discussão principal prende-se à diferenciação entre condições benignas e malignas. No nosso meio, a condição benigna mais comum é o granuloma, principalmente o tuberculoma. No entanto, o nódulo é a forma mais comum de apresentação do câncer de pulmão e a que apresenta maior chance de cura cirúrgica; daí ser tão importante procurar identificar indícios que indiquem um ou outro diagnóstico. Os seguintes elementos contribuem nesta diferenciação:

A) *Contornos (lisos, lobulados ou espiculados):* um nódulo de contornos lisos possui mais chances de ser benigno, enquanto uma lesão espiculada é muito provavelmente maligna. Um nódulo lobulado pode ser benigno ou maligno.

B) *Limites (bem definidos ou mal definidos):* um limite bem definido significa que a lesão apresenta uma separação nítida entre o seu conteúdo e as estruturas adjacentes. Um limite mal definido significa que os bordos da lesão se misturam e se confundem com as estruturas circunjacentes. Isto pode ocorrer tanto em processos inflamatórios quanto em tumorais malignos infiltrativos.

C) *Tamanho: quanto maior um nódulo pulmonar, maior a chance de ele ser maligno.*

D) *Densidade:* a densidade interna de um nódulo é provavelmente o fator mais importante para caracterizar a lesão como maligna ou indeterminada. A medida da densidade interna pode facilitar o diagnóstico, principalmente com características de benignidade. Há presença de tecido adiposo e diagnóstico de hamartoma. A atenuação de tecidos moles, misto ou em vidro fosco tem alta probabilidade de ser maligno.

A presença de calcificação em nódulo solitário do pulmão é bastante sugestiva de benignidade, embora o câncer de pulmão possa crescer, englobando uma calcificação preexistente.

As calcificações centrais ou em alvo são definitivamente benignas. A calcificação em "pipoca" é característica do tumor benigno mais comum, o hamartoma.

E) *Homogeneidade:* uma lesão cavitada é bastante sugestiva de um processo inflamatório, porém tumores malignos também podem cavitar. Em geral, a cavitação tumoral decorre de necrose de parte da lesão, e por isso seu interior é anfractuoso, irregular e excêntrico. Uma lesão cavitada de paredes finas e lisas dificilmente será de origem maligna.

F) *Idade do paciente:* embora possa incidir em pacientes abaixo dos 30 anos, o câncer de pulmão é muito raro nesta faixa etária.

G) *Evolução da lesão (tempo de duplicação):* um nódulo com as mesmas dimensões e características por mais de 2 anos é certamente benigno. Observe que a melhor forma de se ter uma noção da evolução da lesão é a comparação de exames seriados. Por vezes, a lesão pode ter passado despercebida em vários exames anteriores, sendo notada apenas retrospectivamente. Por isso, é de suma importância orientar o paciente a guardar sempre seus exames para comparações futuras. Geralmente, acompanha-se o tempo que o nódulo leva para dobrar de volume, ou aumentar 25% seu diâmetro. A ausência de crescimento ou uma taxa de crescimento muito lenta ou muito rápida indica benignidade.

Quando há suspeita de benignidade e deseja-se acompanhar esse nódulo, são feitas radiografias seriadas ou TC com cortes finos com 3, 6, 12 e 24 meses após a detecção inicial.

BIBLIOGRAFIA

Brant WE, Helms CA. *Fundamentos da Radiologia.* Diagnóstico por Imagem. 3. ed. Rio de Janeiro: Guanabara Koogan, 2008. vol. 2. Seção III, 327, 12, 15.

Lee JKT, Sagel SS *et al. Tomografia computadorizada do corpo em correlação com ressonância magnética.* 4. ed. Rio de Janeiro: Guanabara Koogan, 2007. vol. 1, 411.

5º CASO — FALTA DE AR

Identificação: SLV, 67 anos, masculino, comerciário, aposentado, natural do Rio de Janeiro.

Queixa principal: "Respiração difícil".

História da doença atual: Há, aproximadamente, 10 anos, notou dispneia a esforços como subir um lance de escadas ou correr para atravessar a rua. Na ocasião procurou o médico, que, após o examinar, pediu uma radiografia de tórax, sendo diagnosticado enfisema pulmonar. Foi aconselhado a parar de fumar e fazer exercícios respiratórios, não tendo feito uma coisa nem outra. A dispneia evoluiu, passando a se manifestar em atividades cada vez menores e, mais tarde, até em repouso. Passou a ter tosse, geralmente pouco produtiva, com secreção de coloração esbranquiçada, que para ser expelida demandava grande esforço, gerando dispneia importante. Notou aumento de volume na região inguinal direita, que aumenta com a tosse.

Procurou outros médicos, que adicionaram às recomendações anteriores, medicamentos adequados. A doença vem, no entanto, evoluindo.

História patológica pregressa: Úlcera péptica, alergia respiratória na infância (rinite).

História social: Bom nível sociocultural, tabagista inveterado, fumando em média 40 cigarros por dia há mais de 38 anos; etilista social.

História familiar: Tio paterno com enfisema.

Exame físico: Longilíneo, emagrecido, musculatura acessória da respiração desenvolvida, tiragem intercostal bilateral, mais intensa à direita. Diminuição da expansibilidade pulmonar e do frêmito toracovocal difusamente; hipersonoridade à percussão; murmúrio vesicular diminuído, principalmente à direita e presença de sibilos, predominando à esquerda. Deste lado, na face lateral, auscultavam-se estertores crepitantes. Ritmo cardíaco regular em 2 tempos, com leve hiperfonese no foco pulmonar. Abdome plano, sem visceromegalias; hérnia inguinal direita. Ausência de edema de membros inferiores.

■ Qual a Hipótese Diagnóstica?

Pela história e pelo exame físico, percebemos o quadro correspondente a uma doença pulmonar obstrutiva crônica (DPOC) com predomínio do padrão de enfisema. O enfisema é definido como uma dilatação permanente do espaço aéreo distal ao bronquíolo terminal, provocado por destruição das paredes alveolares e sem fibrose evidente.

■ Quais os Passos a Seguir?

1. Prova de função pulmonar. É mandatória para estadiar a doença e estabelecer o prognóstico. O quadro encontrado à espirometria é obstrutivo com ou sem elevação do volume residual; a prova farmacológica à inalação de fármacos broncodilatadores irá dizer se o paciente se beneficiaria com esta iniciativa ou não.

2. Radiografias de tórax em PA e perfil. O estudo radiológico é fundamental no acompanhamento dos pacientes com DPOC. As alterações mais comumente encontradas são (Fig. 6-25):
   - Hiperinsuflação pulmonar difusa.
   - Aumento dos espaços retroesternais, retrocardíacos e intercostais.
   - Amputação da vascularização periférica e aumento de calibre das artérias pulmonares principais.
   - Rebaixamento e retificação das cúpulas diafragmáticas.
   - Verticalização do coração.

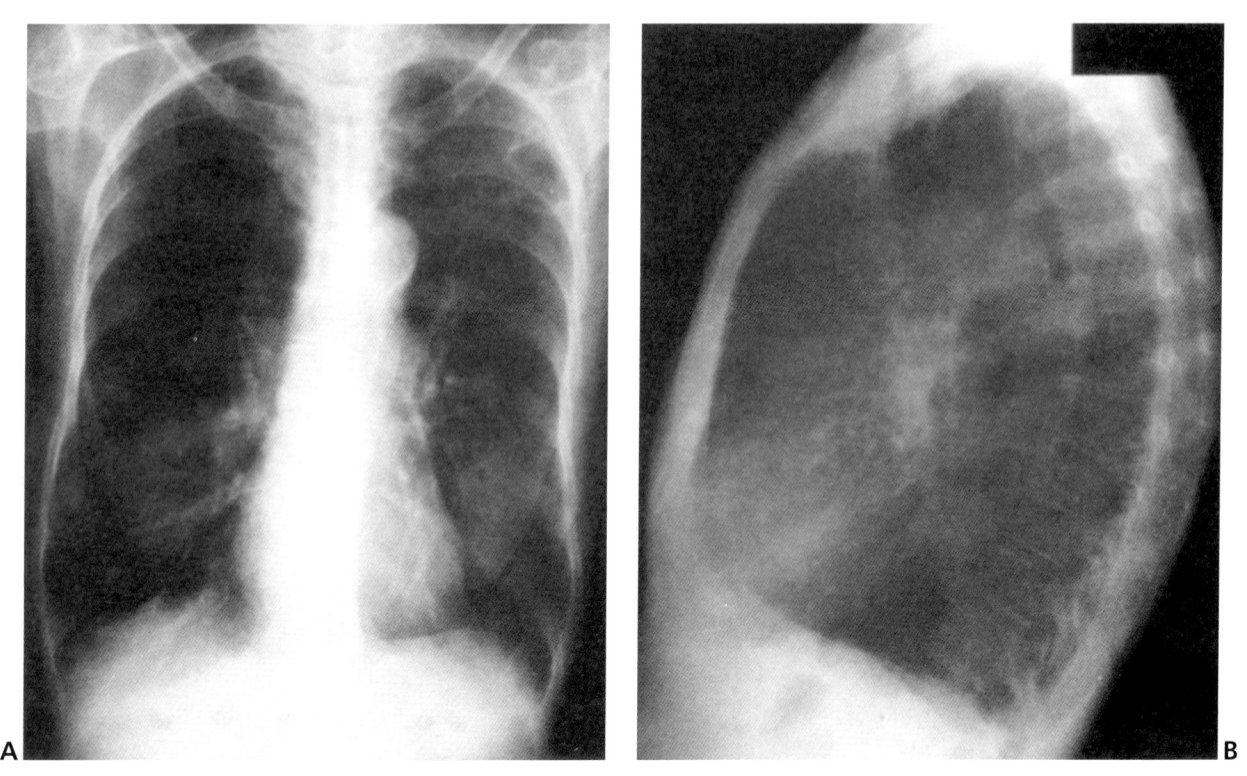

Fig. 6-25. A. Radiografia de tórax em PA, evidenciando hiperinsuflação pulmonar (contam-se 11 arcos costais posteriores – o normal é de 8 a 10 arcos costais posteriores e 6 a 8 arcos costais anteriores), retificação dos arcos costais e aumento dos espaços intercostais.
B. Radiografia de tórax em perfil, evidenciando aumento do diâmetro anteroposterior, do espaço retroesternal e retificação das cúpulas diafragmáticas.

Observe que os achados radiológicos se correlacionam bem com os do exame físico. À medida que mais ar permanece retido nos pulmões, mais radiotransparente torna-se o pulmão, ou seja, mais preto. Com a destruição dos septos alveolares e da vascularização, você perceberá que as finas estrias visíveis até a periferia dos pulmões desapareceram. A região de maior hipersonoridade e diminuição do murmúrio vesicular corresponde à formação bolhosa.

Visto que estes pacientes pioram muito o quadro clínico na presença de infecções respiratórias, a radiografia de tórax é um importante método propedêutico no acompanhamento destas intercorrências.

Lembremos que nos pacientes com padrão bronquítico, o diafragma não é tão afetado, havendo acentuação da trama broncovascular nas bases pulmonares. Ao contrário do paciente enfisematoso, o bronquítico tende a aumentar a área cardíaca por conta da insuficiência ventricular direita.

3. A TC é considerada o melhor método para avaliação do enfisema pulmonar, pois permite avaliar a extensão da lesão, bem como distinguir seus subtipos de acordo com o local de envolvimento do parênquima pulmonar em:
   - *Enfisema centrolobular:* é o tipo mais comum. Caracteriza-se por áreas hipoatenuantes do parênquima pulmonar, de distribuição uniforme, com predomínio nas regiões pulmonares superiores (Fig. 6-26).
   - *Enfisema parasseptal:* caracteriza-se por hipoatenuação predominantemente nas regiões subpleurais ou peribroncovasculares, delimitadas por septo intacto. Distribui-se nas superfícies anterior e posterior dos lobos superiores e superfície posterior dos lobos inferiores (Fig. 6-27).

Fig. 6-26. Enfisema centrolobular. Corte de alta resolução dos ápices pulmonares, mostrando atenuação pulmonar irregular, com pequenas áreas arredondadas hipoatenuantes, sem definição de suas paredes e sem vasos pulmonares em seu interior. (Imagem cedida pelo Hospital de Força Aérea do Galeão, HFAG.)

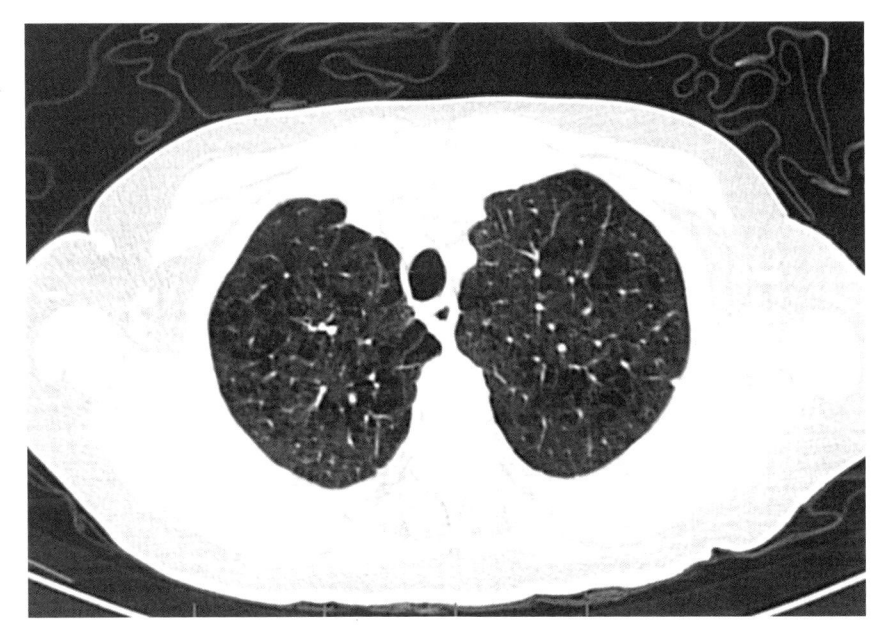

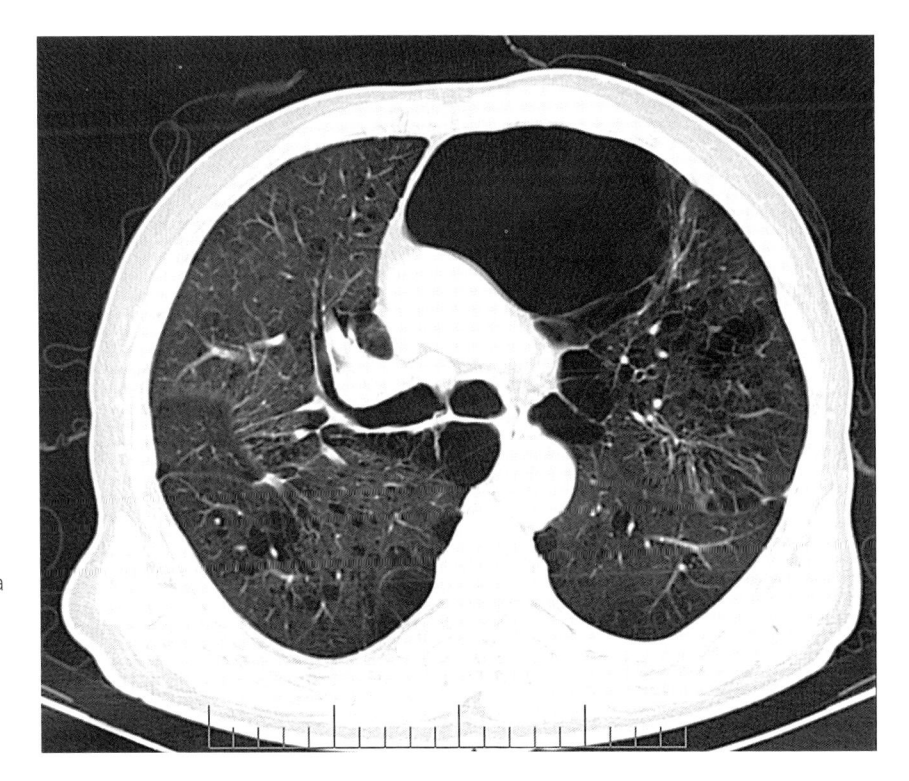

Fig. 6-27. Enfisema parasseptal. Corte de alta resolução no terço médio pulmonar, evidenciando imagens bolhosas de paredes definidas dispersas pela periferia pulmonar, sendo a mais evidente na porção anterior do pulmão esquerdo. (Imagem cedida pelo HFAG.)

- *Enfisema panlobular:* caracteriza-se por hipoatenuação generalizada do parênquima pulmonar, localizando-se predominantemente nos lobos inferiores e margens anteriores dos lobos superiores (Fig. 6-28).

A TC de alta resolução (TCAR) permite estudar com mais detalhes o pulmão que a TC convencional, pela sua capacidade de ajuste de janelas que permitem assim realizar o diagnóstico diferencial entre o enfisema incipiente e o parênquima pulmonar normal.

Fig. 6-28. Enfisema panlobular. Corte de alta resolução no terço médio pulmonar, apresentando áreas disseminadas de baixa atenuação associada à distorção vascular difusa. (Imagem cedida pelo HFAG.)

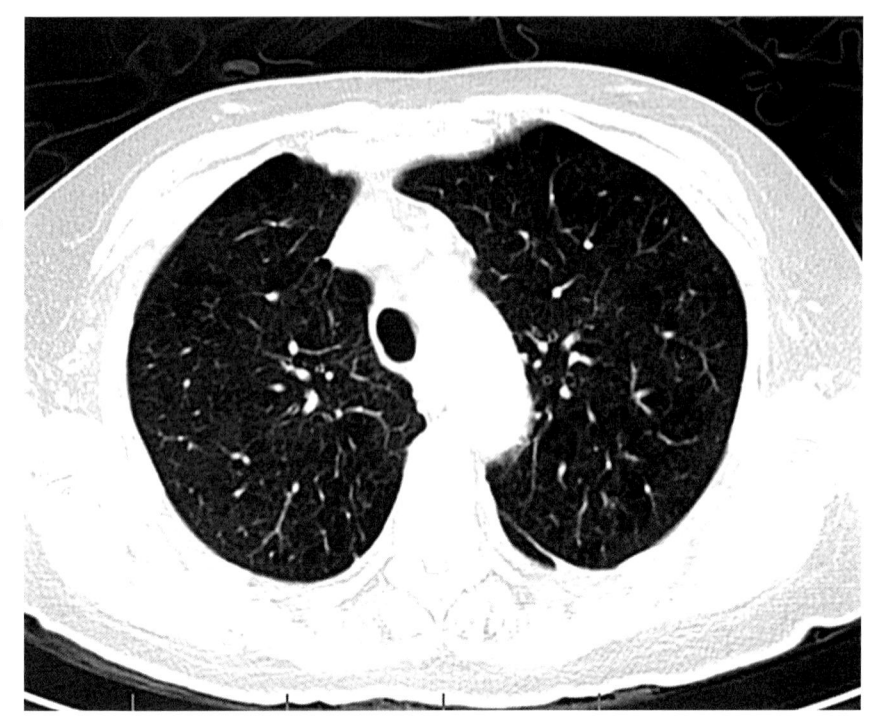

4. Outros exames complementares. A gasometria do sangue arterial complementa a investigação, informando sobre a existência ou não de insaturação e hipoventilação alveolar, traduzida pela elevação de CO_2.

O nosso paciente apresentava grave obstrução, boa resposta broncodilatadora e, embora hipoxêmico, não retinha CO_2.

■ Evolução

Foi dada ao paciente explicação detalhada sobre a enfermidade, seu prognóstico, os fatores agudizantes e a recente associação à asma brônquica. Esta abordagem foi imprescindível para o atendimento a orientações médicas e adesão ao tratamento.

O paciente abandonou o fumo, mostrou-se cooperativo e participativo no seu processo terapêutico, reescalonou suas atividades e, embora com limitações, tem uma vida aceitável, comparece à consulta mensalmente e faz fisioterapia.

6º CASO — FEBRE E TOSSE

Identificação: BPS, 6 anos, sexo masculino, preto, natural do Rio de Janeiro.

Queixa principal: "Febre e tosse".

História da doença atual: Início do quadro há 12 dias com tosse paroxística. Procurou o posto de saúde, tendo sido prescrito tratamento sintomático (antitussígeno). Evoluiu com piora do quadro, apresentando febrícula. Há 10 dias retornou ao serviço de emergência, onde foi solicitada uma radiografia de tórax, tendo sido diagnosticada pneumonia e indicado o uso de antibiótico durante 8 dias. Como não houve melhora da sintomatologia, a mãe procurou um pediatra.

História fisiológica: Parto normal a termo. Desenvolvimento psicomotor normal. Esquema completo de vacinações.

História patológica pregressa: Doenças comuns da infância.

História familiar: Tio em tratamento de "pneumonia".

Exame físico: Paciente ativo, temperatura axilar 37°C, mucosas coradas.

- Aparelho respiratório: frequência respiratória de 40 irpm; MV diminuído à direita com estertores crepitantes e sibilos na base.
- Aparelho cardiovascular: sem alterações.
- Restante do exame físico sem alterações.

■ Qual o Diagnóstico Clínico?

A história do paciente e o exame físico orientam para um quadro respiratório. A tosse pode estar presente nos quadros pneumônicos. Inicialmente seca, em geral vem acompanhada de abatimento profundo e temperatura elevada.

O murmúrio vesicular está diminuído e, após inspiração profunda, ouvem-se estertores crepitantes e sibilos. Este último, sem história prévia de alergia respiratória, chama a atenção. Dentre as causas de sibilo localizado, persistente e mesmo difuso, temos as obstruções das vias aéreas inferiores.

Das causas de obstrução ao nível da traqueia e brônquio principal temos, de acordo com a faixa etária:

- Estenose traqueal ou brônquica.
- Traqueomalacia.
- Anel vascular.
- Cistos: broncogênico, neuroentérico.
- Linfonodopatia tuberculosa.
- Papiloma endotraqueal.
- Tuberculose endobrônquica.
- Corpo estranho.
- Tumores do mediastino.

Entre as causas de obstrução ao nível de via aérea de pequeno calibre, temos:

- Bronquiolite.
- Broncomalacia.
- Fibrose cística.
- Aspiração crônica (refluxo gastroesofágico).
- Asma.

■ Como Proceder de Investigação?

As causas de origem congênita são de aparecimento precoce e foram afastadas pela idade do paciente. Como existe a história de o tio da criança estar em tratamento de "pneumonia", a possibilidade de granuloma endobrônquico e/ou linfonodopatia tuberculosa não pode ser afastada. Além disso, em criança nesta faixa etária, não se pode esquecer a hipótese de corpo estranho.

O hemograma realizado não mostrou alterações, e o PPD é fraco reator.

Foram realizadas radiografias frontal e lateral de tórax, que não necessitam de preparo prévio (Figs. 6-29 a 6-31). Nesta faixa etária, já realizamos o exame em ortostática.

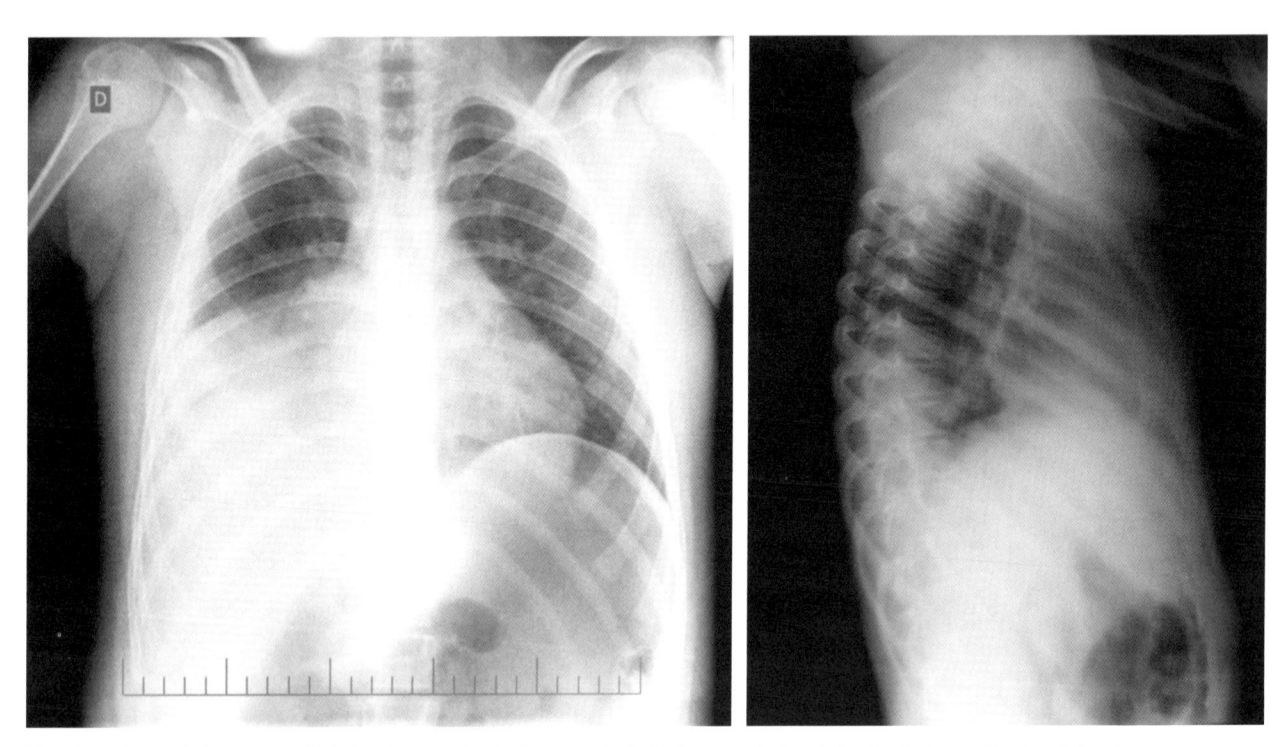

Fig. 6-29. Opacidade no terço inferior do pulmão direito, associado à elevação da hemicúpula diafragmática ipsolateral, caracterizando atelectasia. (Cortesia do Dr. Rogério Torres Homem.)

Fig. 6-30. Durante o procedimento de retirada do corpo estranho (dente) do brônquio principal direito, houve um acidente do procedimento, e o corpo estranho foi deglutido, e na radiografia de controle mais penetrada, observa-se a imagem do dente na topografia do estômago. (Cortesia do Dr. Rogério Torres Homem.)

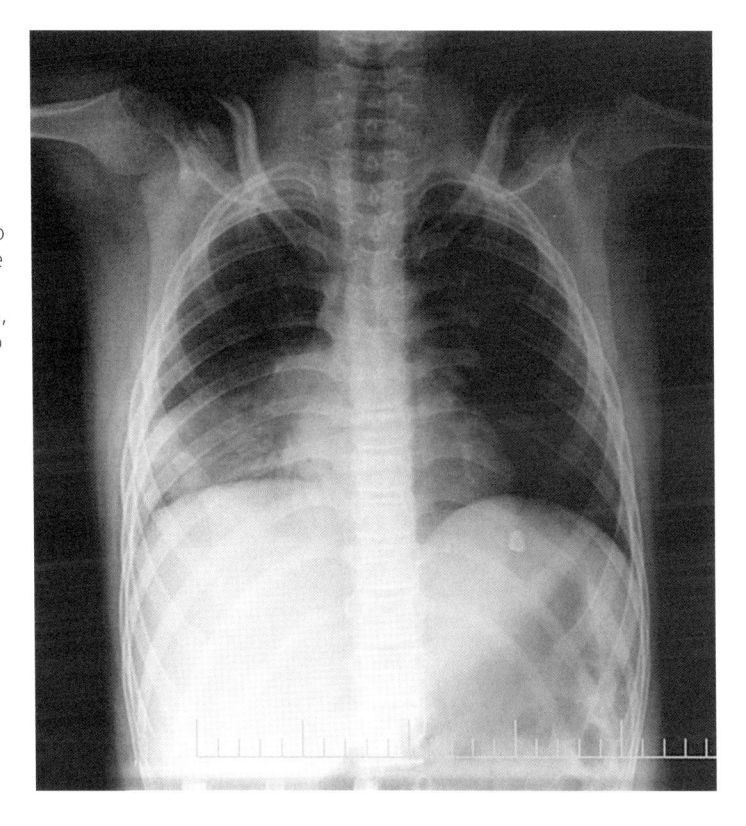

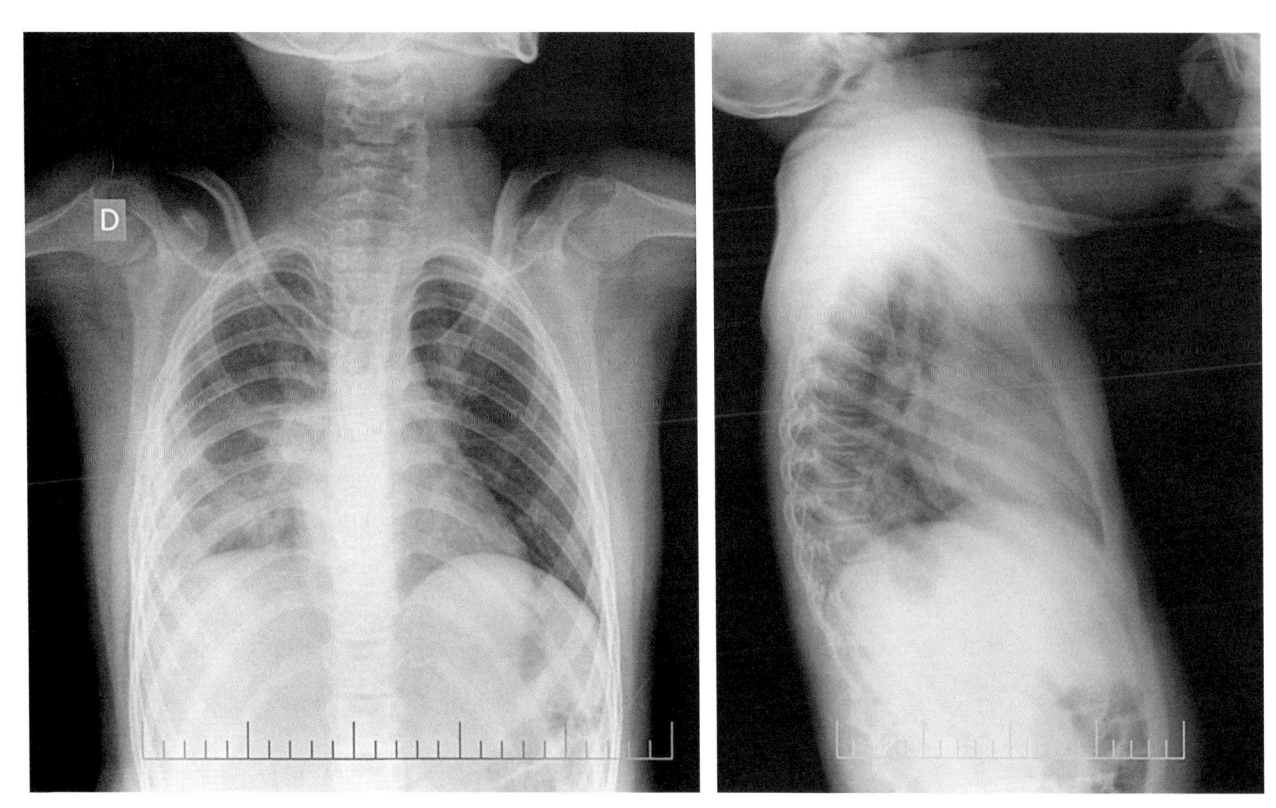

Fig. 6-31. Radiografia de controle após 1 dia com melhora da imagem radiológica. (Cortesia do Dr. Rogério Torres Homem.)

A hiperinsuflação pulmonar associada à redução de sua vascularização significa enfisema pulmonar obstrutivo. Neste caso, a dificuldade de esvaziamento do pulmão direito poderia ser mais evidente se fizéssemos uma radiografia frontal em expiração, quando o pulmão, o lobo ou o segmento comprometido mostrarão persistência da hiperinsuflação.

Na obstrução brônquica parcial, aquela que permite o ar entrar, mas não deixa o pulmão esvaziar, inicialmente teremos enfisema obstrutivo localizado, como expressão radiológica. Mais tarde, poderemos encontrar zona de condensação atelectásica no segmento ou no lobo comprometido.

Neste paciente podemos distinguir 2 hipóteses diagnósticas:

A) Tuberculose endobrônquica.
B) Corpo estranho.

Em se tratando de tuberculose, a lesão endobrônquica traduz-se somente por sinais de enfisema obstrutivo e/ou de atelectasia. A linfonodomegalia tuberculosa mostrará alargamento do mediastino e/ou aumento hilar.

Em se tratando de corpo estranho, raramente conseguimos identificá-lo:

- Por não ser radiopaco, como, por exemplo: amendoim, feijão etc.
- Por estar de permeio à zona densa, consolidação pulmonar.

O achado radiológico de enfisema obstrutivo unilateral ou bilateral, associado ou não à atelectasia, ou atelectasia persistente são compatíveis com obstrução brônquica. O próximo passo será uma broncoscopia para fins de diagnóstico e/ou tratamento.

■ Conclusão

Este paciente foi submetido a uma broncoscopia, que demonstrou a presença de um dente no brônquio principal direito.

■ Comentários

A presença de corpo estranho na árvore brônquica representa um sério problema e, ocasionalmente, é uma condição fatal no grupo etário pediátrico.

O atraso no diagnóstico pode ocorrer, quando os pais não presenciam ou não valorizam o episódio aspirativo.

Cabe ao clínico sempre perguntar sobre a possibilidade desta condição.

No quadro clínico, os sinais mais importantes são: tosse paroxística, sibilância, dispneia, cianose/engasgo/sufocação, diminuição do murmúrio vesicular e febre.

As radiografias frontais em inspiração e expiração máximas são importantes na orientação diagnóstica, e os sinais radiológicos irão depender do tempo de aspiração do corpo estranho.

A broncoscopia, além de possibilitar o diagnóstico de certeza, é o tratamento de escolha.

QUESTÕES PARA REFLEXÃO

1. **Os casos de aspiração de corpo estranho radiopaco são diagnosticados mais precocemente que aqueles causados por material radiotransparente?**

   Corpos estranhos radiopacos são imediatamente identificados numa radiografia, em geral por serem metálicos. Por provocarem reações inflamatórias menores que aqueles radiotransparentes, geralmente de origem orgânica, a aspiração de um objeto metálico pode ter ocorrido vários meses antes da manifestação clínica.

Fig. 6-32. Atelectasia na base pulmonar direita, tracionando o mediastino ipsolateralmente.

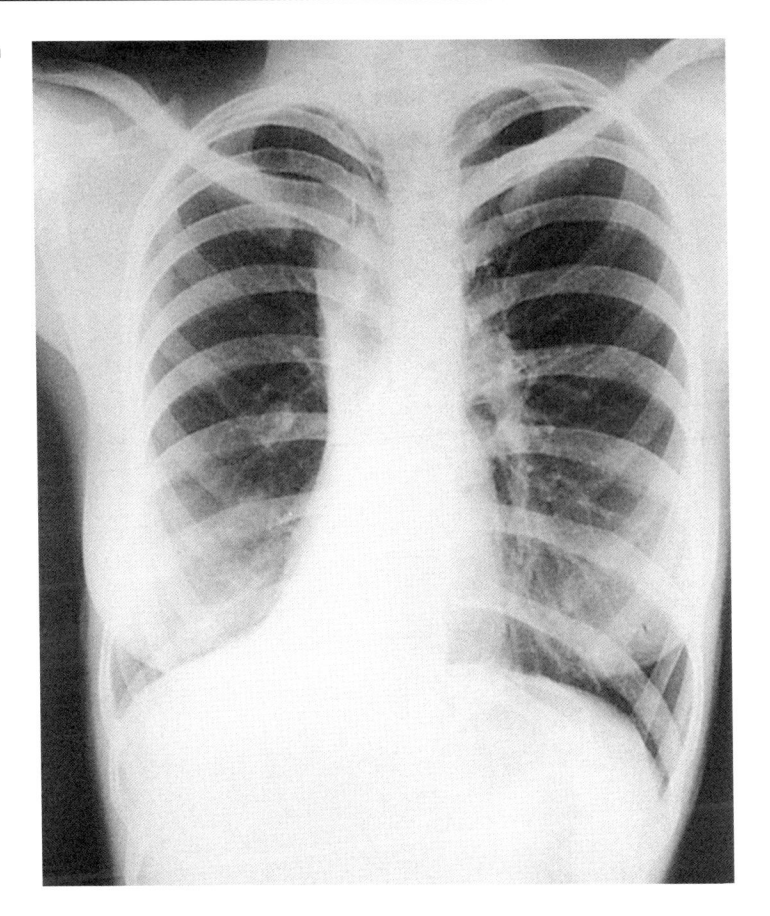

Fig. 6-33. Paciente com pneumopatia no lobo superior esquerdo, apresentando redução volumétrica do segmento afetado e hiperinsuflação compensatória do lobo superior do pulmão direito. Observa-se que parte do LSD ultrapassa a linha mediana do tórax, insinuando-se para o lado esquerdo. (Imagem cedida pelo HFAG.)

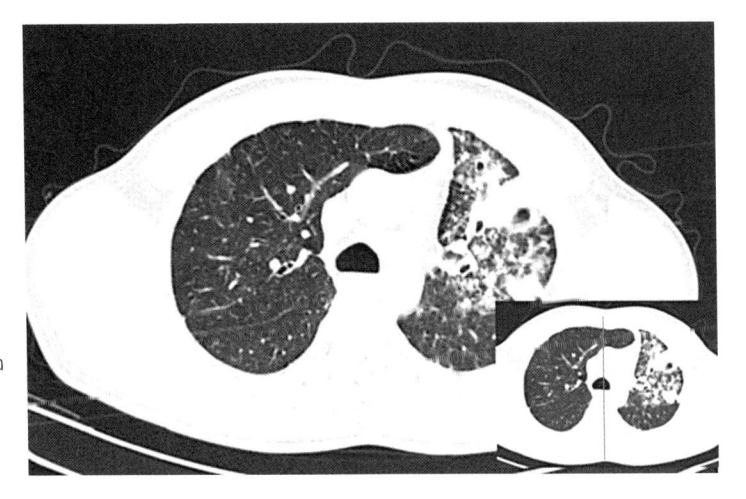

2. **Uma radiografia de tórax "normal" exclui a hipótese de diagnóstico de aspiração de corpo estranho?**
Jamais! Embora as chances de encontrar uma radiografia normal nestes casos seja menor que 1%, é preciso fazer, pelo menos, uma radiografia em expiração, buscando detectar um enfisema localizado.

Lembre-se que 80% dos corpos estranhos aspirados são radiotransparentes. O sinal radiológico pode ser sutil, passando despercebido, se o exame for analisado com pouca atenção. Portanto, nunca negligencie o sinal clínico: sibilos localizados em criança com menos de 3 anos, até prova em contrário, sugerem aspiração de corpo estranho.

7º CASO — DOR NO PEITO E FALTA DE AR

Identificação: MVCM, sexo masculino, 36 anos, casado, brasileiro (RJ), branco, analista de sistema.

Queixa principal: "Dor no peito e falta de ar".

História da doença atual: O paciente deu entrada no setor de emergência com queixas de dor retroesternal baixa há 2 dias, súbita, intensa, com a sensação de que "alguma coisa estivesse rasgando", irradiada para o abdome. Dispneia moderada. Refere ser hipertenso (170 × 110 mmHg, última medida feita no local de trabalho) e, há 20 dias, têm-se apresentado quadro com dor de garganta, febre alta, tosse e calafrios, seguidos de vômitos incoercíveis que duraram 24 horas há 20 dias. O hemograma desta época mostrou leucocitose. Medicou-se com gentamicina, por conta própria, sem melhora. Há 5 dias, por orientação médica, iniciou corticoide, cessando a dor de garganta e a febre.

História patológica pregressa: Doenças comuns da infância, sem complicações. Tonsilectomia aos 7 anos. Acidente de carro há 7 anos, com fraturas de mandíbula e costelas. Eliminação de cálculo ureteral há 2 anos, sem sintomas prévios.

História fisiológica: Nascido de parto normal a termo, em hospital. Desenvolvimento psicomotor normal.

História familiar: Esposa e filho saudáveis.

História social: Bom nível econômico. Etilista de 2 garrafas de uísque por semana. Tabagista de 40 cigarros por dia.

Exame físico: Lúcido, orientado no tempo e no espaço, ansioso, caminhando para aliviar a dor. Hipocorado, hidratado, sudoreico, acianótico, taquipneico (28 irpm). Temperatura axilar: 36,4°C. Frequência cardíaca: 90 bpm. Pulsos carotídeos visíveis, o esquerdo nitidamente maior que o direito. Pressão arterial: MSD = 120 × 60 mmHg, MSE: 200 × 90 mmHg. Orofaringe hiperemiada. Obeso (97 kg, 1,78 m de altura).

- *Aparelho respiratório:* FTV e expansibilidade normais. MV rude, crepitações na base D.
- *Aparelho cardiovascular:* RCR2T, bulhas normofonéticas, SS++/6 pancardíaco, SD+++/6 em FA. Pulsos periféricos "martelo d'água", MS e carótida esquerda amplos, carótida e MS direito reduzidos.
- *Abdome:* fígado palpável a 5 cm do RCD, doloroso. Punho-percussão dolorosa bilateralmente.

Na emergência haviam sido solicitados exames e, no prontuário, constam os seguintes resultados:

- *Exames laboratoriais:* hematócrito: 31%. Leucometria: 30.000 0-1-8-80-10-1. Ureia: 77 mg. Glicose: 120 mg. Amilase: 140 UI.
- *EAS:* piúria acentuada, cilindros hialinos e granulosos.
- *ECG:* taquicardia sinusal. Aumento de átrio esquerdo. Hipertrofia ventricular esquerda.
- *Radiografia de tórax:* vide Figura 6-34.

Com este quadro foi internado, sendo solicitado urografia excretora que mostrou rins de dimensões aumentadas, eliminando o meio de contraste com baixa densidade.

Fig. 6-34. Radiografia de tórax em PA e perfil, demonstrando aumento da área cardíaca e discreto alargamento do mediastino superior à direita.

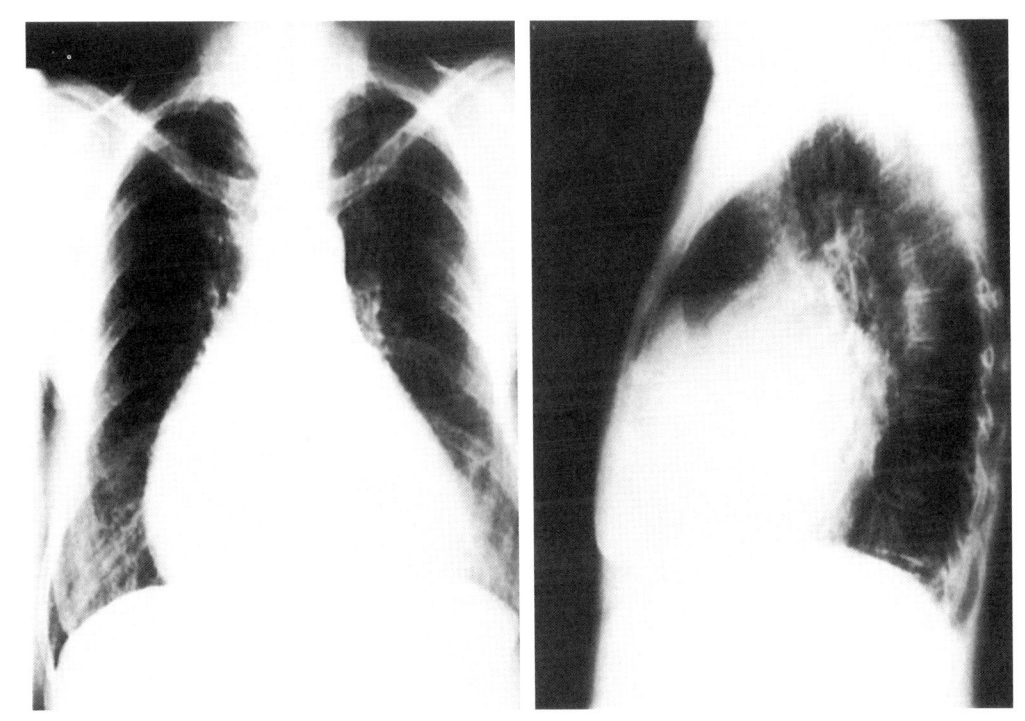

■ Evolução

Durante o 2º dia de internação, o paciente queixou-se, algumas vezes, de dor abdominal importante. Evoluiu com piora da tosse e expectoração rósea, de odor extremamente fétido. À noite, apresentou quadro evidente de edema agudo do pulmão, sendo medicado e controlado de forma satisfatória. Uma hora depois, entrou em parada cardíaca, que se mostrou irreversível às manobras de ressuscitação. Foi solicitada necropsia.

Na manhã seguinte, foi convocada sessão clínica para a discussão do caso, começando pelo relato da internação e da conduta do médico que atendeu inicialmente o paciente.

- *Dr. Paulo:* Minha hipótese diagnóstica inicial foi pneumonia bilateral, com base nos achados clínicos e no aspecto da radiografia de tórax. A princípio também suspeitei de infarto agudo do miocárdio, mas o ECG afastou a hipótese. O desfecho inesperado leva-nos a crer que outras condições deveriam ter sido pensadas, sem dúvida. Nossa avaliação não trouxe os elementos que caracterizassem precocemente a gravidade do caso.
- *Dra. Marcia:* Embolia pulmonar seria uma hipótese?
- *Dr. Paulo:* O exame físico não era sugestivo. Chamou-nos a atenção a ausência de varizes de membros inferiores.
- *Dr. Antonio:* Como se associa a dor lombar ao quadro do paciente?
- *Dr. Paulo:* Pensamos a dor lombar como complicação da infecção inicial. O paciente tinha história de tonsilectomia aos 7 anos, presumidamente consequente a tonsilites de repetição. Aventamos a hipótese de doença autoimune, associando à glomerulonefrite pós-estreptocócica e valvulopatia reumática, o que seria compatível com as alterações detectadas no aparelho cardiovascular. O exame de urina, com cilindros granulosos, é compatível, e a dosagem de ureia estava elevada.
- *Dra. Ana:* Nesse caso, você explicou a cardiomegalia pela cardiopatia orovalvular, mais especificamente pela insuficiência aórtica, não?
- *Dr. Paulo:* Sim, mas não podemos esquecer que o paciente era hipertenso, e a cardiomegalia pode resultar dessa sobrecarga. Com relação ao quadro geral, também pensamos em endocardite bacteriana, que pode apresentar-se de modo semelhante. Associamos a hepa-

tomegalia ao quadro infeccioso, possivelmente associada à doença do colágeno, e insuficiência cardíaca.
- *Dr. Antonio:* O paciente era fumante. Hiperinsuflação pulmonar pode levar ao rebaixamento do diafragma, apresentando-se como falsa hepatomegalia. Pelo seu relato, chama a atenção a intensidade da dor abdominal.
- *Dr. Paulo:* Pensamos inicialmente em pancreatite, e por isso foi solicitada a dosagem da amilase. Afastada a hipótese, passamos progressivamente a associar a dor ao quadro urinário. Com os elementos que dispomos, acredito que a evolução clínica é sugestiva de edema pulmonar com infecção associada.
- *Dra. Ana:* E a assimetria do pulso?
- *Dr. Paulo:* A importante assimetria do pulso foi considerada como decorrente de placa de ateroma no tronco braquiocefálico.
- *Dr. Antonio:* A experiência nesses longos anos de clínica remete-me a uma hipótese ainda não aventada. Parto das palavras do próprio paciente, a que devemos estar atentos: "como se alguma coisa estivesse rasgando". Não podemos afastar a hipótese do aneurisma dissecante da aorta. Trata-se de um quadro compatível, por apresentar dor súbita, intensa, num paciente hipertenso, sem sinais clínicos de choque, com passado de trauma importante, insuficiência aórtica e sinais de envolvimento de ramos vasculares abdominais e do pulso periférico. O desfecho também é compatível: hipótese não pensada, intervenção adiada, morte certa não anunciada. Assim é o aneurisma dissecante.

A discussão é interrompida pela secretária do serviço, comunicando que a necropsia está em fase final e que o anatomopatologista os aguarda para expor os achados.

Causa *mortis* – tamponamento cardíaco por ruptura de aneurisma dissecante da aorta dentro do pericárdio (800 mL).

Conclusões – estase pulmonar crônica, glomerulonefrite difusa aguda, esteatose hepática, valvulites crônicas mitral e aórtica, aneurisma dissecante da aorta torácica.

■ Comentários

O aneurisma da aorta é definido como uma dilatação permanente de sua parede. Considera-se aneurisma quando o diâmetro da aorta ascendente ultrapassa 4 cm e na aorta descendente 3 cm. O risco de ruptura da parede do aneurisma é maior nos que medem 5 cm ou mais, sendo que os aneurismas da aorta torácica crescem mais rápido que os da aorta abdominal, requerendo assim maior vigilância.

A dissecção aórtica é mais frequente em homens entre 50 e 70 anos de idade, com pico na 6ª década de vida. A condição predisponente mais comum para a dissecção da aorta é a hipertensão arterial. Outros fatores de risco incluem transtornos hereditários do tecido conectivo (síndrome de Ehlers-Danlos, síndrome de Marfan), endocardite bacteriana, história de trauma, válvula aórtica bicúspide, coarctação, degeneração cística e iatrogenia (pós-cateterismo, canulação e enxerto). A dissecção aórtica típica ocorre pela laceração da camada íntima que permite, assim, a entrada de sangue na camada média, dando origem a 2 luzes, 1 falsa e 1 verdadeira. A principal causa de óbito no paciente com dissecção aórtica é a ruptura.

Duas classificações são aceitas atualmente para a dissecção aórtica; a de Stanford na qual a dissecção tipo A em que envolve a aorta ascendente, e a tipo B, em que não há o envolvimento da aorta ascendente. A outra classificação é de DeBakey no tipo I a dissecção, em que se inicia na aorta ascendente e continua distalmente pela aorta descendente, no tipo II que se limita à aorta ascendente e no tipo III em que a dissecção se inicia na aorta torácica, distalmente à artéria subclávia.

■ Como Conduzir a Investigação?

A investigação deve ser conduzida com 2 objetivos:

1. Demonstrar se existe dissecção.
2. Se existir, determinar o envolvimento da aorta ascendente.

O tratamento depende destas respostas. Se a aorta ascendente estiver envolvida, o tratamento cirúrgico deve ser imediato. Se não estiver envolvida, o tratamento será clínico, com controle da pressão arterial e acompanhamento evolutivo da doença, controlando o diâmetro da aorta, cujo limite para ruptura é estimado em 8 centímetros.

Os métodos a serem empregados serão os que efetivamente podem demonstrar a ruptura e a penetração de sangue na parede da aorta, considerando-se aqueles disponíveis onde ocorrer o atendimento:

- Radiografia de tórax.
- Ecocardiografia.
- Aortografia.
- TC.
- RM.

A radiografia de tórax é, na grande maioria das vezes, o exame inicial, auxiliando a corroborar o diagnóstico presuntivo de dissecção aórtica através de achados inespecíficos e para identificar outras causas de dor torácica. A presença de uma radiografia de tórax não exclui o diagnóstico.

A ecocardiografia é um método diagnóstico muito bom, podendo ser realizada no leito, por via torácica, ou, se possível, transesofágica. Além de diagnosticar a dissecção da aorta, a ecocardiografia transesofágica também pode ser usada na sala de cirurgia para a monitoração do estado cardíaco e da progressão da dissecção do paciente.

A aortografia apresenta bom índice diagnóstico, mas tem alto custo, e, como o acesso geralmente é feito pela artéria femoral, podem ocorrer complicações em decorrência dessa manipulação. Tornou-se um método em desuso após a introdução da TC, RM e ecocardiografia transesofágica.

A TC apresenta-se como um método de elevada sensibilidade para diagnosticar esta doença. É amplamente utilizada pela disponibilidade, facilidade e rapidez de execução. São realizadas aquisições de imagem pré- e pós-injeção venosa do meio de contraste por bomba injetora. O achado definitivo de dissecção aórtica é a demonstração de 2 luzes cheias de contraste (uma verdadeira e outra falsa) e separadas por um retalho da íntima (Figs. 6-35 e 6-36).

A RM é uma técnica não invasiva eficaz na avaliação da dissecção aórtica, por permitir elevado contraste entre os diversos tecidos, porém é um exame demorado e não pode ser realizado em pacientes com respiradores, próteses metálicas e marca-passos.

QUESTÕES PARA REFLEXÃO

1. **Como você analisaria a indicação da urografia excretora?**

    A urografia excretora é um método útil para avaliar a função renal e a anatomia do sistema urinário. No entanto, os dados laboratoriais já indicavam que a função renal estava comprometida e sabemos que nestes pacientes a injeção venosa do meio de contraste aumenta a pressão osmótica do sangue. No caso do edema pulmonar ser originário de uremia, o meio de contraste pode acentuar o quadro (vide Parte III, Capítulo 11).

    No caso deste paciente, poderia ter sido feita uma US abdominal, que demonstraria de forma não invasiva o estado dos rins, avaliaria a possibilidade de pancreatite, e poderia ainda detectar o derrame pericárdico e até mesmo o aneurisma dissecante, se houvesse componente abdominal.

Fig. 6-35. Reconstrução sagital de angio-TC da aorta toracoabdominal, evidenciando dissecção com início na croça da aorta até sua bifurcação. Corte axial na altura da artéria pulmonar, demonstrando aumento volumétrico da aorta descendente com luz verdadeira de menor calibre e luz falsa de maior calibre com densidade reduzida pelo fluxo lentificado. (Imagens cedidas pelo HFAG.)

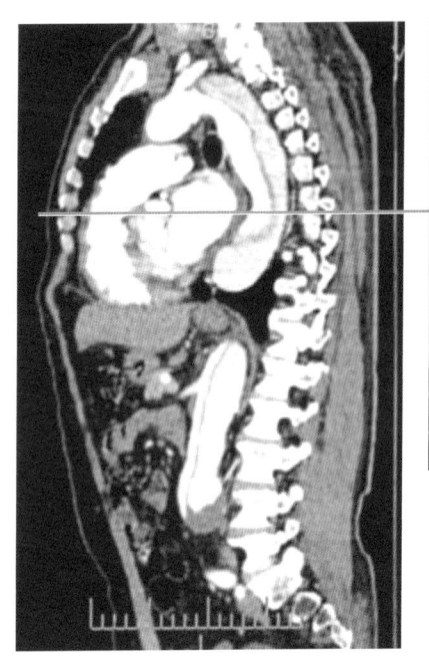

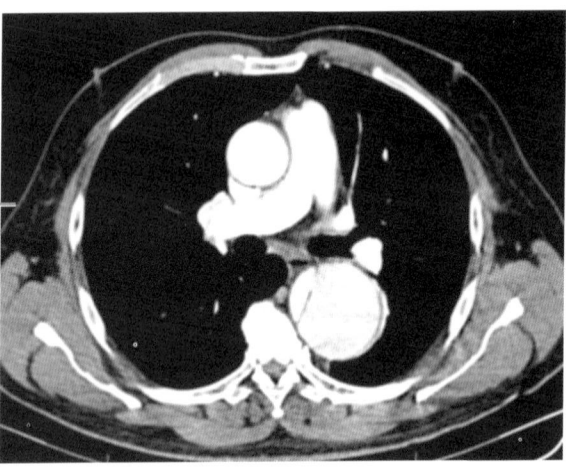

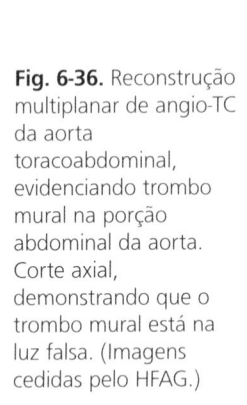

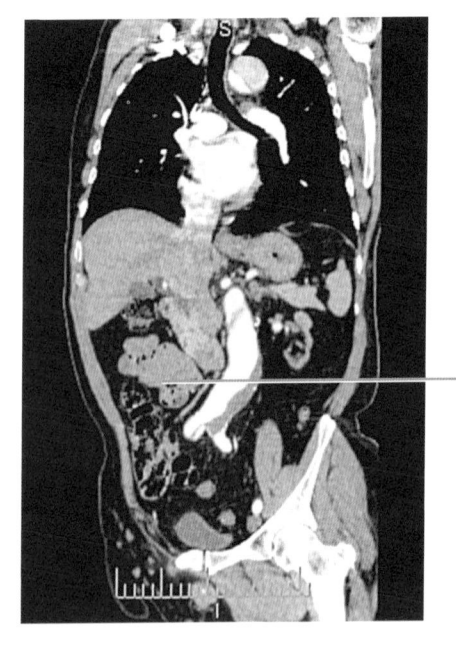

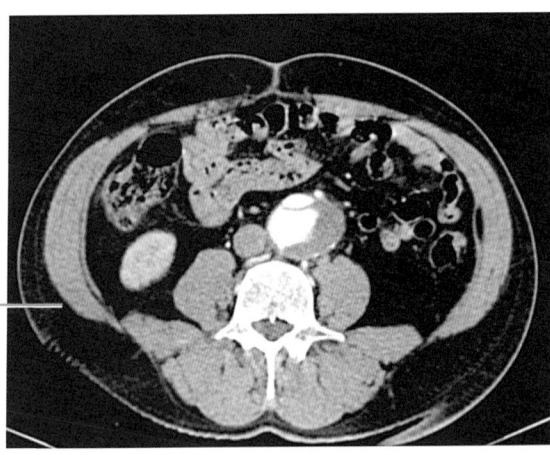

Fig. 6-36. Reconstrução multiplanar de angio-TC da aorta toracoabdominal, evidenciando trombo mural na porção abdominal da aorta. Corte axial, demonstrando que o trombo mural está na luz falsa. (Imagens cedidas pelo HFAG.)

2. **Como você explicaria o resultado da urografia excretora?**

   O aumento bilateral dos rins impõe alguns diagnósticos diferenciais, como:

   A) Doença policística.
   B) Glomerulonefrite aguda.
   C) Processos inflamatórios.
   D) Necrose tubular aguda.

   Na ausência de alteração anatômica do sistema coletor, o diagnóstico de doença policística está afastado, sendo mais provável um processo infiltrativo.

   A ausência ou diminuição da função renal fala mais a favor da trombose de veia renal bilateral, glomerulonefrite aguda, arterite, nefrite intersticial aguda, nefropatia única aguda e necrose tubular aguda.

3. **Qual a vantagem da TC sobre a aortografia?**

   Ao contrário da aortografia, a TC permite visualizar não só o contorno externo quanto a porção interna. Os 2 métodos só irão evidenciar a falsa luz da dissecção aórtica, se esta for permeável.

8º CASO — TUMOR NO TÓRAX

Identificação: EPC, 49 anos, sexo feminino, branca, dona de casa, natural do Rio de Janeiro, onde sempre residiu.

Queixa principal: "Tumor no tórax."

História da doença atual: A paciente realizou uma radiografia de tórax como parte de avaliação pré-operatória de cirurgia de hérnia incisional, tendo sido observada lesão sugestiva de tumor do mediastino anterior. A paciente é praticamente assintomática. Nega dor torácica, sensação de peso subesternal, febre, prurido, emagrecimento, cansaço, diplopia, ptose palpebral ou tosse. Refere apenas discreta diminuição da força muscular nos braços, que se atribui a excesso de serviço.

História patológica pregressa: Cirurgia facial, há 2 anos, histerectomia total há 1 ano, ficando com uma hérnia incisional no hipogástrio, após abscesso de parede pós-operatório. Nega outras doenças.

História familiar: História de doenças cardiovasculares na família (pai, mãe e 3 tios tiveram infarto agudo do miocárdio; outro tio fez cirurgia de aneurisma de aorta; um irmão fez uma cirurgia de revascularização do miocárdio há 2 anos, aos 56 anos). Nega história familiar de neoplasia e diabetes.

História social: Nega tabagismo e etilismo. Pratica esportes constantemente (ginástica, tênis e natação), reduzindo estas atividades nos últimos meses por causa de sintomas relacionados com uma hérnia incisional e um cansaço exagerado nos membros superiores após os exercícios. Boa alimentação, embora faça dieta sem orientação médica. Toma muitas vitaminas, como complemento da dieta.

Exame físico: Bom estado geral, corada, hidratada, eupneia, algo apreensiva com a presença do "tumor". Altura: 1,70 m; peso: 61 kg; PA: 120 × 80 mmHg; PR: 66 bpm; FR 16 irpm; temperatura axilar: 36,2°C. Ausência de linfonodos palpáveis em regiões supraclaviculares, cervical e axilar. Traqueia centrada e tireoide impalpável. Mamas normais. Aparelhos cardiovascular e respiratório sem anormalidades. Abdome sem alterações, exceto por grande hérnia incisional em cicatriz mediana infraumbilical. Exame ginecológico e toque retal normais.

■ Qual a Hipótese Diagnóstica Clinicorradiológica?

A primeira hipótese diagnóstica foi radiológica, tendo sido identificada uma **lesão expansiva do mediastino anterior** (Fig. 6-37).

Clinicamente, a paciente é **assintomática**, portanto, quais serão os dados relevantes da história e do exame físico? Na presença de massa mediastinal, a **localização** da lesão é de extrema importância na seleção das hipóteses mais prováveis. Veja o esquema com as lesões de maior frequência nos diferentes compartimentos mediastinais (Quadro 6-1).

Depois de localizar a lesão, é importante caracterizá-la. Devemos observar os **contornos, a relação com outras estruturas anatômicas, a presença ou não de calcificações e se é sólida ou cística.**

No caso da nossa paciente, a lesão é de mediastino anterior, o que nos faz selecionar as seguintes hipóteses:

A) Bócio mergulhante.
B) Timoma.
C) Teratoma.
D) Linfoma.
E) Aneurisma de aorta.

Fig. 6-37. A. Radiografia de tórax em PA, demonstrando lesão expansiva no mediastino à esquerda, superpondo-se sobre o contorno cardíaco. **B.** Radiografia de tórax em perfil demonstrando que a lesão se projeta anteriormente sobre o coração.

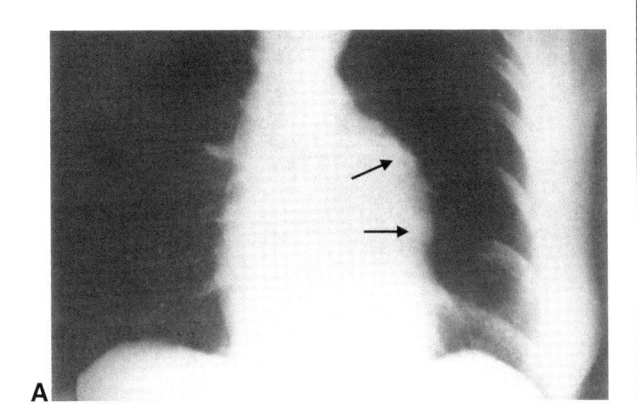

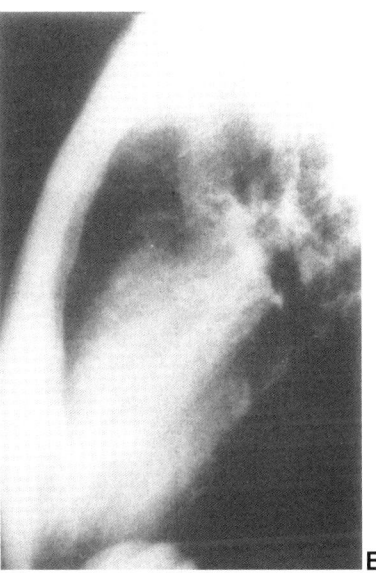

Vejamos as considerações clínicas para as hipóteses.

O **bócio mergulhante** é uma das lesões mais frequentes no mediastino anterior. A palpação da tireoide foi normal, sem desvio da traqueia. Numa radiografia de tórax, o bócio é identificado como lesão expansiva com densidade de partes moles, podendo ou não ter calcificações grosseiras de permeio, rechaçando a traqueia em continuidade com a base do pescoço.

A **lesão expansiva** do timo pode estar associada à **miastenia** *gravis*. Cerca de 10% dos timomas e 65% das hiperplasias do timo podem estar associadas a ela. No caso, a paciente não apresentava diplopia ou ptose palpebral, mas referia certa redução da força muscular.

Radiologicamente, o timo normal é proeminente no recém-nascido até 2 anos de idade, e identificado na radiografia de tórax até cerca de 5 anos. No adulto, a imagem do timo não costuma ser visível. Mesmo quando aumentado de volume, o timo mantém seu formato triangular localizado sobre o coração. O fato de a paciente não ter sintomas de miastenia *gravis* não exclui o diagnóstico.

O **teratoma benigno** não costuma dar sintomas, a não ser os originários da compressão traqueal ou da veia cava superior. O teratoma maligno invade os tecidos adjacentes. Numa radiografia de tórax, o teratoma benigno apresenta contornos bem definidos, lisos e arredondados e, frequentemente, calcificação periférica. Em nossa paciente não há evidência de calcificações, o que torna esta hipótese pouco provável.

Quadro 6-1. Divisão Topográfica do Mediastino – Localização das Principais Lesões, nos Diferentes Compartimentos

Mediastino Anterior	Mediastino Médio	Mediastino Posterior
Tumor de tireoide	Linfonodopatia hilar e paratraqueal	Megaesôfago
Tumor de timo	Sarcoidose	Aneurisma de aorta
Aneurisma da aorta ascendente	Carcinoma brônquico	Massa para-aórtica
Cisto pericárdico	Cisto broncogênico	Hérnia de hiato
Hérnia de Morgani		Hérnia de Bochdalek
Linfoma		Tumores neurogênicos
Teratoma		Massas paravertebrais

A **linfonodomegalia mediastinal** pode ser o 1º sinal identificado em um paciente com linfoma através de uma radiografia de tórax. As massas de linfonodos costumam ter contornos lobulados, e outras cadeias podem estar comprometidas sem que o paciente se dê conta disso. Neste caso, a paciente não apresentava alterações no exame físico.

A hipótese de **aneurisma da aorta** deve ser lembrada em pacientes com hipertensão arterial, o que não é o caso. Numa radiografia de tórax, a imagem de aneurisma da porção descendente da aorta pode ser identificada, por sua continuidade com a imagem cardíaca.

Depois da 1ª avaliação clinicorradiológica, concluímos que a hipótese de **timoma** é a mais atraente.

▪ Qual a Conduta de Investigação?

A investigação inicial de toda a massa mediastinal detectada na radiografia de tórax é complementada com uma **radiografia penetrada do mediastino com o esôfago contrastado** com bário. Esta simples medida pode ser suficiente para definir a relação da lesão com o órgão. No caso de lesões primárias do esôfago, a investigação radiológica pode ser encerrada nesse ponto. É útil para definir os contornos, identificar calcificações e detectar outras lesões satélites, estenoses de traqueia e brônquios, presença de linfonodos e destruição óssea.

No entanto, com estes dados é possível tomar-se uma conduta terapêutica?

Sabemos que **50% das neoplasias sólidas de mediastino são malignas**. Portanto, toda a lesão sólida de mediastino é indicação de cirurgia tanto terapêutica quanto diagnóstica.

A **TC** está sempre indicada na avaliação de massa mediastinal?

Considere a escolha do método conforme a probabilidade de diagnóstico, a conduta a ser tomada, caso a hipótese seja confirmada e a disponibilidade do equipamento.

A TC é de grande importância na avaliação de massas mediastinais, permitindo identificar o conteúdo da lesão, ou seja, definir se é cístico ou sólido; fornecer dados com relação às estruturas vizinhas (compressão ou invasão); e com o uso do meio de contraste venoso, avaliar seu grau de vascularização. No caso de aneurisma, o método permite avaliar não só o contorno externo na radiografia convencional, como também estudar a sua luz, detectando trombos ou dissecções.

A TC é sensível na avaliação de linfonodos mediastinais (Fig. 6-38).

Embora na maioria das vezes a TC seja suficiente para o diagnóstico, a **ressonância magnética** pode ser indicada para casos mais complexos, já que permite realizar estudos nos planos coronais e sagitais, com identificação da composição tecidual, além de não utilizar contraste venoso ou radiação ionizante.

No caso desta paciente, a TC mostrou lesão expansiva do mediastino anterior com densidade sólida homogênea, não captante do meio de contraste e sem calcificações. O contorno da lesão é regular e apresenta plano de clivagem nítido com as estruturas vizinhas (Fig. 6-39 e 6-40).

A hipótese clinicorradiológica foi de timoma benigno.

Foi indicado tratamento cirúrgico, que demonstrou a presença de um tumor de 3,5 cm de diâmetro, fazendo corpo com o timo. O tumor e o timo foram ressecados.

▪ Conclusão

O laudo histopatológico foi de **timoma epitelial benigno**. A paciente evoluiu assintomática 5 anos após o tratamento cirúrgico.

QUESTÕES PARA REFLEXÃO

Considere sempre o custo-benefício para cada caso. Sendo um provável caso cirúrgico, este paciente poderá ser atendido na sua região ou será transferido para um centro mais desenvolvido? Lembre-se que na presença de tumor maligno, o tempo é fundamental.

Lembre-se que a TC também é um método que utiliza a radiação ionizante. Se este exame for fundamental para o diagnóstico e a conduta, encaminhe o paciente para localidade que tenha acesso ao método e melhores condições para cuidar do caso.

■ Considerações sobre o Diagnóstico

Os timomas ou neoplasias epiteliais tímicas são a 2ª mais comum neoplasia mediastinal primária em adultos depois do linfoma. Essas lesões se originam do epitélio tímico, contendo números variáveis de linfócitos entremeados a elas. São classificados em **timomas** (benignos), que podem ser encapsulados (não invasivos) ou invasivos e **carcinomas tímicos** (com componente epitelial maligno).

A idade média ao diagnóstico é de 45 a 50 anos, sendo raro em pacientes com idade inferior a 20 anos. Embora essa patologia se associe mais comumente à miastenia *gravis*, há relato de casos de associação com doenças autoimunes, como doença de Graves, síndrome de Sjögren, hipogamaglobulinemia entre outras.

Nas radiografias de tórax, os timomas são vistos como massas de tecido mole arredondadas ou ovais, lisas ou lobuladas, próximo à origem dos grandes vasos na base do coração.

A TC é melhor para caracterizar os timomas e para detectar a invasão local no período pré-operatório, podendo demonstrar tumores não visíveis nas radiografias convencionais. Pela sua consistência firme, os timomas mantêm sua forma ao fazerem contato com o esterno, anteriormente, e com o coração e os grandes vasos, posteriormente. Tumores com sinais de malignidade tendem a apresentar tamanho maior, margens irregulares, realce heterogêneo, necrose, metástases em linfonodos mediastinais e calcificações. A invasão de estruturas vizinhas ocorre em ordem decrescente de frequência na pleura, pulmão, pericárdio, parede torácica, diafragma e grandes vasos em 10 a 15% dos pacientes. Metástases extratorácicas são raras, embora já descrito ocorrer disseminação transdiafragmática para o retroperitônio. Em função disso, obter imagens de todo o tórax e região superior do abdome torna-se importante em pacientes com suspeita de doença invasiva.

IMAGENS

Fig. 6-38. Topograma de tórax para pesquisa de lesão mediastinal.

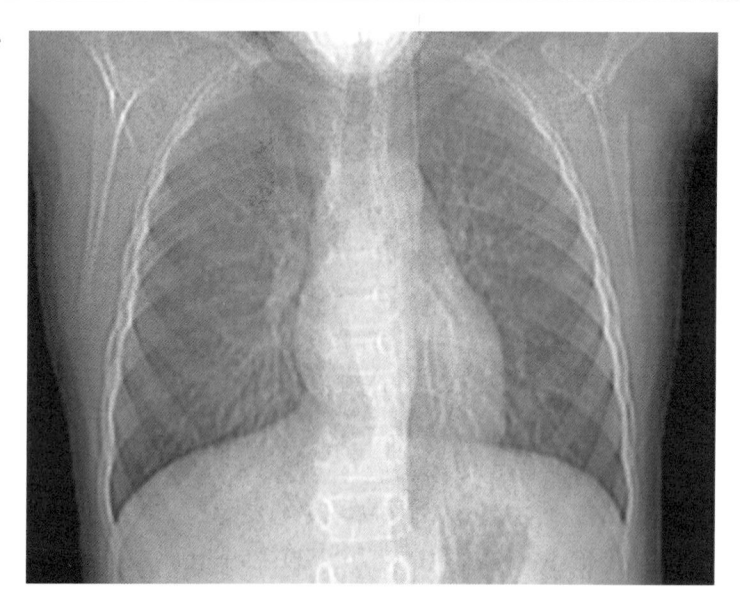

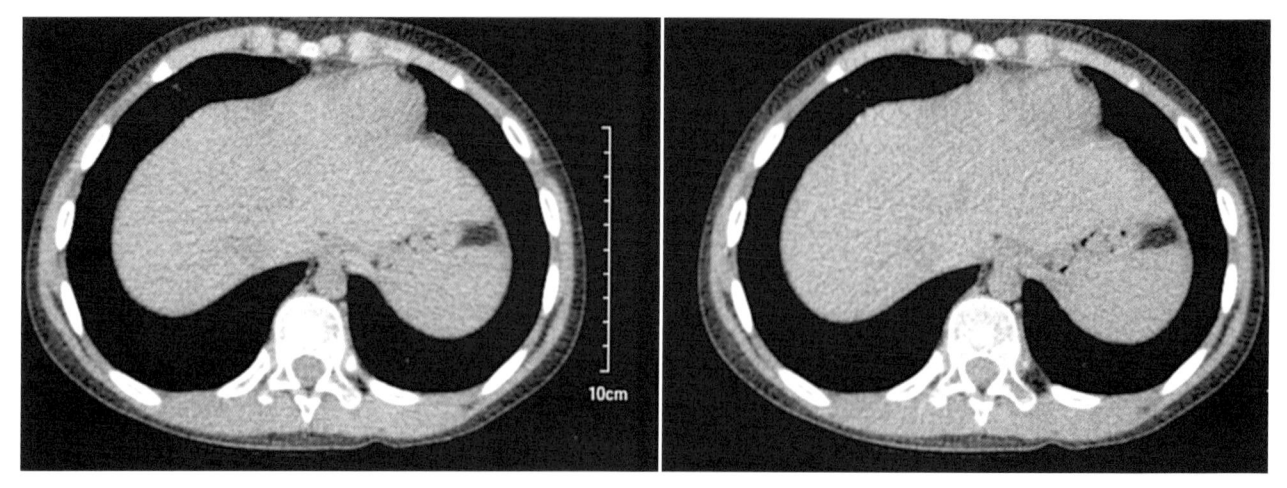

Fig. 6-39. TC de tórax em corte axial com "janela" para mediastino, demonstrando lesão de contornos regulares e densidade homogênea em topografia de mediastino anterior.

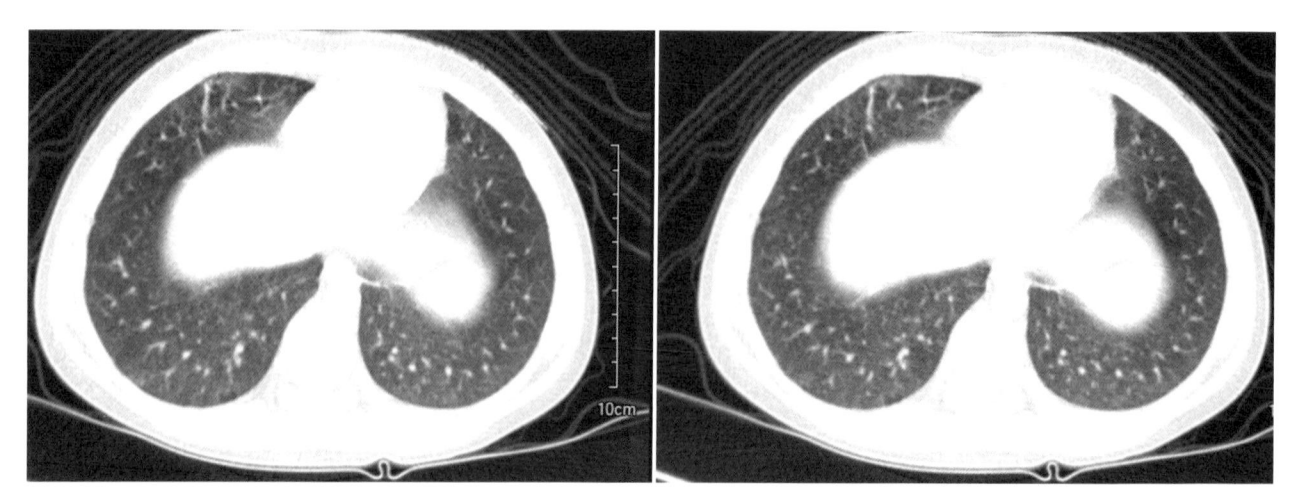

Fig. 6-40. TC de tórax em corte axial com "janela" pulmonar, demonstrando lesão de contornos regulares em topografia de mediastino anterior.

BIBLIOGRAFIA   Brant WE, Helms CA. *Fundamentos de radiologia*. Rio de Janeiro: Guanabara Koogan, 2008.

Lee JKT *et al*. *Tomografia computadorizada do corpo em correlação com ressonância magnética*. Rio de Janeiro: Guanabara Koogan, 2008.

Webb WR, Higgins CB. *Imagens do tórax*. Rio de Janeiro: Revinter, 2008.

9º CASO — PATOLOGIA MALIGNA DAS MAMAS

Identificação: MJAS, sexo feminino, branca, 56 anos, dona de casa, natural do Rio de Janeiro.

Queixa principal: Nódulo na mama

História da doença atual: Há aproximadamente 6 meses, paciente relata que, ao fazer o auto-exame das mamas, notou pequeno nódulo na mama esquerda. Não procurou auxílio médico até então, quando refere aumento do tamanho do referido nódulo e descarga papilar positiva. Não tem exames mamográficos prévios.

História patológica pregressa: Doenças comuns da infância; HAS. Nega patologias mamárias e ginecológicas prévias.

História fisiológica: DUM há 5 anos; menarca aos 10 anos, com ciclos regulares de 5 dias; menopausa aos 51 anos. Nega reposição hormonal. Gesta 3, paridade 3. Refere uso de anticoncepcional oral por 15 anos.

História familiar: Irmã e tia falecidas por câncer de mama. Pais falecidos por doenças cardiovasculares. Restante dos irmãos e filhos saudáveis

Exame físico: Paciente com mamas pequenas, simétricas, sem cicatrizes, abaulamentos ou retrações. À palpação, mamas densas, com nódulo na mama esquerda, acompanhado de derrame papilar tipo água de rocha. Axila e fossas supraclaviculares livres.

■ Qual a Impressão Clínica?

A queixa de nódulo mamário palpável relatada pela paciente, associada à apresentação do exame físico, indica investigação diagnóstica de câncer de mama.

■ Há Algum Dado de Importância no Exame Físico?

Sim. Nódulo palpável associado à descarga papilar positiva.

■ Há Possibilidade de Câncer?

Sim. Os dados do exame físico e a história familiar positiva aumentam a chance da presença de patologia maligna. A menarca precoce também pode ser inferida como fator de risco.

■ Qual a Conduta Propedêutica?

O principal exame de rastreio e diagnóstico em pacientes, tanto sintomáticas, quanto assintomáticas, é a mamografia, que detecta lesões muito pequenas, ainda em fase inicial.

No caso das assintomáticas, preconiza-se exame de base entre 35-40 anos de idade e dos 40 em diante, anualmente.

Nas pacientes sintomáticas, o exame deve ser feito independente da faixa etária, assim como mulheres com alto risco familia, deverão iniciar rastreamento 10 anos antes do caso familiar mais precoce.

Frente ao caso discutido, a paciente não iniciou rastreamento como deveria, de acordo com história familiar positiva. Associada a isso, a percepção de nódulo palpável na mama indica investigação diagnóstica imediata. O atraso de 6 meses na procura de auxílio médico permite evolução da provável doença, com piora do prognóstico.

A mamografia do caso mostra nódulo espiculado, com contornos irregulares e limites parcialmente definidos na mama esquerda (Figs. 6-41 e 6-42).

Capítulo 6 TÓRAX 111

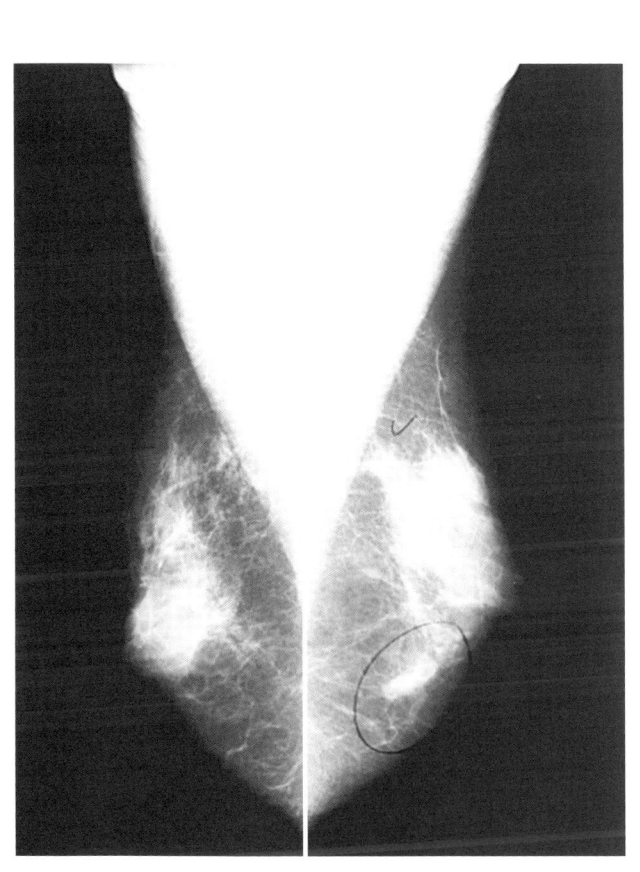

Fig. 6-41. Mamografia. Incidência mediolateral oblíqua, nódulo espiculado com contornos irregulares e limites parcialmente definidos em mama esquerda.

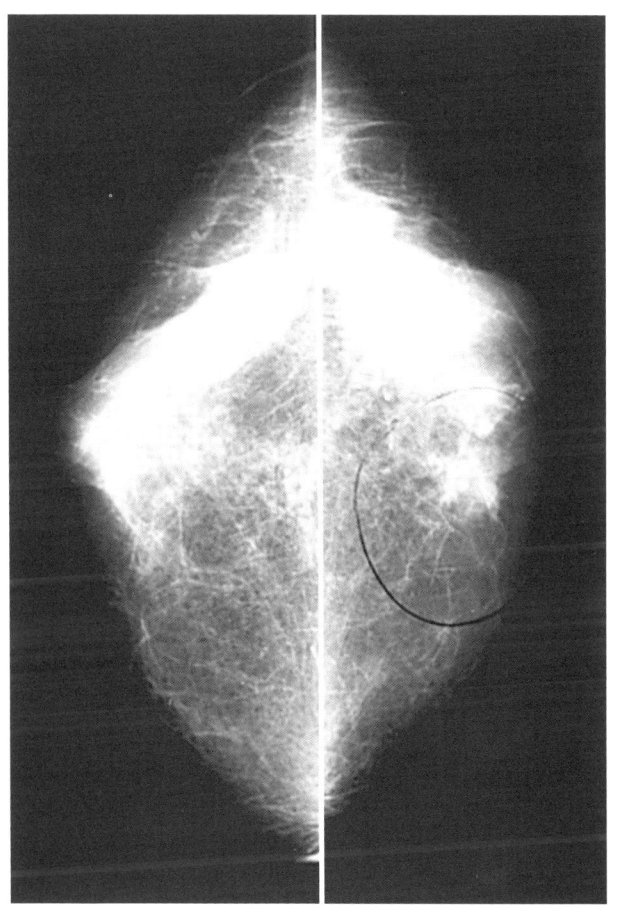

Fig. 6-42. Mesma lesão observada com incidência craniocaudal.

A US mamária, na investigação de casos suspeitos de patologia maligna, tem como finalidade a avaliação de imagens com expressão em uma única incidência mamográfica, diferenciação e caracterização de lesões císticas ou sólidas e melhor análise de lesões de alta suspeição (Fig. 6-43).

Fig. 6-43. Nódulo hipoecoico, contornos irregulares e sombra acústica posterior, sugestivo de malignidade.

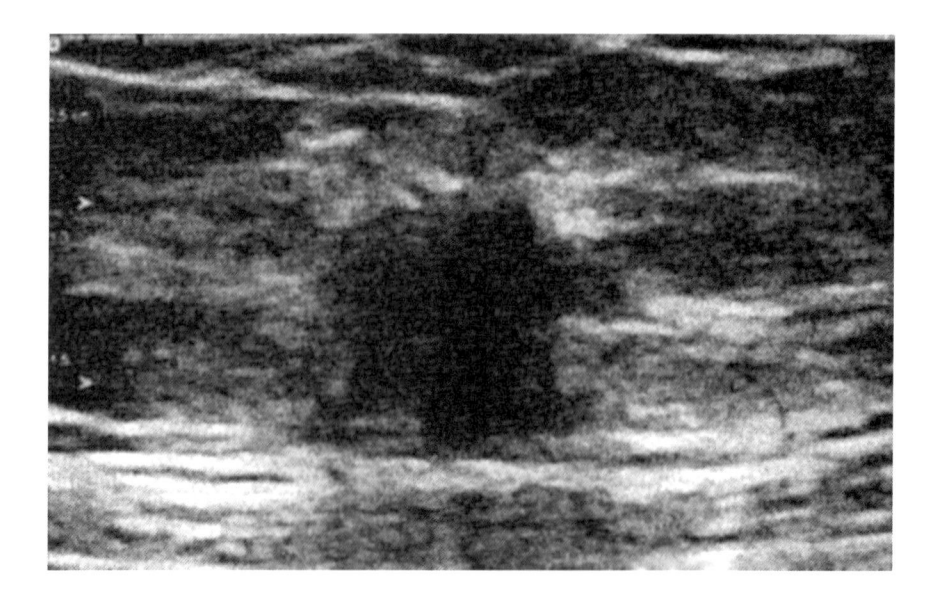

Quando a US revela lesão com probabilidade de malignidade, deve ser considerado o acompanhamento com biópsia excisional, ou com agulha fina ou estereotaxia, sob orientação ultrassonográfica ou mamográfica.

O diagnóstico histopatológico traz as características da lesão, do estado linfonodal, comprometimento das margens cirúrgicas de ressecção e o resultado dos marcadores prognósticos avaliados por imuno-histoquímica.

Com resultado positivo pela biópsia, deve-se proceder conduta terapêutica.

■ Qual a Conduta Terapêutica?

Tendo em vista a presença de lesão maligna, torna-se necessário o estadiamento da doença, com rastreamento de metástases locorregionais e a distância, para definição do melhor tipo de tratamento.

O tratamento cirúrgico pode ser conservador com retirada apenas do nódulo, segmento ou quadrante mamário acometido, associado à retirada de gânglios axilares. As cirurgias não conservadoras são a mastectomia simples ou radical, acompanhadas de quimioterapia e hormonoterapia para diminuir as chances de recidiva.

A radioterapia é usada após a cirurgia para destruir as células remanescentes ou para diminuir o tamanho do tumor antes do tratamento cirúrgico.

A disseminação da doença, geralmente, acomete linfonodos axilares e supraclaviculares, ossos, pulmões, fígado, cérebro e ovários, e o tratamento consiste somente na quimioterapia ou hormonoterapia.

■ Qual o Acompanhamento?

O acompanhamento pós-cirúrgico varia de acordo com o tempo decorrido e se faz por história clínica com exame físico, mamografia anualmente e exame ginecológico, quando em uso de hormonoterapia.

Não há indicação de exames complementares na ausência de sintomas ou indicações clínicas que justifiquem sua solicitação.

Os métodos complementares usados, quando necessários, são radiografia, TC, US, RM, cintilografia e PET (Figs. 6-44 e 6-45).

Fig. 6-44. TC de abdome de paciente com diagnóstico prévio de câncer de mama, mostrando lesões hepáticas, com captação heterogênea de contraste, indicativas de metástases. (Arquivo de Radiologia do Hospital Universitário Clementino Fraga Filho, HUCFF.)

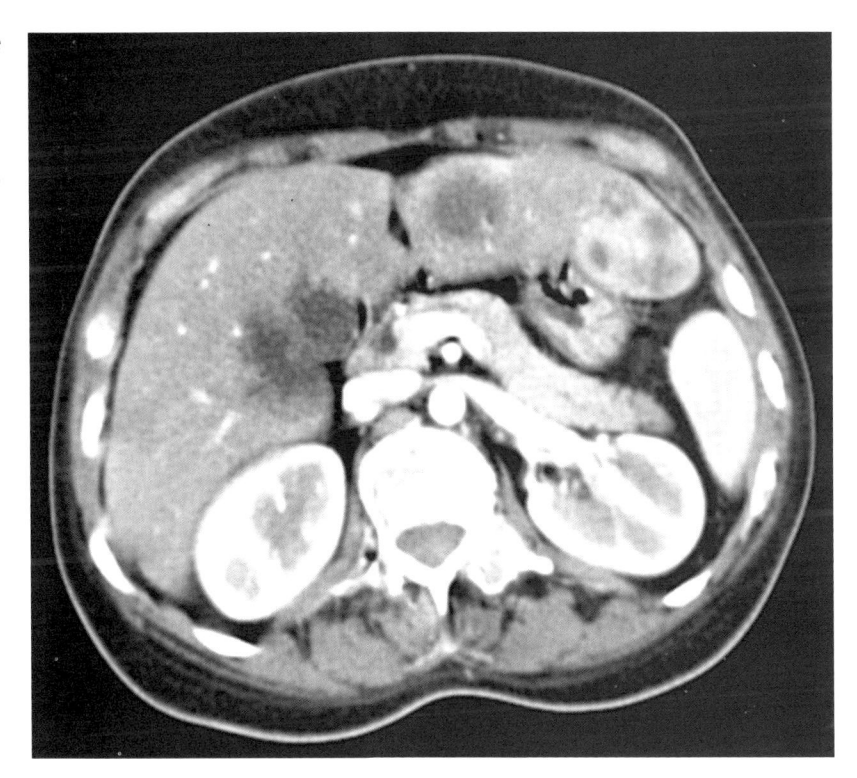

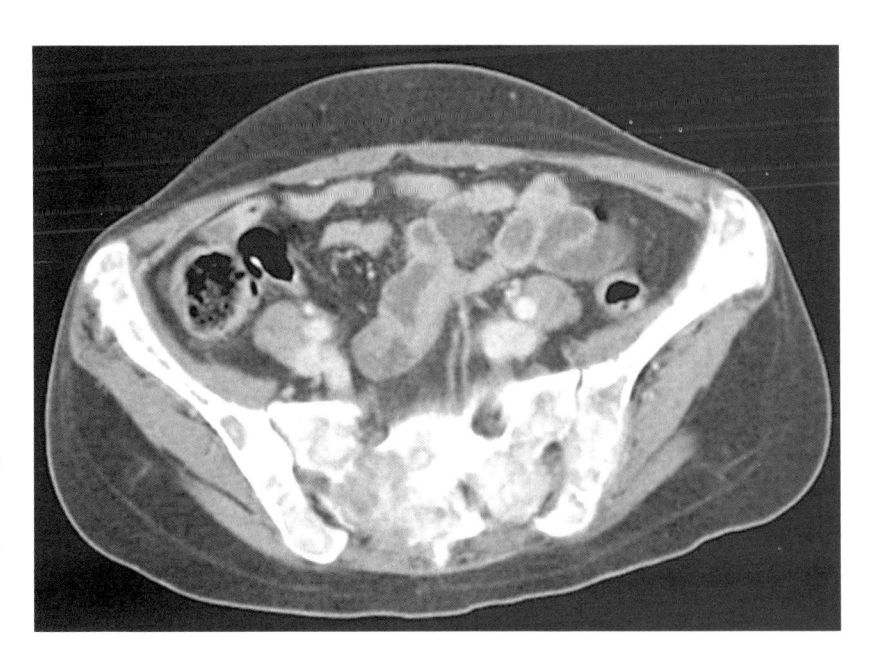

Fig. 6-45. TC da mesma paciente, já evidenciando lesões líticas, no osso da pelve, também indicativas de metástases. (Arquivo HUCFF.)

■ O Papel da RM na Patologia Mamária

Por tratar-se de exame de alto custo, a RM mamária ainda tem certa restrição de uso, apesar da grande acurácia para a detecção de câncer de mama (Figs. 6-46 e 6-47).

Suas principais indicações são: rastreamento de pacientes com alto ou moderado riscos e mamas densas; pacientes com diagnóstico confirmado, pois permite a identificação de outros focos ocultos na mesma mama e na mama contralateral, mudando o planejamento pré-operatório; avaliação de mamas com prótese; diagnóstico diferencial entre lesões benignas e malignas, como câncer recidivante e lesão cicatricial.

A desvantagem da RM é a incapacidade de detectar microcalcificações.

Fig. 6-46. RM, sequência ponderada em T1 com contraste venoso, mostrando nódulo com contorno irregular e espiculado, espessamento cutâneo difuso e retração do complexo areolomamilar da mama direita; alterações compatíveis com câncer de mama. (Arquivo do HUCFF.)

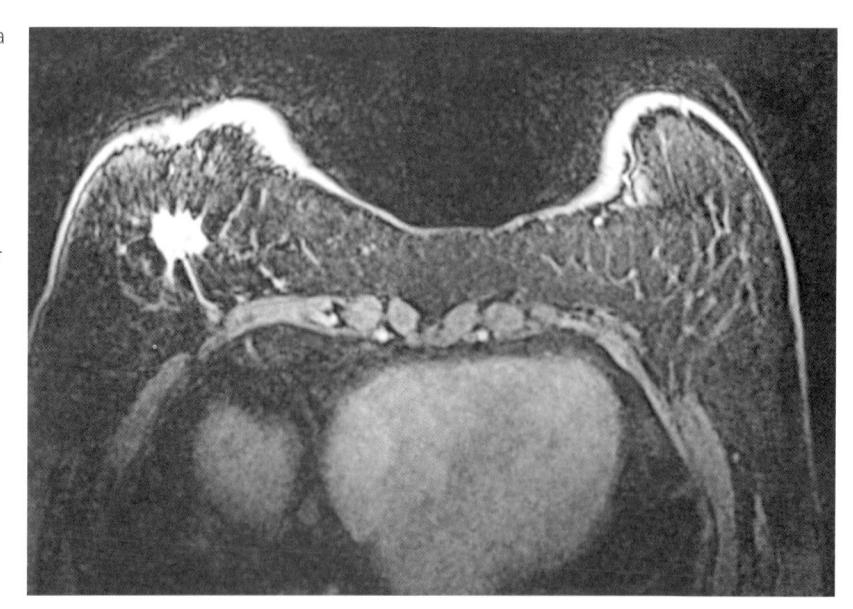

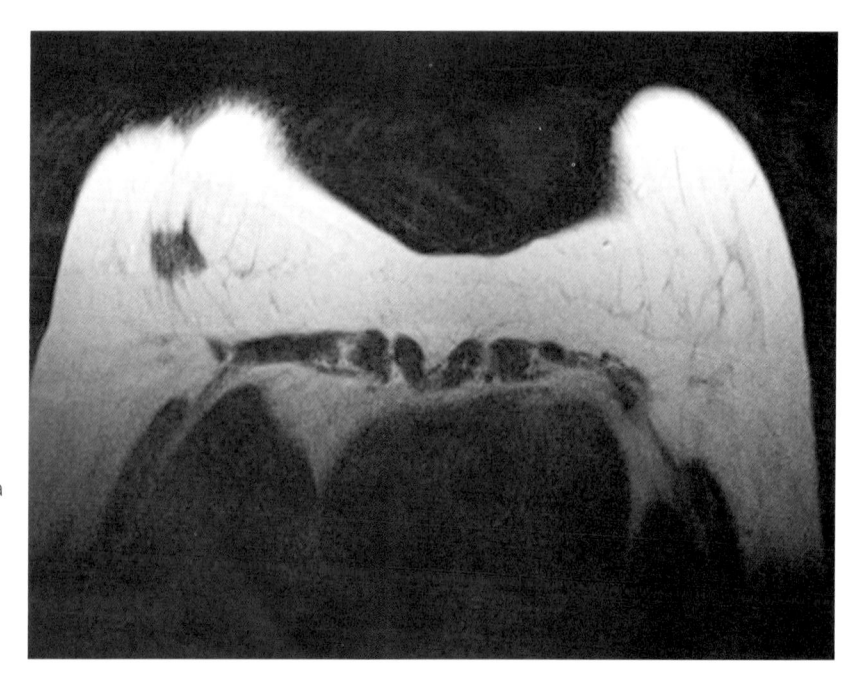

Fig. 6-47. RM da mesma paciente, porém numa sequência ponderada em T2, mostrando as mesmas alterações anteriores. (Arquivo do HUCFF.)

QUESTÕES PARA REFLEXÃO

1. **Quais os principais fatores de risco para câncer de mama?**
   História familiar positiva (parente do 1º grau), idade superior a 40 anos, antecedentes de câncer de mama, hiperplasia atípica, mutação dos genes BRCA 1 e 2, irradiação prévia, menarca precoce, menopausa tardia, uso prolongado de estrógeno, obesidade, história de câncer de endométrio ou ovário, tabagismo.

2. **Como é feita a avaliação da mamografia?**
   A classificação dos exames é feita pelo método BIRADS *(Breast Image Reporting and Data System)* proposto pela ACR *(American College of Radiology)*, sendo as categorias:
   - 0 Indeterminado.
   - 1 Mama normal.
   - 2 Anormalidade com características benignas.
   - 3 Anormalidade com características provavelmente benignas.
   - 4 Anormalidade suspeita de malignidade.
   - 5 Anormalidade com alta probabilidade de malignidade.
   - 6 Malignidade comprovada.

   O método BIRADS também é utilizado para classificar exames de US e RM.

3. **Quais os principais achados de malignidade?**
   Nódulo espiculado, com contornos irregulares associados ou não a microcalcificações. Microcalcificações pleomórficas agrupadas.

4. **E a mama masculina?**
   Lembrar que o homem também pode ter câncer de mama, portanto quando alguma alteração estiver presente, como ginecomastia ou presença de nódulo, o estudo com mamografia está indicado.

BIBLIOGRAFIA

Cardenosa G. *Atlas de imagem da mama com correlação clínica.* Rio de Janeiro: Revinter, 2009.
Juhl J, Crummy A, Kuhlman J. *Interpretação radiológica.* Rio de Janeiro: Guanabara Koogan, 2000.
Lee J, Sagel S, Stanley R, Heiken J. *Tomografia computadorizada do corpo em correlação com ressonância magnética.* Rio de Janeiro: Guanabara Koogan, 2008.
www.cura.com.br/artigosmedicos-rmdemama.html
www.inca.gov.br/publicacoes/consensointegra.pdf
www.proweb.procempa.com.br/pmpa/prefpoa/sms/usu-doc/protocolo_mama_final_2008.pdf
www.scielo.br

10º CASO — DOR NAS MAMAS

Identificação: EAC, sexo feminino, 37 anos, dona de casa, natural do Rio de Janeiro.

Queixa principal: "Dor nas mamas."

História da doença atual: Há aproximadamente 7 anos, apresenta mastalgia bilateral, que se acentua no período menstrual. Nega no momento: nódulos, derrame papilar e linfonodomegalia axilar. Refere que a dor vem se exacerbando, sem que tenha feito qualquer tratamento clínico.

História patológica pregressa: Doenças comuns da infância. Passado de 2 biópsias de mama, uma há 15 anos, e outra há 5 anos, sendo que a última teve, como resultado histopatológico, hiperplasia ductal. Refere esterilidade primária.

História fisiológica: Data da última menstruação (DUM) há 8 dias. Menarca aos 9 anos. Ciclo menstrual de 5 dias, com intervalo de 43 dias (TM – 5/43). Nunca engravidou (Gesta = 0).

História familiar: Mãe e tia materna falecidas por câncer de mama. Pai e irmãos vivos e saudáveis.

Exame físico: Paciente obesa, com mamas grandes, simétricas, com cicatrizes periareolares à direita, e à esquerda sem abaulamentos ou retrações. À palpação, mamas densas com condensações difusas do parênquima, bilateralmente, sem nódulo dominante. Derrame papilar ausente. Axilas e fossas supraclaviculares livres.

▪ Qual a Impressão Clínica?

A queixa de mastalgia com exacerbação clínica é comum em mulheres com síndrome de tensão pré-menstrual, principalmente na faixa etária da paciente. Nesta síndrome ocorre a retenção hídrica generalizada no pré-menstruo, originando dor e edema nas mamas.

▪ Há Algum Dado de Importância no Exame Físico?

Sim, o parênquima glandular, com condensações difusas, sugere um aumento da consistência no tecido mamário, que é quase sempre consequente à maior receptividade da glândula aos estrogênios, hormônios de grande potencial proliferativo local.

▪ Há Possibilidade de Câncer?

Talvez. O exame clínico realizado em mamas densas e irregulares é sempre mais difícil. Esta paciente apresenta vários fatores de risco para o câncer, que estão presentes em sua história e exame físico, aumentando sua chance de desenvolver o câncer de mama com relação ao restante da população. A obesidade, a menarca precoce, a nuliparidade, o achado de hiperplasia ductal e principalmente a história familiar de câncer de mama constituem os fatores de risco, pois sugerem a proliferação excessiva e a presença de fator genético.

▪ Qual a Conduta Propedêutica?

Frente ao que já foi discutido, foi solicitada a mamografia, que demonstrou mamas de densidade radiológica aumentada, com área de distorção parenquimatosa e imagem nodular de contornos irregulares e limites parcialmente definidos, localizada em quadrante superior externo de mama direita (Fig. 6-48).

Fig. 6-48. Imagem nodular irregular de limites parcialmente definidos.

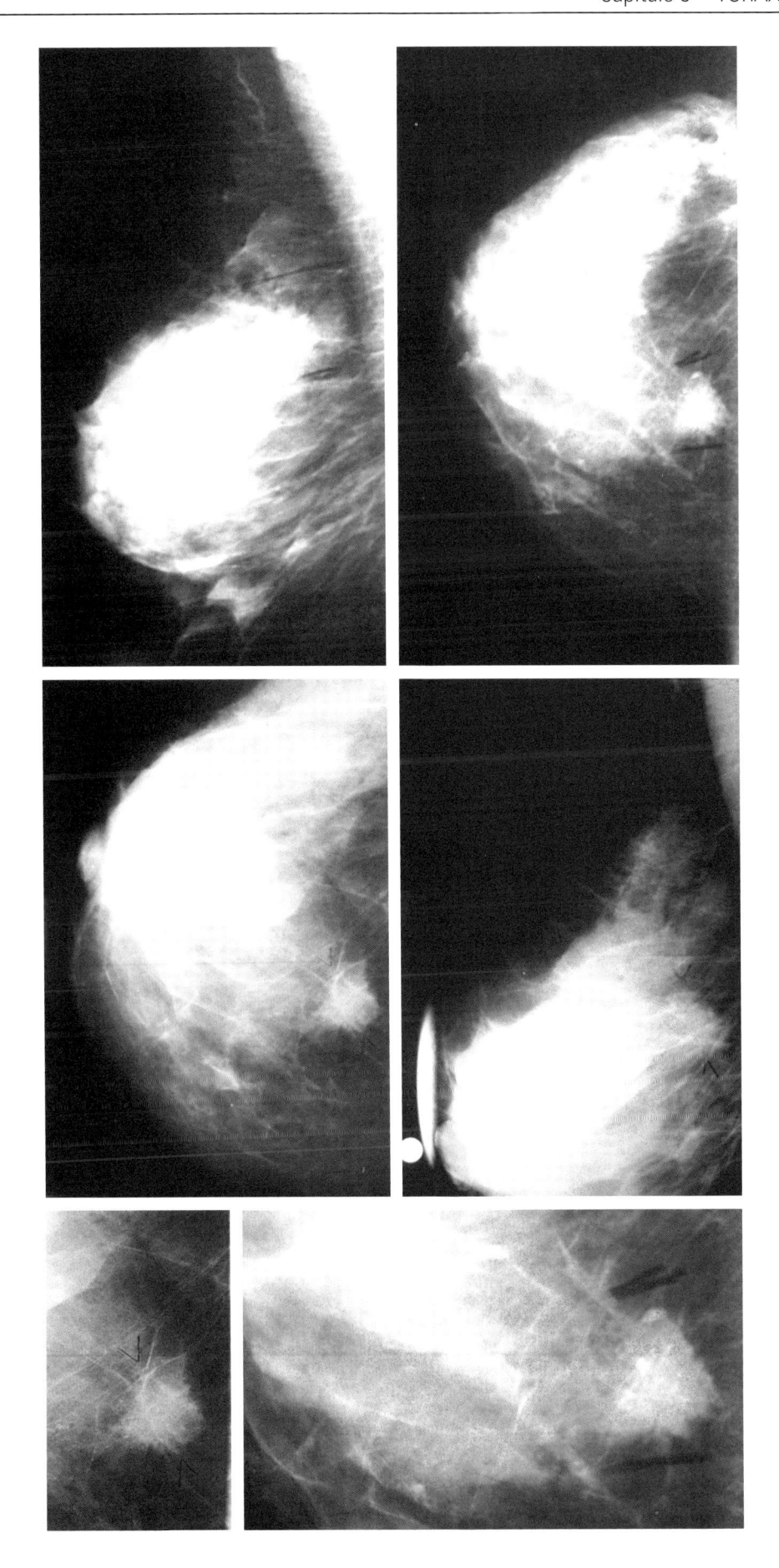

■ O que É Mamografia?

A **mamografia** é um método de investigação das mamas que utiliza a radiação ionizante. E as mamas são comprimidas de modo a reduzir a espessura e espalhar mais o parênquima. Essa manobra permite diminuir a dose de radiação e facilitar a identificação de nódulos suspeitos. São necessárias pelo menos 2 incidências para a localização tridimensional das estruturas: craniocaudal e em perfil. No caso, utiliza-se a mediolateral oblíqua, por incluir mais tecido mamário.

Os achados clássicos do tumor maligno consistem na identificação de nódulos ou massas sólidas, com margens mal definidas, formas irregulares e/ou espiculados e com alta densidade, podendo estar acompanhados ou não de microcalcificações agrupadas, áreas de distorção parenquimatosa, espessamento e/ou retração cutânea e linfonodos no prolongamento axilar.

■ Que outros Métodos Poderiam Ser Utilizados?

A **RM** é um método bastante sensível na detecção precoce do câncer de mama, principalmente nas pacientes já submetidas a procedimentos cirúrgicos anteriormente. A utilização do contraste intravenoso vem sendo bastante utilizada visto que este se acumula em tecidos com maior vascularização. Na maioria das neoplasias há um realce consistente após a injeção em torno do 1º ao 3º minuto (Fig. 6-49).

Através do exame de RM pode-se também ter a possibilidade de uma análise da mama com supressão de gordura, identificando mais facilmente lesões nodulares focais (técnica de supressão ou *spectrally selected fat supression*).

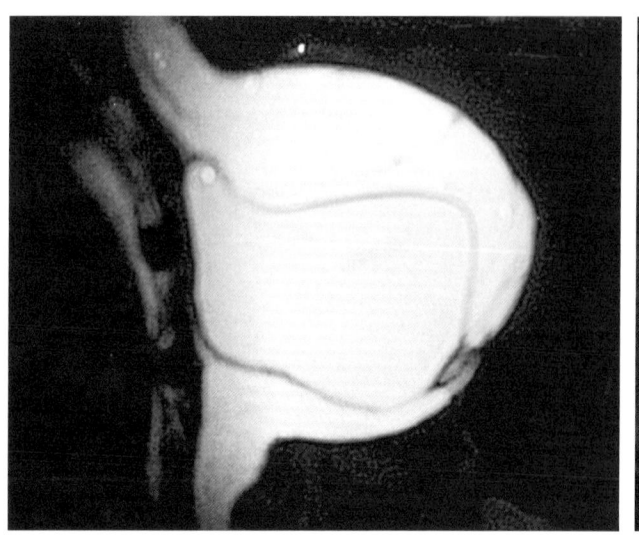

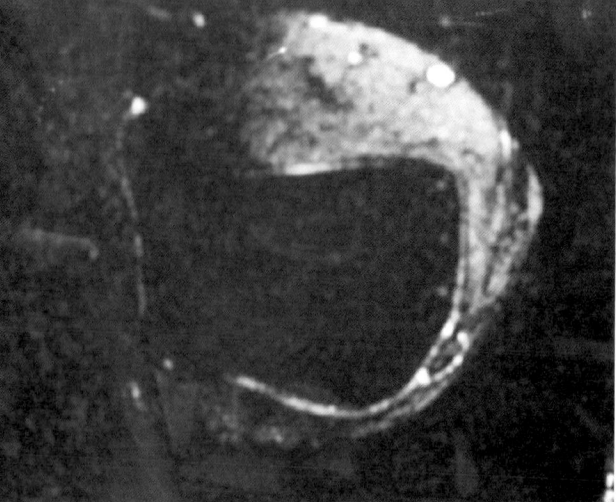

Fig. 6-49. RM da mama para controle de mama contralateral.

Os valores preditivos para maior potencial de malignidade são: realce anelar de lesões focais, impregnação precoce, *washout* precoce (rápida eliminação, curva tempo-intensidade tipo III), contorno irregular, mal definido ou espicular da lesão, realce ductal (impregnação seguindo trajetória ductal).

Outra vantagem é a localização anatômica precisa da lesão, podendo ser também realizado procedimento de biópsia com o uso de bobina específica e agulha não ferromagnética.

A **US** seria útil caso ela detectasse uma lesão nodular sólida ou cística. Os padrões de lesões sólidas sugestivas de malignidade são aquelas de forma indefinida, contornos irregulares (angulados, microlobulados, espiculados ou indistinto) de limites imprecisos, com orientação vertical (altura do nódulo maior que a largura), no caso de lesões císticas devemos avaliar a presença de componentes sólidos no interior dos cistos, septos ou paredes espessadas, lesões intraductais (Fig. 6-50).

Fig. 6-50. Nódulo de limites indefinidos, contornos irregulares, com orientação vertical.
A. Corte longitudinal.
B. Corte transversal.
C. Imagem ampliada da lesão referida anteriormente.

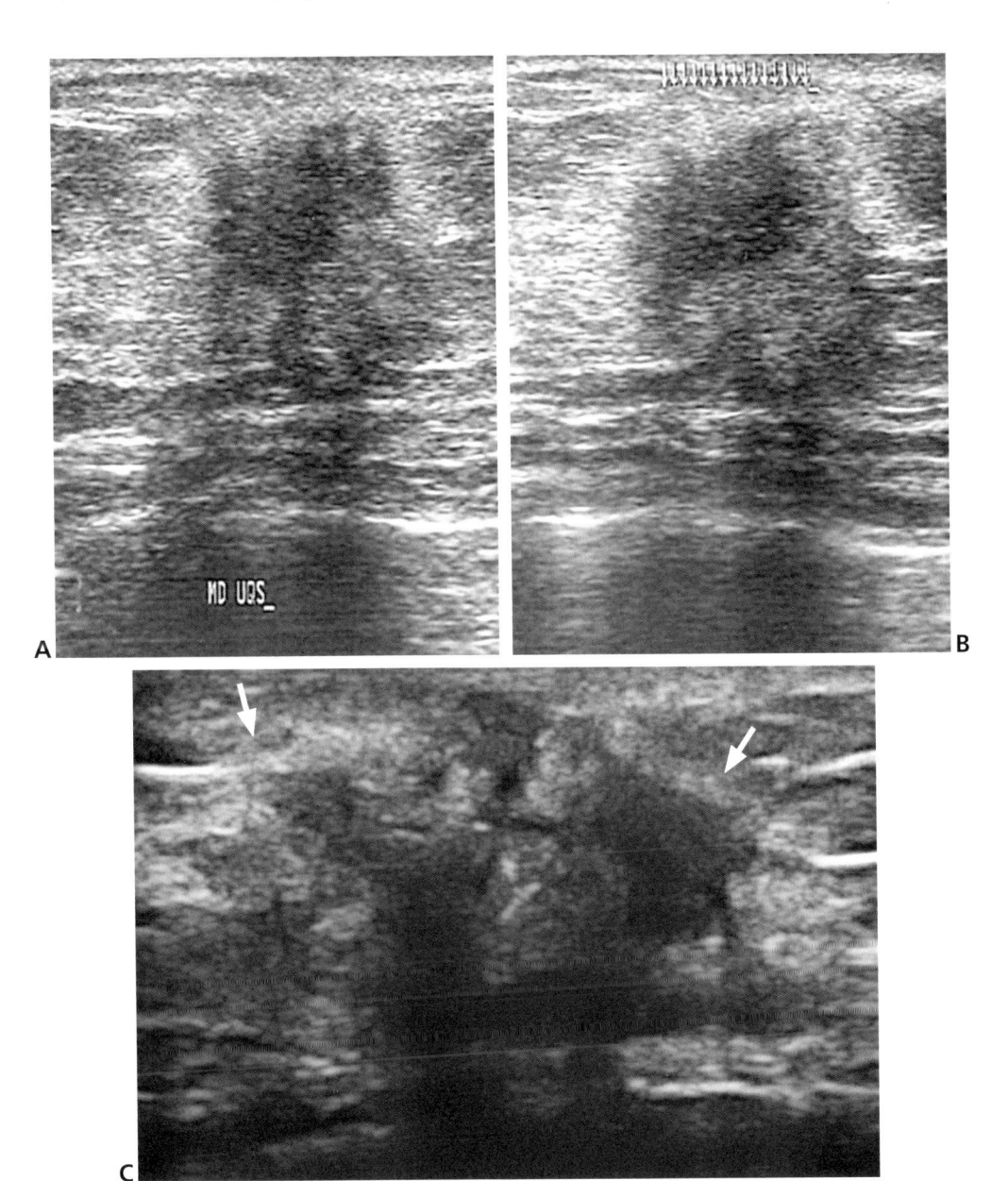

No caso de detecção de lesão com características de suspeição (Fig. 6-51) deve-se preceder ao estudo histopatológico com a realização de *core biopsy* nos casos de nódulos sólidos, ou por PAAF (punção percutânea por agulha fina) nos casos de cistos mamários.

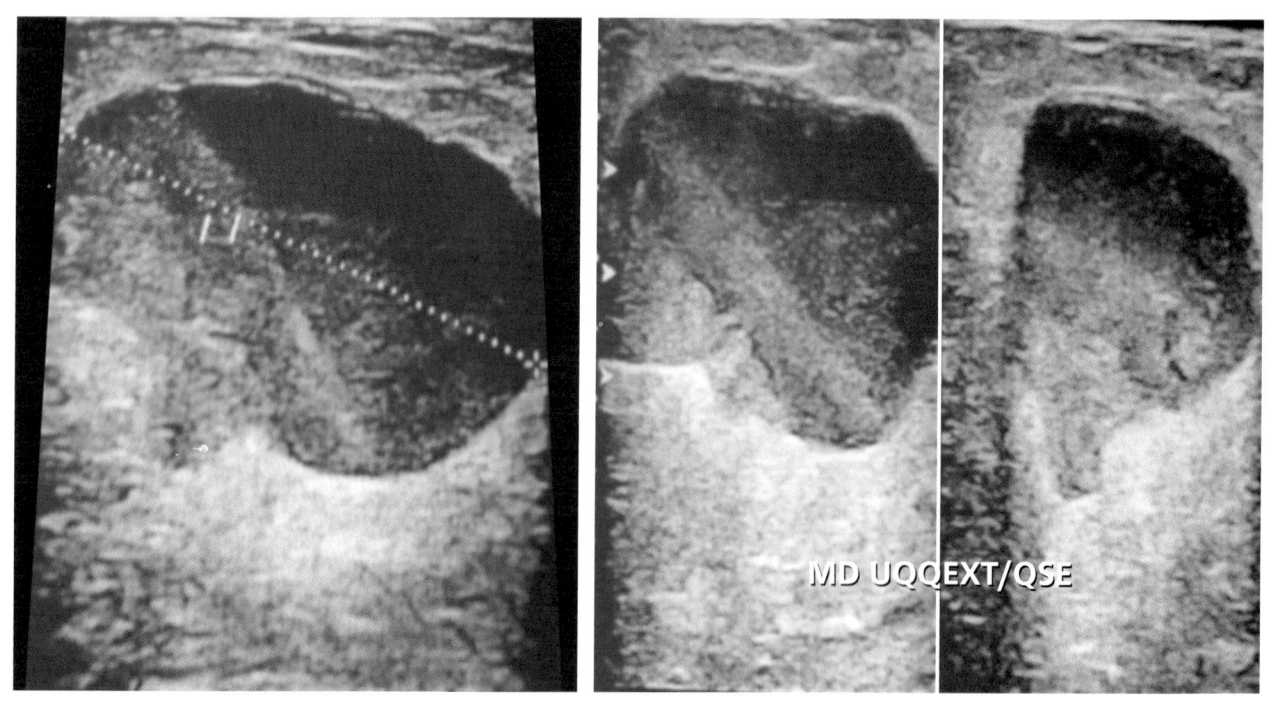

Fig. 6-51. Nódulo cístico com vegetação em seu interior.

No caso desta paciente, o **aspecto mamográfico** sugere fortemente a presença de doença maligna.

O exame de ultrassonografia desta paciente não detectou nódulos ou cistos nesta localização.

Frente a esta possibilidade, foi indicada biópsia cirúrgica auxiliada pela **estereotaxia** guiada pela mamografia, uma vez que o tumor não era palpável e nem tampouco visível ao exame ecográfico.

■ No que Consiste a Estereotaxia?

A estereotaxia consiste na localização da área suspeita, através de 2 planos, realizada por aparelho especial. Seguindo a orientação fornecida pelo equipamento, o radiologista realiza a marcação do local, introduzindo um corante e um guia metálico que irão orientar o acesso cirúrgico, evitando não só a retirada desnecessária de tecido, como localizando precisamente a área suspeita (Fig. 6-52).

Através da estereotaxia é possível obter a amostra de tecido com alteração visualizada principalmente pela mamografia, sendo o exame que precede a retirada da área suspeita, particularmente de microcalcificações, assimetrias focais e distorções do parênquima.

Após a marcação por estereotaxia e a retirada deste tecido, o mesmo é enviado para estudo histopatológico.

Em caso da necessidade da obtenção de fragmentos maiores pode-se realizar um procedimento denominado **mamotomia** que consiste na retirada de múltiplos fragmentos através de um sistema de aspiração que, além da vantagem de retirar fragmentos maiores, pode realizar a retirada de pequenos nódulos. Após o procedimento é colocado um clipe de titânio no local onde foi feita a biópsia.

No caso desta paciente, o resultado da biópsia foi positivo:

O laudo histopatológico evidenciou a presença de **carcinoma tubular.**

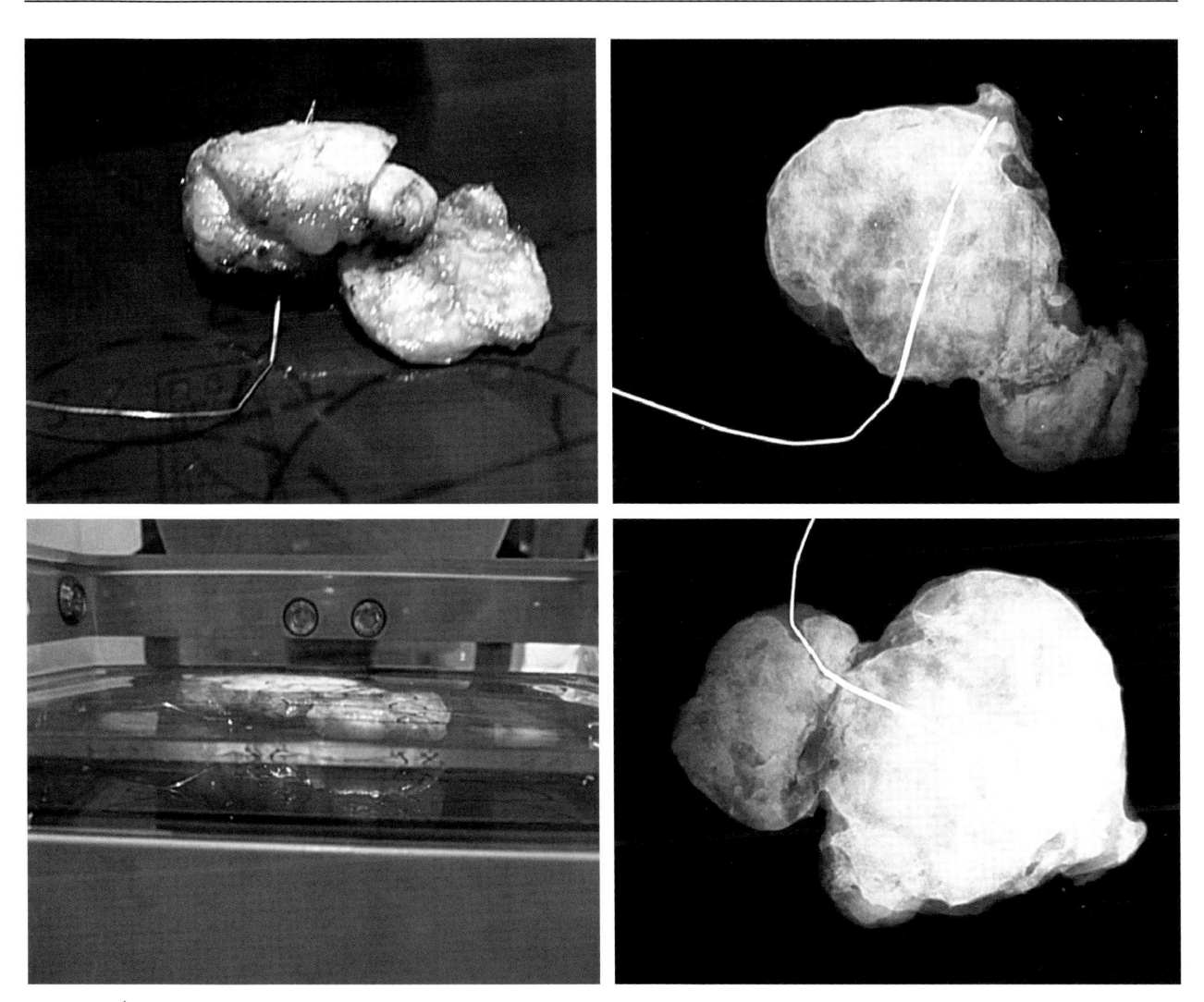

Fig. 6-52. Área suspeita retirada com marcação por estereotaxia e confirmada através de mamografia da peça cirúrgica.

■ Qual a Conduta Terapêutica?

Tendo em vista a presença de tumor maligno, é necessário o estadiamento da doença com rastreamento de metástases locorregionais e a distância para se definir qual o tipo de conduta adequada para o paciente.

Os locais mais acometidos são os linfonodos axilares e supraclaviculares, os ossos, os pulmões, a pleura, o fígado, o cérebro e os ovários. Menos frequentemente as suprarrenais, os rins, o baço e a tireoide são envolvidos.

Neste caso, sabemos que a paciente não apresenta envolvimento de linfonodos axilares ou supraclaviculares. Na pesquisa de metástases a distância, utilizamos vários métodos radiológicos.

Na **radiografia de tórax**, são avaliados a presença de nódulos pulmonares, o derrame pleural, o espessamento de septos interlobulares (linfangite carcinomatosa) ou, ainda, as lesões do arcabouço ósseo.

A **cintigrafia óssea** permite avaliar o esqueleto, demonstrando áreas de atividade óssea normal. Sua grande vantagem no rastreamento da metástase óssea é a sua sensibilidade, podendo identificar lesões ainda não visíveis radiologicamente. No entanto, a falta de especificidade impõe que toda área de captação suspeita seja radiografada para que a imagem seja analisada, já que alterações degenerativas também produzem imagem de hipercaptação, assim como os calos ósseos de fraturas consolidadas.

O estudo radiológico do esqueleto, ainda, é um método útil, sensível e de boa especificidade na detecção de metástases, onde a cintigrafia não seja disponível. Em pacientes assintomáticas, o exame pode ser restrito ao estudo do esqueleto axial (crânio, coluna e bacia) e raízes dos membros (ombros e quadril). As lesões metastáticas do câncer de mama costumam ser tanto líticas quanto blásticas.

A US e a TC são excelentes exames na avaliação de metástases abdominopélvicas. As lesões de vísceras maciças costumam ser facilmente detectadas tanto pela US quanto pela TC. Já pequenas quantidades de ascite, ou pequenas lesões ovarianas, são mais bem detectadas pela US.

A TC de crânio pode ser indicada em pacientes com suspeita de metástases cerebrais, porém não é uma investigação de rotina.

No caso de nossa paciente, os exames de rastreio foram negativos, e a paciente foi submetida a tratamento cirúrgico.

QUESTÕES PARA REFLEXÃO

1. **Há necessidade de exames complementares quando o exame clínico das mamas é negativo? A partir de que idade?**

   O diagnóstico precoce da doença é fundamental para melhorar os resultados do tratamento. A mamografia é o único exame capaz de mostrar lesões subclínicas, ainda não perceptíveis ao exame físico.

   Em mulheres com risco normal para câncer de mama, deve-se realizar o exame anual a partir dos 40 anos.

   Em mulheres com certas mutações nos genes BRCA, com histórico familiar de 1º grau para câncer de mama, principalmente se este aparecimento se deu na pré-menopausa, devem-se iniciar exames a partir de 30 anos ou 10 anos antes da idade que foi diagnosticada a doença em seu mais jovem parente acometido da doença, exceto antes dos 25 anos.

2. **A mamografia é útil em qualquer faixa etária?** (Vide Parte III, Capítulo 9).

   Não. Além da baixa incidência de câncer, em pacientes até cerca de 35 anos, o parênquima glandular é muito denso, sendo muito difícil identificar nódulos suspeitos.

   Quanto maior a substituição do parênquima mamário por tecido fibroadiposo, mais fácil é a detecção de nódulos suspeitos.

   Por este motivo, em pacientes com mamas densas, mesmo sem sinais de patologia detectável pela mamografia, deve ser complementado pela US.

3. **A mamografia periódica, a partir de 35 anos de idade não envolve radiação danosa às mamas?**

   A dose de radiação emitida pelos aparelhos modernos é bem menor que a de muitos anos atrás. É claro que qualquer radiação é sempre nociva, se mal indicada. O que deve ser levado em conta é o benefício do diagnóstico precoce do câncer de mama. O intervalo entre os exames periódicos deve ser determinado de acordo com a probabilidade de risco da paciente em desenvolver a doença (idade, história familiar, imagens suspeitas em exames anteriores).

4. **O exame mamográfico é doloroso?**

   A dor é uma sensação que depende da sensibilidade de cada pessoa, mas, de qualquer maneira, a compressão é desconfortável. Essa manobra é de suma importância para a qualidade do exame, portanto, na menor possibilidade de detecção de lesão suspeita. Isto deve ser esclarecido para a paciente, que tolerará melhor a dor, sabendo que é para seu próprio benefício. Recomenda-se que, nas pacientes com mastalgia pré-menstrual, o exame seja realizado logo após a menstruação.

5. **A US substitui a mamografia?** (Vide Parte III, Capítulo 9).
   Não. A US não é substituta, mas um método complementar à mamografia. Sua principal utilidade é diferenciar lesões sólidas de císticas, detectadas pela mamografia. Como método de rastreamento de tumores malignos, apresenta baixa sensibilidade.

   A US só é vantajosa como método original nos casos de pacientes com mamas muito densas, geralmente em pacientes jovens, em que a mamografia não permite individualizar nódulos palpáveis. O método também é útil na avaliação de processos inflamatórios, em razão da boa resolução para coleções líquidas, sendo melhor que a mamografia, além de não ser necessário comprimir uma área com sensibilidade aumentada.

   A punção para biópsia de nódulos não palpáveis também pode ser guiada pela US.

6. **A RM substitui a mamografia?** (Vide Parte III, Capítulo 9).
   Não, a RM é apenas um complemento, não substituindo a mamografia anual. Ela investiga tecidos mais densos da mama e implantes de silicone. Porém, como tem uma informação mais detalhada, acaba por gerar resultados falso-positivos em alterações de aparência duvidosa.

   Apesar da não utilização de radiação, requer a utilização de injeção de contraste para a produção de imagens de melhor qualidade.

7. **A partir de que momento deve-se solicitar uma ressonância mamária?**
   A partir de 30 anos nos casos de portadores de mutação BRCA comprovada (gene mutado BRCA1, BRCA2, TP53 ou PTEN), parentes não testados de pacientes com mutação de BRCA, comprovada, mais de um parente próximo (mãe, irmã, filha) que teve câncer de mama, tratamento com radiação na área do tórax depois dos 10 anos de idade e antes dos 30 anos (anualmente após o tratamento).

   Deve ser utilizada nas pacientes com diagnóstico de câncer de mama, para um exame mais apurado da mama contralateral no momento do diagnóstico, ainda se não houver qualquer alteração em outros exames de rastreio, como a ultrassonografia ou a mamografia.

   Há ainda de ser considerada em pacientes com risco entre 15 e 20% com base em história patológica pregressa de câncer de ovário ou mama ou diagnóstico histopatológico por biópsia de neoplasia lobular ou hiperplasia ductal atípica.

8. **Quando escolher cintilografia ou radiografia do esqueleto?**
   Considere a facilidade de acesso à cintilografia. A vantagem do método é beneficiar a paciente com menores doses de radiação diagnóstica, maior sensibilidade de detecção de lesões e maior conforto na execução do exame. Em nosso meio, o estudo radiográfico do esqueleto ainda é o exame de escolha, pelas restrições de acesso e o alto custo da cintilografia. Além disso, em pacientes na pós-menopausa, as alterações degenerativas são causas comuns de falso-positivo.

   Obs.: As fotografias contidas nesta seção foram cortesia da Dra. Marilia Cariello Couto.

11º CASO — NÓDULOS NAS MAMAS

Identificação: HGF, sexo feminino, 39 anos, publicitária, natural do Rio de Janeiro.

Queixa principal: "Tumores nas mamas."

História da doença atual: Há cerca de 2 meses, ao se ensaboar durante o banho, verificou áreas mais endurecidas em ambas as mamas, que julgou se tratar de nódulos. Dessa forma, procurou um mastologista que lhe solicitou alguns exames.

História patológica pregressa: Doenças comuns da infância, hipertensão arterial sistêmica.

História fisiológica: Data da última menstruação (DUM) há 7 dias. Menarca aos 13 anos. Ciclo menstrual de 5 dias, com intervalo de 28 dias (TM – 5/28). Engravidou 3 vezes (gesta = 3 para 3) sendo 3 partos normais, amamentou os 3 filhos por aproximadamente 6 meses cada 1. Nunca fez uso de método hormonal, tendo usado diafragma e após o 3º filho feito ligadura tubária. Não faz uso de terapia hormonal.

História familiar: Sem histórico familiar de câncer de mama.

Exame físico: Paciente normolínea, com mamas simétricas, sem cicatrizes, abaulamentos ou retrações. À palpação, mamas densas com condensações difusas do parênquima, bilateralmente sem nódulos dominantes. Derrame papilar ausente. Axilas e fossas supraclaviculares livres.

■ Qual a Impressão Clínica?

A queixa de nódulo mamário em mamas densas deve ser investigada por exames complementares, incluindo a mamografia e a US mamária

■ Há Algum Dado de Importância no Exame Físico?

Sim, o parênquima glandular, com áreas de parênquima com condensações difusas, sugerindo ação estrogênica e consequente proliferação excessiva de tecido mamário. O ideal seria que o exame fosse realizado após a menstruação (fase folicular do ciclo menstrual).

■ Há Possibilidade de Câncer?

Talvez. O exame clínico realizado em mamas densas e irregulares é sempre mais difícil. Esta paciente não apresenta fatores de risco para o câncer. A mesma também relata que amamentou os seus filhos, sendo a amamentação considerada fator protetor. Além disso, a mesma não faz uso de terapia hormonal, que é considerado fator desencadeante.

■ Qual a Conduta Propedêutica?

Frente ao que já foi discutido, foi solicitada a mamografia, que demonstrou mamas de densidade radiológica aumentada, com área de distorção parenquimatosa e imagens nodulares bilaterais. Foi dada, então, uma classificação Birads zero (Fig. 6-53).

Nesta classificação, há necessidade de complementação adicional, ou seja, o exame foi inconclusivo.

A avaliação incompleta requer exames adicionais, com incidências mamográficas diferentes das 2 incidências-padrão (craniocaudal e oblíqua-mediolateral). Podem ser necessárias também mamografias anteriores para comparação, US ou RM.

Fig. 6-53. Mamas densas, categoria zero.

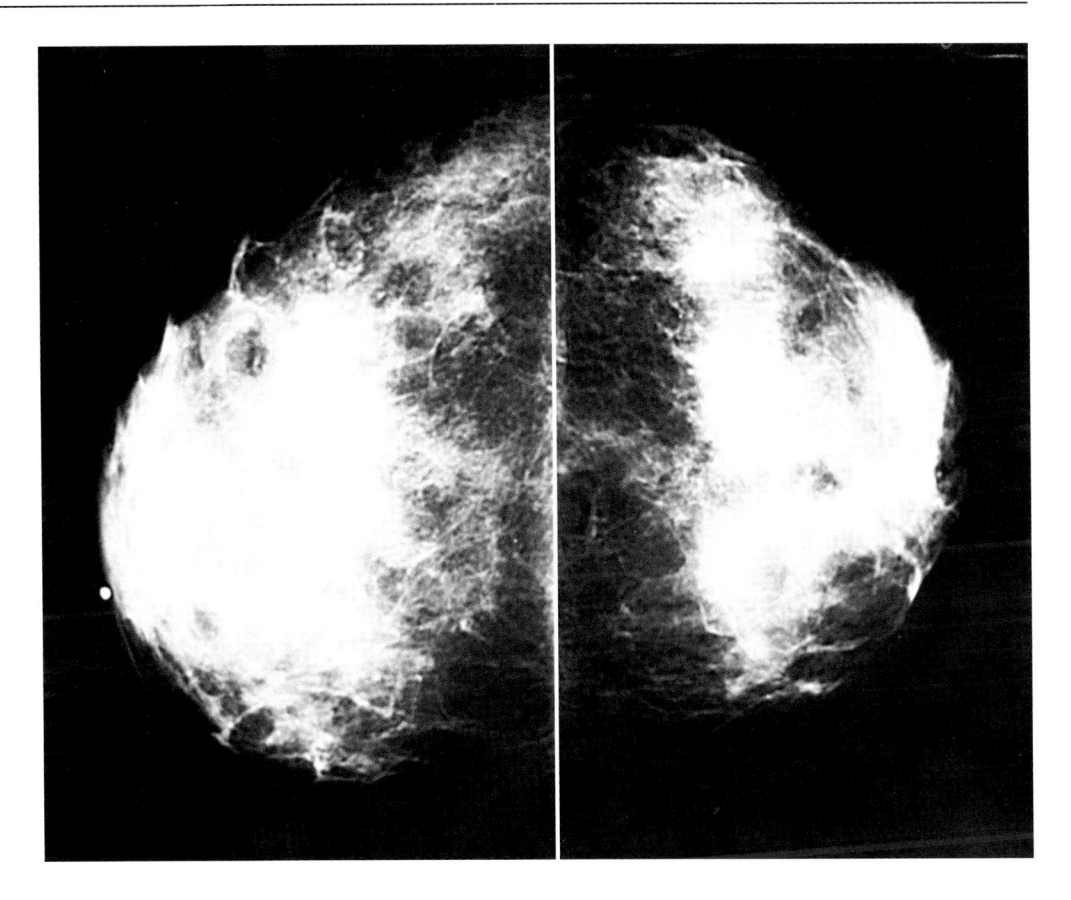

Foi, então, realizada uma US das mamas que evidenciou um nódulo sólido à esquerda e um nódulo cístico simples à direita (Figs. 6-54 e 6-55).

No achado de **nódulo sólido** não palpável, com característica mamográfica de fibroadenoma, com calcificações em pipoca, como é o presente exame. Trata-se de categoria Birads 2, achado benigno.

Caso este mesmo nódulo não tivesse calcificações características de fibroadenoma, mas fosse não palpável, classificaríamos em categoria 3, e o mesmo deveria ser analisado novamente em 6 meses. Controle radiológico em 3 anos (intervalo de 6 meses, 6 meses, 1 ano, 1 ano) para confirmar a estabilidade da lesão e seu caráter benigno.

Supondo que o mesmo nódulo fosse palpável, neste caso, passaria a ser categoria 4A e de baixa suspeição, porém, com necessidade de prosseguimento da investigação com a realização de *core biopsy* (biópsia por fragmento).

No achado de **cisto mamário** simples, a categoria passa a ser Birads 2, achado benigno.

Em caso de cisto espesso, já seria classificado como categoria 3, podendo ser realizado exame de PAAF (punção aspirativa por agulha fina e esvaziamento do cisto com estudo citopatológico) ou acompanhamento em 6 meses.

Caso se tratasse de um cisto complexo, com conteúdo sólido em seu interior, ou vegetação em suas paredes, estaria classificado como categoria 4, e sujeito à realização de cistectomia com biópsia de congelação.

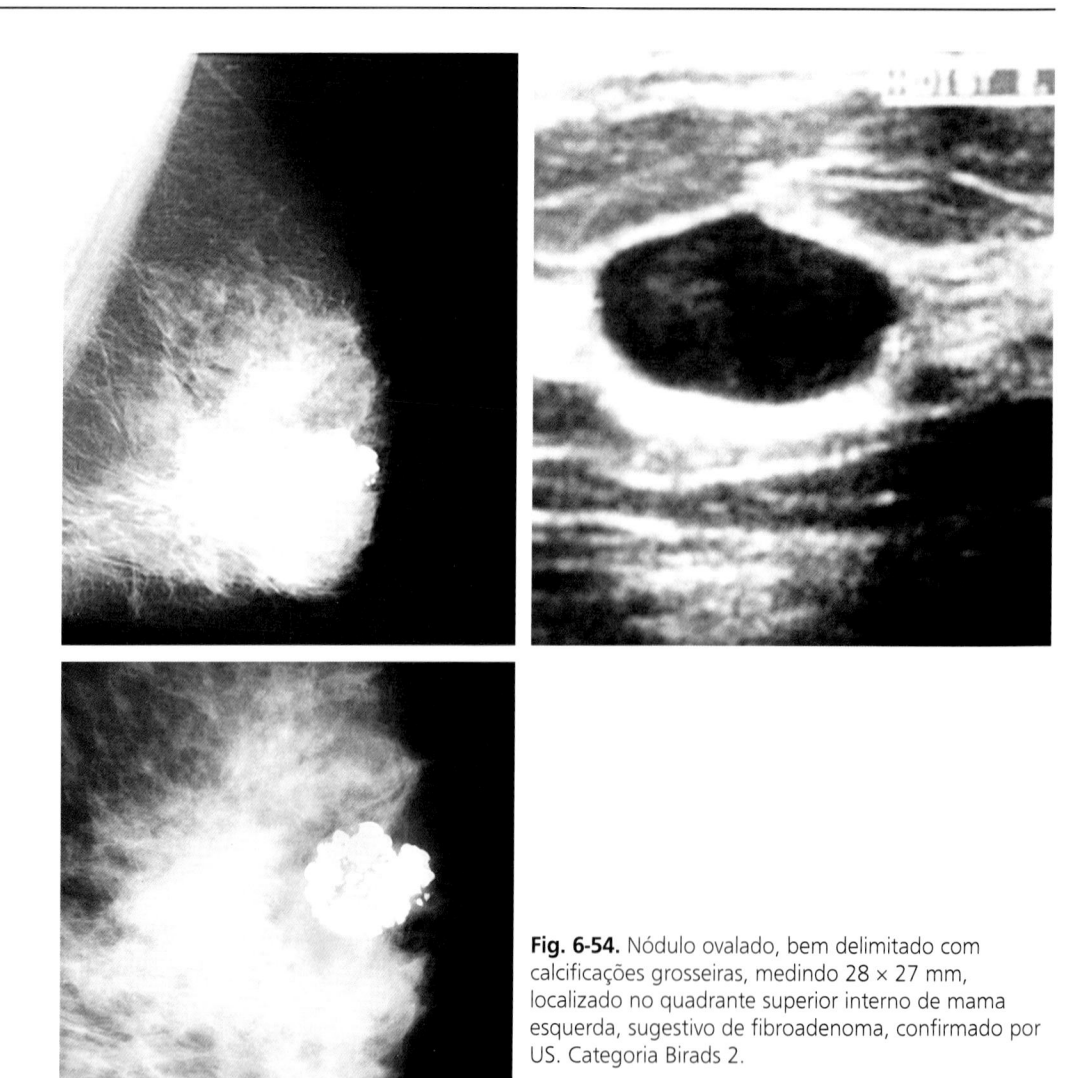

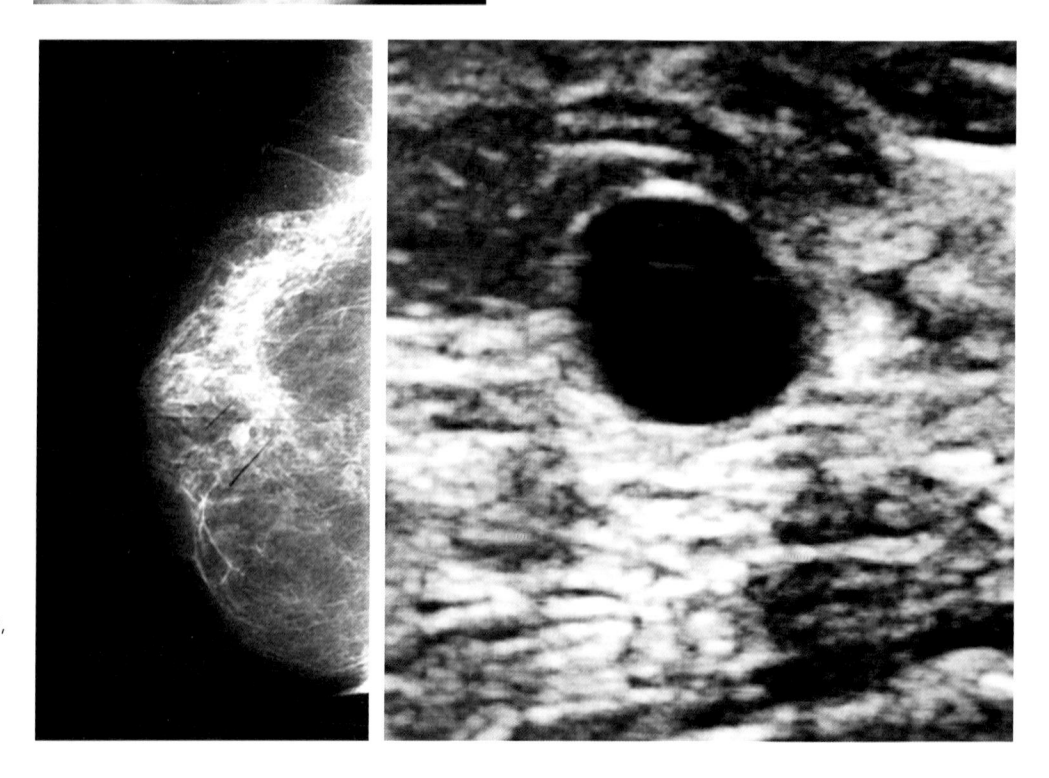

Fig. 6-54. Nódulo ovalado, bem delimitado com calcificações grosseiras, medindo 28 × 27 mm, localizado no quadrante superior interno de mama esquerda, sugestivo de fibroadenoma, confirmado por US. Categoria Birads 2.

Fig. 6-55. Nódulo cístico, oval, anecoico com reforço acústico posterior à US mamária. Categoria Birads 2.

▪ Por que a Mamografia Solicitou Complemento com US?

A **mamografia** é mais eficaz em mamas lipossubstituídas. Quanto maior a substituição do parênquima mamário por tecido fibroadiposo, mais fácil é a detecção de nódulos suspeitos.

Por este motivo, em pacientes com mamas densas, mesmo sem sinais de patologia detectável pela mamografia, deve ser complementado por US.

A US é o método mais preciso no diagnóstico dos cistos de mama e neste caso foi muito útil, pois fez diagnóstico diferencial entre lesões nodulares sólida e cística. As lesões sólidas se apresentam como imagens hiperecogênicas ou isoecogênicas, enquanto os cistos se apresentam como imagens anecoicas.

▪ Que outros Métodos Poderiam Ser Utilizados?

A RM é um método bastante apropriado para o estudo de mamas densas, porém limitado nos casos de pesquisa de microcalcificações.

A US foi muito útil no diagnóstico diferencial entre lesão sólida × lesão cística.

No caso de detecção de lesão sólida deve-se preceder ao estudo histopatológico com a realização de *core biopsy* (biópsia por fragmento, por agulha grossa) nos casos de nódulos sólidos, ou por PAAF (punção aspirativa por agulha fina) nos casos de cistos mamários.

▪ No que Consiste a PAAF?

A **punção aspirativa por agulha fina** consiste na introdução de uma agulha guiada por US que perfura a área cística, e o fluido é aspirado, sendo posteriormente submetido a estudo citopatológico.

A PAAF guiada por US é um método eficaz, de baixo custo, fácil acesso, praticamente indolor e, terapêutico, visto que esvazia a massa cística.

▪ O que É a *Core Biopsy*?

A *core biopsy* é feita através de uma agulha de calibre grosso (11, 14 ou 16), acoplada a um dispositivo que movimenta a agulha dentro do tumor. Pode ser guiada por US, mamografia ou ainda por RM.

A agulha é inserida no tumor e retirados fragmentos, em torno de 6 amostras, para posterior estudo histopatológico.

Um laudo positivo indica que foram encontradas células cancerígenas no exame. Um laudo negativo indica que não foram encontradas células cancerígenas na amostra, porém em caso de forte grau de suspeição deve ser continuada a investigação diagnóstica visto que a *core biopsy* é uma biópsia por fragmento e pode não ter alcançado a lesão, levando a um resultado falso-negativo.

QUESTÕES PARA REFLEXÃO

1. Há necessidade de exames complementares quando a mamografia indica categoria zero, sempre?
   Sim. Visto que se trata de achado inconclusivo, necessitando de avaliação adicional por manobras ou outros exames.

2. Os nódulos sólidos são sempre malignos?
   Não. Muitos dos nódulos sólidos são fibroadenomas, benignos. Ao exame clínico, quando palpáveis, geralmente se apresentam em pacientes mais jovens. São móveis, bem delimitados, não aderentes a planos profundos.

No exame de US são imagens ovaladas, paralelas à pele, com margens bem delimitadas, podem ser lobulados.

No exame de mamografia apresentam calcificações grosseiras com aspecto de "pipoca".

3. **Algum exame (US, RM) substitui a mamografia ou é melhor do que ela?**

Não. A mamografia é um excelente método de rastreio, a US e a RM da mama são métodos complementares à mamografia.

12º CASO — NÓDULO TIREOIDIANO

Identificação: MS, sexo feminino, branca, 35 anos, natural do Rio de Janeiro, doméstica.

Queixa principal: "Caroço no pescoço."

História da doença atual: Há aproximadamente, 6 meses notou aumento de volume do pescoço, região anterior, do lado direito. Não refere qualquer outra sintomatologia: dor, febre, rouquidão, limitação de movimento, perda de peso, alterações de humor, ritmo de sono, ritmo intestinal. Refere que, a seu ver, não houve maior crescimento do "tumor" desde a sua descoberta.

História patológica pregressa: Doenças comuns da infância. Fez irradiação aos 7 anos, em virtude de aumento do timo.

História fisiológica: Crescimento e desenvolvimento normais. Menarca aos 12 anos, com ciclos regulares. Gesta II para II – 1 casal de filhos com 10 e 8 anos, saudáveis.

História familiar: Mãe e pai vivos e saudáveis – 2 irmãos também saudáveis. Não há história de tireoidopatias na família.

Exame físico: Paciente lúcida, bem orientada. *Facies* atípica. Corada, hidratada e anictérica. PA: 100 × 60 mmHg – PR – 88 bpm, FR: 15 irpm.

Tireoide: Nódulo palpável no lobo direito com 4 cm de diâmetro, consistência firme, fixo aos planos profundos, indolor. Ausência de linfonodomegalias cervicais. Restante da glândula impalpável. Os exames dos diversos aparelhos e sistemas são inteiramente normais.

■ Qual a Hipótese Diagnóstica?

A primeira hipótese é a de **bócio nodular atóxico**. O aumento de volume da tireoide caracteriza bócio, que pode ser difuso (toda a glândula) ou nodular (com um ou vários nódulos). É aparentemente uninodular, pois não se palpa qualquer outro nódulo. É atóxico, pois a paciente encontra-se em eutireoidismo.

■ Qual o Diagnóstico Diferencial?

É preciso diferenciar se o aumento da tireoide é de origem benigna ou maligna. Caso estivéssemos perante um nódulo tóxico, teríamos praticamente a certeza de se tratar de nódulo benigno, na maioria das vezes um adenoma folicular. Como nossa paciente está eutireoidiana, há que se diferenciar nódulo benigno de uma possível neoplasia maligna.

Os dados clínicos e epidemiológicos são de grande utilidade: nódulos isolados em mulheres de meia-idade, não aderentes, indolores, sem linfonodomegalias cervicais ou supraclaviculares falam a favor de benignidade. A história de irradiação prévia é muito significativa, sendo um fator predisponente de malignidade.

■ Qual a Conduta Propedêutica?

Nos dias de hoje, havendo possibilidade de uma ação integrada, o ideal seria que a paciente realizasse uma US de tireoide e imediatamente fosse submetida à punção aspirativa por agulha fina (Fig. 6-56A e B).

Fig. 6-56. A. Punção aspirativa por agulha fina (PAAF) guiada por ultrassom.
B. Ultrassonografia mostrando imagem hiperecoica dentro do nódulo tireoidiano que significa a ponta da agulha durante a punção aspirativa por agulha fina (PAAF). (Imagens cedidas pelo HFAG.)

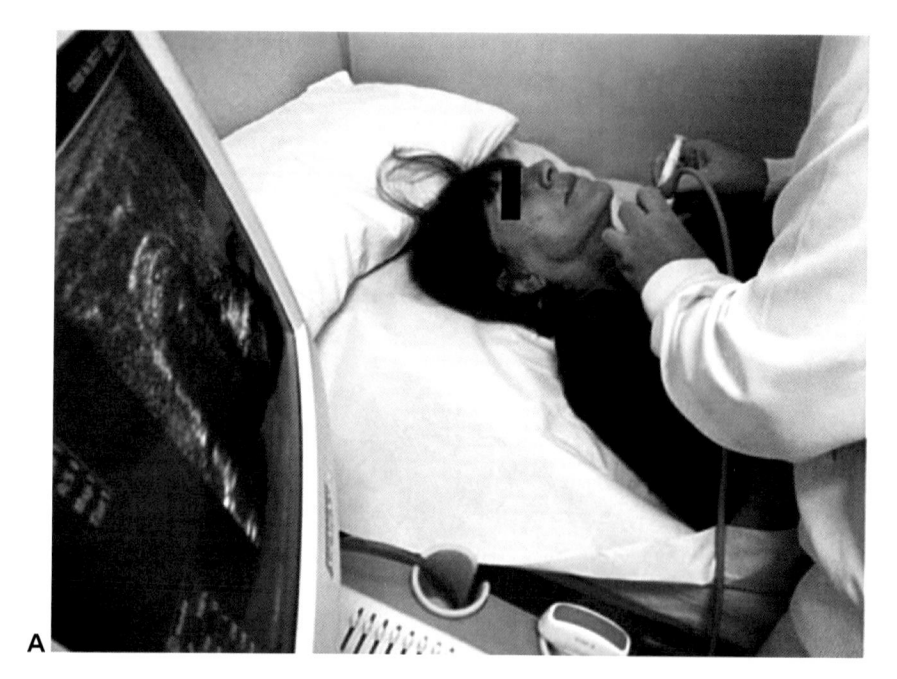

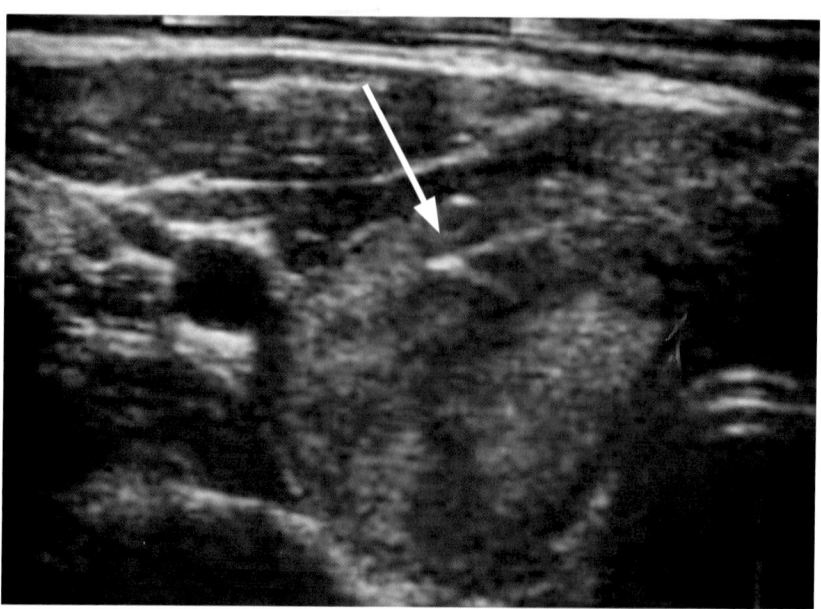

Capítulo 6 TÓRAX **131**

A **US** nos informa, de imediato, se um nódulo é cístico, sólido ou misto. Os cistos puros raramente são malignos, e a punção aspirativa, além de diagnóstica, em muitas ocasiões é terapêutica. Os nódulos sólidos e mistos têm maior chance de constituírem uma neoplasia maligna (Quadro 6-2), e a punção orientada por US propicia a colheita de material para análise citopatológica. O método é simples, praticamente isento de morbidade e de excelente especificidade e sensibilidade (mais de 90% de acertos) (Figs. 6-57 a 6-60).

Fig. 6-57. Lobo esquerdo da tireoide, evidenciando **nódulo sólido**, isoecoico com halo hipoecoico incompleto. (Imagem cedida pelo HFAG.)

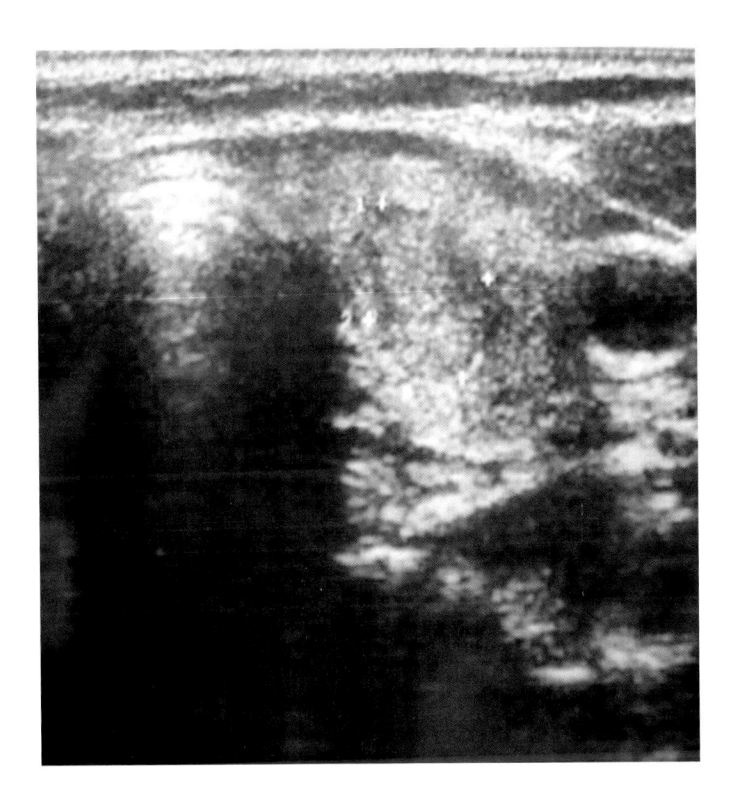

Fig. 6-58. Ultrassonografia, evidenciando imagem nodular **sólida**, heterogênea, predominantemente hipoecoica com focos cálcicos em permeio, localizada no lobo direito. (Imagem cedida pelo HFAG.)

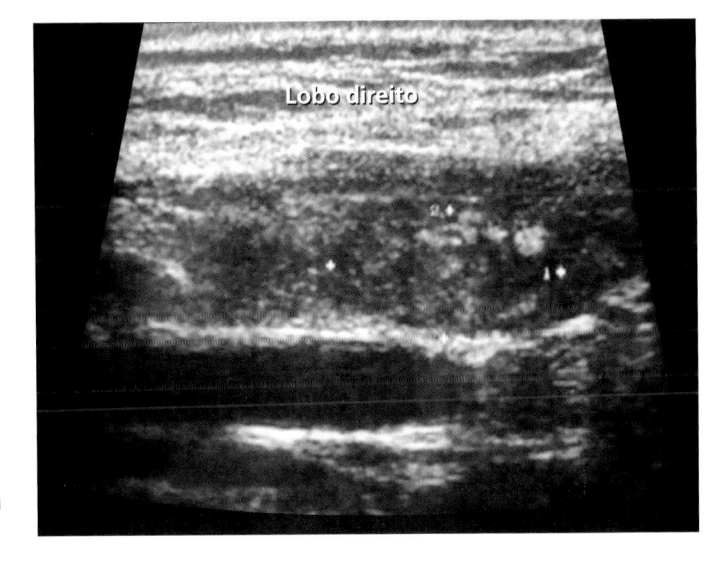

Fig. 6-59. Observamos ao exame ultrassonográfico imagem nodular **cística** com reforço acústico posterior localizado no lobo esquerdo da tireoide. (Imagem cedida pelo HFAG.)

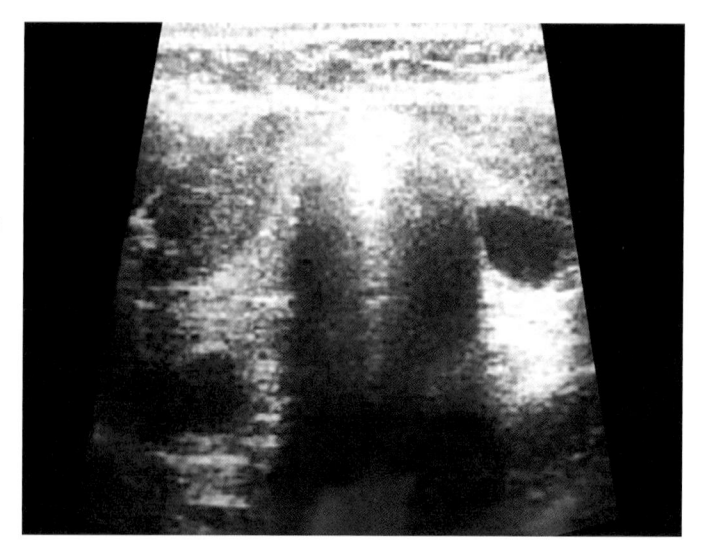

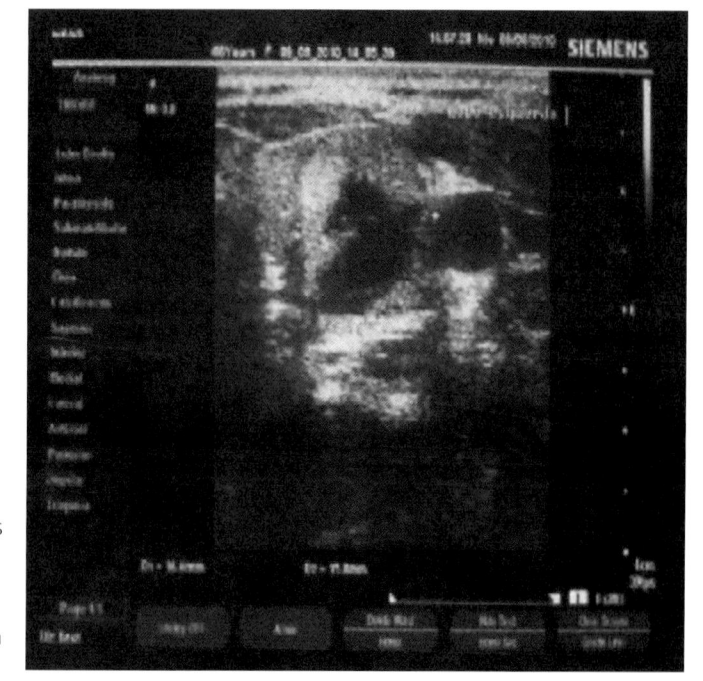

Fig. 6-60. Ultrassonografia mostrando imagem nodular sólida com áreas císticas, caracterizando nódulo misto localizado no lobo esquerdo da tireoide. (Imagem cedida pelo HFAG.)

Quadro 6-2. Confiabilidade das Características Ultrassonográficas na Diferenciação de Nódulos Tireoidianos Benignos e Malignos

Característica	Diagnóstico Patológico	
	Benigno	Maligno
Conteúdo interno		
Conteúdo puramente cístico	++++	+
Cístico com septos finos	++++	+
Misto sólido e cístico	+++	++
Artefato em cauda de cometa	+++	+
Ecogenicidade		
Hiperecoico	++++	+
Isoecoico	+++	++
Hipoecoico	+++	+++
Halo		
Halo fino	++++	++
Halo espesso incompleto	+	+++
Margens		
Bem definida	+++	++
Pouco definida	++	+++
Calcificação		
Calcificação em casca de ovo	++++	+
Calcificação grosseira	+++	+
Microcalcificação	++	++++
Doppler		
Padrão de fluxo periférico	+++	++
Padrão de fluxo interno	++	+++

A avaliação do padrão vascular é um dos critérios usados na diferenciação entre lesões benigna e maligna. O método utilizado é a US no modo Doppler colorido e *power* Doppler que demonstra a distribuição dos vasos no nódulo com vascularização central ou periférica e índice de resistência e pulsatilidade, respectivamente.

Os padrões foram descritos por Chammas *et al.* e se caracterizam por 5 tipos:
- *Tipo I:* ausência de vascularização.
- *Tipo II:* vascularização periférica.
- *Tipo III:* vascularização periférica maior que a central.
- *Tipo IV:* vascularização central maior que a periférica.
- *Tipo V:* vascularização apenas central.

Os tipos I e II são próprios de nódulos benignos, o III é observado com maior frequência nos nódulos benignos. O IV e o V são padrões encontrados na maioria dos nódulos malignos (Fig. 6-61).

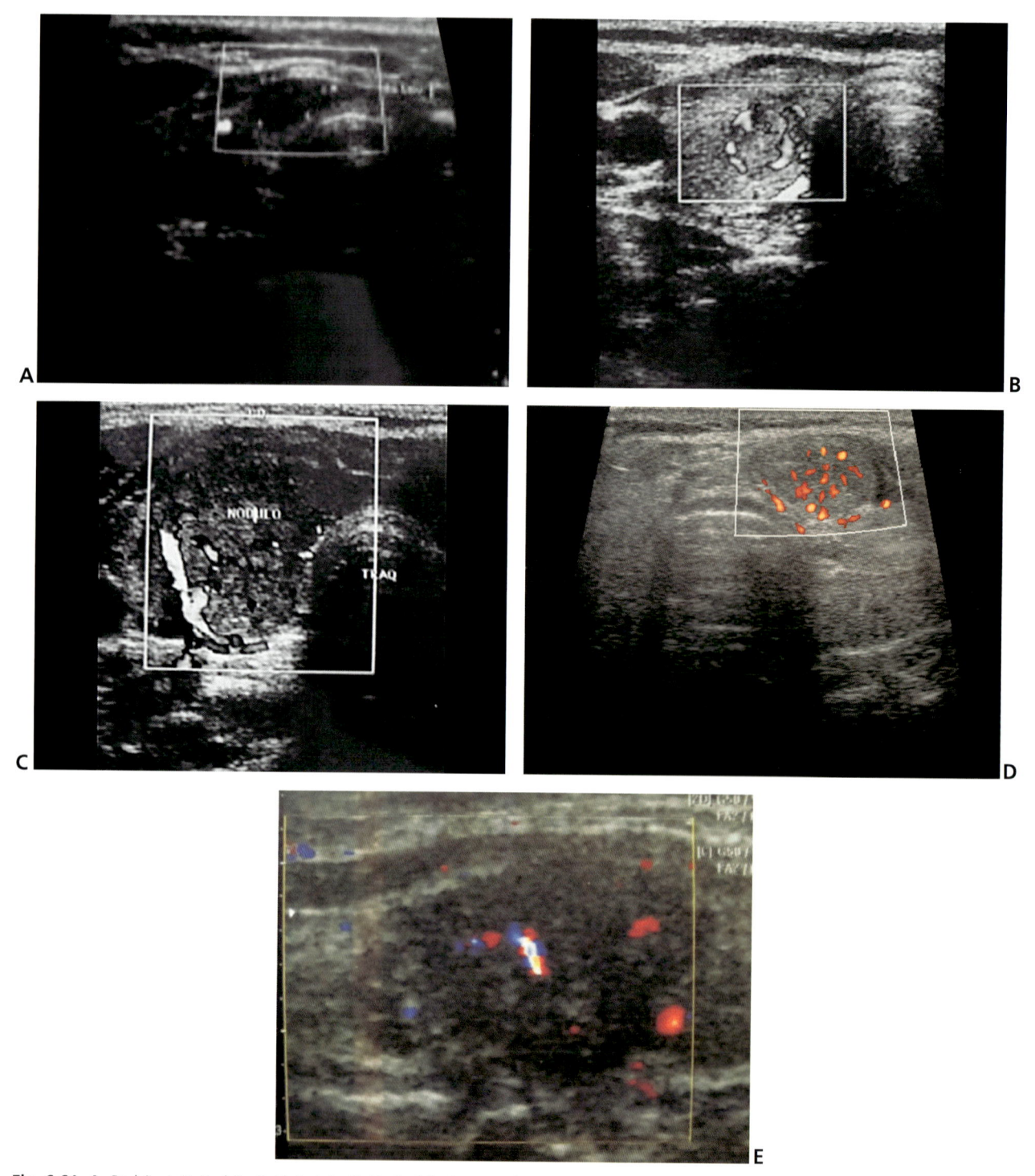

Fig. 6-61. A. Padrão I. **B.** Padrão II. **C.** Padrão III. **D.** Padrão IV. **E.** Padrão V. (Imagens cedidas pelo HFAG.)

No caso de não contarmos com essa possibilidade, podemos lançar mão da cintilografia de tireoide, que deve ser analisada em conjunto com as dosagens hormonais (T3, T4 e TSH).

A cintilografia da tireoide pode ser feita tanto com ^{123}I ou ^{131}I, ou com ^{99m}T. Geralmente os isótopos de iodo (principalmente o ^{123}I) são preferidos, porque a sua captação pelo nódulo reflete a habilidade do mesmo em transportar e organificar o iodo. No exame com o tecnécio, verifica-se apenas a habilidade para transportá-lo (Fig. 6-62).

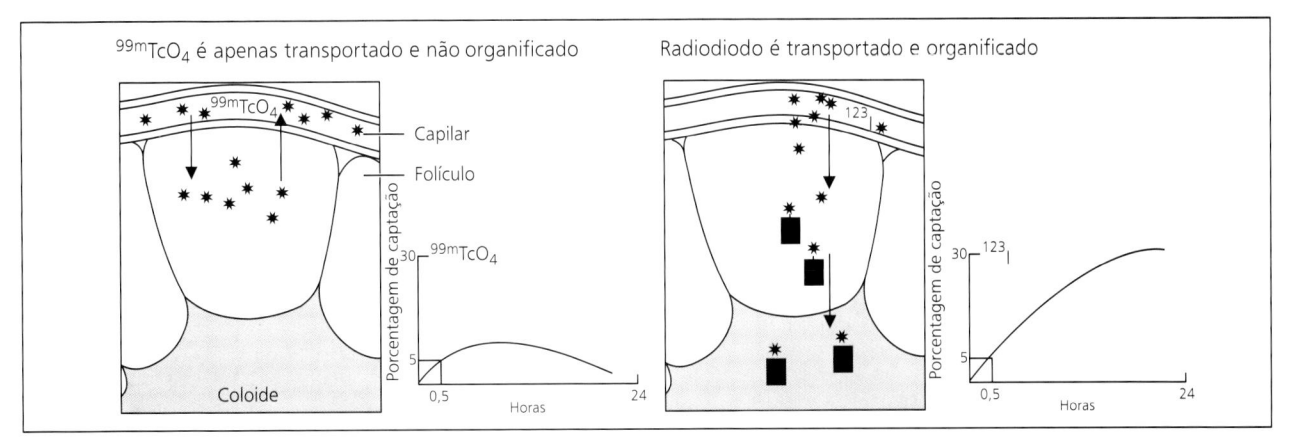

Fig. 6-62.

A análise conjugada da cintilografia com a dosagem hormonal (T3, T4 e TSH) pode fornecer importantes indícios sobre a benignidade ou não da lesão.

Dosagens aumentadas de T3 e T4 em associação a nódulos hipercaptantes ou captação difusa no bócio caracterizam benignidade. A presença de nódulos normofuncionantes também são benignos na grande maioria.

No entanto, níveis normais de hormônio e a presença de um nódulo não captante são altamente suspeitos de malignidade. Nestes casos, é importante verificar se a lesão é cística ou sólida, o que pode ser definido pela US ou pela punção aspirativa.

A TC é um método radiológico pouco utilizado, e sua funcionalidade ocorre somente em 2 situações clínicas: como achado incidental (nódulos, calcificações ou tireoide ectópica) ou determinar a extensão da doença tireoidiana (Figs. 6-63 e 6-64).

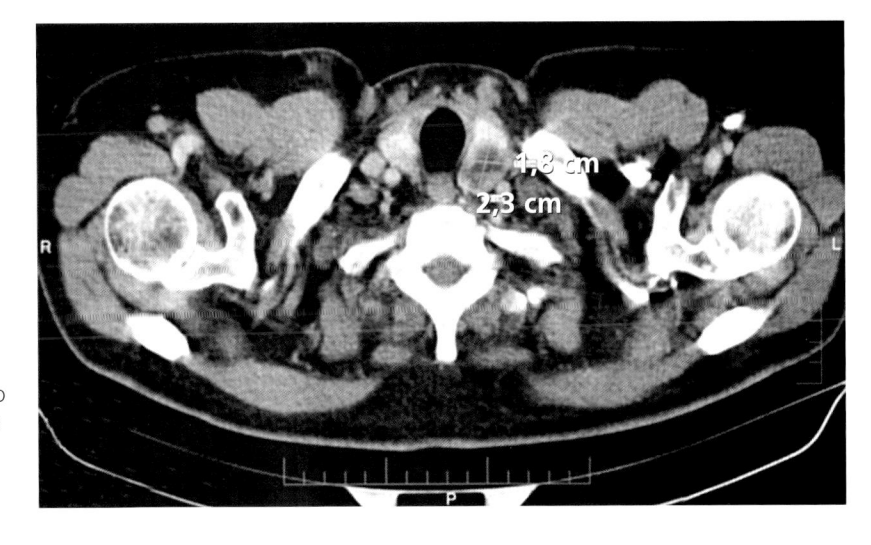

Fig. 6-63. TC cabeça e pescoço com contraste intravenoso: Nódulo tireoidiano no lobo esquerdo com captação heterogênea pelo meio de contraste (achado). (Imagem cedida pelo HFAG.)

Fig. 6-64. A. Nódulo tireoidiano frio à direita. **B.** Nódulo tireoidiano quente à esquerda. (Imagens cedidas pelo Serviço de Medicina Nuclear do Hospital de Força Aérea do Galeão, HFAG.)

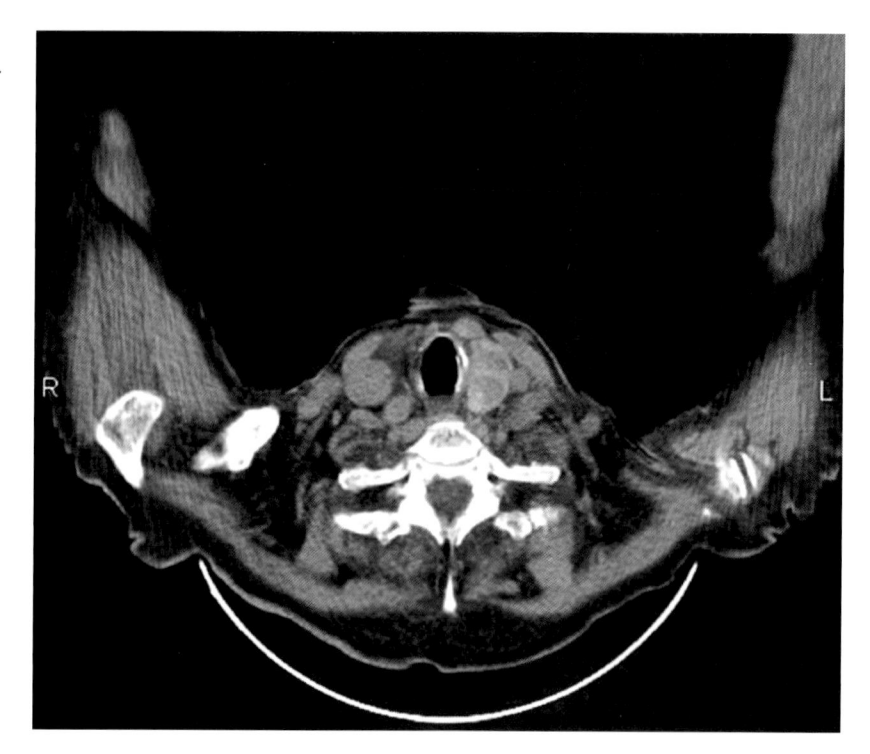

No Quadro 6-3 podem ser observadas as causas de nódulos tireoidianos e como se apresentam no cintilografia (Fig. 6-65) e na US.

No caso de nossa paciente, a US mostrou nódulo de ecogenicidade sólida, medindo 4,5 × 3,0 cm localizado no polo superior direito. O estudo do material obtido na punção aspirativa revelou-se "compatível com **carcinoma papilífero**".

▪ Evolução

Dessa forma, a paciente foi encaminhada à cirurgia (tireoidectomia total) sem outros exames que encareceriam a investigação, e não ofereceriam vantagens adicionais para a paciente. Após a cirurgia, foi realizado um **rastreamento cintilográfico** para a detecção de tecido tireoi-

Quadro 6-3. Causas de Nódulos Tireoidianos

Causas de Nódulos da Tireoide	Cintilografia	Ultrassonografia
1. Adenoma funcionante	Funcionante	Hipoecoico (sólido)
2. Bócio multinodular	Multifocal (funcionante ou hipofuncionante)	Múltiplos nódulos e cistos
3. Adenoma não funcionante	Não funcionante ou hipofuncionante	Hipoecoico (sólido)
4. Nódulo coloidal	Não funcionante ou hipofuncionante	Hipoecoico (sólido)
5. Cisto	Não funcionante ou hipofuncionante	Anecoico (líquido)
6. Cisto hemorrágico	Não funcionante ou hipofuncionante	Misto (líquido)
7. Tumor maligno	Não funcionante ou hipofuncionante	Hipoecoico (sólido)
8. Tireoidite	Funcionante ou hipofuncionante	Hipoecoico (sólido)

Fig. 6-65. TC cabeça e pescoço com contraste intravenoso: Nódulo tireoidiano no lobo esquerdo com captação heterogênea pelo meio de contraste (achado). (Imagem cedida pelo HFAG.)

diano remanescente. Esta investigação deve ser realizada 1 mês após a cirurgia, pois, neste período, os níveis de hormônios T3 e T4 circulantes já diminuíram e os de TSH atingiram o máximo. Dessa forma, o ^{131}I ministrado por via oral é captado e organificado pelo tecido tireoidiano remanescente, competindo com o iodo estável, oriundo da alimentação.

Nesta paciente, o exame demonstrou tecido funcionante na topografia da glândula, com captação de 11%, estando indicada uma dose terapêutica de iodo radioativo para ablação dos resíduos. O carcinoma papilífero de tireoide geralmente se desenvolve lentamente, mas pode evoluir com metástases, principalmente ganglionares. O tratamento com iodo radioativo tem enorme eficácia neste tipo de tumor, pois ele capta o iodo, assim como o carcinoma folicular. O mesmo não ocorre nos carcinomas medulares e nos tumores indiferenciados.

A *dose terapêutica* de iodo radioativo envolve maior quantidade de radiação que a utilizada na cintilografia diagnóstica. Esta paciente recebeu uma dose de 100 mCi de ^{131}I. Durante 2 dias, a paciente ficou em isolamento num quarto especial. Após receber alta, foi instituída a reposição hormonal (tiroxina por via oral), ajustando-se a dose através das dosagens séricas de TSH.

A **investigação de metástase a distância**, no caso de nossa paciente, foi realizada através das dosagens plasmáticas de tireoglobulina, marcador tumoral sensível para detectar qualquer foco de tecido tireoidiano metastático, e que tem como vantagem não necessitar de suspensão do tratamento hormonal, como seria o caso da cintilografia de corpo inteiro com ^{131}I.

Além disso, a paciente passou a realizar **radiografia de tórax anualmente** para a detecção de metástases pulmonares. Sabe-se que este método de exame apresenta sensibilidade bem menor que a cintilografia de corpo inteiro (Fig. 6-66).

Esta paciente evoluiu bem por 9 anos, quando apresentou elevação dos **níveis séricos de tireoglobulina**. A radiografia de tórax foi normal (Fig. 6-67). Frente aos altos níveis de tireoglobulina, a terapia hormonal foi suspensa por 4 semanas para a realização da cintilografia de corpo inteiro, que demonstrou a captação difusa do material radioativo por ambos os pulmões (Fig. 6-67).

Nova dose terapêutica foi instituída com administração de ^{131}I por via oral, desta vez com uma dose maior de radiação. No 10º dia após a dose-terapêutica foi realizada nova cintilografia de corpo inteiro, que demonstrou intensa captação do ^{131}I pelos pulmões, sem evidenciar outros focos metastáticos (Fig. 6-67).

Fig. 6-66. Radiografia de tórax em PA normal.

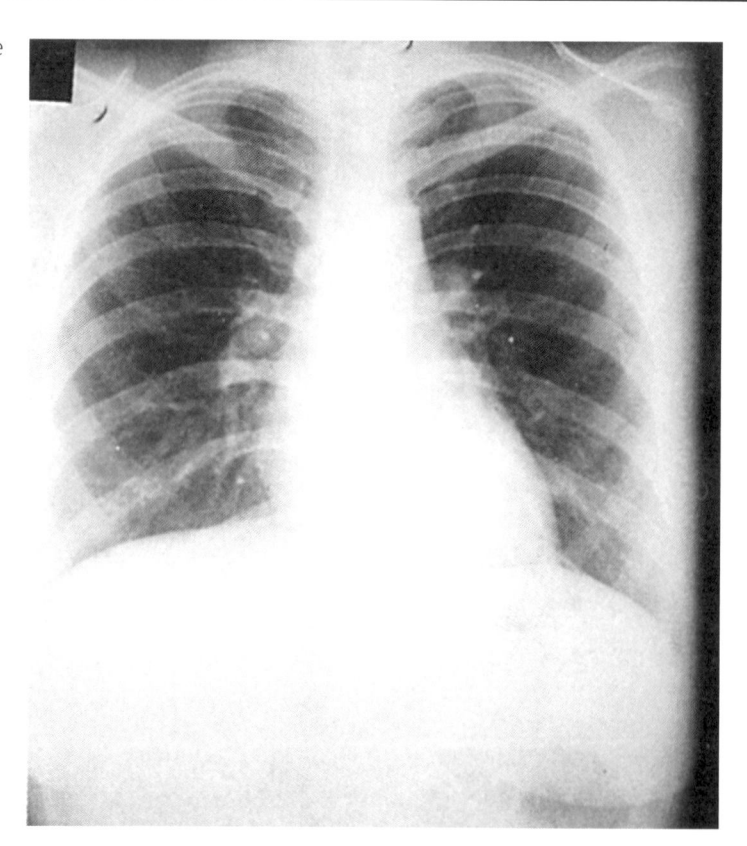

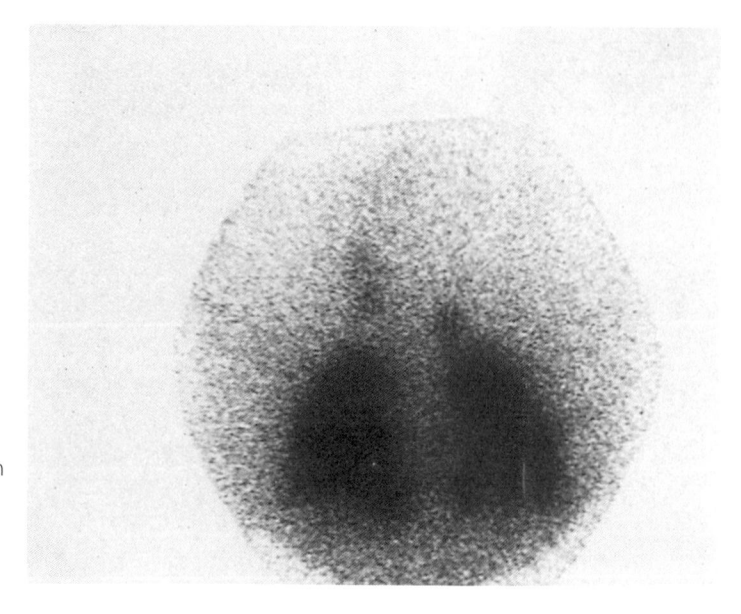

Fig. 6-67. Cintilografia perfusional de tórax com ^{131}I, demonstrando intensa captação em ambos os pulmões – metástases pulmonares.

■ Conclusão

Após este exame, a terapia hormonal foi novamente instituída. O controle cintilográfico demonstrou não haver mais captação de ^{131}I nos focos metastáticos, e os níveis de tireoglobulina voltaram aos limites normais, 4 meses após a dose terapêutica, comprovando a eficácia do tratamento.

QUESTÕES PARA REFLEXÃO

1. **Há necessidade de realizar exames radiológicos de estadiamento antes da cirurgia?**
   No caso do tumor de tireoide, a 1ª abordagem é cirúrgica, independente de haver ou não metástases. No entanto, é importante que após a cirurgia, sejam realizadas cintilografia e captação de ^{131}I de 24 horas, para avaliar os restos de tecido funcionante, que irão ser eliminados com doses terapêuticas de ^{131}I.

2. **Todas as metástases de tumores de tireoide são iodocaptantes?**
   Como já vimos no texto, apenas as metástases dos carcinomas papilífero e folicular são iodocaptantes e podem beneficiar-se da radioiodoterapia.

3. **Qual a orientação a ser dada aos pacientes que irão ser submetidos a exames com iodo radioativo no pós-operatório?** (Vide Parte III, Capítulo 12).
   Evitar medicamentos e substâncias que contenham iodo em sua fórmula, como: xaropes de iodeto de potássio:
   - Óleo de bronzear.
   - Amiodarona.
   - Tintura para cabelo.
   - Álcool iodado (evitar seu uso inclusive na assepsia da tireoidectomia).
   - Meios de contraste radiológico (urografia excretora, TC).

4. **Caso o paciente tenha utilizado alguma destas substâncias, qual o intervalo de tempo necessário para se realizar a cintilografia?**
   No mínimo 1 mês para xaropes, tintura de cabelo e álcool iodado. Para os meios de contraste radiológico, o tempo pode chegar a 6 meses.

5. **Qual a orientação que deve ser dada aos pacientes que irão submeter-se a uma cintilografia? E no caso de dose terapêutica de iodo radioativo?**
   Nas pacientes do sexo feminino, orientar quanto aos riscos de uma gravidez durante o procedimento, e evitar trazer crianças e grávidas ao local do exame.
   No caso de dose terapêutica, orientar sobre o isolamento em quarto especial por 3 a 5 dias, por causa da alta dose de radiação necessária para a ablação do tecido tireoidiano.

BIBLIOGRAFIA

Prando A. *Fundamentos de radiologia*. Rio de Janeiro: Elsevier, 2007. p. 111.
Rumack C. *Tratado de ultrassonografia diagnóstica*. Rio de Janeiro: Elsevier, 2006. p. 755.

13º CASO — SENSAÇÃO DE MORTE

Identificação: MJF, 34 anos, sexo feminino, médica, natural da Paraíba, residente no Rio de Janeiro há 8 anos.

Queixa principal: "Falta de ar e sensação de que vai morrer".

História da doença atual: A paciente deu entrada no serviço de emergência trazida por familiares com quadro de dispneia, sudorese profusa, muito ansiosa, referindo sensação de "morte iminente" que teria iniciado há 30 minutos, de forma súbita, em casa, enquanto realizava atividades domésticas. Referia também tosse seca persistente e "sensação de peso na perna esquerda", em que também percebeu aumento de volume e de temperatura.

História patológica pregressa: Doenças comuns da infância. Em tratamento hormonal (estrogênio) para displasia mamária há 4 meses. Nega cirurgias prévias.

História social: Etilista social. Nega tabagismo.

História familiar: Pai falecido de infarto agudo do miocárdio e mãe portadora de hipertensão arterial controlada. Dois irmãos falecidos por infarto agudo do miocárdio na 4ª década.

Exame físico: Lúcida e orientada, muito ansiosa no momento do exame. Hipocorada, hidratada, sudoreica, acianótica e taquipneica.

- *PA:* 70 × 30 mmHg. *FC:* 120 bpm.
- *AR:* murmúrio vesicular universalmente audível, sem ruídos adventícios.
- *ACV:* RCR2T, bulhas normofonéticas, sem sopros.
- *Abdome:* indolor à palpação, sem visceromegalias.
- *Membros inferiores:* membro inferior esquerdo edemaciado, com importante aumento de volume, com aumento de temperatura e presença de varizes superficiais. Apresenta também dor à palpação da panturrilha. Pulsos palpáveis e de amplitude simétrica entre os membros.

■ Qual a sua Hipótese Diagnóstica?

Podemos identificar um quadro de dispneia súbita associada a mal-estar intenso e sudorese e um aumento de volume e temperatura do membro inferior esquerdo. Estão as 2 condições interligadas?

Consideremos primeiro o exame da perna. O aspecto poderia ser sugestivo de processo inflamatório local; no entanto, além de não haver história de lesão cutânea anterior, evidencia-se o surgimento de varizes superficiais, o que sugere fortemente uma **trombose venosa profunda**. Sabemos que a paciente está há 4 meses em tratamento com estrogênio, um agente predisponente para trombose venosa.

Sabe-se que a embolia pulmonar é uma complicação frequente de trombose venosa profunda. Oitenta a 90% dos êmbolos pulmonares originam-se de veias profundas dos membros inferiores.

Quais os dados que favorecem a hipótese de embolia pulmonar? Os sinais clínicos podem variar desde nenhum sintoma até a morte súbita.

Os aspectos mais comuns são:

1. Dispneia súbita com taquipneia sem alterações no exame físico.
2. Dor pleurítica e dispneia de início súbito e sinais de derrame pleural e consolidação pulmonar.
3. Ansiedade súbita, desconforto torácico, dispneia e achados de *cor pulmonale* agudo e hipotensão sistêmica.

Dentre os diagnósticos diferenciais neste caso poderíamos citar o pneumotórax e o infarto agudo do miocárdio. No 1° caso, o pneumotórax pode ocorrer em pessoas hígidas, de início súbito. No 2° caso, a paciente possui fortes antecedentes familiares para infarto agudo do miocárdio.

Na tentativa de uniformizar a estratificação de risco para o diagnóstico de TEP foram criados escores. Os principais são os de Wells e Geneva, ambos bastante semelhantes e úteis na investigação de casos suspeitos, sendo o 1° mais comumente utilizado. A paciente em questão obteve alto risco no questionário (Quadro 6-4).

Quadro 6-4. Critérios de Wells para o Diagnóstico de Tromboembolismo Pulmonar (TEP): Tabela de Avaliação Clínica para a Predição Pré-Teste da Probabilidade de TEP

Critérios	Pontos
Suspeita de tromboembolismo venoso Pontos	3,0
Alternativa menos provável que EP Pontos	3,0
Frequência cardíaca > 100 bpm Pontos	1,5
Imobilização ou cirurgia nas 4 semanas anteriores Pontos	1,5
Tromboembolismo venoso ou EP prévia Pontos	1,5
Hemoptise Ponto	1,0
Malignidade Ponto	1,0

Escore	Probabilidade de EP (%)	Interpretação do risco
0-2 pontos	3,6	Baixo
3-6 pontos	20,5	Moderado
> 6 pontos	66,7	Alto

■ Qual Seria a Conduta Propedêutica?

Neste paciente foram solicitados os seguintes exames:

1. **Gasometria arterial:** PO_2 levemente diminuída e PCO_2 normal.
2. **Eletrocardiograma** (ECG): normal.
3. **Radiografia de tórax:** normal.
4. **D-dímero:** positivo.

Tipicamente na **embolia pulmonar** há redução na PO_2 e de PCO_2. No entanto, as alterações de gasometria, neste caso, não são específicas para embolia pulmonar.

O ECG é de grande importância para afastar o infarto agudo do miocárdio. O achado mais comum na embolia pulmonar é a taquicardia sinusal, podendo haver alterações importantes na presença de *cor pulmonale* agudo.

A radiografia de tórax normal não é comum na embolia pulmonar, mas os sinais frequentes são inespecíficos, como elevação do hemidiafragma com atelectasias basais e derrame pleural. Em casos de embolização maciça pode haver dilatação da artéria pulmonar, aumento da área cardíaca e zonas de oligoemia. Ela também é útil para afastar a possibilidade de pneumotórax ou doenças pulmonares obstrutivas crônicas.

O D-dímero costuma ser elevado em todos os processos trombóticos (TVP, TEP, IAM, AVC) ou em processos não trombóticos, como a pneumonia. Alta sensibilidade e baixa especificidade, a principal função do D-dímero é afastar a suspeita do TEP, quando negativo.

A **cintilografia perfusional** utiliza partículas de macroagregados de albumina marcados com tecnécio 99m que são injetados numa veia periférica. Estas partículas atingem os vasos pré-capilares da circulação pulmonar e são retidos por algumas horas, podendo ser detectados pela gamacâmara. Uma cintilografia perfusional normal afasta o diagnóstico de embolia pulmonar. Esta paciente realizou uma cintilografia pulmonar perfusional que evidenciou múltiplas áreas segmentares não perfundidas em ambos os pulmões, com aspecto típico de embolia pulmonar (Fig. 6-68).

Fig. 6-68. Cintilografia perfusional pulmonar, demonstrando múltiplas áreas segmentares não perfundidas em ambos os pulmões.

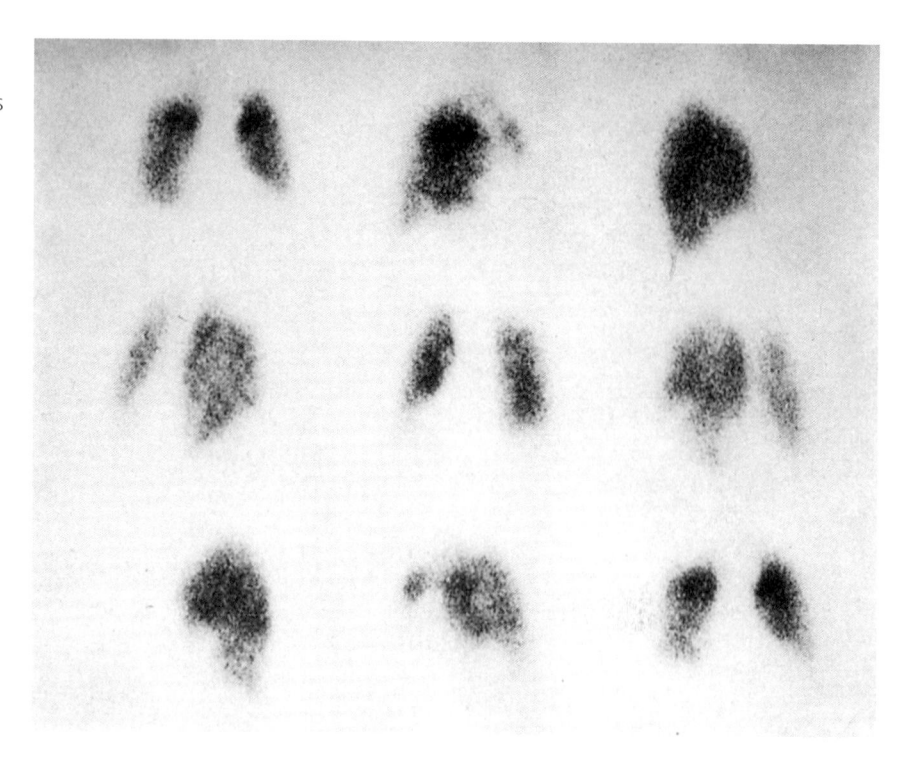

Por muitos anos, a cintilografia ventilação-perfusão ($\dot{V}/\dot{Q}$) representou o principal método de imagem utilizado na avaliação de pacientes com suspeita clínica de TEP. A cintilografia de alta probabilidade fornece suficiente confiabilidade para confirmar o diagnóstico de TEP, enquanto o exame normal ou perto do normal, exclui, seguramente, o diagnóstico. Infelizmente, só 1/3 dos pacientes pertence a uma destas categorias; nos restantes 2/3 dos pacientes os resultados da cintilografia são inconclusivos. Deve-se ressaltar também que, no Brasil, a cintilografia pulmonar não está disponível diariamente, limitando ainda mais o seu uso.

Tradicionalmente, a angiografia pulmonar é considerada o método padrão-ouro para o diagnóstico de TEP. Todavia, a angiografia pulmonar é um método invasivo, disponível em poucos centros e utilizado cada vez menos na avaliação destes pacientes, mesmo quando os outros exames não são conclusivos.

A introdução da TC espiral no início dos anos 1990 tornou possível avaliar todo o tórax num curto espaço de tempo, bem como analisar as artérias pulmonares durante o pico máximo de opacificação pelo meio de contraste. Vários estudos demonstraram elevada sensibilidade e especificidade da TC espiral para o diagnóstico de TEP.

A acurácia da TC aumentou ainda mais com o recente advento dos equipamentos de TC espiral com multidetectores que permitem uma melhor avaliação das artérias pulmonares segmentares e subsegmentares. Nos hospitais da atualidade, a angio-TC tornou-se a modalidade de escolha para o diagnóstico de TEP (Figs. 6-69 a 6-71).

■ Evolução

Firmado o diagnóstico de embolia pulmonar, a paciente foi tratada com heparinização plena, tendo evoluído bem. Um mês após o episódio de entrada, foi realizada a cintilografia pulmonar perfusional que mostrou a distribuição do material radioativo por todo o leito vascular, demonstrando a desobstrução dos vasos inicialmente ocluídos.

Fig. 6-69. Reconstruções multiplanares de angio-TC *multi-slice* sem alterações. (Imagem cedida pela Clínica CDPI.)

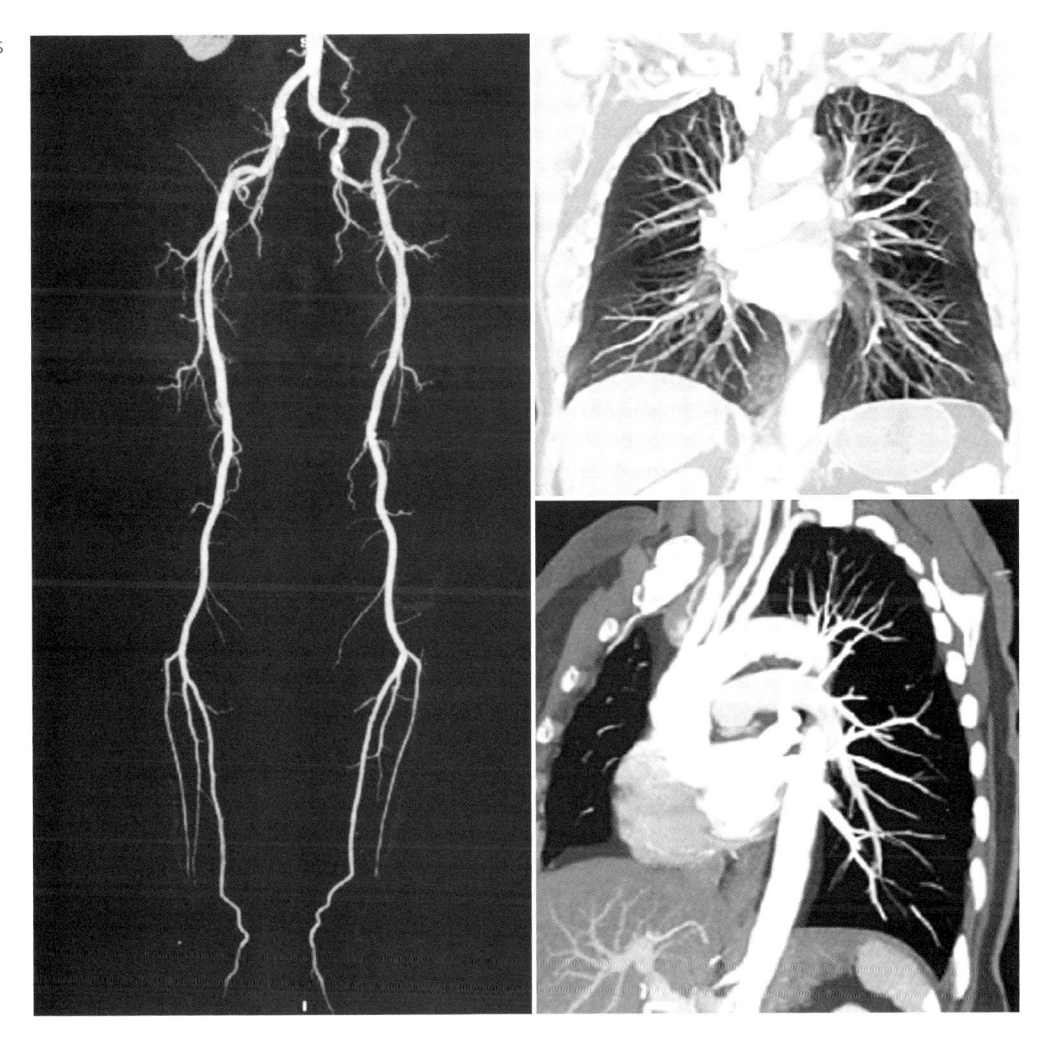

QUESTÕES PARA REFLEXÃO

1. **Quando está indicada a arteriografia pulmonar?**
   Quando a TC se mostrar inconclusiva e quando houver contraindicações ou falhas na terapêutica anticoagulante, sendo necessário o tratamento cirúrgico (Fig. 6-70).

Fig. 6-70. Angio-TC, demonstrando falha de enchimento em artéria pulmonar direita. (Imagem cedida pelo HFAG.)

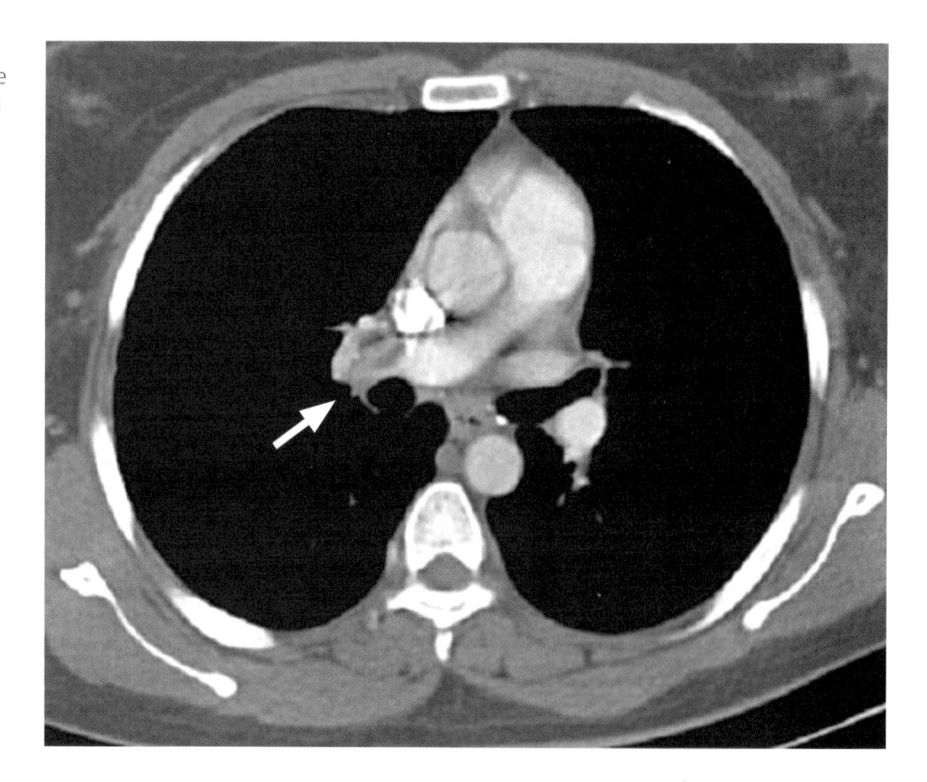

2. **Num paciente com suspeita de embolia pulmonar, é mandatório o estudo de veias dos membros inferiores?**
   Considerando-se a frequência de trombose venosa profunda de membros inferiores, a realização de estudo ultrassonográfico com Doppler é uma forma não invasiva de investigação. Outro método radiológico para estudo das veias é a flebografia, com injeção de meio de contraste iodado. Deve ser lembrado que cerca de 30% dos pacientes com embolia pulmonar não terão alterações nos exames dos membros inferiores.
   - *Desvantagens da US:* é operador-dependente; tem uso questionável acima do ligamento inguinal e abaixo do joelho; é menos sensível nos casos assintomáticos; pode ter dificuldades nas variantes anatômicas; pode causar desconforto ao paciente e possui uso limitado nos pacientes obesos.
   - *Vantagens da US:* exame eficiente nos casos sintomáticos de TVP, não envolve nenhum meio de contraste nem radiação ionizante e é portátil.

Fig. 6-71. Angio-TC, demonstrando trombo em veia ilíaca comum esquerda. (Imagem cedida pelo Hospital Souza Aguiar.)

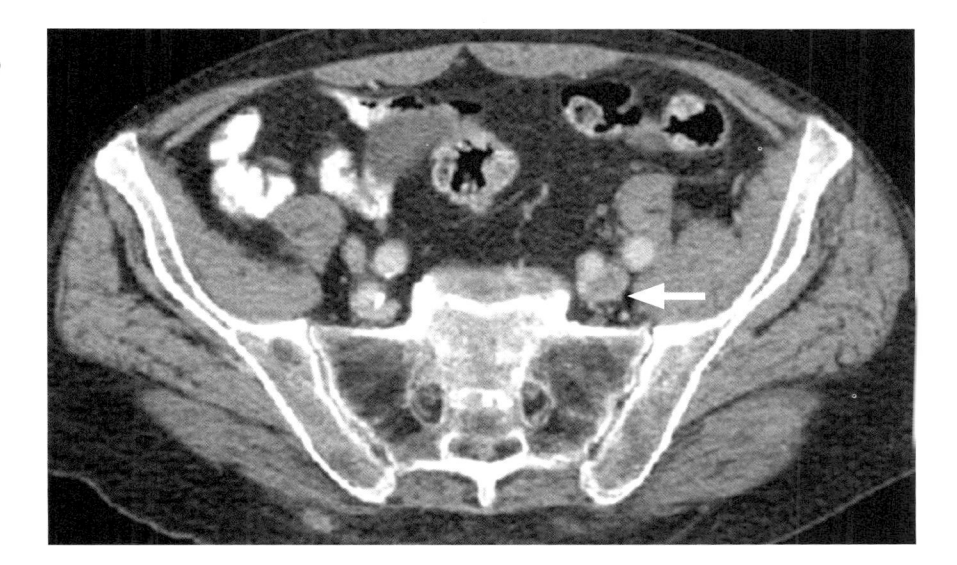

A combinação da venografia e da angiografia pulmonar por TC helicoidal é citada como protocolo-padrão de investigação de TEP, exceto quando a US de membros inferiores tiver sido realizada antes de se fazer a TC e for confirmada. Outra vantagem inquestionável do protocolo combinado é a avaliação das veias do abdome e da pelve (Fig. 6-71).

3. **Que a ordem de prioridade dos exames de imagem devo solicitar para a investigação de TEP?**

   O algoritmo adaptadado da Sociedade Europeia de Cardiologia (Fig. 6-72) demonstra a orientação preconizada nos exames e condutas no TEP.

Tromboembolismo pulmonar

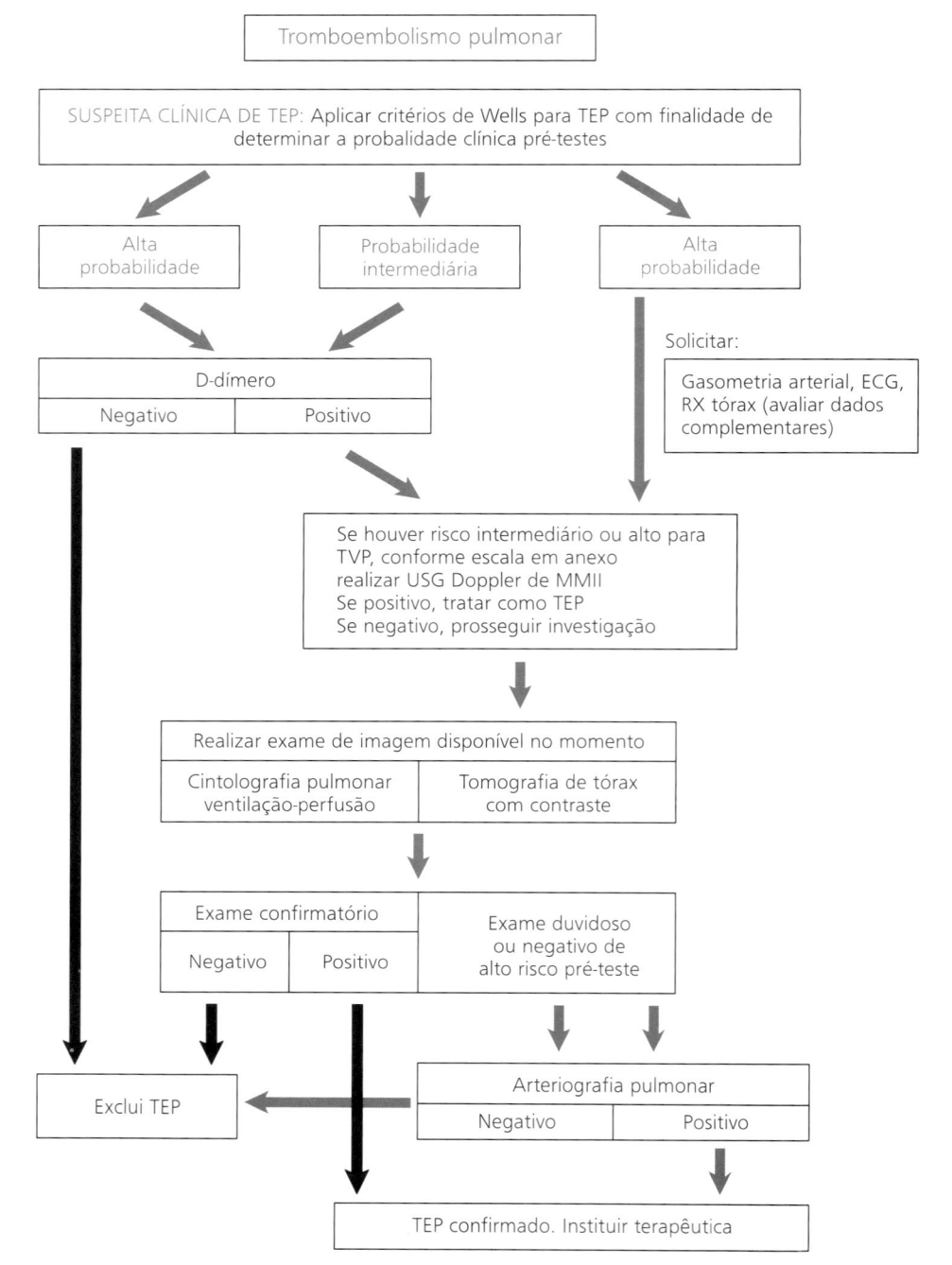

SUSPEITA CLÍNICA DE TEP: Aplicar critérios de Wells para TEP com finalidade de determinar a probalidade clínica pré-testes

- Alta probabilidade
- Probabilidade intermediária
- Alta probabilidade

D-dímero: Negativo / Positivo

Solicitar: Gasometria arterial, ECG, RX tórax (avaliar dados complementares)

Se houver risco intermediário ou alto para TVP, conforme escala em anexo realizar USG Doppler de MMII
Se positivo, tratar como TEP
Se negativo, prosseguir investigação

Realizar exame de imagem disponível no momento:
- Cintolografia pulmonar ventilação-perfusão
- Tomografia de tórax com contraste

Exame confirmatório: Negativo / Positivo

Exame duvidoso ou negativo de alto risco pré-teste

Arteriografia pulmonar: Negativo / Positivo

Exclui TEP

TEP confirmado. Instituir terapêutica

Fig. 6-72. Algoritmo adaptado e traduzido da Sociedade Europeia de Cardiologia.

CAPÍTULO 7

Abdome

1º CASO — PROBLEMAS NO ESTÔMAGO

Identificação: MNS, 49 anos, sexo feminino, branca, casada, natural da Paraíba.

Queixa principal: "Problemas de estômago."

História da doença atual: Há mais de 5 anos apresenta pirose frequente, surgindo mais no período pós-prandial, agravando-se com alimentos "pesados" *(sic)*, uso de café, banana e farinha. Às vezes apresenta regurgitações ácidas e sialorreia.

Há 2 anos refere disfagia intermitente para alimentos sólidos e líquidos, sem conseguir definir onde o alimento para. Episódios de dor retroesternal incaracterística, de curta duração, surgindo mais no período pós-prandial.

Interrogatório complementar: Ganhou 7 kg nos últimos anos. Tosse noturna episódica, acordando a paciente.

História patológica pregressa: Hipertensão arterial, usando hidroclorotiazida. Realizou 3 cesarianas. Histerectomia por mioma há 3 anos.

História social: Conhece o caramujo. Banhos de rio no Nordeste. Refere contato com o barbeiro. Nega tabagismo e etilismo.

Exame físico: Bom estado geral. Obesidade média. Altura 150 cm. Peso 70 kg.

- *PA:* 150 × 100 mmHg. Pulso 72 bpm. T. ax.: 36,5°C. Ausência de gânglios palpáveis.
- *Aparelho cardiovascular:* ritmo cardíaco regular em 2 tempos. 4ª bulha audível.
- *Aparelho respiratório:* murmúrio vesicular audível e normal.
- *Abdome:* com aumento do panículo adiposo, indolor à palpação. Ausência de visceromegalias.
- *Membros:* varizes em membros inferiores. Pulsos periféricos palpáveis.

■ Qual a Hipótese Diagnóstica?

Vamos iniciar o raciocínio relembrando os dados obtidos com a anamnese: pirose (queimação retroesternal), regurgitação (gosto amargo na garganta) e sialorreia fazem parte do quadro clínico das doenças dispépticas, sendo a principal hipótese diagnóstica a doença do refluxo gastroesofágico. Outros dados relevantes para esta hipótese seriam a disfagia intermitente, a dor retroesternal e a tosse noturna, que também podem ser manifestações da doença do refluxo A disfagia não é comum nesta doença, mas pode ocorrer da forma mais leve à mais grave, que devemos prosseguir com investigação à procura de complicações, como: estenose péptica e adenocarcinoma, o que podemos descartar, uma vez que a paciente teve um ganho ponderal, e a sua disfagia era intermitente.

Como diagnósticos diferenciais se baseando na história clínica da paciente, devemos citar as doenças disfágicas, principalmente a esofagopatia chagásica (Fig. 7-1), pelos dados epidemiológicos. E as gastrites, úlceras gástricas e duodenais.

Fig. 7-1. Acalasia (esofagopatia chagásica). Note a dilatação do esôfago distal e o esfíncter esofágico fechado.

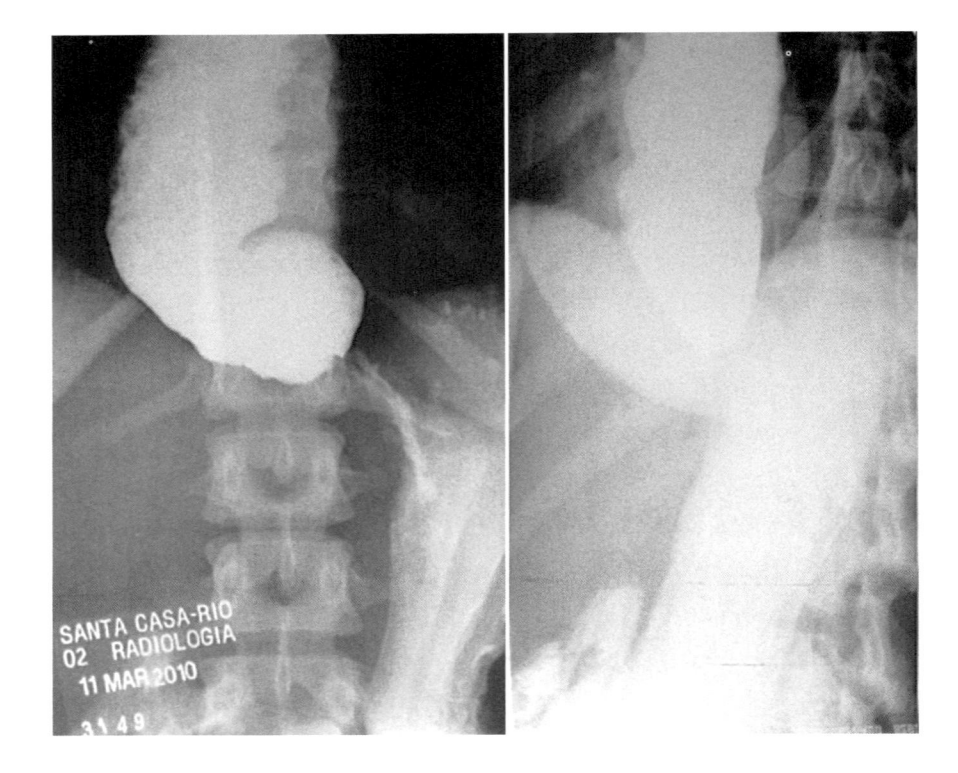

■ Como Proceder à Investigação Diagnóstica?

O diagnóstico é basicamente clínico. Porém, em algumas situações devemos solicitar a endoscopia digestiva alta, como: piroses frequente e prolongada (mais de 2 vezes por semana durante mais de 4-8 semanas), maiores de 45 anos, presença de sinais de alarme (disfagia, odinofagia, hemorragia disgestiva, anemia, emagrecimento), ausência de resposta ao tratamento empírico e presença de sintomas atípicos ou respiratórios (pigarro frequente, rouquidão, tosse crônica, broncospasmo), história familiar de câncer, a presença de náuseas e vômitos, sintomas de grande intensidade ou de ocorrência noturna.

A endoscopia digestiva alta (EDA) não faz diagnóstico de refluxo gastroesofágico (RGE), porém é importante a sua realização para o diagnóstico diferencial e para a avaliação da mucosa esofágica, além de permitir a colheita do material para o exame histopatológico. No caso da nossa paciente, fora solicitada a EDA (Fig. 7-2).

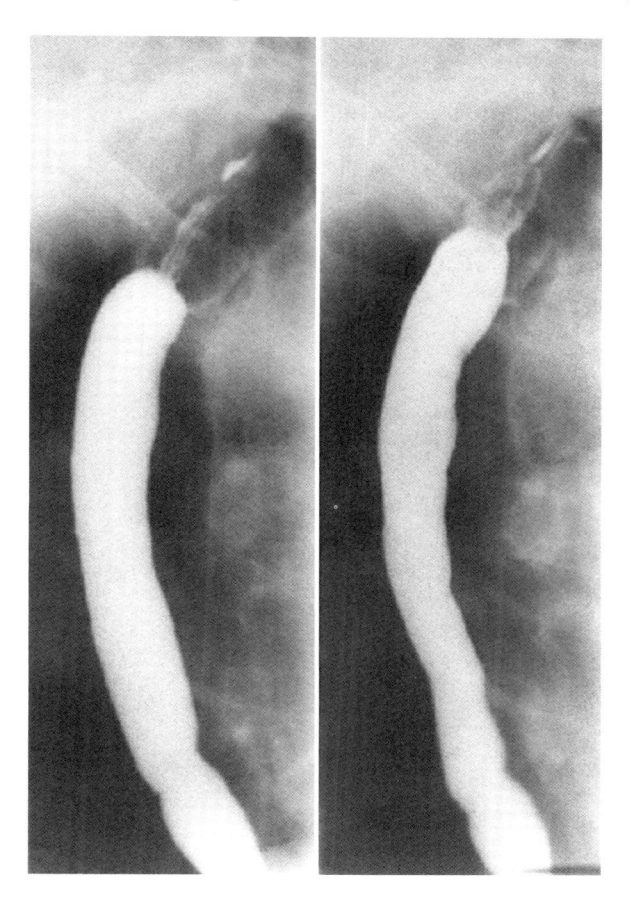

Fig. 7-2. SEED – estenose do esôfago. À endoscopia notou-se tumor vegetante, e a biópsia revelou lesão granulomatosa.

Endoscopia digestiva alta

Esôfago de volume e pregueado mucoso normais. Foram realizadas biópsias do terço inferior do esôfago. Estômago mostrou forma, volume e pregueado mucoso normais. Bulbo duodenal normal.

Histopatologia

Epitélio escamoso com hiperplasia da camada basal permeada com linfócitos e polimorfonucleares. Conclusão: **esofagite**.

Nesta paciente também foi realizada pesquisa para doença de Chagas (reação de Machado-Guerreiro e imunofluorescência) que foi negativa.

■ Como Proceder à Investigação Radiológica?

A endoscopia afastou a presença de úlcera péptica. O diagnóstico de esofagite foi feito pela biópsia. Para o diagnóstico da RGE devemos solicitar outros exames, como seriografia esôfago-estômago-duodenal (SEED), que podem auxiliar no diagnóstico, além de obter informações sobre a mucosa (Fig. 7-3).

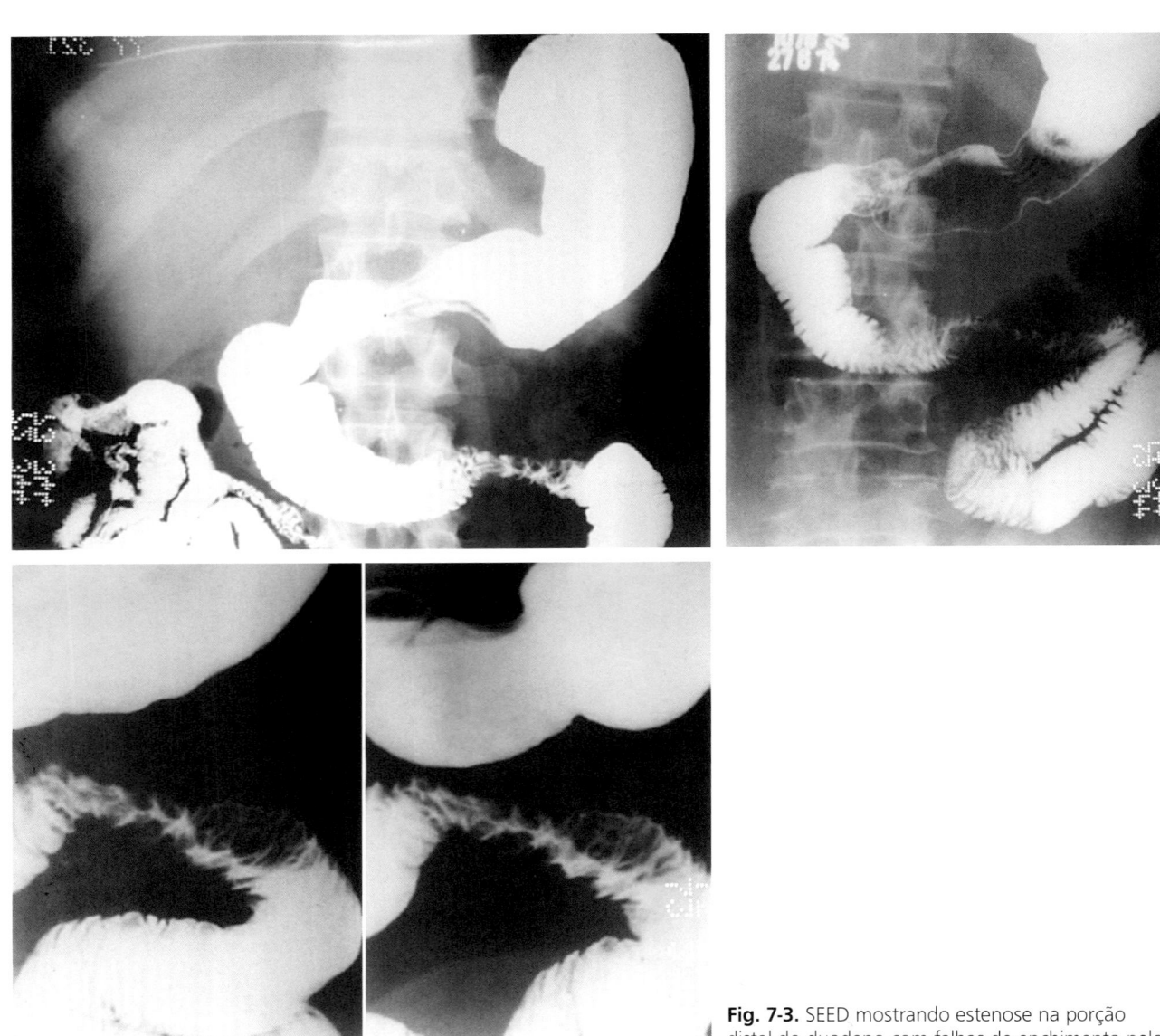

Fig. 7-3. SEED mostrando estenose na porção distal do duodeno com falhas de enchimento pelo meio de contraste.

A seriografia esôfago-estômago-duodenal (SEED) é um exame que pode fornecer informações sobre a mucosa, além de poder detectar o refluxo gastroesofágico durante o procedimento.

Devemos lembrar que as lesões da mucosa devem ser relativamente grandes para serem visíveis na radiografia. No caso desta paciente, seria pouco provável que a SEED demonstrasse alguma alteração, visto que a esofagite foi um diagnóstico de microscopia.

Este exame emprega a radioscopia, com a qual o radiologista pode realizar uma avaliação dinâmica dos órgãos. O filme radiológico é uma documentação do exame, porém mostra uma imagem estática. Não havendo registro em vídeo, somente aquele que realizou o exame pode avaliar o processo dinâmico, razão pela qual o radiologista deve assumir a responsabilidade pelo exame, e não o técnico.

O médico radiologista é capaz de identificar o refluxo pela visualização direta da passagem do meio de contraste do estômago para o esôfago. Repare que a imagem estática do esôfago contrastado pelo bário que refluiu do estômago não difere da imagem originada pelo meio de contraste ingerido. Durante a radioscopia também é possível identificarmos a presença de ondas terciárias e espasmos durante o exame, sugerindo incoordenação motora (Fig. 7-4). Apesar disso, nem sempre estas alterações são surpreendidas durante o exame.

Esta paciente se submeteu a uma SEED que foi normal. Visto que o quadro histopatológico já havia definido uma esofagite, instituiu-se a investigação de refluxo gastroesofágico através da **cintilografia**, que foi positiva (Fig. 7-5).

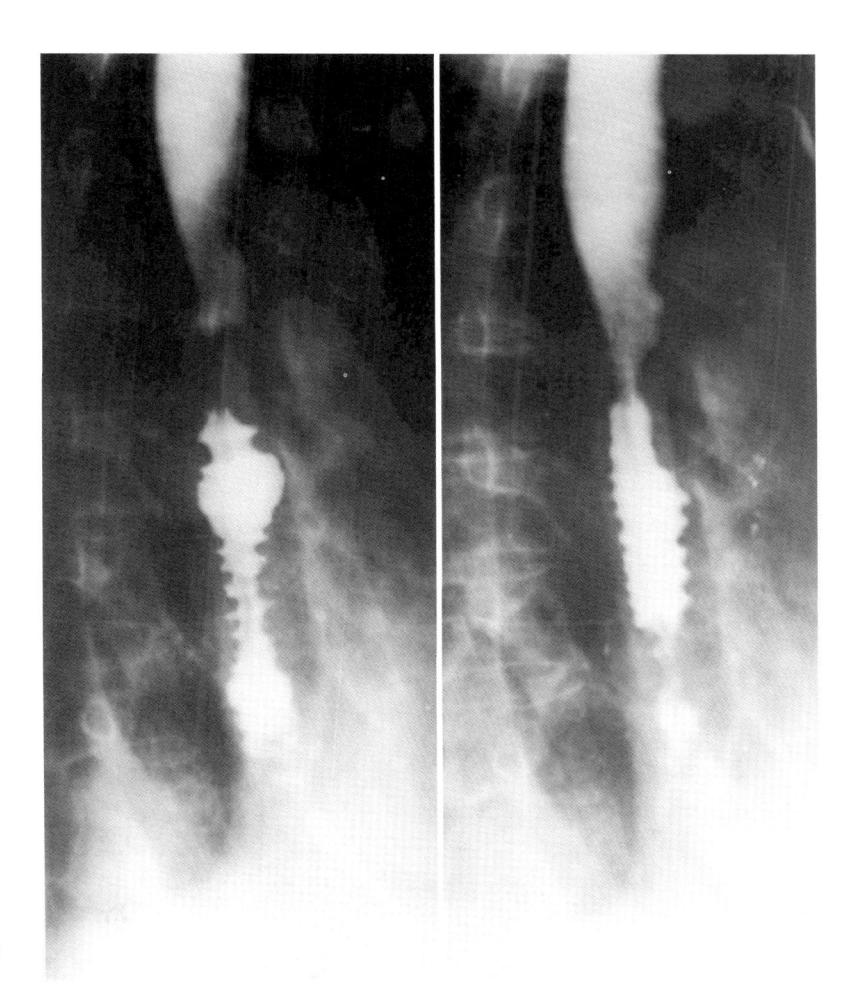

Fig. 7-4. Esôfago com incoordenação motora (em saca-rolha).

Fig. 7-5. Cintilografia gastroesofágica, demonstrando o refluxo do conteúdo gástrico para o esôfago.

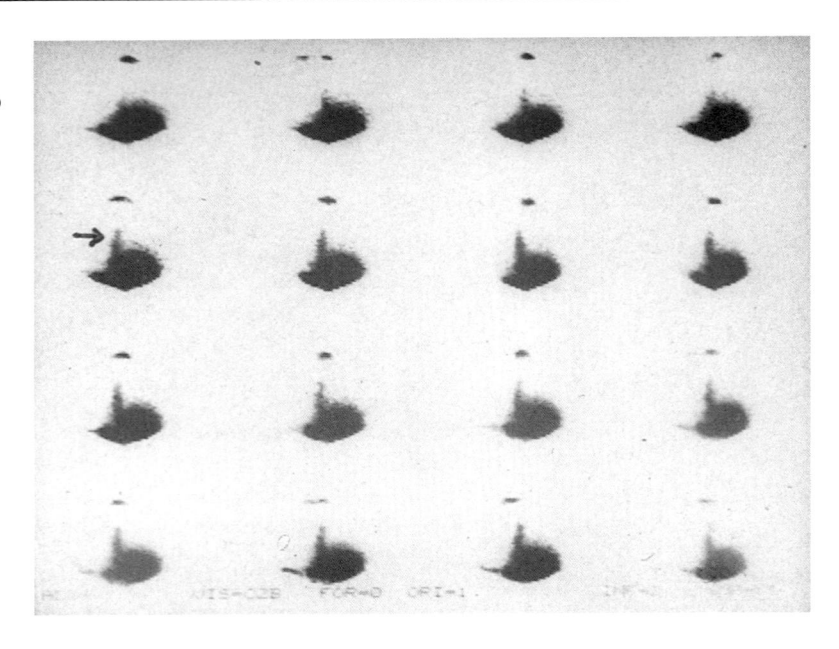

■ Evolução

Confirmado o diagnóstico da doença, a paciente foi orientada quanto a medidas gerais (perda de peso, evitar alimentos gordurosos, café, bebidas alcoólicas, chá, chocolate e elevar a cabeceira da cama); medidas para a redução da acidez gástrica (prescrição de bloqueadores H2); medidas para a elevação da pressão do esfíncter esofágico inferior com o uso de drogas procinéticas (metoclopramida, domperidona, cisaprida).

Este esquema foi mantido por 2 meses, e a paciente evoluiu com o desaparecimento da sintomatologia e perda de 5 kg.

COMENTÁRIOS SOBRE O CASO

1. **Se a SEED demonstrasse dificuldade de esvaziamento esofagogástrico, qual a importância do resultado da reação Machado-Guerreiro?**
   Nesta paciente, outra indicação da SEED seria a necessidade de identificar a acalasia, caso fossem positivos os exames para doença de Chagas. Poderíamos observar a grande dificuldade na passagem do meio de contraste do esôfago para o estômago. O principal diagnóstico diferencial seria a de um tumor invadindo o esôfago, sendo necessária uma boa avaliação do pregueado mucoso.

2. **Se a SEED houvesse demonstrado refluxo gastroesofágico, teria sido necessária a cintilografia? Por que não indicar a cintilografia inicialmente?**
   Se a SEED houvesse demonstrado o refluxo, não seria necessária a cintilografia, pois este exame nada acrescentaria ao exame contrastado. Pelo contrário, a esofagografia também fornece informações estruturais que não são obtidas na cintilografia.
   Embora a cintilografia seja um exame mais sensível do que a esofagografia na detecção do refluxo gastroesofágico, em nosso meio existe maior oferta de serviços radiológicos que de cintilografia com gamacâmara, o que limita a indicação do método.

3. **No caso de ter sido detectada uma incoordenação motora durante a radioscopia, estaria indicada a manometria esofágica?**
   A indicação de manometria seria válida, se a paciente persistisse com disfagia após o tratamento da doença do refluxo. Na maioria dos casos, a disfagia costuma ceder com o

tratamento. O achado de incoordenação motora, por si só, sem correspondência com o quadro clínico, não constitui indicação absoluta para o exame. Outra alternativa para o caso poderia ser a cintilografia do trânsito esofágico.

4. **Na hipótese de evidenciar-se uma úlcera duodenal, ainda assim afastaria a possibilidade de refluxo gastroesofágico?**
O refluxo pode coincidir com a presença de úlcera duodenal. Achando-se a úlcera, o mais correto é tratá-la. Caso persistam as queixas após a cicatrização da mesma, proceder-se-ia a pesquisa.

QUESTÕES PARA REFLEXÃO

1. **Se um paciente é diabético em uso de insulina, como deve ser a orientação para o exame radiológico (SEED)?**
O jejum é necessário para a realização do exame completo de SEED, mas não o é se for apenas um esofagograma. No estudo do refluxo gastroesofágico, o exame completo é o mais adequado.

   Em geral, o diabético sob controle medicamentoso está orientado a adequar a dose de acordo com a alimentação. Considerando-se que o jejum poderá ser por tempo prolongado, a medicação também deveria ser corrigida. Não é incomum que os pacientes sofram efeitos da hipoglicemia antes do exame.

2. **Se um paciente toma uma medicação oral, como orientar o horário da medicação no dia do exame contrastado?**
Em geral os exames contrastados de SEED são marcados no horário da manhã, para evitar o acúmulo de secreção gástrica. A última dose de medicação oral com pequena quantidade de líquido pode ser dada até 6 horas antes do exame. A alimentação sólida estará suspensa desde a véspera, numa média de 8 a 12 horas.

   O paciente deve ser orientado de que mesmo pequenos goles de água ou um "cafezinho", poucas horas antes do exame, irão impossibilitar a realização do mesmo. O líquido no estômago impede a aderência do meio de contraste baritado na mucosa.

2º CASO — DOR NO ESTÔMAGO

Identificação: DPG, sexo masculino, 60 anos, pardo, natural do Rio de Janeiro, motorista.

Queixa principal: "Dor no estômago."

História da doença atual: Refere que há mais de 2 anos tem epigastralgia em queimação, ocasional, que geralmente melhora com ingesta de alimentos e piora com jejum, sem recidiva noturna. Procurou vários médicos, sendo sempre prescritos antiácidos ou inibidores H2 (cimetidina, ranitidina etc.), com melhora da sintomatologia.

Há 6 meses houve exacerbação do quadro, surgindo plenitude pós-prandial, náuseas, vômitos esporádicos, hiporexia e emagrecimento de 10 kg nesse período. Nega hemorragia digestiva, disfagia ou alteração do hábito intestinal. Como não houve melhora com a medicação previamente utilizada, procurou um serviço médico.

História patológica pregressa: Hipertensão arterial leve, controlada com hidroclorotiazida. Nega qualquer outra patologia.

História familiar: Mãe faleceu de câncer disseminado. Pai hipertenso. Irmãos saudáveis.

História social: Tabagista de 40 cigarros/dia, desde os 18 anos. Etilismo social.

Exame físico: Paciente magro. Peso 58 kg. Altura: 1,77 m. Hipocorado (++/4+), hidratado, acianótico, anictérico. Ausência de linfonodomegalias, tireoide impalpável.

- *ACV:* ritmo cardíaco irregular (extrassístoles esparsas), 3 tempos (B4), bulhas normofonéticas, sem sopros ou turgência jugular patológica.
- *PA:* 140 × 90 mmHg. FC: 82 bpm.
- *AR:* murmúrio vesicular universalmente audível, sem ruídos adventícios.
- *Abdome:* escavado, com peristalse normal, sem massas ou visceromegalias.
- Ausência de edemas periféricos. Sinais de insuficiência venosa crônica.
- *Exame neurológico:* normal.

■ Qual a Hipótese Diagnóstica?

Diante de um quadro de síndrome dispéptica que modifica sua sintomatologia habitual deve-se sempre considerar a hipótese de **neoplasia maligna do estômago, ou úlcera péptica** complicada por estenose pilórica. Ambas podem causar plenitude pós-prandial, náuseas, vômitos, hiporexia e perda de peso (Fig. 7-6).

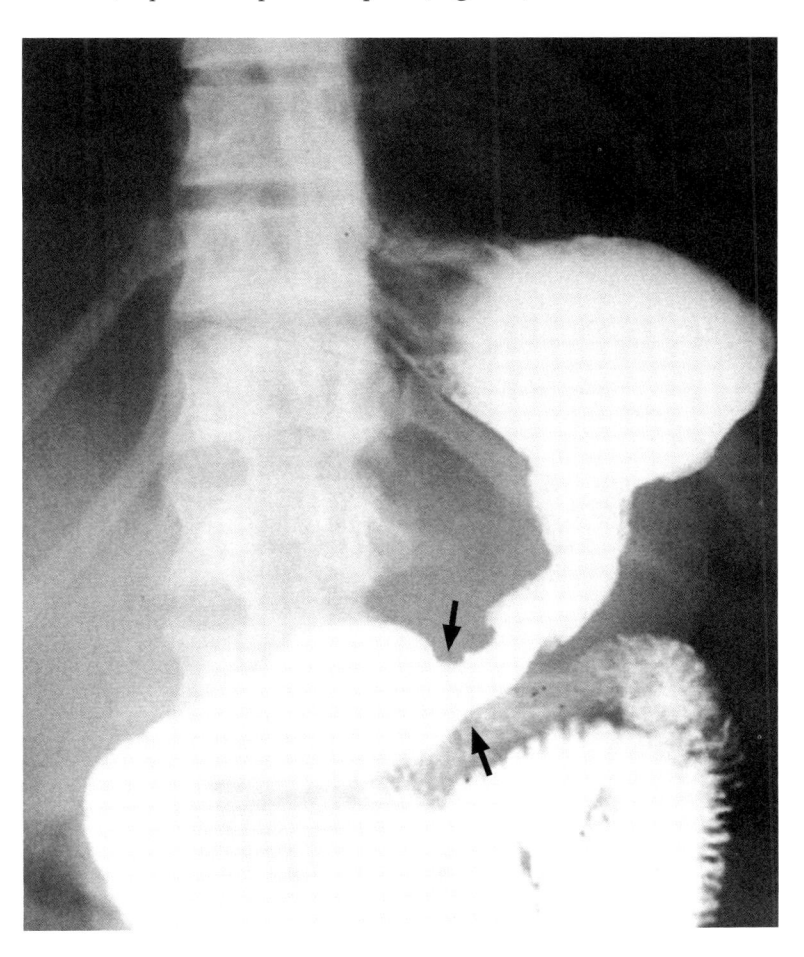

Fig. 7-6. SEED, mostrando lesão infiltrativa estenosante no corpo gástrico (setas).

O exame físico do abdome pode ser normal ou, no caso de estenose pilórica, mostrar massa epigástrica palpável na neoplasia de estômago. Neste caso, os únicos sinais físicos encontrados são a anemia e o emagrecimento. Como não há história prévia de hemorragia digestiva, a anemia é fortemente sugestiva de neoplasia.

■ Qual a Conduta Propedêutica?

Nos dias atuais, o exame de eleição para síndromes dispépticas é a endoscopia digestiva. No entanto, em nosso meio, nem sempre esta é disponível. O exame radiológico pode ser um exame de mais fácil acesso para o paciente.

Este paciente realizou primeiro uma seriografia esôfago-estômago-duodeno (SEED) (Fig. 7-7). O exame mostrou:

- Esôfago de pregueado mucoso e calibre normais.
- Região cardiotuberositária sem alterações.
- Estômago apresentando depósito baritado situado no antro gástrico, com halo hipertransparente e apagamento do pregueado mucoso, sugestivo de lesão vegetante e infiltrante de 4 cm de diâmetro com ulceração central.

Fig. 7-7. Exame contrastado do estômago, demonstrando depósito baritado no antro gástrico (*) radioluscente com halo hipertransparente sugestivo de lesão vegetante ulcerada.

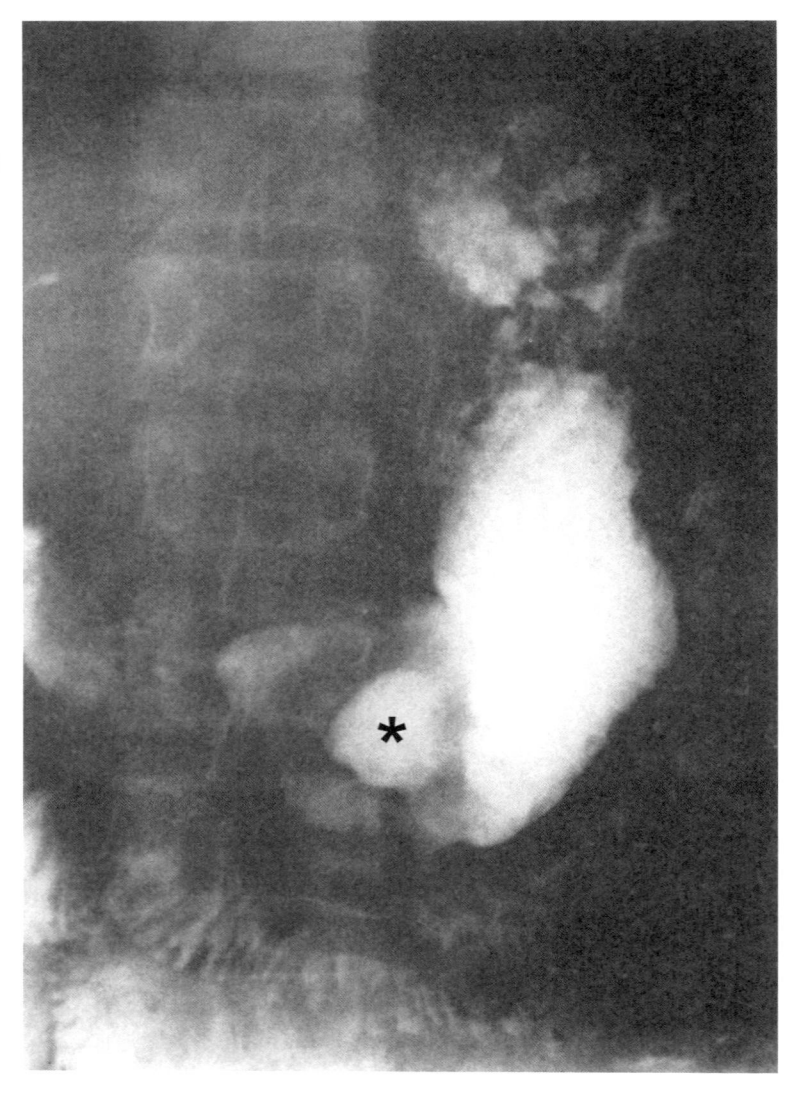

- Esvaziamento gástrico lento.
- Bulbo e arco duodenal sem alterações.

A SEED reforça a hipótese diagnóstica e, pelo aspecto descritivo da lesão, a mesma parece ser avançada, isto é, ultrapassa a mucosa e a submucosa e, consequentemente, tem poucas chances de tratamento curativo. Se o exame fosse solicitado no início do quadro, o prognóstico poderia ser diferente. Entretanto, esta patologia só costuma dar sintomatologia em estágios mais avançados.

Os **exames laboratoriais** foram todos normais, exceto pela presença de discreta anemia ferropriva e hipoalbuminemia (albumina de 2 g/dL).

Foi, então, solicitada uma *endoscopia digestiva alta*, que demonstrou:

- Estômago com lesão infiltrante e vegetante ovalar de bordos elevados, superfície irregular, anfractuosa, friável, com área de necrose central, não conduzindo a onda peristáltica, medindo 50 mm no maior eixo, situada no antro, invadindo parte da parede posterior, e estendendo-se até 10 mm do piloro.
- Foram realizadas biópsias da lesão (5).

▪ Conclusão

Neoplasia gástrica maligna avançada, do tipo Bormann IV.

O estudo histopatológico demonstrou **adenocarcinoma gástrico** do tipo *difuso de Lauren*.

▪ Conduta

Foi realizada nutrição enteral total por sonda nasojejunal. A nutrição enteral ou parenteral no pré-operatório de pacientes com síndromes consumptivas ou hipoalbuminemia diminui a incidência de complicações no per e pós-operatório.

Após 20 dias de nutrição enteral, o paciente foi submetido à cirurgia paliativa, evoluindo bem no pós-operatório, tendo alta no 10º dia.

▪ Considerações

A dor epigástrica em queimação agravada pelo jejum e atenuada com a alimentação faz parte de um conjunto de sintomas, associado à doença ulcerosa péptica (DUP). A úlcera péptica tem uma evolução crônica e dita como perda da integridade da mucosa gástrica e/ou duodenal que pode penetrar profundamente na parede do tubo digestório, ultrapassando a muscular da mucosa.

A incidência da DUP vem caindo com o tempo em decorrência de diversos fatores que contribuíram radicalmente para este fato, como: a queda da prevalência do *H. pylori* e seu tratamento específico, o uso generalizado dos antissecretores gástricos e o aparecimento dos anti-inflamatórios seletivos para a COX-2. Porém, a prevalência das complicações malignas não se alterou. As úlceras duodenais são mais comuns do que as gástricas.

As manifestações clínicas são diferentes para as úlceras duodenal e gástrica: aquela dor abdominal epigástrica em queimação relacionada com a alimentação e aliviada pelo uso de antiácidos ou pelo alimento, e que irradia para o dorso é característica da doença ulcerosa duodenal, já aqueles pacientes com dor desencadeada pela alimentação devem ser incluídos em doença ulcerosa gástrica.

Devemos pensar em câncer gástrico quando o paciente evolui com complicações como no caso da nossa paciente com emagrecimento e anemia ferropriva, e as medicações habituais não estão mais resolvendo. Devemos lembrar dos fatores de risco principais: o tipo de dieta, a gastrite atrófica pelo *Helicobacter pylori* e a anemia perniciosa, outros.

Fig. 7-8. SEED, mostrando úlcera gástrica em antro.

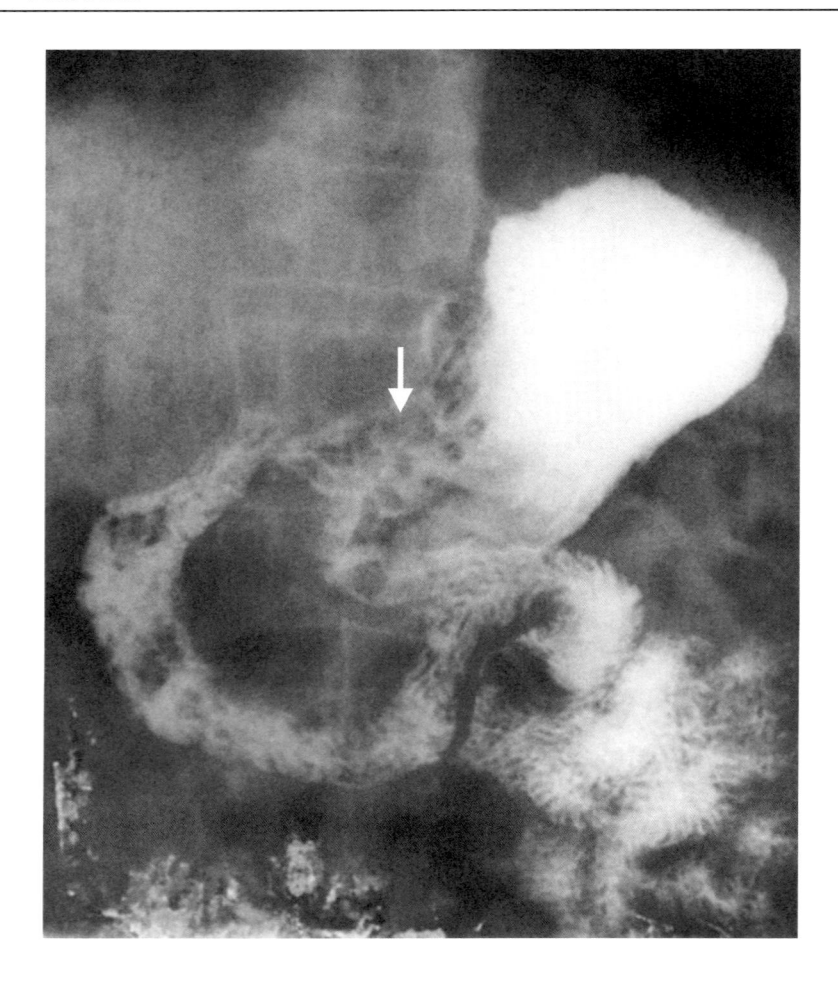

QUESTÕES PARA REFLEXÃO

1. **Uma SEED pode detectar uma gastrite?**
   A SEED é um método sensível para detectar alterações de mucosa, porém na presença de ulcerações rasas, o depósito de bário pode não ser suficiente para ser percebido na radiografia. A endoscopia é mais sensível na detecção de alterações discretas, como finas ulcerações, mudanças de coloração da mucosa, pequenas depressões ou elevações. A grande vantagem da endoscopia é permitir a biópsia para estudo histopatológico.

2. **Uma úlcera gástrica detectada na SEED que não é mais identificada na SEED de controle pode ser considerada benigna?**
   Não, já que mesmo um tumor ulcerado pode cicatrizar com medicação adequada. É preciso lembrar que não existe malignização de lesões pépticas.

3. **Em que casos a SEED supera a endoscopia?**
   Nos casos em que a redução da distensibilidade do órgão em estudo seja tal de modo a impedir a progressão do aparelho. O meio de contraste baritado, por ser líquido, possui maior capacidade de passar por trajetos estreitos. Deve-se lembrar que a qualidade do exame será seriamente prejudicada, se a quantidade do meio de contraste for insuficiente para opacificar a luz.
   Na pesquisa de trajetos fistulosos, o estudo contrastado possui nítida vantagem sobre a endoscopia.

4. **Quando está indicada a US?**

   Nos casos de síndrome dispéptica, a US não está indicada para detectar úlceras gástricas ou duodenais, mas afastar outras causas de dor, como a colelitíase e a pancreatite.

   A US sofre limitações para detectar as lesões da mucosa em razão da presença do gás; no entanto, se o órgão estiver com a parede bastante espessada, é possível detectá-las. Com a ingesta hídrica, a US pode mesmo detectar lesões vegetantes intragástricas. Muito embora a US não seja o exame inicial para o estudo do estômago, a detecção de lesões de parede direciona os exames seguintes.

   Nos casos de câncer gástrico conhecidos, a US pode ser importante no estadiamento, porém com resultados imprecisos. Está em fase experimental a utilização da US endoscópica, que poderia determinar o grau de invasão do tumor na parede gástrica e detectar pequenos linfonodos perigástricos.

   Tanto a US quanto a TC são exames importantes na avaliação de metástases hepáticas.

5. **A TC possui mais vantagens do que a US?**

   A TC possui vantagens sobre a US por não sofrer interferências do gás na formação da imagem. Através do uso do meio de contraste oral, a luz gástrica pode ser opacificada, dando boa noção sobre espessamento da parede, quando a lesão é extensa. Lesões muito pequenas não são identificadas na TC.

   Apesar da boa definição da imagem, a interpretação dos sinais de TC tem sido pouco confiáveis. Com relação à disseminação tumoral para linfonodos, a TC pode não evidenciar linfonodos, dependendo do tamanho ou da localização. Linfonodos comprometidos podem ser confluentes com o tumor primário e não serem vistos. A determinação da invasão direta pela perda dos planos de clivagem da gordura não é segura, visto que pacientes emagrecidos podem não ter gordura suficiente, ou até mesmo a gordura ter sido destruída por processos inflamatórios, como a pancreatite.

   Acreditava-se que a visualização da gordura peripancreática era sinal seguro de que o pâncreas não estaria envolvido, porém já foram encontrados casos de pâncreas invadido, quando a TC mostrava a gordura peripancreática preservada.

3º CASO — TUMOR ABDOMINAL

Identificação: BEF, 67 anos, sexo feminino, casada, natural do Rio de Janeiro.

Queixa principal: "Emagrecimento e cansaço."

História da doença atual: Paciente relata episódios de diarreia intercalados com constipação, perda ponderal (não sabe quantificar quanto), astenia e fraqueza nas pernas. Nega febre ou sudorese.

Interrogatório complementar: Nega outras queixas.

História patológica pregressa: Nega cirurgia ou outras doenças. Fumante de um maço por dia há vários anos. Nega etilismo.

História familiar: Pais falecidos de causa ignorada. Esposo e filhos saudáveis.

Exame físico: Aspecto de doença crônica. Apresentando palidez cutânea mucosa.

4+/4+. PA: 90 × 50 mmHg. FC: 60 bpm. FR: 16 rpm. T. ax.: 36,5°. Ausência de gânglios palpáveis.

- *ACV:* ritmo cardíaco regular em 2 tempos, bulhas normofonéticas.
- *AR:* murmúrio vesicular presente, sem ruídos adventícios.
- *Abdome:* plano, indolor. Massa palpável no quadrante inferior esquerdo medindo cerca de 8 cm, aderida, consistência endurecida, indolor.
- Fígado e baço impalpáveis. Traube livre. Peristalse normal.
- *Membros inferiores:* sem edemas, com pulsos periféricos palpáveis.
- *Exame neurológico:* sem alterações.

■ Qual a Hipótese Diagnóstica?

Diante de um paciente de 67 anos de idade com história de mudança de hábito intestinal, perda de peso, anemia e massa palpável no abdome inferior, a 1ª hipótese diagnóstica que se impõe é a neoplasia de cólon.

■ Como Conduzir a Investigação?

Exames laboratoriais

Hemograma: Hm: $3.350.000/mm^3$; Ht: 27,3%; Hb: 8,5 g/dL; CHGM: 31,3; leucometria: $6.700/mm^3$ (0-0-0-9-67-19-5); VHS: 116.

Bioquímica: proteína total: 5,2; albumina: 2,6; bilirrubina direta: 0,2; bilirrubina indireta: 0,3; fosfatase alcalina: 223; TGO e TGP: 8.

EAS: normal; **Fezes:** parasitológico negativo. **HIV:** negativo.

Com os dados que possuímos, podemos concluir que o paciente sofre de perda de sangue crônica, provavelmente pelo tubo digestório.

■ Quais Exames Radiológicos São Indicados?

A US é um exame raramente solicitado nas emergências atualmente, uma vez que esse exame é um método examinador dependente e é um exame muito prejudicado quando há exacerbação gasosa, embora seja um método não invasivo e que não utilize radiação ionizante. Por vezes esse exame pode ser solicitado na ausência de outro método de imagem para avaliar a extensão estimada da lesão.

A **TC com contraste**, além de diagnóstico, tornou-se parte da avaliação pré-operatória de rotina em pacientes com neoplasia colorretal, esse método de imagem não apenas estadia a extensão local da neoplasia, mas também pode detectar linfonodos mesentéricos que são úteis para o cirurgião e metástase a distância, a mais comum é para o fígado, porém pode ser metástase para o pulmão, parede abdominal, pelve renal e ureteres).

O câncer colorretal apresenta-se com área focal de espessamento da parede intestinal, a superfície luminal se encontra irregular e lobulada e pode estar ulcerada. A gordura pericólica adjacente apresenta-se com baixa atenuação homogênea.

A TC é útil para avaliar recidiva em área anastomótica, que é uma área frequentemente acometida, a cicatrização e a fibrose pós-operatória podem simular o tumor recorrente nesta área, portanto é fundamental a realização de TC após 3 meses de ressecção (Fig. 7-9).

Fig. 7-9. Lesão expansiva, estenosante e de aspecto infiltrante, com borramento da gordura adjacente, medindo de 78 mm, no ângulo hepático/cólon ascendente associado à linfonodomegalia (até 18 mm) na face mesentérica, do cólon em correspondência, no retroperitônio em situação periaórtica, intercavoaórtica e retrocaval. Há linfonodo com 8 mm na cadeia ilíaca interna esquerda. Linfonodomegalia mesentérica, medindo 30 mm, no flanco, próximo à lesão tumoral. (Clinico Life-Imagem/Hospital Santa Cruz – Niterói, RJ.) *(Continua.)*

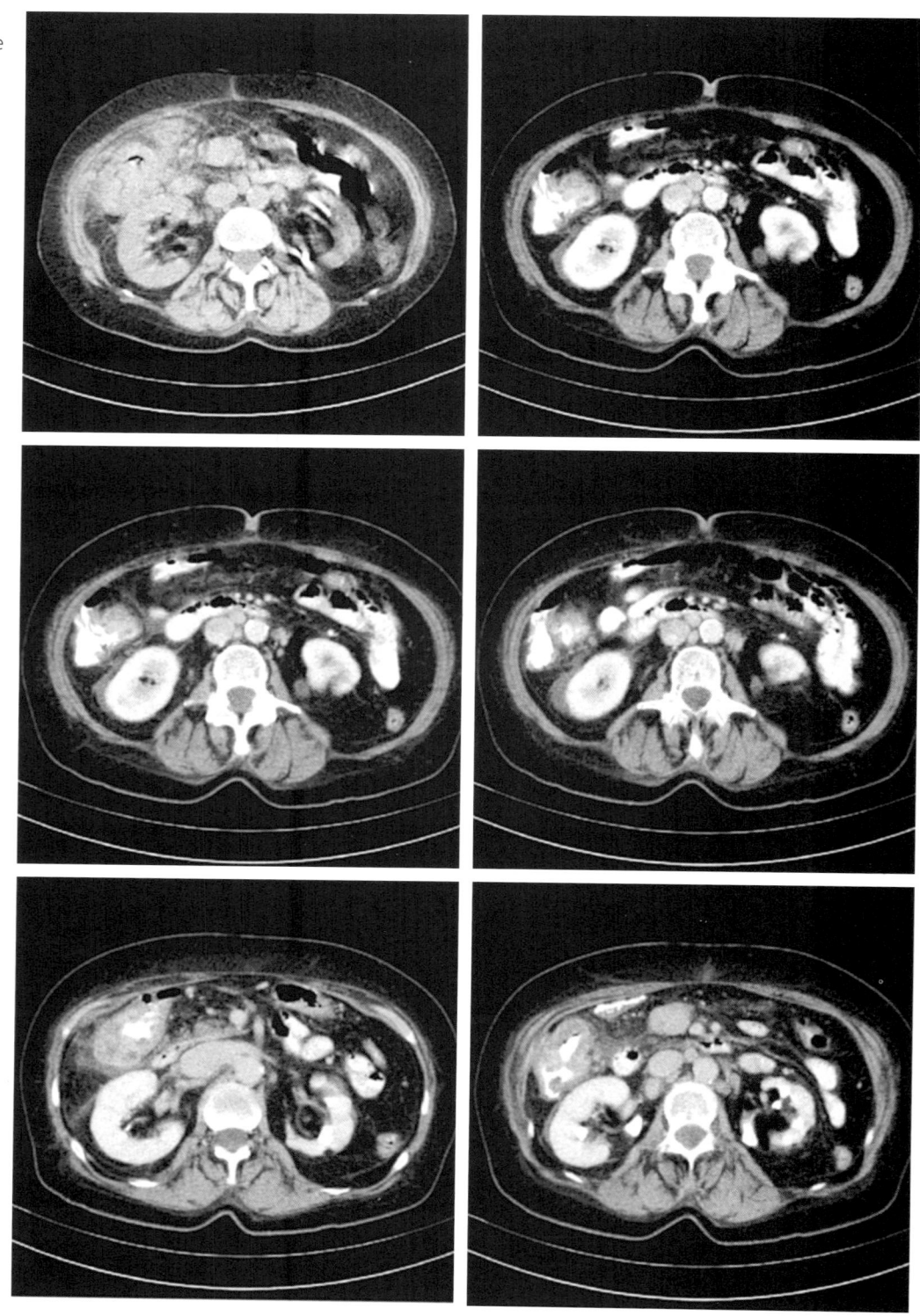

Fig. 7-9. *(Cont.)*

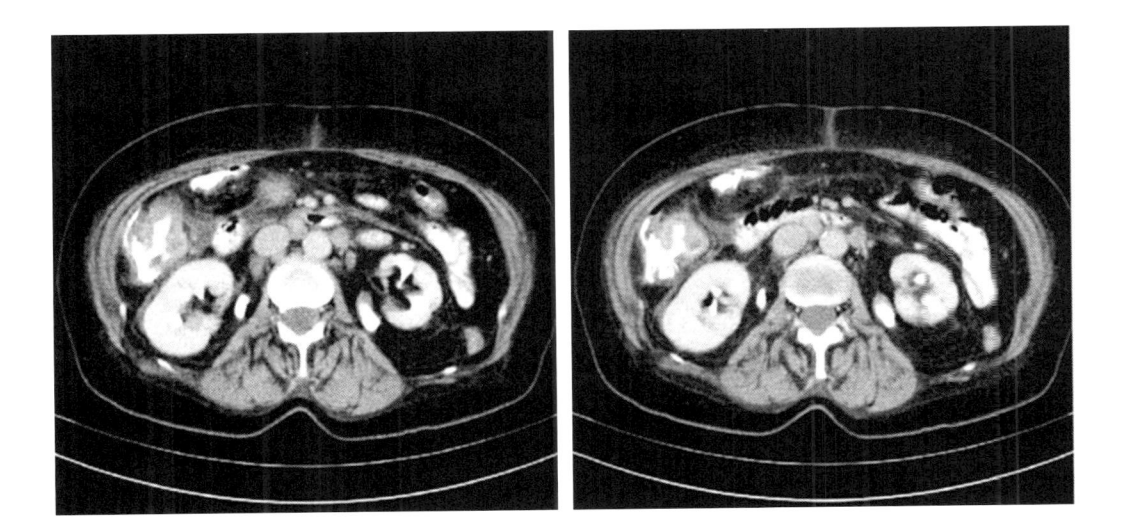

Segmento
Foi ressecada a tumoração e mais extensa porção do cólon ascedente.
    O laudo histopatológico descreve como:

Macroscopia
Segmento cólon descendente, massa tumoral de 80 mm. Aos cortes, presença de áreas de solução de continuidade na parede intestinal que promove comunicação da luz do órgão. Esta apresenta coloração brancacenta, áreas de necrose e hemorragia, de consistência elástica e aparentemente invade a parede intestinal, fazendo protrusão de mucosa e ocluindo parcialmente sua luz.

■ Hipótese Diagnóstica
Adenocarcinoma de cólon.

■ Diagnóstico Diferencial
Linfoma se diferencia ao adenocarcinoma porque tende a espessar a parede em um grau muito maior que o carcinoma primário.
    Podem-se observar paredes de até 4 cm de espessura em pacientes com linfoma. Além disso, o aspecto é aquele de uma massa homogênea associada à adenopatia. Raramente o linfoma é isolado do cólon, mas é encontrado como parte de doença sistêmica.
    Metástase é a extensão direta de doença primária pélvica por disseminação hematogênica. Apresenta-se com espessamento de parede mais coleção distinta de líquido ascítico.

4º CASO — HEMORRAGIA DIGESTIVA ALTA

Identificação: RCA, 56 anos, branco, sexo masculino, natural de Poço Fundo, Minas Gerais, motorista de coletivo.

Queixa principal: "Vômito de sangue."

História da doença atual: Início do quadro há 48 horas, quando apresentou mal-estar epigástrico seguido por sensação de náuseas e vômitos alimentares acompanhados de moderada quantidade de sangue vivo. Evoluiu com diarreia pastosa de cor negra e odor fétido.

No dia seguinte, apresentou novo episódio de vômitos com sangue vivo, desta vez em grande quantidade, procurando então um serviço de emergência.

História patológica pregressa: Cirurgia ortopédica em 1980 por fratura de bacia em acidente automobilístico. Não sabe informar se foi transfundido na ocasião. Nega qualquer outra patologia.

História familiar: Mãe diabética tipo II. Pai faleceu de cardiopatia.

História social: Etilista de 3 a 4 garrafas de cerveja por dia desde os 30 anos. Nega tabagismo, uso de drogas injetáveis, tatuagens ou relações sexuais promíscuas. Refere banhos de rio em sua cidade natal até os 29 anos, quando veio para o Rio de Janeiro.

Exame físico: Bom estado geral. Lúcido, orientado, hipocorado (3+/4+), hipo-hidratado (+/4+), anictérico, acianótico. Tireoide impalpável, ausência de linfonodomegalias.

Presença de 2 telangiectasias aracniformes no tronco. Eritema palmar bilateral discreto. Não há ginecomastia.

- *ACV:* RCR2T, com hiperfonese de bulhas, sopro sistólico pancardíaco (2+/6+). PA: 100 × 70 mmHg deitado e 85 × 50 mmHg sentado. FC: 100 bpm deitado e 125 bpm sentado.
- *AR:* murmúrio vesicular universalmente audível sem ruídos adventícios.
- *Abdome:* plano, com peristalse exacerbada. Fígado a 2 cm do rebordo costal direito de borda fina e consistência aumentada (2+/4+). Baço palpável a 3 cm do rebordo costal esquerdo.
- Ausência de edemas.
- *Exame neurológico:* sem alterações.

■ Qual a Hipótese Diagnóstica?

Apesar de a história clínica mostrar um quadro de hemorragia digestiva alta de início abrupto, sem que se possa determinar de imediato a causa do sangramento, o exame físico revela um quadro sugestivo de **hepatopatia crônica**.

Afora os nítidos sinais de comprometimento hemodinâmico, a presença de telangiectasias aracniformes no tronco e o eritema palmar sugerem insuficiência hepática. Chama a atenção ainda a esplenomegalia que poderia ser secundária à hipertensão porta e o aumento de consistência do fígado, que pode ocorrer em algumas hepatopatias crônicas.

Frente a este quadro, as hipóteses de sangramento por ruptura de varizes de esôfago ou de fundo gástrico, ou por gastropatia congestiva, devem ser consideradas como principais hipóteses diagnósticas. Todas estas hipóteses são complicações decorrentes da hipertensão porta.

Não podem ser, contudo, desconsideradas outras causas de sangramento, como as doenças pépticas: esofagite, gastrite, úlcera gástrica e duodenal. É importante lembrar que as doenças pépticas têm sua incidência aumentada nos pacientes com hipertensão porta, sendo a causa de hemorragia digestiva em até 30% dos pacientes com varizes de esôfago.

Existem várias doenças que levam à hipertensão porta, como a cardiopatia direita grave, trombose da veia cava superior ou das veias supra-hepáticas (síndrome de Budd-Chiari), esquistossomose hepatoesplênica, fibrose hepática congênita e trombose da veia porta ou da veia esplênica. A mais frequente em nosso meio é a cirrose que, ao contrário das outras causas, está associada à insuficiência hepática. As causas mais frequentes de cirrose são a ingesta excessiva de álcool e as hepatites virais crônicas pelos vírus B e C. No caso em questão, o paciente poderia ter qualquer uma dessas, visto que tem uma ingesta alcoólica de 4 garrafas de cerveja por dia (superior a 50 g) por mais de 10 anos e, apesar de não referir transfusão de hemoderivados, uso de drogas injetáveis, tatuagens ou promiscuidade sexual, tem passado por fratura de bacia, onde geralmente a perda volêmica é significativa. Ao contrário do que se espera, em torno da metade dos pacientes com marcadores virais positivos para hepatites B e C não tem epidemiologia definida.

■ Qual a sua Conduta?

Antes de qualquer investigação diagnóstica, este paciente apresenta um quadro de importante desequilíbrio hemodinâmico e uma hemorragia digestiva em atividade, que devem ser controlados. Isto foi obtido com reposição hidreletrolítica e lavagem gástrica. Concomitantemente, foram obtidas amostras de sangue para uma investigação básica que demonstrou:

- *Hematócrito:* 27%; leucograma: 13.000 (0-4-0-0-3-76-10-5).
- *Tipo sanguíneo:* O+; TAP: 70%.
- *Bilirrubina total:* 1,0 (direta: 0,8); TGO: 52; TGP: 45; gama-GT: 50.
- *Proteínas totais:* 6,3 (albumina: 3,8).
- *HBsAg:* negativo; anti-hBc e anti-hBs: negativos; anti-hCV: positivo.

Os exames confirmam a importante perda sanguínea sofrida pelo paciente e confirmam a hepatopatia. Os níveis de TGO maiores que o de TGP sugerem uma hepatopatia alcóolica ou evolução para cirrose.

O melhor método terapêutico e diagnóstico em quadros de hemorragia digestiva alta é a endoscopia, que deve ser realizada nas primeiras 6 horas e no máximo em 24 horas, já que lesões agudas da mucosa gástrica podem cicatrizar num prazo curto.

Este paciente foi submetido à **endoscopia**, que demonstrou:

- Esôfago com quatro cordões varicosos tortuosos e cianóticos, com equimoses e um cisto hemático em sua superfície, medindo 8 mm de diâmetro transverso, iniciando-se a 23 cm dos incisivos. No cordão da parede posterior junto à cárdia, há umbilicação com coágulo aderido que corresponde ao ponto de ruptura. Presença de sangue no lago mucoso.
- Estômago com gastropatia congestiva.

■ Conclusão

Foi realizada esclerose de varizes com oleato de etanolamina a 5%.

■ Discussão

Há necessidade de algum exame radiológico?

Muito embora saibamos que a endoscopia digestiva seja o melhor método diagnóstico e terapêutico para os quadros de hemorragia digestiva, nem sempre poderemos dispor deste método em nossos locais de trabalho. Vimos que, num quadro agudo, o importante é controlar a hemorragia e a instabilidade hemodinâmica. Feito isto, poderemos conduzir uma investigação para a causa da hemorragia.

Neste paciente foi identificado um quadro de hipertensão porta. Na avaliação inicial do fígado, a US é o método radiológico mais indicado.

US abdominal

- Fígado aumentado de volume, de contornos finamente irregulares e textura grosseira, sem evidência de lesão focal. Veia porta calibrosa, medindo 17 mm junto ao hilo (normal: até 12).
- Vesícula biliar normodistendida, sem cálculos no seu interior.
- Vias biliares intra e extra-hepáticas de calibre normal.
- Pâncreas de dimensões normais, sem alterações expressivas.
- Baço aumentado de volume e textura homogênea com veia esplênica calibrosa, medindo 12 mm (normal: até 9 mm), com múltiplos vasos colaterais tortuosos adjacentes. Observam-se ainda vasos colaterais junto ao fundo gástrico.
- Rins tópicos, de dimensões e ecogenicidade normais, sem sinais de litíase ou hidronefrose.
- Grandes vasos de calibre normal.
- Não há sinais de linfonodomegalia retroperitoneal.
- Pequena quantidade de líquido livre na cavidade.

Observe que a US demonstrou que o fígado apresenta alterações compatíveis com hipertensão porta e evidenciou a presença de circulação colateral junto ao hilo esplênico e fundo gástrico, além de demonstrar pequena quantidade de ascite.

Vale ressaltar que a ultrassonografia associada ao Doppler vai aumentar ainda mais sua acuracidade diagnóstica, podendo aferir o fluxo e estimar a pressão do sistema venoso porta.

O paciente com sinais clínicos de insuficiência hepática, anti-hCV positivo e hipertensão porta apresenta dados suficientes para o diagnóstico clínico de cirrose hepática pós-hepatite C. É interessante, porém, sempre confirmar o diagnóstico através de biópsia hepática, de preferência, por laparoscopia.

Angio-TC do abdome

A TC é capaz de avaliar, com mais detalhes da patência dos vasos, presença de colaterais, aneurismas, fístulas e lesões vasculares intra-hepáticas. Também é útil para o planejamento cirúrgico, além de não apresentar limitações que a US apresenta, como obesidade, experiência do examinador, gás intestinal (Fig. 7-10).

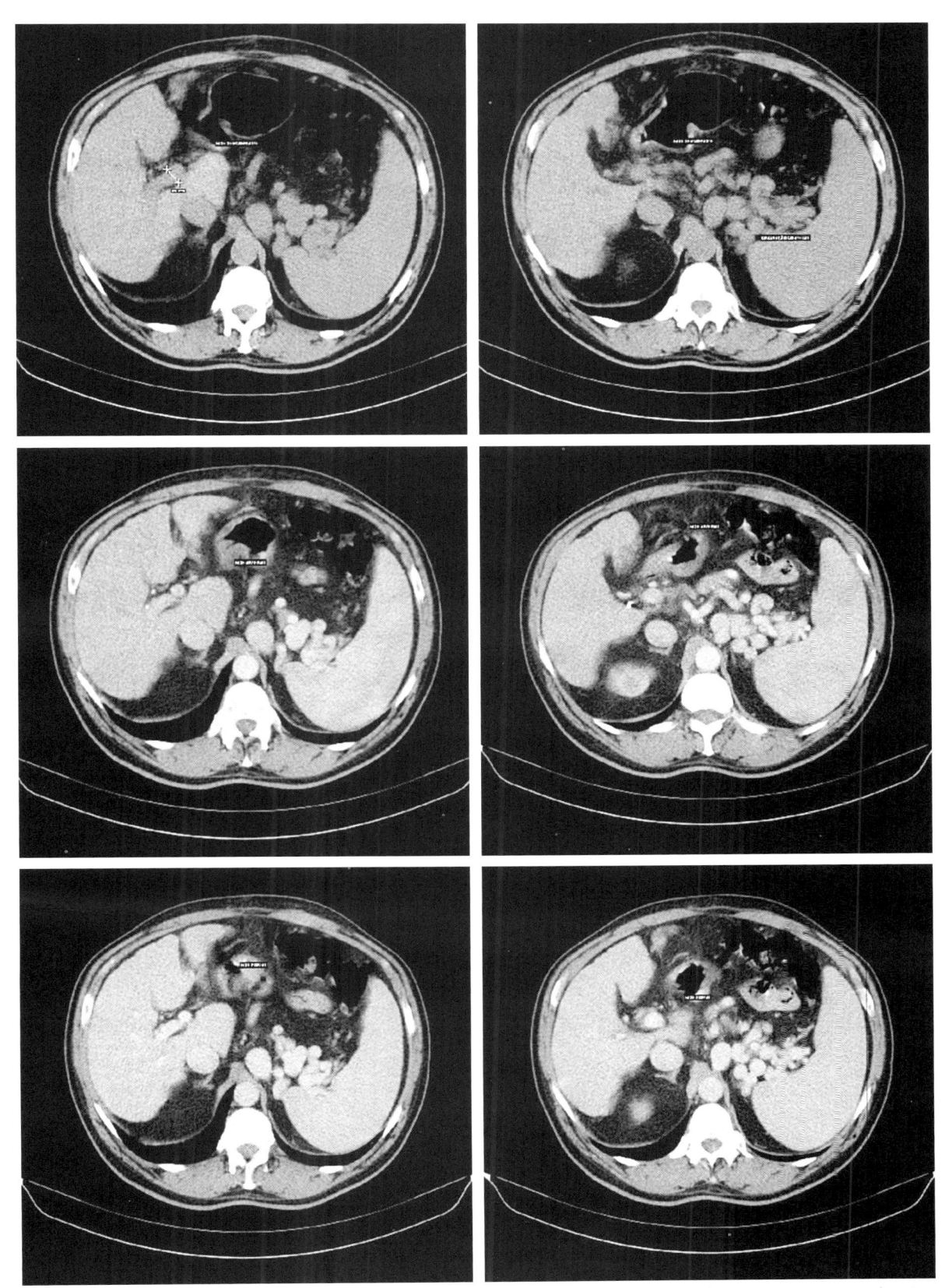

Fig. 7-10. Tomografia computadorizada com controle venoso, evidenciando aumento da veia porta e vasos proeminentes junto ao hilo esplênico, com drenagem para veia renal esquerda (*shunt* esplenorrenal). (Clínica Life-Imagem/Hospital Santa Cruz – Niterói, RJ.)

5º CASO — ICTERÍCIA

Identificação: SA, sexo masculino, 52 anos, branco, casado, comerciante, natural do Rio de Janeiro.

Queixa principal: "Dor na barriga e urina escura."

História da doença atual: Início da história há aproximadamente 2 semanas, quando apresentou dor abdominal de forte intensidade, localizada no hipocôndrio direito e irradiada para o dorso, acompanhada de distensão abdominal, colúria e acolia fecal.

História patológica pregressa: Doenças comuns da infância.

História familiar: Pais falecidos, 2 irmãs vivas e sadias. Esposa e 2 filhos sadios.

História social: Nega tabagismo. Etilista social.

Exame físico: Bom estado geral. Mucosas visíveis coradas e hidratadas. Escleróticas ictéricas +++/6. Altura 1,78 cm. Peso: 88 kg, PA = 150/85 mmHg, Pulso 104 bpm, FR = 18 irpm, Temp. ax 36,5°C.

- *Cabeça e pescoço:* escleróticas, palato e freio da língua ictéricos. Dentes em bom estado geral. Ausência de linfonodos palpáveis.
- *Aparelho circulatório:* ritmo regular de 2 tempos, bulhas normofonéticas, A2 P2.
- *Aparelho respiratório:* murmúrio vesicular universalmente audível.
- *Abdome:* distendido, fígado palpável a 3 dedos do rebordo costal direito com hepatimetria de 10 cm, na linha hemiclavicular direita. Sinal de Murphy positivo. Trajeto cólico indolor.
- *Membros:* pulsos periféricos palpáveis e isócronos.
- *Exame neurológico:* sem alterações.

■ Qual o Raciocínio Diagnóstico?

Trata-se de um paciente apirético, com peso acima do ideal, ictérico e em bom estado geral. Apresenta hipertensão sistólica e taquicardia discretas, possivelmente decorrentes do *stress* do momento e da doença. Seu relato clínico é bastante sugestivo de **patologia das vias biliares**, uma vez que apresente dor abdominal localizada em hipocôndrio direito, que se irradia para o dorso seguida de icterícia. Dentre estas patologias, a hipótese de litíase biliar com migração do cálculo para o colédoco impõe-se, tanto pela sua frequência quanto pelas características clínicas apresentadas pelo paciente. As provas laboratoriais com aumento da bilirrubina em sua fração direta e a elevação da fosfatase alcalina reforçariam a possibilidade da obstrução biliar. É sempre bom recordar a maior incidência da litíase biliar em mulheres com 40 anos ou mais, obesas e multíparas, os famosos 4F (*female, fat, fertile e fourty*, em inglês).

A hipótese de pancreatite também deve ser considerada. A impactação do cálculo ao nível da papila duodenal pode levar a uma obstrução da drenagem do ducto pancreático, causando um quadro de pancreatite biliar. A dor e a icterícia também estariam presentes, esperando encontrar-se dosagens elevadas de amilase.

Neoplasia das vias biliares ou da cabeça do pâncreas foram hipóteses colocadas em um plano secundário, tanto pelo bom estado geral do paciente quanto pelo acometimento muito agudo.

A hepatite, por ser causa comum de icterícia, deve ser lembrada.

Foram solicitados os seguintes **exames complementares:**

- Hematócrito: 42%; leucograma: 12.000 (0-2-0-0-4-74-8-2).
- Bioquímica: transaminases; TGO = 100 TGP = 80.
- Fosfatase alcalina: 582; gama GT = 121.

- Bilirrubina total = 7,2; bil. direta = 5,8.
- Bil. indireta = 1,4; amilase = 300.

Os resultados dos exames, em princípio, afastam as hipóteses de pancreatite e hepatite, reforçando a possibilidade de doença obstrutiva da via biliar, que pode ser avaliada pela investigação radiológica.

■ Como Proceder à Investigação Radiológica?

Diante deste quadro clínico, característico de doença da via biliar, o estudo radiológico deve ser orientado para responder às seguintes questões:

1. Existe processo obstrutivo das vias biliares?
2. Se existe, a que nível?
3. Esta possível obstrução decorre de litíase?
4. Como estão o pâncreas, o fígado e a vesícula biliar?

Os exames propostos na investigação inicial foram radiografia simples do abdome e US.

A US é o exame que apresenta o melhor benefício para o paciente, com possibilidade diagnóstica próxima dos 100% em caso de litíase biliar, além de não utilizar radiações ionizantes e ter custo inferior. A radiografia do abdome emprega radiação e limita-se a mostrar os cálculos radiopacos (à base de cálcio) que são apenas 15% do total dos cálculos biliares, não mostrando os cálculos radiotransparentes (à base de colesterol). Para ambos, é conveniente preparo prévio.

O paciente poderá ser preparado com dieta pobre em gorduras na véspera do exame e jejum total de 8 a 12 horas.

Em situações de abdome agudo, os exames poderão ser realizados imediatamente, com algumas limitações; por exemplo, se a vesícula estiver vazia por refeição anterior ao exame.

A US mostra, de maneira satisfatória, o pâncreas, o ducto pancreático (em especial, se dilatado), colédoco, ductos biliares intra-hepáticos se dilatados, vesícula biliar, fígado, rins e baço. Também evidenciará líquido nas cavidades peritoneal e pleural, se presente em quantidade significativa. O aspecto de um cálculo é característico: uma área fortemente ecogênica (branca), tendo abaixo uma área de sombra acústica (negra). O aspecto da árvore biliar dilatada também é característico: imagens tubulares anecoicas (negras), duplas, paralelas, como "duplo cano" (a via biliar localiza-se junto aos ramos da veia porta).

Os exames do paciente mostraram:

1. **Radiografia do abdome simples:**
   - Distribuição normal dos gases intestinais.
   - Vísceras maciças de dimensões normais.
   - Ausência de concreções radiopacas em topografia de vias biliares.

2. **US do abdome superior (Fig. 7-11):**
   - Vesícula biliar aumentada de volume, de parede ligeiramente espessada (5 mm) com vários cálculos em seu interior.
   - Dilatação das vias biliares intra-hepáticas. Colédoco aumentado de calibre (11 mm), nos seus 2/3 proximais. Não foi possível a visibilização do terço distal do colédoco em razão da grande quantidade de gases intestinais em topografia da cabeça pancreática.
   - Baço e rins de aspectos normais.

Fig. 7-11. US da vesícula biliar, demonstrando múltiplos cálculos em seu interior. Observe o espessamento da parede da vesícula.

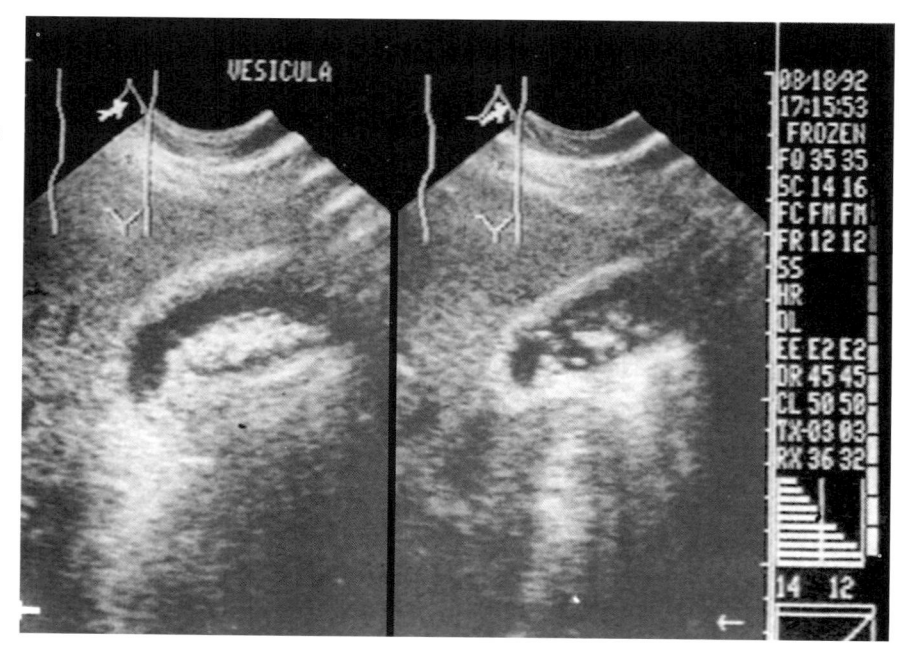

Diante destes achados, foi indicada a realização de uma colangiopancreatografia endoscópica retrógrada (CPER). Neste método, o paciente é submetido a uma endoscopia digestiva alta, após ligeira sedação. O endoscopista visibiliza a papila duodenal na 2ª porção do duodeno e, pelo acompanhamento radioscópico, cateteriza a mesma, injetando o meio de contraste iodado no interior das árvores biliar e pancreática. Além de nos permitir a confirmação da dilatação das vias biliares e da causa da obstrução, este método pode assumir funções terapêuticas. Com a introdução de pequenas cestas *(baskets)* no colédoco, podemos extrair cálculos aí localizados. Ainda nos casos de obstrução de etiologia neoplásica podemos colocar drenos no tumor ou realizar papilotomia com bisturi elétrico, facilitando, assim, a drenagem da bile.

▪ Conclusão

No caso em questão, a CPER evidenciou a presença de um cálculo em colédoco terminal, que foi retirado. Houve regressão total do quadro clínico do paciente, que recebeu alta para acompanhamento ambulatorial.

QUESTÕES PARA DISCUSSÃO

1. **Se o paciente tivesse se submetido a uma gastrectomia subtotal com anastomose a Billroth II há 20 anos por úlcera duodenal, poderia ser feita a CPER?**

   Neste caso a CPER poderia ser tentada, porém a alteração da anatomia normal da região pode dificultar a visibilização da papila duodenal. Podíamos lançar mão, então, da colangiografia percutânea. Neste método, utilizando-se de uma agulha muito fina (agulha de Chiba) e com controle radioscópico, puncionaríamos a via biliar dilatada, injetando o contraste iodado no seu interior, possibilitando assim o seu estudo. Este método também nos permite a drenagem da via biliar, com colocação de cateteres ou próteses (Fig. 7-12).

2. **Por que não foi realizada a TC?**

   Como o diagnóstico da patologia já havia sido feito com a US e a CPER, não havia necessidade da realização da TC. A TC é de grande validade nos casos em que se suspeita de obstrução de origem tumoral, uma vez que ela permite uma melhor visualização do pâncreas e da região do hilo hepático, podendo nos fornecer informações sobre a extensão do processo, o comprometimento de estruturas vizinhas e a presença de linfonodomegalias.

   Pode ser também utilizada nos casos de pacientes muito obesos ou com grande meteorismo intestinal, quando o estudo por ultrassonografia pode estar prejudicado.

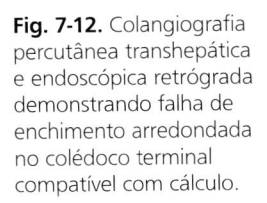

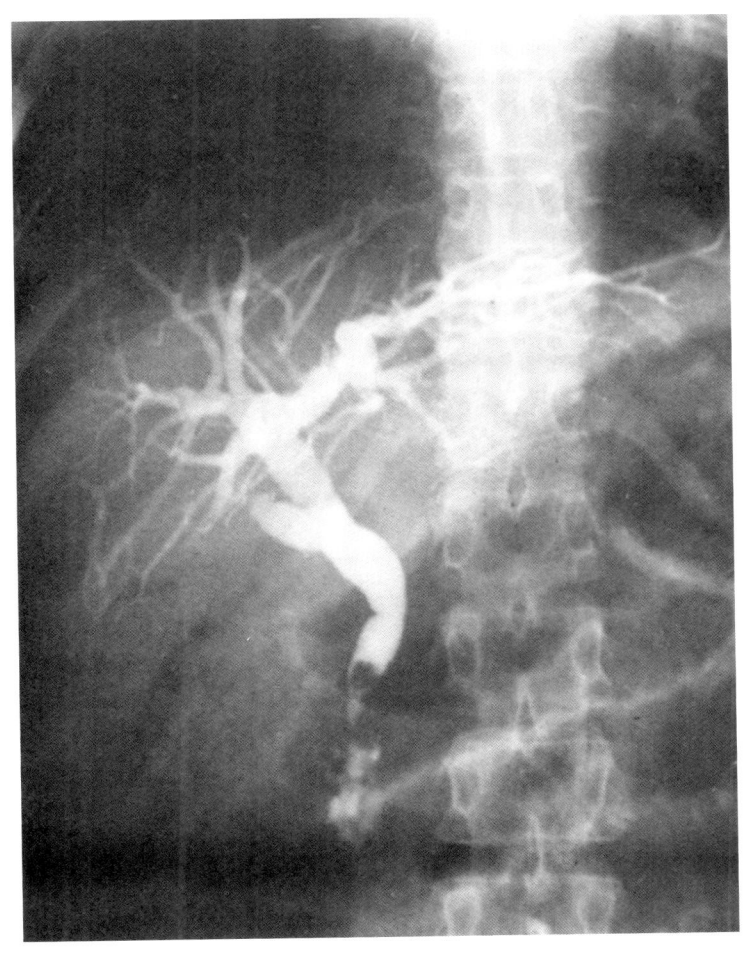

Fig. 7-12. Colangiografia percutânea transhepática e endoscópica retrógrada demonstrando falha de enchimento arredondada no colédoco terminal compatível com cálculo.

3. **Há alguma diferença de ecogenicidade entre os cálculos cálcicos e os de colesterol?**
   Não. Na US, qualquer cálculo apresenta-se ecogênico (branco) sendo, em geral, acompanhado de sombra acústica, independente de sua composição (Fig. 7-13).
   O fato de a imagem do cálculo ser branca na US, não quer dizer, portanto, que seja igualmente branca (cálcica) na radiografia.

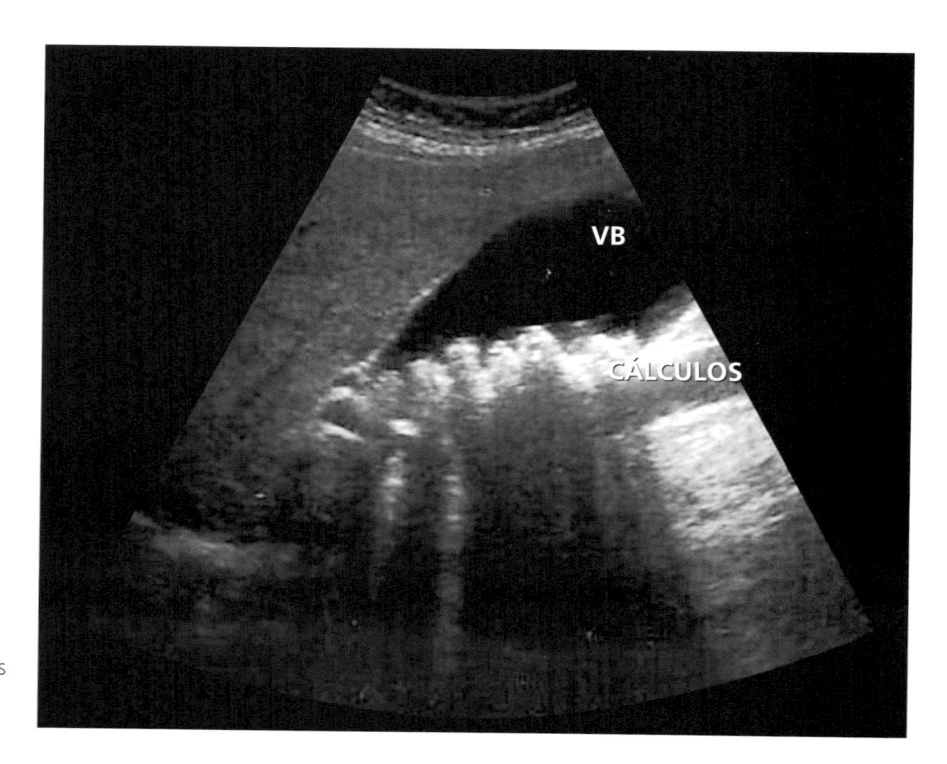

Fig. 7-13. US do abdome, evidenciando múltiplas imagens hiperecogênicas com sombra acústica posterior no interior da vesícula biliar, sugestivas de cálculo. (Imagem cedida pelo HFAG.)

4. **Qual a contribuição da medicina nuclear no diagnóstico das icterícias?**
   A grande contribuição da medicina nuclear é que a cintilografia hepatobiliar com ^{99m}Tc-DISIDA (^{99m}Tecnécio – disofenina ou ortodisopropil IDA) pode ser realizada em casos de hiperbilirrubinemia acima de 20 mg%, ao contrário dos exames que utilizam meio de contraste iodado que, nessa situações, não apresentam boa definição de imagem. Isto ocorre porque com estes níveis séricos de bilirrubina não há concentração suficiente do meio de contraste para delinear a árvore biliar na radiografia.
   Em caso de atresia de vias biliares, o material radioativo é captado pelo fígado, porém é excretado pelo rins, já que não há árvore biliar. A cintilografia hepatobiliar permite a visualização de fígado, rins e bexiga 15 minutos após a injeção do radiofármaco. Imagens de 24 horas do abdome são necessárias para avaliar se houve alguma excreção do material radioativo pelas vias biliares, o que afastaria o diagnóstico de atresia.

5. **Quando deve ser solicitada a colângio-RM?** (Figs. 7-14 e 7-15.)
   Deve ser solicitada nos pacientes com história de colecistite aguda ou pancreatite com colédoco ≥ 5 mm, e pelo menos 2 dos seguintes fatores: hiperbilirrubinemia, aumento de fosfatase alcalina ou aumento das transaminases. Apresenta sensibilidade e especificidade de 95 e 90%, respectivamente. Este exame tem a vantagem de ser não invasivo e de alta acurácia e pode decidir ou não quem precisa da colangiografia invasiva pré-operatória. Nos pacientes com diagnóstico clínico ou por colângio-RM, procede-se ao exame padrão-ouro: a colangiografia endoscópica.

Fig. 7-14. Colângio-RM, evidenciando falha de enchimento no colédoco distal. (Imagem cedida pelo HFAG.)

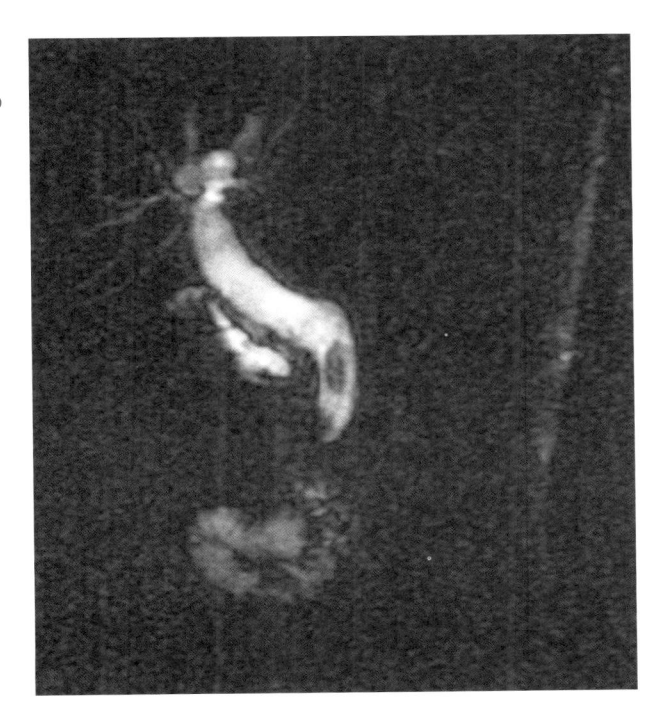

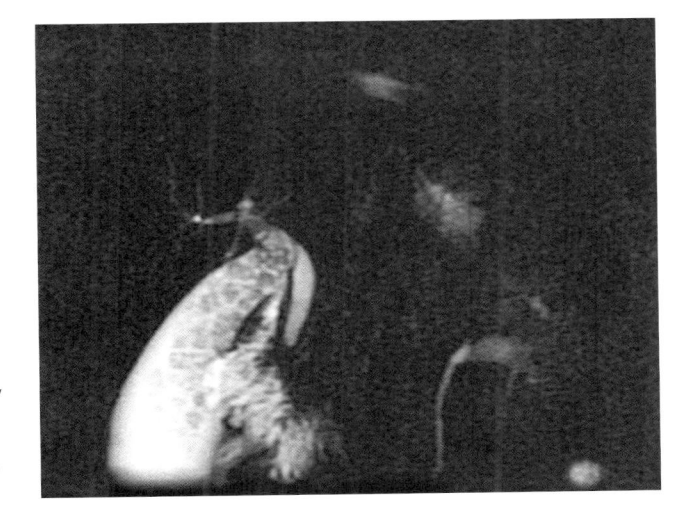

Fig. 7-15. Colângio-RM, evidenciando múltiplos cálculos no interior da vesícula biliar. (Imagem cedida pelo HFAG.)

Fig. 7-16. Radiografia simples de abdome, evidenciando múltiplas imagens radiopacas em topografia de vesícula biliar, sugestiva de múltiplos cálculos.

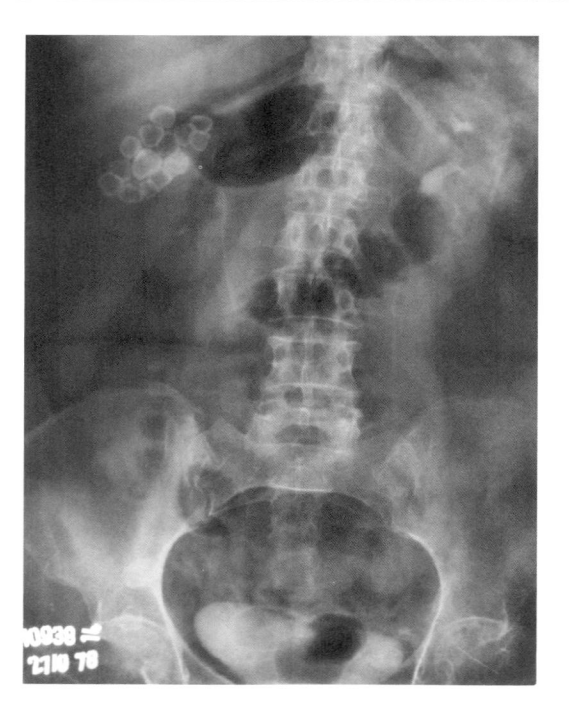

6. **Todos os cálculos na vesícula biliar podem ser visualizados na radiografia de abdome simples?** (Fig. 7-16.)
   Não. Somente os cálculos radiopacos (conteúdo cálcico) podem ser visualizados, ao contrário dos cálculos radiotransparentes (conteúdo de colesterol) que não são visualizados.

7. **Qual o exame que tem sido usado como boa estratégia na avaliação da coledocolitíase na gestante, que não se pode submeter à CPRE?**
   US endoscópica. É um outro exame que tem demonstrado alta acurácia para o diagnóstico da coledocolitíase (sensibilidade de 92% e especificidade de 98%). Este exame é considerado invasivo e não tem seu papel bem definido na avaliação da coledocolitíase. No entanto, tem sido boa estratégia na gestante, que não se pode submeter à CPRE.

8. **Quais as principais complicações da coledocolitíase (Fig. 7-17)?**
   - Colangite bacteriana aguda.
   - Abscesso hepático piogênico.
   - Pancreatite aguda biliar (Fig. 7-18).
   - Cirrose biliar secundária.

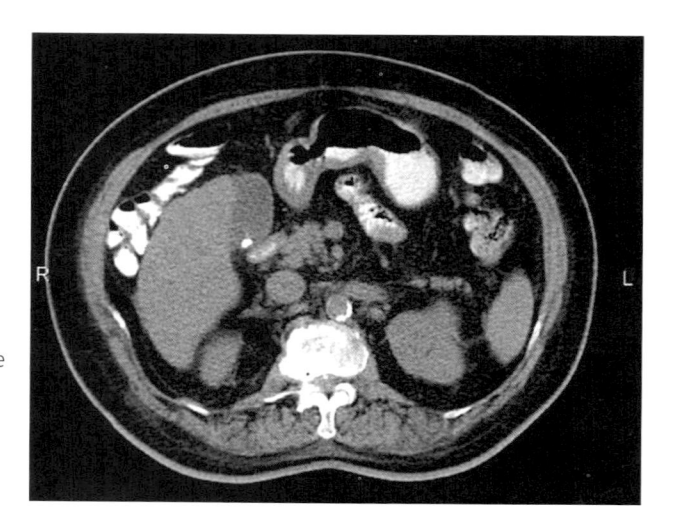

Fig. 7-17. TC de abdome com contraste oral: vesícula biliar, evidenciando cálculo no seu interior. (Imagem cedida pelo HFAG.)

Fig. 7-18. TC de abdome com contraste, evidenciando pancreatite necro-hemorrágica. Observa-se aumento do volume pancreático com borramento da gordura adjacente e áreas de necrose, acometendo a região corporal do pâncreas. (Imagem cedida pelo HFAG.)

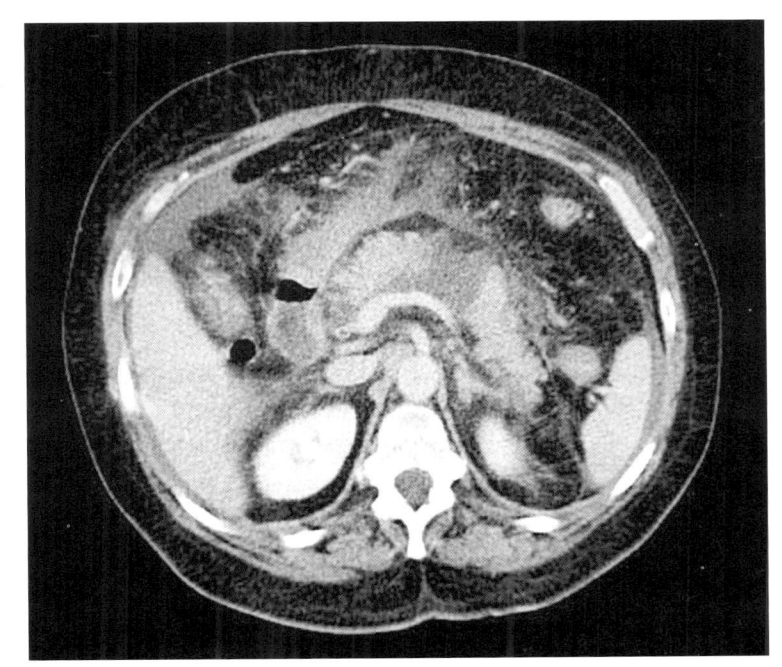

6º CASO — INFECÇÃO URINÁRIA

Identificação: PCST, 2 anos, sexo feminino, branca, natural do Rio de Janeiro.

Queixa principal: "Febre."

História da doença atual: Há 1 mês refere febre irregular, às vezes acompanhada de vômitos e diarreia. Apresenta anorexia e emagrecimento. Há 2 semanas vem perdendo urina durante o sono, urinando diversas vezes durante o dia. Atualmente, apresenta urina com odor forte.

História patológica pregressa: Doenças comuns da infância, 3 episódios de infecção urinária, a partir do 6º mês de vida.

Exame físico: Criança emagrecida, de baixa estatura, com desvio da curva de crescimento. Desenvolvimento psicomotor compatível com a idade.

Acentuada palidez cutaneomucosa. No momento do exame, afebril.
Ausculta cardiorrespiratória sem alterações.
Exame abdominal não evidencia visceromegalias.

■ Qual o Diagnóstico Clínico?

O quadro clínico e a história pregressa orientam para um processo de infecção urinária de repetição. Nos lactentes e pré-escolares, as manifestações sistêmicas são achados predominantes. Febre, anorexia, vômitos, dificuldades de ganho ponderal, diarreia e dor abdominal são mais comuns.

Na idade escolar, a criança já consegue referir sintomas de localização como disúria, aumento da frequência urinária e também urina turva e com mau cheiro.

No caso desta criança, podemos perceber que o processo é crônico, com importante repercussão para seu desenvolvimento normal.

■ Como Fazer o Diagnóstico Laboratorial?

Frente a uma suspeita de infecção urinária, é mandatório o exame de urina (EAS – elementos anormais e sedimentos) e urocultura. Neste caso, os dados obtidos demonstram:

EAS: densidade: 1.060 pH: alcalino piúria maciça.

Urinocultura: 500.000 colônias/mL de *Escherichia coli*.

Ressalte-se que a presença de mais de um germe e valores inferiores a 10.000 colônias/mL sugerem contaminação, enquanto valores entre 10.000 a 100.000 colônias/mL são considerados duvidosos e sujeitos à confirmação.

O critério de infecção urinária fica estabelecido quando existe um desenvolvimento de 100.000 colônias/mL ou mais.

■ Como Proceder à Investigação Radiológica?

A investigação radiológica está indicada em todas as crianças portadoras de infecção urinária comprovada laboratorialmente. O objetivo do exame é detectar anormalidades funcionais e estruturais que atuam como fatores predisponentes à infecção.

A 1ª etapa da investigação consiste em US e uretrocistografia miccional. Nestes 2 exames, estudamos a morfologia tanto do trato urinário alto quanto do baixo, com pouca manipulação e exposição à radiação ionizante.

Somente se um dos exames estiver anormal é que a criança passará para uma nova etapa de investigação.

Os exames desta criança mostraram:

1. **US do aparelho urinário**:
   - Rins tópicos.
   - Rim esquerdo reduzido de volume, com retração cortical e discreto grau de hidronefrose. Não há sinais de litíase.
   - Ureter esquerdo dilatado em toda a sua extensão, sugerindo uropatia de refluxo.
   - Rim direito de dimensões e ecogenicidade normais sem sinais de hidronefrose.
   - Bexiga de boa capacidade, de contornos regulares, paredes discretamente espessadas (4 mm) e conteúdo líquido homogêneo.
2. **Uretrocistografia miccional**:
   - Durante opacificação retrógrada da bexiga, observa-se refluxo ureteral passivo à esquerda até o seu terço médio. Durante a micção houve opacificação de todo o ureter e sistema pielocalicial que está dilatado.
   - Moderada dilatação e tortuosidade do ureter correspondente.
   - Bexiga sem falhas de enchimento.

■ Impressão

Refluxo vesicoureteral grau IV à esquerda (Figs. 7-19 e 7-20).

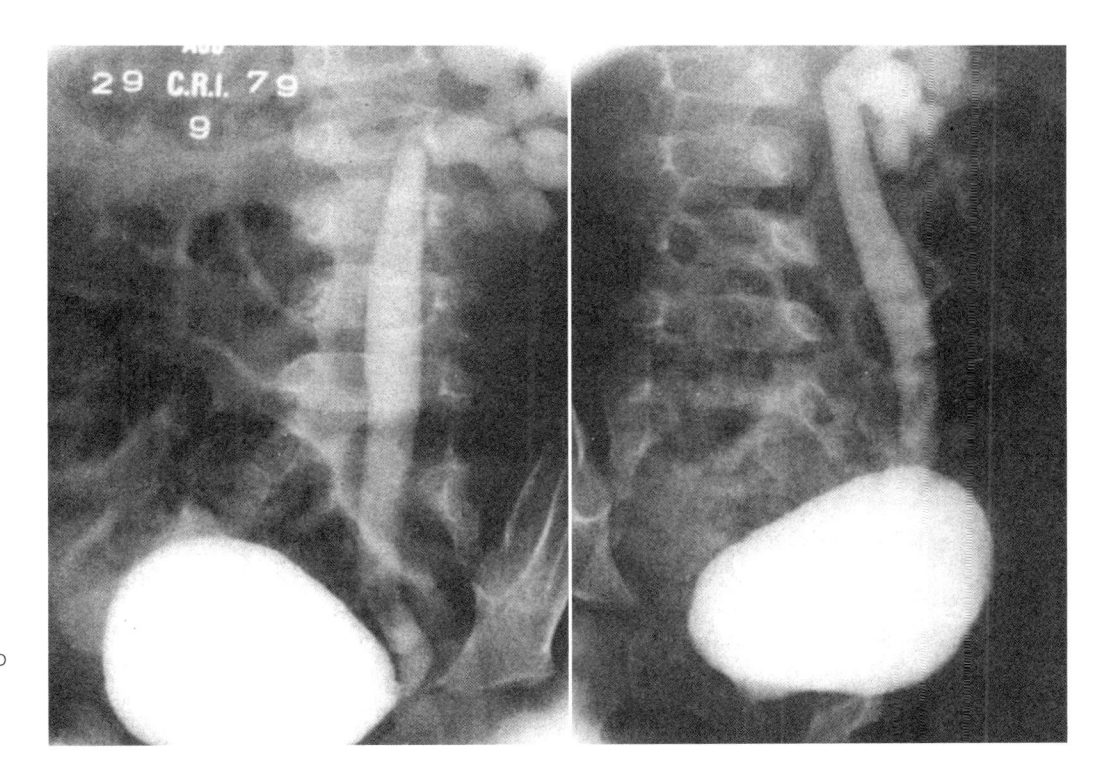

Fig. 7-19.
Uretrocistografia retrógrada, demonstrando refluxo vesicoureteral à esquerda, opacificando o sistema pielocalicial que está dilatado (refluxo grau IV).

Fig. 7-20. Esquema da classificação internacional de refluxo vesicoureteral.

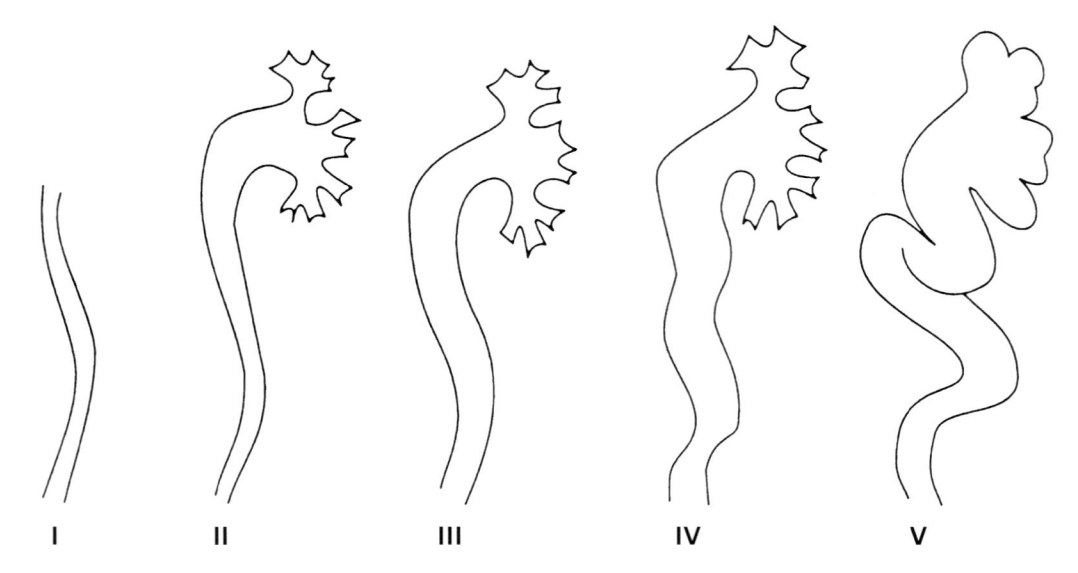

I II III IV V

■ Comentários

O refluxo vesicoureteral é um tópico controverso. Originalmente, acreditava-se que o processo seria secundário a uma obstrução distal. Mais tarde, passou-se a considerar que a infecção urinária era causa de refluxo. Atualmente, a maioria dos pesquisadores acredita que o fenômeno seja decorrente da incompetência da junção vesicoureteral.

O mecanismo valvular normal da junção vesicoureteral deve-se à entrada oblíqua do ureter na bexiga, com um percurso de 2 cm aproximadamente de ureter intramural. O refluxo seria decorrente da imaturidade ou deficiência da musculatura longitudinal do ureter submucoso.

Nesta criança, os 2 exames em conjunto demonstram a presença de refluxo vesicoureteral e alterações do córtex renal.

■ Que outro Dado Seria Importante para se Completar a Análise Renal?

Muito embora a US e a uretrocistografia já tenham fornecido praticamente todos os dados necessários ao diagnóstico, permanecemos sem saber se o rim afetado mantém a sua capacidade excretora. Este dado é de grande importância na programação terapêutica.

A função renal consiste na depuração do plasma sanguíneo. O exame radiológico adequado para avaliá-la é aquele que utiliza uma substância que seja introduzida na corrente sanguínea, filtrada e concentrada pelos rins. Podemos citar a urografia excretora e o nefrograma radioativo em 3 fases.

A urografia excretora (Fig. 7-21) delineia melhor os detalhes anatômicos, enquanto o nefrograma é mais sensível para evidenciar a função renal diminuída, e a cintilografia com ^{99m}Tc-DMSA demonstra melhor as cicatrizes renais.

A **urografia excretora** desta criança demonstrou:

- A radiografia simples sem alterações expressivas.
- Após injeção venosa do meio de contraste, observa-se retardo de excreção do rim esquerdo, que se encontra reduzido de volume e com retração cortical no seu polo superior.
- Distorção e dilatação do sistema pielocalicial esquerdo e dilatação e tortuosidade do ureter correspondente.
- Rim direito de aspecto anatômico. Ureter direito de calibre normal.
- Bexiga sem falhas de enchimento.

Fig. 7-21. Urografia excretora, demonstrando sistema pielocalicial esquerdo dilatado com turtuosidade do ureter correspondente.

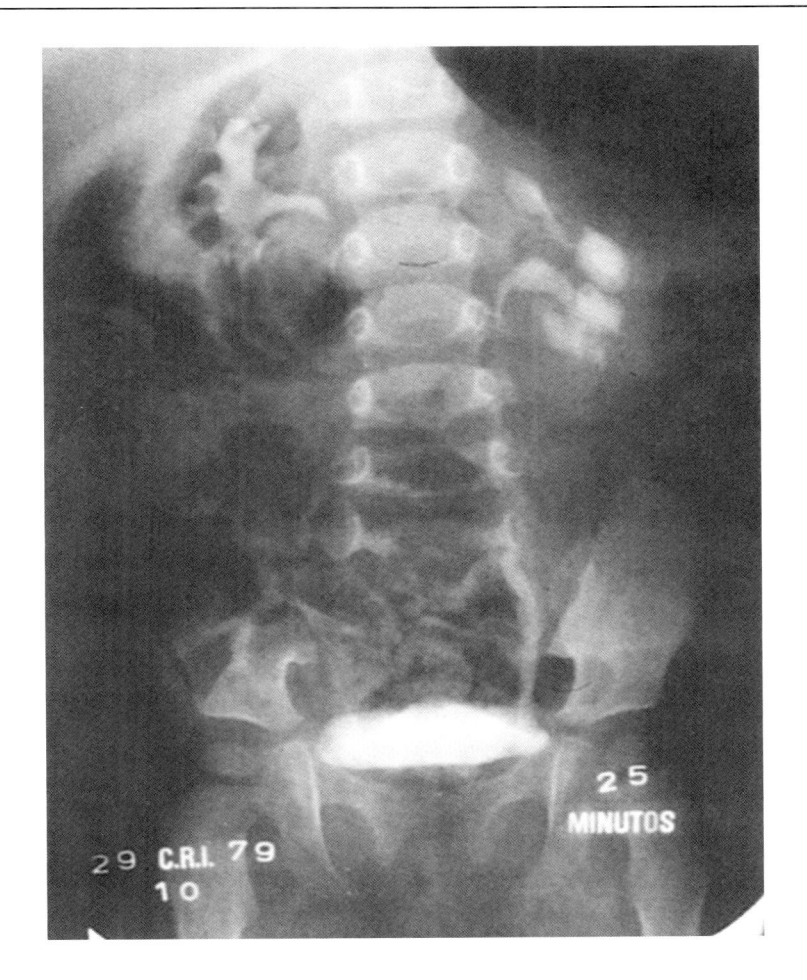

Em todo o refluxo vesicoureteral a partir do grau IV está indicada uma correção cirúrgica. Os refluxos graus I, II e III são tratados clinicamente.

Esta criança foi submetida a uma cirurgia para reimplante do ureter esquerdo, tendo posteriormente uma evolução favorável, com ausência de refluxo e infecção. Os exames de controle, com radionuclídeos, mostraram que as alterações renais não evoluíram; no entanto, permaneceu uma diferença de tamanho entre o rim direito e o esquerdo.

O nefrograma radioativo realizado (Fig. 7-22) revela rim direito aumentado de tamanho, com retardo na eliminação do radiotraçador. No entanto, este rim concentra e filtra em tempos normais. O rim esquerdo, bastante diminuído de tamanho, apresenta retardo tanto na concentração, quanto na filtração e na eliminação.

A cintigrafia renal com ^{99m}Tc-DTPA (Fig. 7-23) mostra rim direito aumentado de tamanho com distribuição vicariante, discretamente heterogênea, comparado com seu homólogo, que está diminuído, com hipocaptação em seu polo superior.

Fig. 7-22. Cintilografia renal com ^{99m}Tc-DTPA em PA, demonstrando rim esquerdo diminuído de tamanho com retardo na concentração, filtração e eliminação do radiotraçador.
Rim direito aumentado de volume com retardo na eliminação do radiotraçador. (Imagem cedida pelo HFAG.)

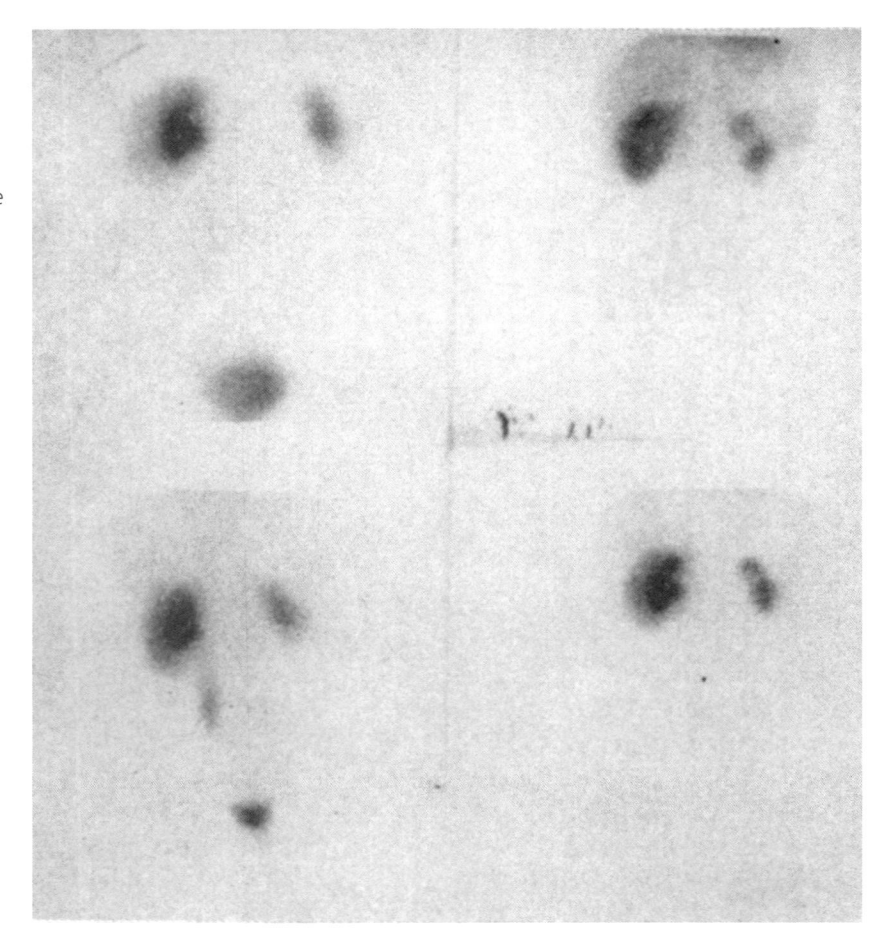

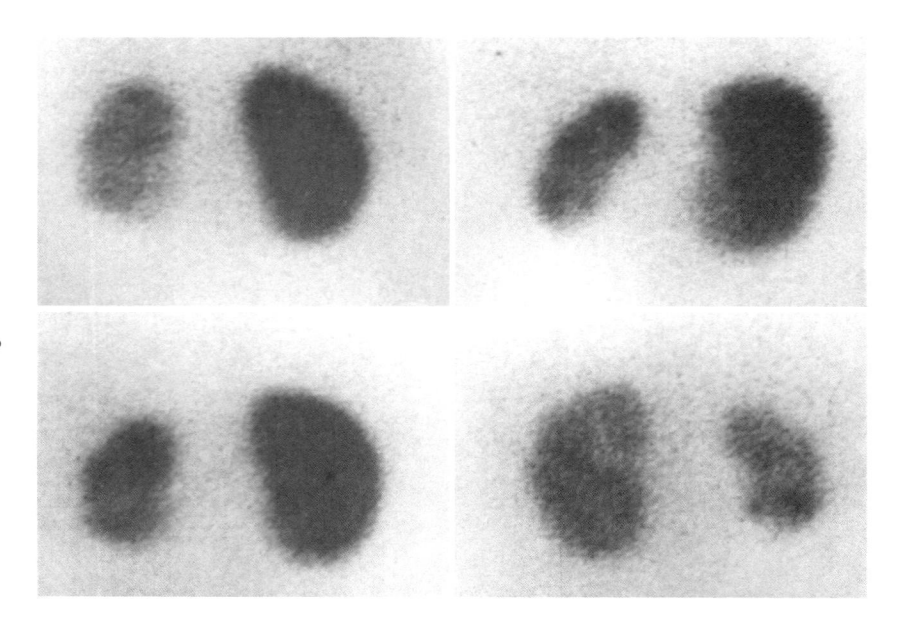

Fig. 7-23. Cintilografia renal ^{99m}Tc-DTPA em AP e oblíqua, demonstrando rim esquerdo reduzido de tamanho com hipocaptação no seu polo superior e rim direito vicariante. (Imagem cedida pelo HFAG.)

■ Conclusão

Este paciente deverá ser acompanhado periodicamente em razão da probabilidade de desenvolver complicação sistêmica pelo comprometimento renal.

QUESTÕES PARA REFLEXÃO

1. **Por que escolher US e uretrocistografia miccional em vez de apenas uma urografia excretora?**

   Como já vimos anteriormente, a US é um exame inócuo para o paciente e de rápida execução, fornecendo dados da morfologia do trato urinário alto.

   A uretrocistografia miccional permite verificar a presença de refluxo vesicoureteral. No sexo masculino, é o exame indicado também para avaliar a uretra (Figs. 7-24 e 7-25).

   A urografia excretora não permite verificar a presença de refluxo vesicoureteral, pois há um fluxo contínuo de meio de contraste eliminado pelos rins. Portanto, a uretrocistografia miccional deve ser sempre realizada primeiro.

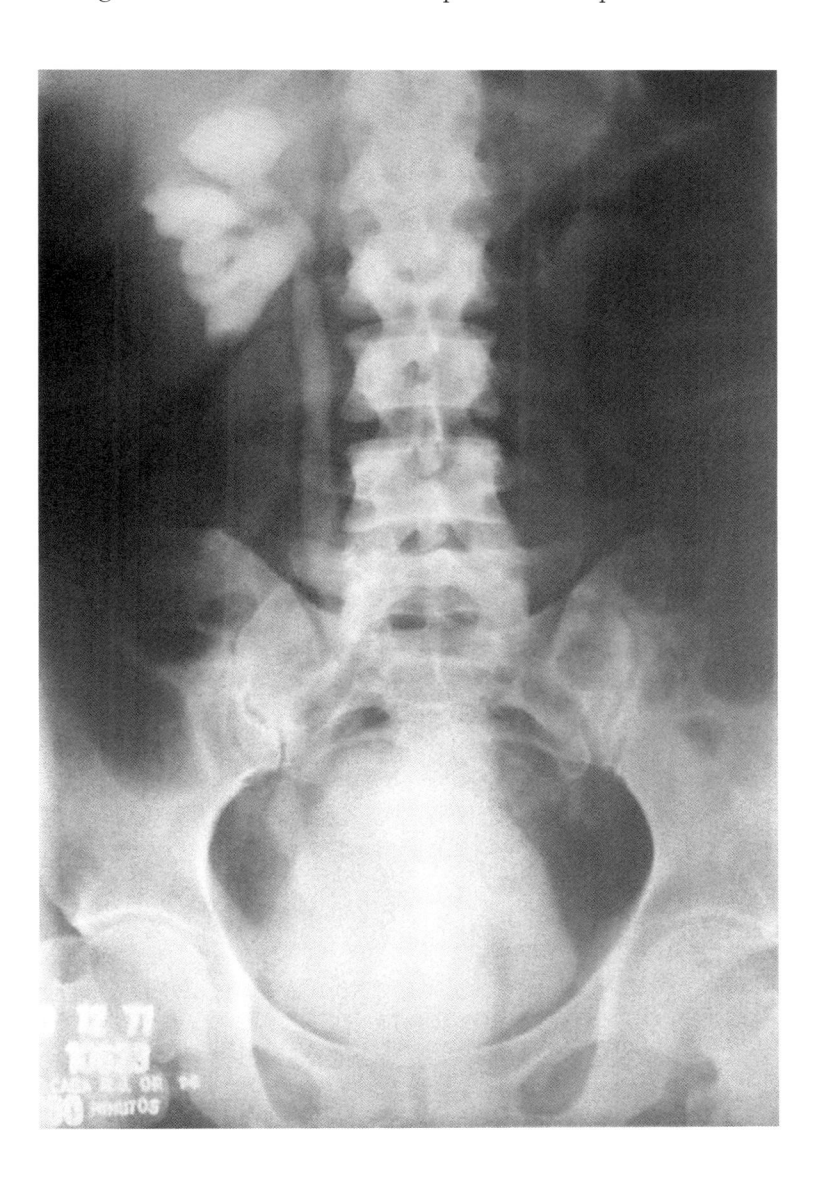

Fig. 7-24.
Uretrocistografia miccional, demonstrando refluxo vesicoureteral à direita.

Fig. 7-25. Urografia excretora, demonstrando o sistema pielocalicial direito dilatado.

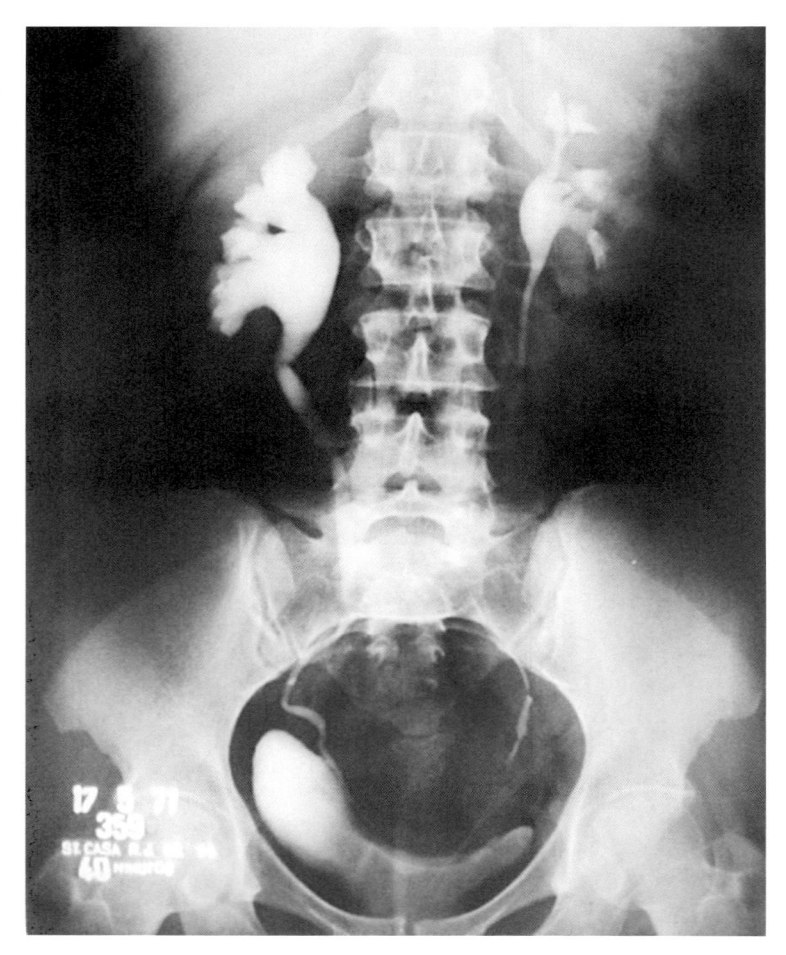

2. **Quando utilizar a cintilografia?**

A cintilografia é mais sensível e utiliza menor dose de irradiação com relação à urografia excretora, porém com menor definição anatômica com relação à mesma. Atualmente, utiliza-se a cintilografia renal para avaliar cicatrizes parenquimatosas e eliminar radiofármaco renal.

A cintilografia renal compreende 2 procedimentos distintos e atualmente mais utilizados, sendo eles: a **cintilografia renal dinâmica** e a **cintilografia renal estática**.

A cintilografia renal dinâmica estuda a função do rim de filtrar o sangue e, desse modo, formar e excretar a "urina radiomarcada". Assim, através das imagens sequenciais deste processo, permite a análise da dinâmica e da excreção renal. O método utiliza-se do radiotraçador ^{99m}Tc-DTPA (ácido dietilenotriamino pentacético marcado com tecnécio 99 metaestável), que, após ser injetado na veia, é filtrado pelos glomérulos renais e, em seguida, excretado através da via urinária.

Com a cintilografia é possível realizar a pesquisa do refluxo ureteral no mesmo exame em que se avalia a função renal com o DTPA. Como a imagem cintilográfica depende da concentração do radiofármaco, é possível detectar o refluxo (uretrocistografia indireta).

Outro método cintilográfico é a uretrocistografia miccional direta, usando o ^{99m}Tc-DTPA através da injeção retrógrada pela uretra, que deve ser usado sempre para controle clínico ou pós-operatório dos refluxos já diagnosticados pela uretrocistografia miccional convencional.

Por sua vez, a cintilografia renal estática consiste em imagens estáticas pelo uso do radiofármaco ^{99m}Tc-DMSA (ácido dimercaptossuccínico marcado com tecnécio 99 metaestável), que se concentra e se fixa aos túbulos do parênquima renal de maneira proporcional à função tubular e à integridade do córtex renal (Figs. 7-26 a 7-27).

Fig. 7-26. ^{99m}Tc-DMSA: cicatriz renal em polo superior do rim direito (amputação do polo superior por cicatriz renal). (Imagem cedida pelo HFAG.)

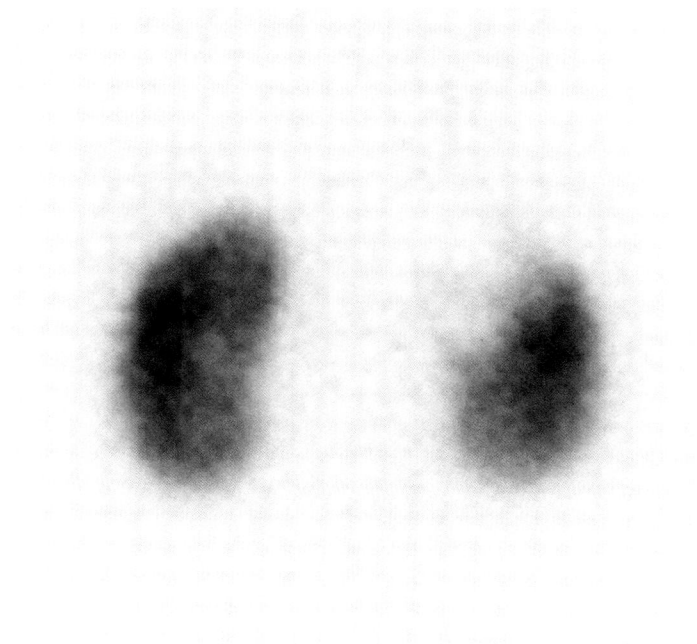

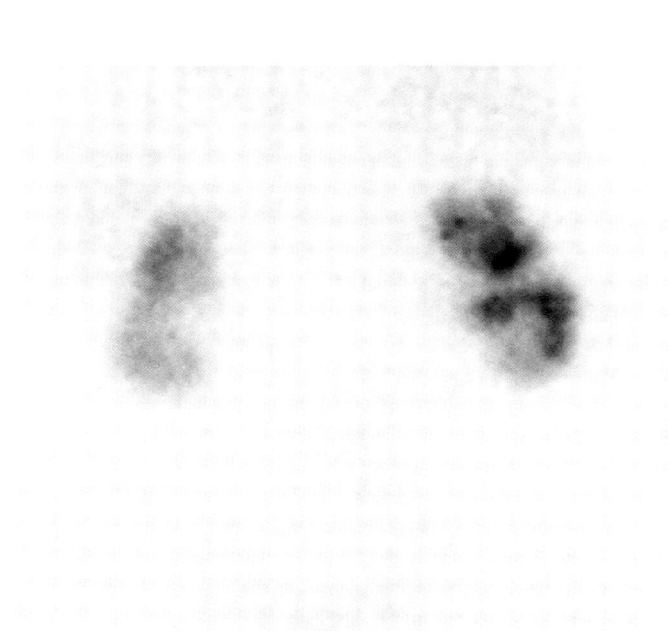

Fig. 7-27. ^{99m}Tc-DMSA: cicatriz renal em polo superior, terço médio e polo inferior do rim esquerdo. Rim esquerdo atrofiado. (Imagem cedida pelo HFAG.)

Fig. 7-28. 99mTc-DMSA: evidencia refluxo vesicoureteral à esquerda grau IV, indo até a pelve renal e dilatação do ureter esquerdo. (Imagem cedida pelo HFAG.)

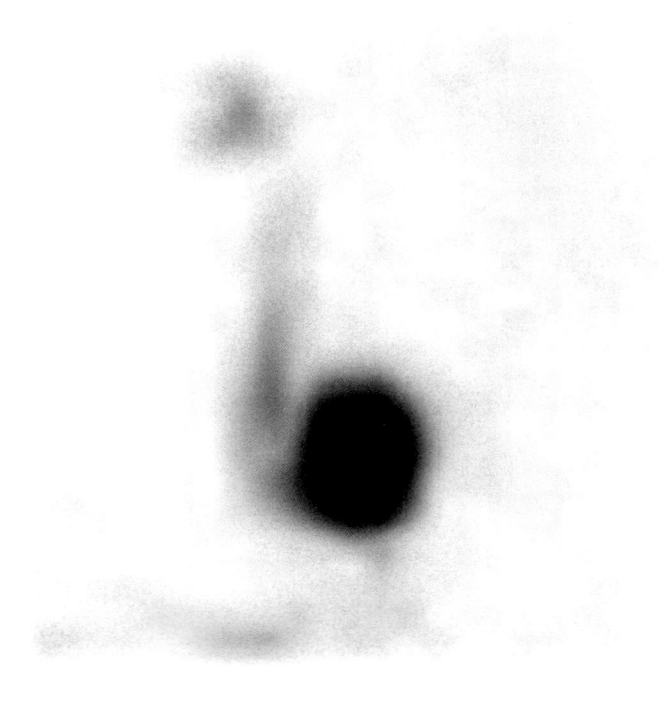

No entanto, a cintilografia renal, realizada com o ácido dimercaptossuccínico (DMSA), é o padrão-ouro para a avaliação de cicatrizes, com precisão aproximada de 100%.

3. **Quais os preparos para os exames contrastados em pediatria?**
Os pais do paciente pediátrico devem ser cuidadosamente orientados no sentido de saberem que exame será realizado, como é o procedimento e o motivo do mesmo.

A urografia excretora necessita de jejum e uma limpeza intestinal com laxativo (exceto em recém-nascidos e lactentes). O exame da criança é semelhante ao do adulto, com injeção venosa do meio de contraste, seguida de radiografias em várias posições para o estudo dos sistemas pielocalicial, ureteres e bexiga.

A criança deve ser alimentada logo após a injeção do meio de contraste.

Na uretrocistografia miccional, não há necessidade de jejum, e o laxativo está restrito às crianças constipadas. O exame consta de introdução de uma sonda no meato uretral até a bexiga, através da qual fazemos a reflexão vesical com meio de contraste iodado, diluído em soro fisiológico. A fase de repleção vesical é controlada sob fluoroscopia para presenciar e, consequentemente, documentar o refluxo passivo. Em seguida, aguardamos o paciente urinar para obtermos radiografias durante a micção (também sob controle fluoroscópico) para a pesquisa do refluxo vesicoureteral ativo.

4. **Há reação alérgica ao meio de contraste iodado em crianças?**
A reação ao meio de contraste também ocorre em crianças, podendo haver parada cardiorrespiratória durante a injeção venosa do mesmo, embora seja menos frequente que nos adultos.

É preciso investigar sempre os antecedentes alérgicos, principalmente asma brônquica e, em certos casos, solicitar a presença do anestesista na sala de exames.

Releia a anamnese e verifique se foi pesquisado algum dado de história familiar ou de história patológica pregressa de atopia (vide Parte III, Capítulo 12).

7º CASO — OBSTRUÇÃO RENAL

Identificação: MIM, 60 anos, sexo masculino, branco, casado, professor, natural de São Luiz (MA).

Queixa principal: "Febre todos os dias."

História da doença atual: Há 2 meses apresenta febre vespertina diária de 37,5°C, dor lombar e emagrecimento. Há 1 ano vem tendo infecção urinária persistente, tratando com antimicrobianos.

Refere episódio anterior de hematúria indolor, de curta duração, há 2 anos. Há 10 anos, teve episódio diagnosticado como "cistite".

História patológica pregressa: Episódio de pneumonia há 13 anos e colecistectomia há 9 anos.

História familiar e social: Avó paterna (falecida) era diabética; mãe hipertensa. Nega tabagismo e etilismo.

Exame físico: T. ax.: 37,5°C; peso: 64 kg; altura: 1,60 m. Mucosas descoradas ++/4+; PA: 170 × 90 mmHg; FR: 100 bpm. Ritmo cardíaco regular. Pulmões clinicamente normais.

- *Abdome:* cicatriz cirúrgica paramediana direita, no quadrante superior. Palpação indolor e sem visceromegalias. Dor leve à percussão e palpação da região lombar esquerda.
- *Membros inferiores:* sem edemas.

■ Qual a Impressão Clínica?

O paciente apresenta um quadro de infecção urinária persistente, com episódios de hematúria macroscópica indolor e febre vespertina diária e emagrecimento. A dor lombar esquerda sugere a localização do foco do problema no rim deste lado.

Num paciente de 60 anos, este quadro clínico é compatível com as seguintes hipóteses diagnósticas:

1. Urolitíase e infecção urinária persistentes.
2. Estenoses pós-traumáticas.
3. Tuberculose do aparelho urinário.
4. Tumor renal ou de urotélio.
5. Encarceramento extrínseco.

O diagnóstico de urolitíase nem sempre é feito pela ocorrência da típica cólica renal, mas pelo achado fortuito de uma calcificação numa radiografia simples de abdome ou numa US ou mais especificamente pela TC de abdome sem contraste. A presença do cálculo pode causar obstrução do fluxo urinário, predispondo a uma infecção.

As estenoses pós-traumáticas resultam de cirurgia, como procedimentos urológicos e vasculares, ureteroscopia, radioterapia e transplante renal. Na maioria dos casos, a etiologia relaciona-se com isquemia, resultando em fibrose.

A tuberculose urinária deve ser sempre lembrar toda vez que uma infecção urinária de repetição não cede à terapêutica usual. O diagnóstico bacteriológico da tuberculose deve ser feito em cultura de urina em meios apropriados. Muitas vezes a cultura é negativa, sendo importante repeti-la, quando a suspeita clínica for grande.

Dos tumores primitivos do rim, 90% originam-se no parênquima. São mais frequentes nos homens do que nas mulheres (3:1) e ocorrem predominantemente entre a 5ª e 6ª décadas de vida. Como toda neoplasia maligna, pode evoluir sem sinais específicos, como a febre, emagrecimento e astenia. A hematúria e a dor lombar são queixas que apontam a origem para o aparelho urinário.

Os cerca de 10% restantes de tumores renais originam-se na pelve ou nos cálices, quase sempre papilares. Têm a tendência a se desenvolver em várias partes da pelve e ao longo do ureter e causar metástase nos ossos, pulmões e cérebro. A manifestação mais comum desses tumores é a hematúria.

O encarceramento extrínseco pode ocorrer por um tumor ou por processos inflamatórios. As causas incluem linfoma, carcinoma vesical, carcinoma de cólon, doença de Crohn e diverticulite.

■ Feitas as Hipóteses Diagnósticas, Qual a Conduta Propedêutica?

Os exames complementares devem fornecer dados que favorecem uma hipótese diagnóstica com relação às demais. No caso de nosso paciente, foram solicitados os seguintes exames:

- *Urina:* densidade: 1.010; proteína: +; piócitos: 35/campo; hemácias 3/campo. cultura: negativa.
- *Sangue:* ureia: 37; creatinina: 1,3; VHS: 130 mm na 1ª hora; hemácias: 33.300.000/ mm^3; hemoglobina: 9,1 g%; hematócrito: 29%; leucócitos: 12.800 mm^3.
- *PSA total:* 2,8 ng/mL.
- *Escarro:* negativo para BAAR.
- *Radiografia de tórax:* nódulo calcificado no terço médio do pulmão direito.
- *Radiografia simples do abdome:* concreções radiopacas, heterogêneas, no hipocôndrio esquerdo.
- *US de abdome:* rins tópicos, de dimensões e ecogenicidades normais. Rim esquerdo com dilatação da pelve e cistos corticais. Bexiga de boa capacidade, de contorno irregular na parede posterior e conteúdo líquido homogêneo (Fig. 7-29). Não foram identificados cálculos no rim ou no ureter distal. O restante do exame foi normal.

Não foram identificados cálculos no rim ou ureter distal. Exceto pela colecistectomia, o restante do exame foi normal.

Os exames de sangue e urina mostram que há um processo crônico de infecção e perda de sangue.

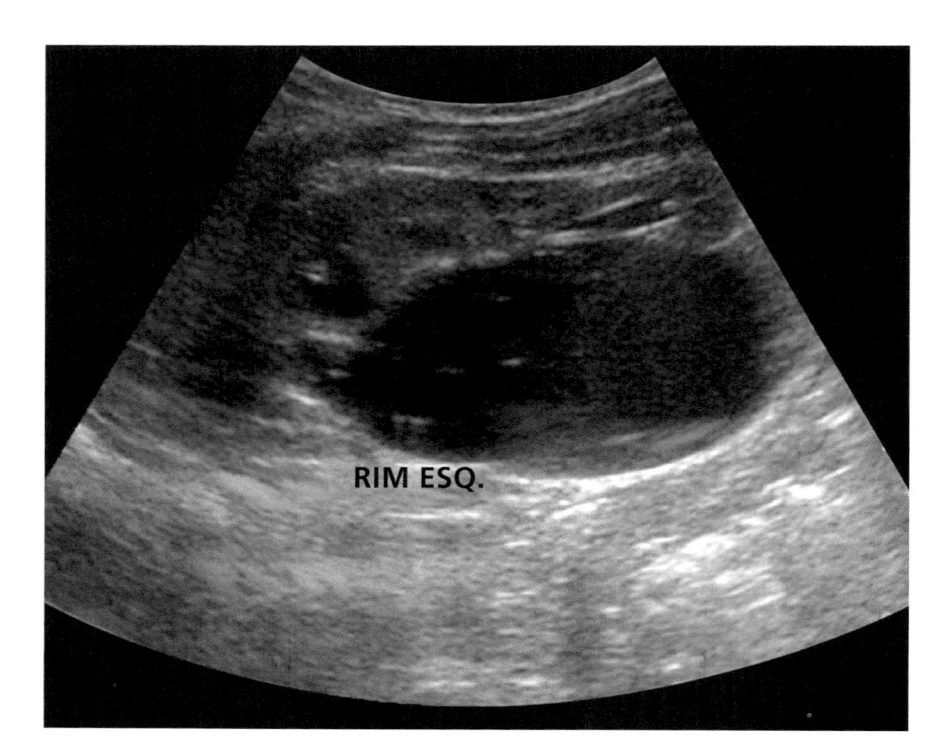

Fig. 7-29. US do rim esquerdo, onde se visualiza dilatação do sistema pielocalicial. (Imagem cedida pelo Hospital Municipal Menino Jesus.)

A radiografia de tórax foi solicitada para investigar uma possível tuberculose pulmonar ou mesmo metástase. A presença do nódulo calcificado sugere um contato prévio com bacilo de Koch, mas não comprova um processo em atividade.

A radiografia simples de abdome pode demonstrar a existência, a localização, o tamanho, a forma e o número de imagens radiopacas ou de calcificações na projeção do aparelho urinário, assim como demonstrar as alterações de forma e tamanho dos rins.

A maioria dos cálculos urinários contém cálcio em combinação com oxalatos, fosfatos ou carbonetos e, portanto, são radiopacos. Os cálculos compostos de urato ou xantinas, além dos cálculos cristalinos nos pacientes em tratamento com inibidores da protease para infecção por HIV, são radiotransparentes, portanto não são visíveis na radiografia simples.

A US abdominal pode identificar a presença de cálculos intrarrenais, principalmente se forem maiores de 3 mm de diâmetro, e evidenciar a presença ou não de dilatação do sistema pielocalicial, além de poder determinar a presença de lesões expansivas sólidas e císticas.

No caso em questão, a US identificou cistos, mas não um tumor sólido, como era das hipóteses. Não identificou o cálculo propriamente dito, mas revelou uma dilatação da pelve esquerda, confirmando parte da sua suspeita clínica de lesão neste rim.

■ O Fato de a US não Demonstrar um Cálculo Afasta a Hipótese de Litíase?

Não, pois a transmissão dos feixes sonoros é prejudicada pelo gás e, além disso, os cálculos abaixo de 3 mm diminuem a especificidade do método. Os ureteres normalmente não são identificados pela superposição das alças intestinais; geralmente estão dilatados com líquidos, sendo visualizados apenas suas porções proximal e distal. No entanto, um cálculo impactado na junção pieloureteral ou vesicoureteral costuma ser identificado, se pesquisado com cuidado.

Neste caso, apesar da dilatação da pelve renal, não foi visto o cálculo nas junções pieloureteral e vesicoureteral, o que torna a hipótese de litíase improvável.

■ Frente a estes Resultados, como Orientaria a Investigação Diagnóstica?

Uma provável causa é a deformação adquirida por um processo inflamatório com intensa fibrose, como ocorre na tuberculose.

A tuberculose urinária é secundária a uma disseminação hematogênica do bacilo, a partir de um foco pulmonar e, em geral, afeta os 2 rins. Os tubérculos formados nas papilas renais, ao necrosarem, podem comunicar esta cavidade com o cálice, disseminando os bacilos na urina. Dessa forma, toda a mucosa da pelve renal, ureteres e bexiga é afetada com lesões granulomatosas que dão lugar ao edema, cavitação e fibrose.

Estas alterações podem ser bem identificadas numa urografia.

Diante da suspeita clínica de tuberculose, foram solicitados os seguintes exames:
- *Urocultura para BAAR:* negativo.
- *Baciloscopia da urina para BAAR:* negativo.
- *PPD:* reator fraco (5 mm).
- *Urografia excretora:* rins de tamanho normal. Ausência de concentração e eliminação de contraste pelo rim esquerdo. O rim direito apresentou opacificação homogênea, com discreta ectasia do sistema pielocalicial (Fig. 7-30).

Fig. 7-30. Urografia excretora, em que se observa exclusão renal à esquerda e discreta ectasia do sistema pielocalicial à direita.

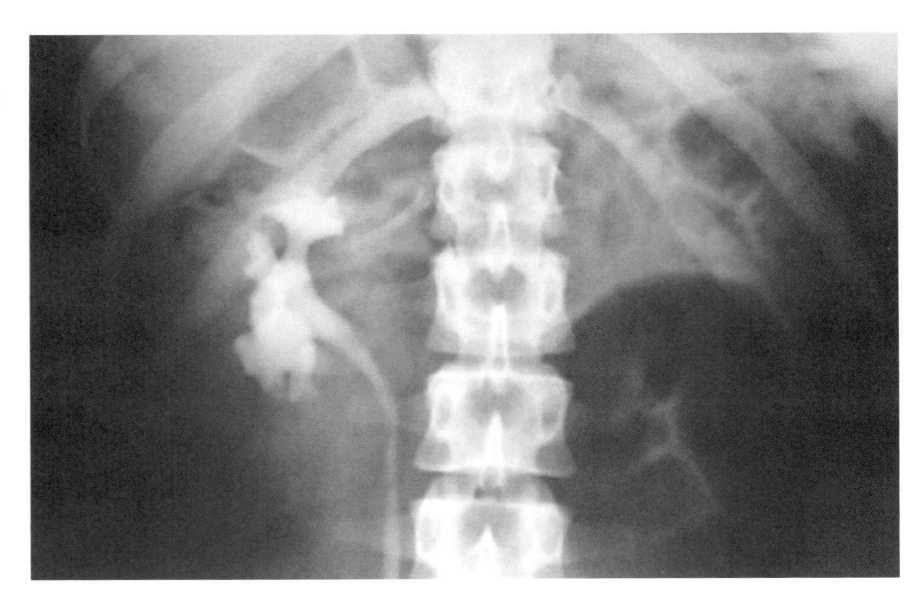

■ Com estes Resultados, a Hipótese Clínica de Tuberculose Deve Ser Afastada?

Muito embora não se deva excluir este diagnóstico por uma baciloscopia e uma única cultura negativas para o bacilo de Koch, o resultado da urografia excretora não confirma um quadro típico de tuberculose urinária.

A ausência de eliminação renal esquerda já deveria ser esperada pelos achados ultrassonográficos que demonstravam alterações típicas de obstrução.

Não foram vistas cavitações, retração cortical ou deformidades do ureter ou da bexiga que sugerissem disseminação urinária da tuberculose, o que é compatível com os exames de urina.

Tendo em vista que a anemia, a hemossedimentação elevada e a perda de peso também são compatíveis com um tumor renal, esta hipótese passa a ter maior importância que as demais.

Verificamos que a urografia excretora não demonstrou a causa da obstrução, por deficiência de eliminação do meio de contraste, não sendo possível descartar a possibilidade de um tumor. Ao contrário de um cálculo, um tumor na junção pieloureteral, no ureter e na junção vesicoureteral pode passar mais facilmente despercebido à US. Isto se deve à ecogenicidade de partes moles, semelhante às estruturas circunvizinhas.

■ Qual Seria a sua Próxima Conduta?

Foi solicitada uma TC, mostrou:
- Fígado, vias biliares, pâncreas e baço sem alterações significativas.
- Rins de tamanho normal. Cistos corticais no rim esquerdo. Acentuada ectasia do sistema pielocalicial esquerdo. Eliminação do meio de contraste apenas pelo rim direito (Fig. 7-31A).
- Presença de formação expansiva, heterogênea e de contorno bocelado, que realça após o contraste, localizado na junção ureteropélvica à esquerda, determinando obstrução dos ureteres e dilatação ureteropielocalicial a montante (Fig. 7-31B).
- Linfonodos retroperitoneais e pélvicos não apresentam aumento de volume.

Podemos observar que, neste caso, a TC evidenciou uma massa na topografia da junção vesicoureteral, o que justifica a obstrução no trajeto ureteral, porém, não podemos confirmar se a obstrução é de causa extrínseca ou se é um tumor primário de ureter distal ou de bexiga.

Foi realizada, então, uma cistoscopia com biópsia, que na análise histopatológica evidenciou carcinoma de células transicionais, acometendo ureter distal e bexiga.

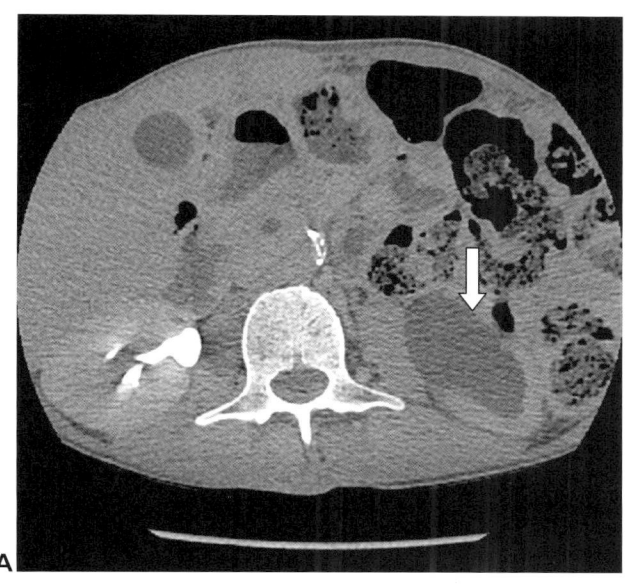

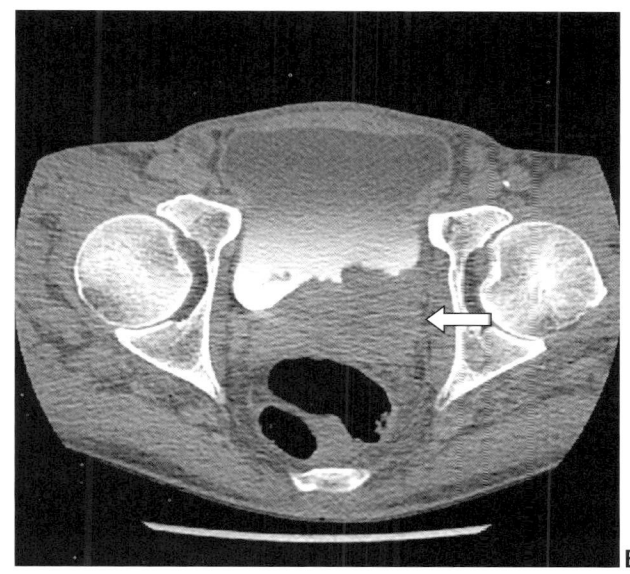

Fig. 7-31. A. Acentuada ectasia do sistema pielocalicial esquerdo *(seta na vertical)*. **B.** Formação expansiva na junção vesicoureteral *(seta na horizontal)*. (Imagens cedidas pelo Hospital Samaritano.)

■ Conclusão

O paciente foi submetido a uma nefroureterectomia total esquerda e cistectomia parcial. A pesquisa de metástase foi negativa, e o paciente encontrou-se bem, decorridos 6 meses da cirurgia, em acompanhamento trimestral.

QUESTÕES PARA REFLEXÃO

1. **Não definimos o que eram as "concreções radiopacas heterogêneas" no hipocôndrio esquerdo. Sabemos que não havia cálculos urinários e nem o tumor era calcificado. Quais são as calcificações mais comumente identificadas numa radiografia de abdome?**
   Pesquisar a presença de calcificações abdominais exige uma sistematização, em geral, dividindo-se o abdome por quadrantes. Ao analisarmos uma radiografia simples do abdome, é preciso lembrar que a anatomia normal dos órgãos em 3 dimensões é vista em apenas 2. Isto quer dizer que vários elementos poderão estar superpostos
   A) Quadrante superior do abdome:
      - Lembrar as cartilagens costais inferiores podem calcificar-se de forma irregular e projetar-se sobre o abdome.
   B) Hipocôndrio direito:
      - Cistos hepáticos podem apresentar calcificação laminar periférica, contornando a lesão.
      - Cálculos na vesícula e colédoco podem ser visíveis, se houver cálcio em sua composição. Podem ser arredondados ou facetados.
   C) Hipocôndrio esquerdo:
      - A calcificação da artéria esplênica mostra imagem sinuosa, tubular, "em trilhos".
   D) Epigástrio:
      - Calcificações amorfas ou arredondadas no pâncreas projetam-se à frente de L1-L2, cruzando a linha média em situação oblíqua, dirigindo-se para o hilo esplênico.

E) Lojas renais e suprarrenais:
- Calcificações de suprarrenais projetam-se acima da imagem renal. Cálculos renais podem ser diminutos ou moldarem o sistema pielocalicial.
- Tumores renais ou suprarrenais podem ter calcificações grosseiras, distribuídas dentro do tumor.

F) Linha média:
- A parede da aorta pode apresentar calcificações lineares. A presença de aumento de partes moles por fora da calcificação pode ser um indício de aneurisma dissecante.

G) Oco pélvico:
- Flebólitos são frequentemente encontrados no oco pélvico e caracteristicamente são esféricos com núcleo radiotransparente, o que os diferencia dos cálculos ureterais.
- Calcificação da parede dos vasos forma imagens "em trilho".
- Cálculos em topografia do ureter devem ser pesquisados, embora alguns sejam muito pequenos.
- Cálculos ovalados ou arredondados, com várias camadas, são típicos de formações originadas na bexiga.
- Calcificações grosseiras podem ser vistas em topografia prostática.
- Calcificação dos canais deferentes é semelhante ao da calcificação vascular.
- Cistos dermoides de ovário podem apresentar calcificações grosseiras, muitas das vezes, um dente.
- Miomas podem apresentar calcificações grosseiras que estão agrupadas, em geral delineando a lesão, tendo, portanto, aspecto arredondado.

H) Partes moles da bacia:
- Granulomas medicamentosos nos glúteos podem calcificar.

2. **A urografia excretora, como o nome diz, depende basicamente da capacidade excretora do rim. Com que nível de creatinina sérica poderíamos esperar uma baixa qualidade de exame?**
Em geral, a urografia excretora possui baixo nível de definição quando a creatinina sérica está acima de 3,0.

A TC sofre menos influência do nível de creatinina, pois é mais sensível na detecção de pequenas quantidades do meio de contraste. Portanto, para um mesmo grau de excreção renal, a TC é superior na detecção do meio de contraste. Enquanto na urografia excretora a imagem pode tornar-se mal definida por causa da baixa densidade do meio de contraste, na TC este problema não ocorre. Esta capacidade torna-se particularmente útil na avaliação do trauma renal com lesão do pedículo vascular.

3. **Todo o cálculo detectado à US é visível na radiografia simples do abdome?**
Não. A detecção do cálculo na US depende da reflexão das ondas sonoras, enquanto numa radiografia o cálculo deve ser visível, ou seja, deve conter cálcio em quantidade suficiente para deter a radiação. Devemos levar em consideração que mesmo sendo o cálculo radiopaco, às vezes este é tão pequeno que pode não ser valorizado, ou então permanecer encoberto por outras estruturas, como resíduo fecal nas alças intestinais. A US pode detectar cálculos radiopacos ou radiotransparentes acima 3 mm. A "sombra acústica" é detectada em qualquer tipo de cálculo, mas não é patognomônico, podendo ocorrer mesmo em estruturas normais do rim. A diferenciação exige habilidade e experiência do médico ultrassonografista.

4. **A TC substitui a urografia excretora?**
   A TC é comparável à urografia excretora, quando utilizamos o meio de contraste venoso.
   Os 2 métodos possuem a capacidade de avaliar a função renal, pois dependem da filtração e da excreção do meio de contraste. No entanto, a TC permite avaliar diretamente o parênquima renal e o espaço perirrenal, o que não ocorre na urografia excretora.
   A vantagem da urografia excretora está no custo e menor radiação.

5. **Qual a diferença entre a urotomografia e a uroressonância?**
   A TC e a RM são excelentes modalidades para a avaliação dos rins e ureteres. Embora ambas as técnicas apresentem limitações técnicas, a TC tende a ser menos dispendiosa e mais robusta e é utilizada como um dos primeiros exames de imagem junto à US. A TC apresenta melhor resolução e contraste quando estudado com administração intravenosa de contraste iodado. A TC é limitada nos pacientes que não podem receber o contraste iodado intravenoso em decorrência da insuficiência renal aguda ou história de reação anafilática aos agentes de contraste iodado. Nestes pacientes, a RM é útil, porque o gadolínio intravenoso ainda pode ser fornecido no quadro de insuficiência renal, sendo a alergia ao contraste de RM extremamente rara. No entanto, a RM apresenta maior suscetibilidade aos artefatos de movimentos, que são comuns nos pacientes muito doentes. Alguns pacientes podem ter contraindicações para a RM, as quais não impedem a realização da TC, como o uso de marca-passo ou grampos de aneurisma cerebral.

8º CASO — HIPERMENORREIA

Identificação: ASD, negra, 36 anos, sexo feminino, costureira.

Queixa principal: "Aumento das menstruações."

História da doença atual: Há 8 meses notam-se hipermenorreia e hiperfluxo com presença de coágulos, acompanhados de dismenorreia, que até, então, não apresentava. Sem outras queixas ginecológicas. Funções intestinal e urinária preservadas.

História familiar: Pais vivos e saudáveis; nega antecedentes de câncer na família.

História patológica pregressa: Doença comum da infância sem complicações. Nega passado cirúrgico ou alérgico.

História fisiológica: Nascida de parto normal; crescimento e desenvolvimento normais; sexarca com 21 anos. Gesta II para I aborto I. Parto cesáreo por "falta de dilatação", há 9 anos. Usa anticoncepcional oral desde o início da vida sexual.

Exame físico: Paciente em bom estado geral, hidratada, mucosas coradas ++/4+. Eupneica. Frequência cardíaca de 84 bpm. PA de 116 × 82 mmHg. Exame dos aparelhos cardiovascular e respiratório sem alterações. Abdome plano, sem alteração à inspeção. Ausência de massa palpável ou visceromegalias.

- *Mamas:* médias, simétricas, pele e aréola sem alterações. Ausência de abaulamentos ou retrações. Inspeção dinâmica sem alterações.
- *Palpação:* panícula normal, parênquima com condensação difusa, papilas elásticas, descarga papilar ausente, axilas livres.
- *Exame ginecológico:* vulva eutrófica com pilificação normal.
- *Exame especular:* vagina rósea, rugosa, contendo secreção branca em quantidade moderada, sem odor. Colo de volume e coloração normais, orifício externo puntiforme, iodo positivo.
- *Toque vaginal:* fundos de saco vaginais livres. Colo de volume, consistência e mobilidade normais. Útero em anteversoflexão, aumentado de volume, endurecido; mobilidade normal. Anexos não palpados.
- *Toque retal:* nada acrescentou ao vaginal.

■ Qual a Hipótese Diagnóstica mais Provável?

Os seguintes aspectos epidemiológicos falam a favor de mioma uterino: idade, cor e baixa paridade.

A queixa de irregularidade menstrual, caracterizada por hipermenorreia, é a mais frequente nos casos de mioma, ainda que não seja patognomônica. Vale lembrar que, com menos frequência, os miomas produzem metrorragia (perda sanguínea fora do período menstrual), ou seja, não é comum alterarem o ciclo menstrual, mas sim o volume do fluxo.

O aumento de volume e consistência uterinos, assim como irregularidade de superfície são características físicas da presença de mioma.

As hiperplasias endometriais e a adenomiose são hipóteses que devem ser aventadas não apenas como diagnóstico diferencial, mas também porque são patologias frequentemente presentes em úteros miomatosos. Nas primeiras, as características físicas do útero praticamente não se alteram. Na adenomiose (penetração de ilhotas de tecido endometrial no interior do miométrio), há aumento da consistência e do volume; entretanto, não há irregularidades na superfície uterina.

■ Qual a Conduta Propedêutica?

Os seguintes métodos podem ser indicados, visando à complementação e/ou confirmação diagnóstica:

US pélvica por via transabdominal ou transvaginal

É o método de imagem de escolha na investigação de um quadro clínico, cuja principal suspeita é a miomatose uterina. É um exame de baixo custo, sem efeitos colaterais, que, quando realizado por mãos experientes, alcança alto índices de precisão diagnóstica. Antes de iniciar a US transvaginal, devemos identificar as estruturas anatômicas relevantes da pelve pela técnica transabdominal, que é realizada com a bexiga repleta, usada com "janela acústica" para melhor visualização das estruturas posteriores a ela. Para a avaliação transvaginal, a bexiga deve ser esvaziada.

Ao exame ultrassonográfico, os miomas uterinos costumam se apresentar como lesões nodulares hipo ou hiperecoicas, por vezes com calcificações ou áreas de necrose. Em alguns casos estes nódulos miomatosos podem ter a mesma ecotextura do miométrio normal, podendo ser diagnosticados através da irregularidade na superfície uterina ou desvios do eco miometrial.

Segundo a sua localização, podemos classificar os miomas como submucosos (localizados próximos ao endométrio), intramurais e subserosos (quando situados próximos à superfície externa do útero).

Além do estudo das lesões uterinas, a US transvaginal nos permite uma investigação das patologias ovarianas e tubárias, como cistos ovarianos, abscessos tubários entre outras.

Histerossonografia

É uma US com infusão de solução salina, sendo uma técnica inovadora para avaliar uma grande variedade de processos endometriais e miometriais, que envolvem a cavidade uterina.

Suas indicações consistem em: sangramento vaginal, endométrio anormal na US convencional, infertilidade, abortos de repetição, patologias miometriais com extensão para cavidade, como leiomiomas. Está contraindicada na doença inflamatória pélvica e cirurgia uterina recentes, com menos de 3 meses, na gravidez, cervicites e na vigência de sangramento.

O exame é realizado pela introdução de um cateter na cérvice, onde a solução salina estéril é introduzida através deste. O transdutor transvaginal é, então, introduzido, e uma seringa de 10 mL é acoplada ao cateter. Acompanhando-se no plano longitudinal, o líquido é instilado, enquanto observa-se o monitor de vídeo. Avalia-se o útero nos sentidos longitudinais e transversais. A quantidade de líquido instilado é variável, dependendo da imagem apresentada no monitor. O período ideal de realização deste exame é o mais próximo possível do fim da menstruação, quando o endométrio é tão fino quanto seria ao longo de todo o mês.

Histerossalpingografia

É o estudo contrastado da cavidade uterina e das tubas, que está caindo em desuso, em razão dos novos métodos diagnósticos, sendo usado quase que exclusivamente para avaliar a permeabilidade tubária, indicado na pesquisa de infertilidade.

Ao exame, a presença de aumento da cavidade uterina e de falha de enchimento arredondado e regular da cavidade endometrial pode ocorrer nos miomas submucosos ou nas distorções uterinas no caso de miomas intramurais (Fig. 7-32).

Fig. 7-32. Mioma uterino. Imagem de uma histerossalpingografia evidenciou falha de enchimento à direita *(seta)*.

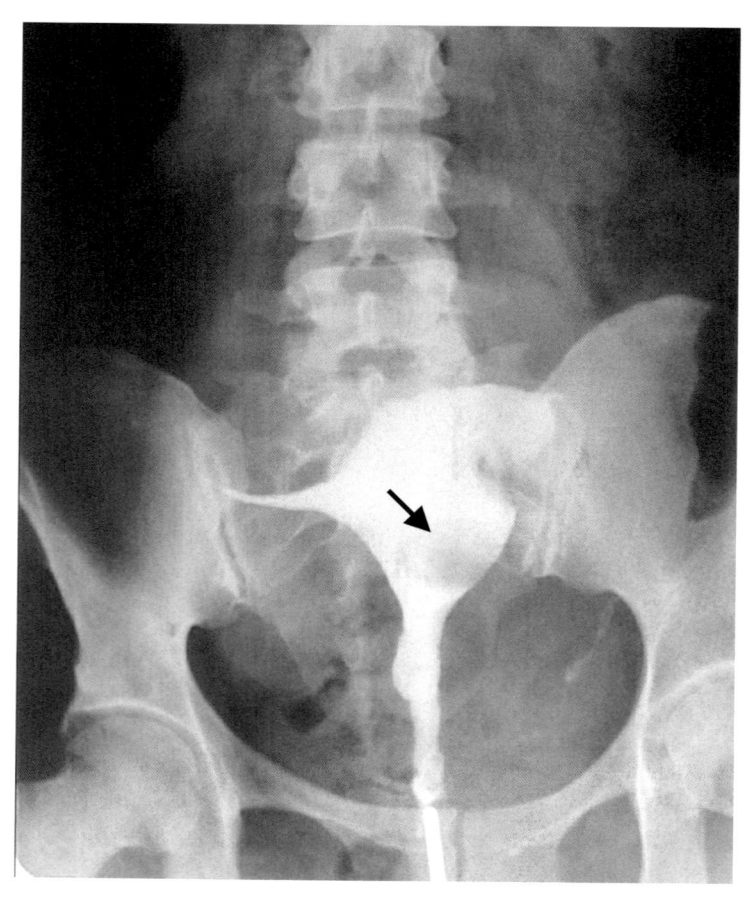

Histeroscopia

A visualização da cavidade uterina permite identificar nódulos submucosos (pela sua visualização) ou nódulos intramurais (pelas deformidades que causam à cavidade uterina). São úteis no diagnóstico diferencial de outras afecções ginecológicas, como pólipos endometriais, hiperplasias endometriais, adenomiose e carcinoma de endométrio.

Curetagem uterina

Está mais indicada quando há suspeita de patologia endometrial associada ao mioma. O estudo histopatológico do endométrio dá o diagnóstico definitivo das hiperplasias, neoplasias e outras patologias. É também indicado pós-aborto, quando persistem restos embrionários na cavidade endometrial.

Tomografia computadorizada

Não é uma indicação de rotina como exame diagnóstico primário. Pode ser útil no planejamento do tratamento e na suspeição de degeneração maligna ou patologia não ginecológica.

Ao exame, os miomas apresentam densidade de partes moles, mas podem exibir calcificações grosseiras periféricas ou centrais. Aumentam e distorcem o contorno uterino. O padrão de realce é variável.

Ressonância magnética

É o melhor exame para visualizar a mensuração de miomas (Fig. 7-33). Sua limitação é o custo elevado. Método propedêutico ideal para diferenciação de miomas e adenomiomas, ou para constatação de adenomiose de forma associada.

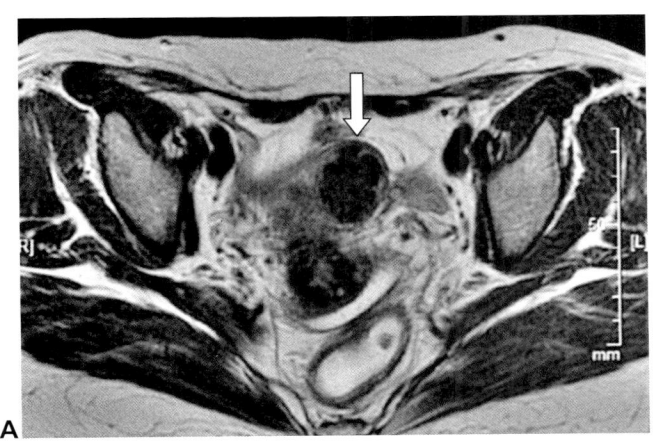

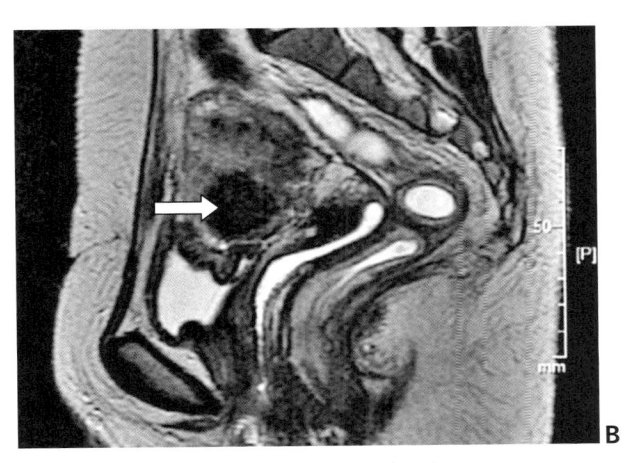

Fig. 7-33. Mioma uterino. **A.** Imagem de RM em um plano axial, ponderada em T2, mostrando uma imagem do mioma uterino com sinal predominantemente baixo. **B.** A mesma imagem em um plano sagital. (Imagens cedidas pelo Hospital Samaritano.)

■ Qual a Conduta Terapêutica?

Varia da conduta expectante ao tratamento cirúrgico conservador ou definitivo, devendo-se levar em conta a idade da paciente, prole e desejo de engravidar futuramente, presença ou não de sintomas, volume do mioma e patologias associadas.

No caso em questão, a paciente se submeteu a uma US transvaginal, que revelou:

- Útero em anteversoflexão, aumentado de tamanho, medindo 109 × 76 × 85 mm de diâmetros (L × AP × T), com volume de 366 cm³, de contornos irregulares e ecotextura heterogênea, em razão de um nódulo miomatoso intramural com componente submucoso, medindo 58 × 51 × 50 mm de diâmetros, localizado na parede anterior (Fig. 7-34). Eco endometrial de avaliação prejudicada pelo mioma submucoso. Presença de lâmina líquida na cavidade uterina. Ovários de forma, volume e ecogenicidade dentro dos limites da normalidade.

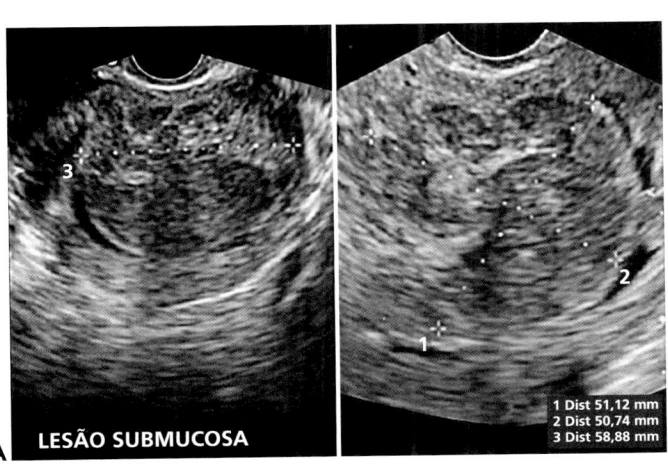

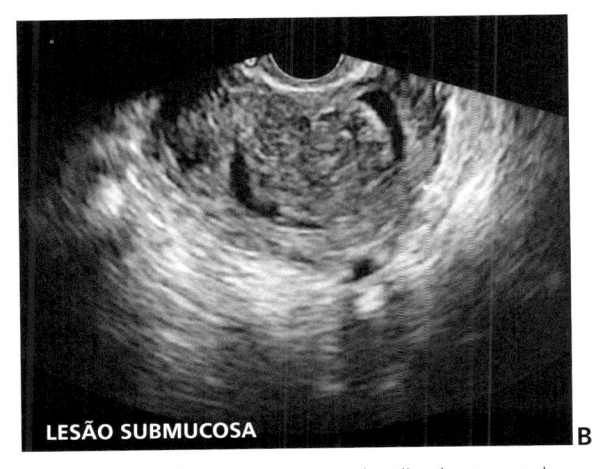

Fig. 7-34A e B. Mioma uterino. US transvaginal demonstrou formação nodular hipoecogênica e heterogênea, localizada na parede anterior do útero, sugestiva de nódulo miomatoso submucoso.

■ Conclusão

Uma vez que o hemograma confirmou anemia, por ser um mioma submucoso, e de que a paciente não desejava mais engravidar, optou-se pela histerectomia total abdominal. O estudo anatomopatológico da peça cirúrgica confirmou o diagnóstico radiológico.

QUESTÕES PARA REFLEXÃO

1. **Quando estão indicadas a US transvaginal e a transabdominal?**
   A US transvaginal é o exame de escolha para investigação inicial de mioma uterino. Em situações específicas em que a avaliação transvaginal não pode ser realizada ou tolerada, como no caso de pacientes virgens, a avaliação deve ser realizada via transabdominal e, se necessário, complementar com avaliação transretal ou transperineal.

2. **A radiografia convencional tem alguma validade no estudo das patologias ginecológicas?**
   A radiografia simples da pelve pode fornecer informações importantes, principalmente de lesões calcificadas, como tumores dermoides ovarianos, salpingite tuberculosa e o já comentado mioma uterino.

3. **Quando está indicada a realização da histerossalpingografia?**
   Pode ser o único método que avalia a integridade das tubas, sua principal indicação é na avaliação de infertilidade feminina. Podemos lançar mão também de sua utilização no estudo das malformações uterinas, como, por exemplo, o útero bicorno.

4. **Quando está indicada a RM?**
   A RM é útil na paciente sintomática quando é considerada cirurgia e tratamento de salvamento do útero. Isso inclui miomectomia, curetagem endometrial focal, administração de hormônio e embolização da artéria uterina. Usando imagem sagital ponderada em T2, a maioria dos miomas, incluindo aqueles pediculados, pode ser identificada com segurança.

9º CASO — INFERTILIDADE CONJUGAL

Identificação: CMSC, 27 anos, branca, sexo feminino, professora, casada, natural e residente em Juiz de Fora (MG).

Marido: JPC, 30 anos, engenheiro, natural do Rio de Janeiro (RJ).

Queixa principal: Querem ter um filho.

História da fertilidade: Vida sexual ativa há 5 anos com o mesmo parceiro. Nos 3 primeiros anos fizeram uso de anovulatório oral, porém há 2 anos suspenderam a medicação, pois desejavam engravidar. Desde então têm relações sexuais 2 a 3 vezes por semana, sem engravidar até o momento.

História fisiológica: Menarca aos 12/13 anos e fluxo menstrual 4-5 dias, com intervalos irregulares, chegando a ficar sem menstruar por mais de 60 dias, porém nunca usou medicações para menstruar. Com o uso do anovulatório passou a menstruar regularmente, tendo voltado a apresentar as mesmas alterações após suspender o seu uso. Gesta = 0.

Durante o uso do anovulatório oral menstruava regularmente de 28 em 28 dias. Suspenso o anovulatório, fez 3 ciclos regulares, e voltaram as amenorreias de curta duração.

História patológica pregressa: Doenças próprias da infância. Nega patologias significativas ou cirurgias.

História familiar: Nega história familiar de diabetes, hipertensão arterial, alergias, câncer ou tuberculose. Mãe histerectomizada há 2 anos com diagnóstico de miomatose. Tem 4 irmãos, sendo que os 3 casados têm filhos.

História social: Nega tabagismo. Ingestão esporádica de bebidas alcoólicas.

Exame físico: Corada e hidratada. Pele levemente oleosa, com alguns pelos terminais no hipogástrio. Obesidade leve, que controla com dietas hipocalóricas.

- *Tireoide* impalpável.
- *Aparelho cardiorrespiratório:* sem alterações.
- *PA:* 137 × 76 mmHg. Pulso: 72 bpm. T. ax.: 36,2°C.
- *Abdome:* indolor, sem visceromegalias.
- *Membros superiores e inferiores:* sem edemas.
- *Mamas:* ausência de alterações à inspeção estática e dinâmica. Parênquima micronodular. Papila com elasticidade normal, sem descarga papilar. Ausência de linfonodomegalias supraclaviculares ou axilares.

Exame ginecológico:

- *Inspeção:* vulva trófica, períneo íntegro e pilificação compatível com o sexo e a idade.
- *Exame especular:* vagina trófica, colo epitelizado. Muco cervical cristalino, claro, aquoso e abundante.
- *Toque:* vagina elástica, colos fibroelástico e móvel. Fundos de saco livres. Útero de tamanho, forma, consistência, superfície e mobilidade normais. Anexos palpados de características normais e paramétrios livres.

■ Qual sua Impressão Diagnóstica?

Em nosso meio, a avaliação da **fertilidade feminina** deve incluir a análise dos seguintes fatores:

1. **Tuboperitoneal (35%):** aderências peritubárias ou periovarianas, que geralmente resultam de doença inflamatória pélvica ou cirurgia, anomalias congênitas, endometriose;
2. **Ovulatório (15%):** disfunção hipotálamo-hipofisária, síndrome dos ovários policísticos, hiperprolactinemia, insuficiência hipotálamo-hipofisária.
3. **Cervical, corporal e outros (5%):** ausência congênita da vagina, hímen imperfurado, vaginismo e vaginite, septos, miomas, pólipos, anomalias congênitas, sinéquias intrauterinas, glândulas endocervicais destruídas (pós-cirúrgicas ou pós-infecciosas) etc.
4. **Infertilidade sem causa aparente ou esterilidade sem causa aparente (10%).**

Em nossa paciente observamos que o quadro é de oligomenorreia.

A causa mais frequente de *amenorreia* em pacientes em idade fértil é a anovulação crônica, que pode ter várias causas:

1. Origem hipotalâmica-hipofisária.
2. Síndrome dos ovários policísticos.
3. Distúrbios endócrinos e metabólicos.

Essa paciente não apresenta galactorreia, que, associada à hiperprolactinemia de qualquer etiologia, indica distúrbio hipotalâmico-hipofisário. Tampouco há sinais de hiper ou hipotireoidismo, que poderiam alterar o metabolismo de androgênio e estrogênio.

A síndrome dos ovários policísticos deve-se à falha do mecanismo de *feedback* ao eixo hipotálamo-hipofisário e, em geral, as pacientes se apresentam com amenorreia, hirsutismo e obesidade, porém, o quadro clínico pode ser variável. Qualquer excesso de androgênio pode levar à síndrome, incluindo as síndromes de Cushing, tumores suprarrenais ou ovarianos, hiper ou hipotireoidismo entre outros.

Dessa forma, podemos definir, como hipótese clínica para essa paciente, a **síndrome dos ovários policísticos (SOP)**.

■ Como Conduzir a Investigação?

A investigação de infertilidade de um casal nunca deve presumir que a causa seja sempre feminina. A infertilidade conjugal acomete de 10 a 20% dos casais, sendo que, na realidade, em 35% dos casos a origem do problema é **masculina**. Em 1/3 dos casos, mais de uma causa é responsável pela infertilidade. É importante lembrar, ainda, que casais tabagistas têm 2,4 vezes mais chances de não conceber.

Dentre as causas de **infertilidade masculina**, podemos citar:

1. Redução na espermatogênese (varicocele, orquites, criptorquidia entre outros).
2. Obstrução ductal (epidídimo, vaso deferente, ducto ejaculatório, pós-vasectomia).
3. Distúrbios de ejaculação, hipospádias, impotência.
4. Anomalias seminais (genéticas ou secundárias a infecções genitais, álcool, tabaco, drogas, tóxicos ambientais, tóxicos profissionais, tóxicos alimentares, sobreaquecimento, medicamentos, sedentarismo).

Em princípio, o paciente não apresenta distúrbios de ejaculação. O 1º passo é realizar um espermograma, pois se não houver produção de espermatozoides viáveis, qualquer investigação na parceira será inútil.

Estando o espermograma normal, estão indicados o estudo da ovulação e a avaliação do trato genital feminino pela histerossalpingografia. Havendo história de doença inflamatória pélvica (DIP), ainda pode ser necessário complementar com videolaparoscopia.

Nessa paciente foi realizado o exame do muco cervical, que se mostrava abundante, cristalino, com filância de 15 mm; ao microscópio, esse muco era acelular e, ao ser ressecado, mostrava cristalização terciária, o que demonstra que até o 35º dia do ciclo a paciente não havia ovulado.

Os exames hormonais realizados 36 dias após a menstruação demonstraram taxas normais de hormônio foliculoestimulante (FSH) e prolactina e uma taxa aumentada de hormônio luteinizante (LH), aproximadamente 3 vezes o valor do FSH, sugerindo a síndrome dos ovários policísticos.

Também foi solicitada uma US **transvaginal**, com o seguinte resultado (Fig. 7-35):

- Útero de dimensões normais, contornos regulares e textura homogênea, medindo cerca de 65 × 30 × 30 mm de comprimento, espessura e largura, respectivamente.
- Eco endometrial fino e centrado.
- Ovários aumentados de tamanho, apresentando múltiplos microcistos foliculares dispostos perifericamente.
- Fundo de saco livre.
- Bexiga sem alterações.

Com esses exames, conclui-se que o quadro é compatível com a **síndrome dos ovários policísticos**. A paciente não possui história ou evidências ultrassonográficas de infecção pélvica ou de miomas. Sendo assim, optou-se por uma prova terapêutica com indução de ovulação com clomifeno. A medicação é tomada por via oral e estimula a glândula hipofisária a liberar mais FSH e LH, que, por sua vez, estimulam o crescimento de um folículo ovariano, contendo um óvulo.

Mesmo após 3 ciclos de indução de ovulação, a paciente não engravidou.

Foi solicitada, então, uma **histerossalpingografia** na tentativa de afastar uma causa tubária ou uterina, cujo laudo foi assim descrito:

- Canal cervical pérvio.
- Cavidade uterina de volume normal e contornos regulares, sem falhas de enchimento.
- Tubas uterinas de calibre normal e pregueado mucoso preservado, com peritonização do meio de contraste bilateralmente (prova de COTTE positiva).

Observe que o laudo descreve uma histerossalpingografia de aspecto radiológico normal (Fig. 7-36).

Entretanto, quando os achados da histerossalpingografia são específicos e interpretados como causas de infertilidade, podem representar os diagnósticos de obstrução bilateral de tubas (Fig. 7-37), sinéquias extensas da cavidade uterina, útero uni ou bicorno, hidrossalpinge bilateral, endometriose tubária grave.

Em outras situações, os achados não podem ser responsabilizados pela infertilidade com absoluta certeza, o que ocorre na obstrução tubária unilateral, salpingite ístmica nodosa (endometriose tubária) leve, útero arqueado etc. Em tais casos, deve-se atribuir causalidade aos achados apenas se descartadas todas as outras possibilidades de infertilidade.

Fig. 7-35.
US transvaginal, demonstrando ovário direito alongando, com múltiplos microcistos distribuídos perifericamente.

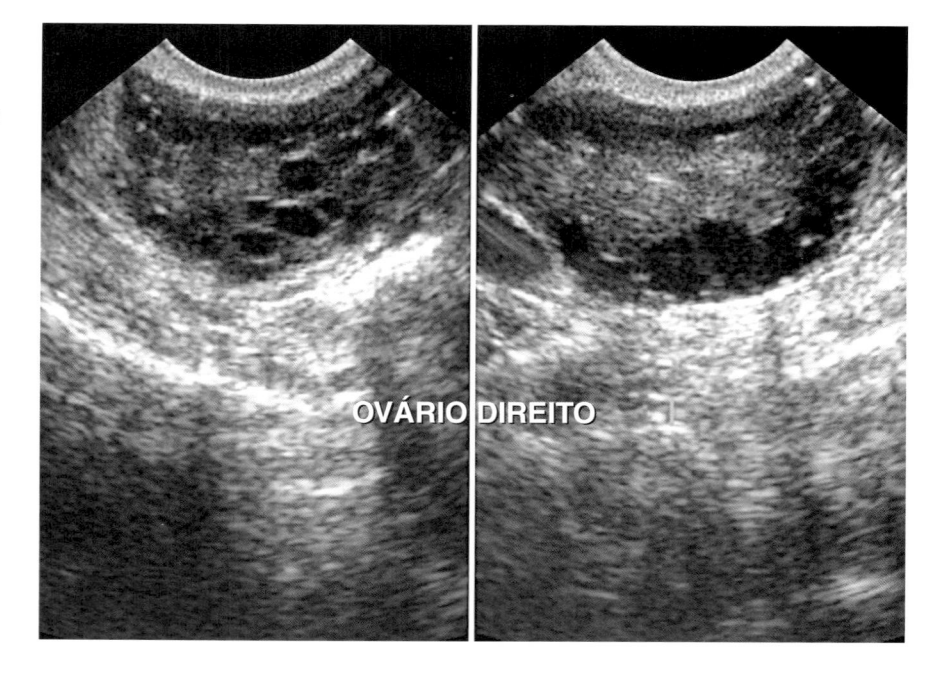

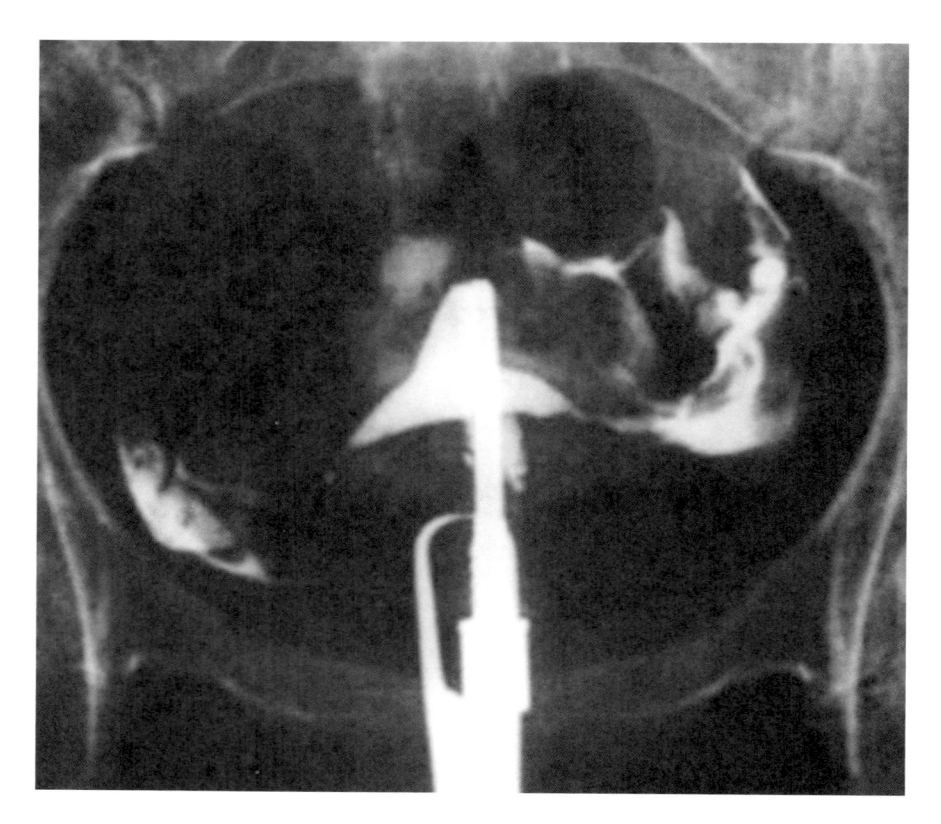

Fig. 7-36.
Histerossalpingografia normal.

Fig. 7-37. Útero, apresentando obstrução tubária bilateral.

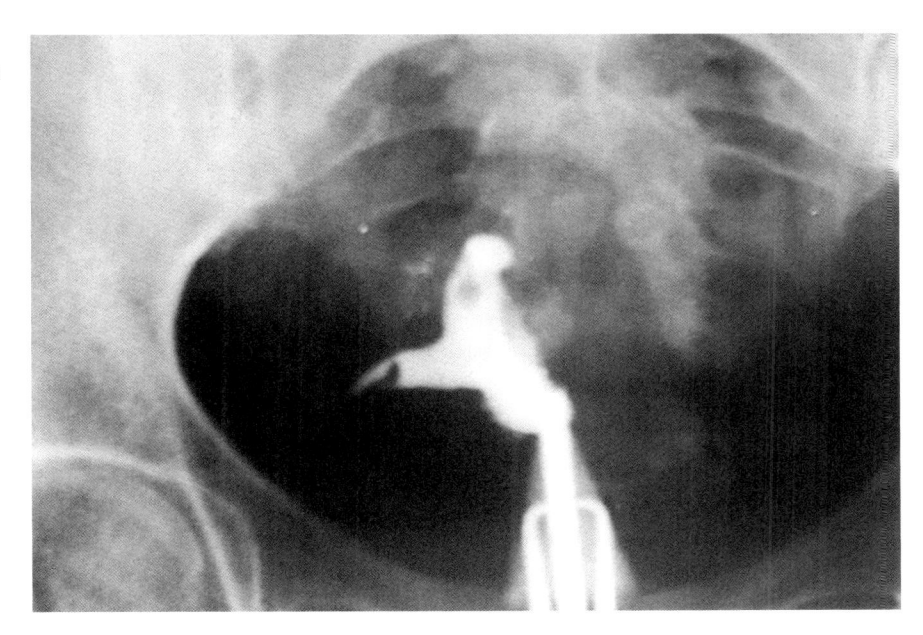

■ Conclusão

Não havendo distúrbios tubários ou uterinos, a paciente foi submetida a uma monitoração da ovulação através da US transvaginal, para agendar o coito. Após 2 tentativas, a paciente engravidou, tendo boa evolução.

A infertilidade é uma condição médica que gira em torno da incapacidade de um casal de conceber após 1 ano de relações sexuais sem proteção. Nesse contexto, a idade da mulher é de fundamental importância para a tomada de decisão sobre quando se iniciar a investigação. Em casais em que a mulher tem menos de 35 anos de idade, aceita-se que a investigação de infertilidade se inicie após 12 a 18 meses de relações sexuais sem proteção. Entretanto, se a mulher tiver mais de 35 anos de idade, apresentar alterações menstruais, histórico de doença ou cirurgia pélvica, o início mais precoce da investigação da infertilidade pode ser considerado. Desse modo, a sequência da investigação deve ser planejada para o casal, de acordo com fatores determinados pela história ou exame físico.

O 1º passo é a análise do esperma, já que uma grande anomalia nesse teste afasta qualquer outro exame na parceira.

Observe que muito embora os exames radiológicos possam ser decisivos na investigação, eles não são automaticamente utilizados na investigação da infertilidade.

Considere a real utilidade dos métodos em razão das condições socioeconômicas de nossa população. Calcule o conjunto dos exames complementares desde o estudo hormonal, os exames de US e a histerossalpingografia, até a medicação específica.

QUESTÕES PARA REFLEXÃO

1. Que fatores deveriam ser levados em consideração, se nossa paciente tivesse engravidado anteriormente com outro parceiro e realizado um aborto? Quais métodos radiológicos seriam indicados? (Vide Parte III, Capítulo 12).

   Afastando-se alterações do esperma do parceiro e anovulação, existe a possibilidade de alterações da cavidade uterina, como sinéquias (pós-curetagem).

   A histerossalpingografia é o método radiológico que permite demonstrar o contorno da cavidade uterina e a permeabilidade tubária, pela introdução do meio de contraste iodado através de uma cânula acoplada ao óstio cervical, radiografando-se em diferentes fases e posições.

A grande dificuldade do exame é o período considerado adequado para sua realização, já que envolve radiação ionizante, preferindo-se o período entre o 8º e o 12º dia após o início da menstruação. Como a introdução do meio de contraste por via retrógrada é feita sob pressão, não convém correr o risco de mobilizar possíveis óvulos fertilizados para a cavidade peritoneal. No período pós-menstrual imediato, pode haver penetração vascular do meio de contraste.

Durante o exame, é preciso tracionar o útero de modo a tornar o maior eixo da cavidade uterina paralelo ao filme radiológico. Para tal, é preciso pinçar o colo uterino, o que traz desconforto para a paciente em graus variáveis, dependendo da suscetibilidade à dor. Na presença de obstrução tubária, a injeção de líquido pode ser particularmente dolorosa. Por outras vezes, a tensão emocional pode ocasionar espasmos tubários involuntários no nível ístmico, com falsos resultados de obstrução.

Como você pode perceber, a histerossalpingografia é um exame relativamente agressivo que utiliza radiação ionizante sobre os ovários, não devendo ser indicada em vão.

2. **Existe reação adversa ao meio de contraste na histerossalpingografia?** (Vide Parte III, Capítulo 11).

Existe sempre um risco de reação ao meio de contraste iodado, porém a incidência é pequena nos casos de histerossalpingografia, provavelmente por não ser uma injeção intravascular. Os riscos neste exame seriam provenientes da absorção peritoneal do meio de contraste ou por penetração vascular.

3. **O exame ultrassonográfico é definitivo no diagnóstico de ovários policísticos?**

O diagnóstico de SOP é tradicionalmente realizado com base no histórico clínico e avaliação endócrina, porém há uma discussão sobre os méritos do diagnóstico desse distúrbio com base em critérios endócrinos e metabólicos *versus* os critérios da US dos ovários.

A US transvaginal é considerada o padrão-ouro para a detecção de ovários policísticos. Consensualmente, a morfologia ultrassonográfica dos ovários na SOP baseia-se em um volume ovariano maior que 10 cm^3 (ovários grandes e alongados), 12 ou mais folículos com diâmetros entre 2 e 9 mm (microcistos de dimensões semelhantes distribuídos perifericamente) e estroma de ecogenicidade aumentada. No entanto, às vezes observamos apenas ovários alongados e hipoecoicos, mas sem cistos, ou ovário de dimensões normais, porém com microcistos periféricos.

Lembre-se de que a US pélvica transabdominal pode não oferecer boas imagens na avaliação dos ovários, principalmente em pacientes obesas, visto que, além da atenuação do feixe sonoro, há aumento da distância entre o transdutor e a área de estudo e a dependência da janela acústica oferecida pela bexiga repleta de líquido.

4. **Como é feita a monitoração da ovulação?**

O uso da US para monitorar o crescimento folicular e confirmar a ocorrência de ovulação ou a falência ovulatória está tornando-se clinicamente útil, quando considerada em associação aos níveis de hormônios circulantes no mesmo momento.

O crescimento sincrônico de um grupo de folículos que ocorre durante o ciclo ovariano foi definido como ondas foliculares. O surgimento dessas ondas ocorre em intervalos regulares por todo o ciclo estrogênico e é precedido por uma elevação do FSH, independentemente da espécie.

Sendo assim, o folículo dominante pode ser identificado no 7º dia pós-menstruação e cresce a uma taxa de cerca de 2 mm por dia, atingindo um máximo que varia entre 20 e 24 mm em ciclos espontâneos, e até 30 mm em ciclos induzidos.

10º CASO — DOR NA FOSSA ILÍACA DIREITA

Identificação: AT, sexo feminino, 25 anos, branca, estudante, natural do Rio de Janeiro.
Queixa principal: "Dor na barriga."
História da doença atual: Há aproximadamente 24 horas, apresenta dor na fossa ilíaca direita (FID), "em aperto". Procurou o serviço de emergência há 12 horas, onde foi medicada com analgésicos, sem obter melhora. A dor se intensificou, impedindo-a de deambular, o que a trouxe de volta ao hospital. Nega episódios semelhantes anteriores, queixas digestivas ou urinárias. Nega leucorreia. Data da última menstruação (DUM) há 45 dias. Refere vida sexual ativa.
História patológica pregressa: Doenças comuns da infância.
História familiar: História familiar de litíase renal.
Exame físico: Hipocorada, anictérica, sudorese fria. T. ax.: 36,5°C. Pulso: 95 bpm. Ausência de visceromegalias. Aparelhos cardiovascular e pulmonar normais.

Dor à palpação profunda em fossa ilíaca direita (FID), onde se percebe defesa voluntária. Sinal de Blumberg positivo; punho-percussão lombar negativa.

■ Qual a Hipótese Diagnóstica?

A dor na FID sempre é um desafio diagnóstico, principalmente em pacientes do sexo feminino.

O quadro abdominal da paciente caracteriza uma situação de "abdome agudo", com possível peritonite. Nesses casos, é necessário definir o mais rápido possível se houve indicação ou não de tratamento cirúrgico.

São hipóteses clínicas:

1. **Apendicite aguda:** ocorrência comum em jovens, deve ser sempre lembrada. Em geral a dor se inicia na região periumbilical, migrando posteriormente para a FID. A apresentação clínica da apendicite pode ser variável, simulando outras condições, de acordo com a posição do apêndice. Normalmente é acompanhada de febre e leucocitose, com desvio para a esquerda. Há várias modalidades de imagens adquiridas através da US e da TC (Fig. 7-38), proporcionando em casos duvidosos de difícil diagnóstico a menor possibilidade de erros e laparotomias desnecessárias.

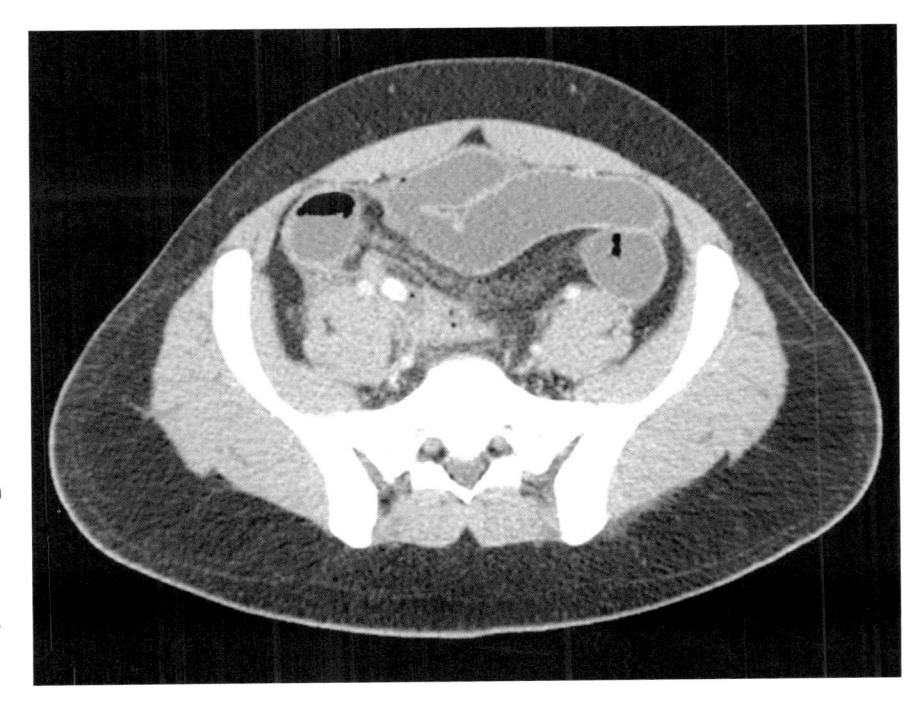

Fig. 7-38. TC da pelve. Apendicite demonstrada por espessamento da parede do apêndice, realce pelo contraste, borramento da gordura adjacente e presença de apendicolito. (Cortesia do Dr. Adriano Boz.)

2. **Gravidez tubária:** local mais comum de implantação ectópica do ovo fertilizado. Dor (98%), sangramento intermitente (77%) e amenorreia (66%) são os sintomas mais comuns. Os fatores determinantes para o diagnóstico são representados pelo exame de β-hCG positivo e maior que 1000 mUI/mL e formação cística e anecoica fora da cavidade uterina, em topografia anexial. No sexo feminino em idade fértil, com vida sexual ativa, é vital indagar sempre a DUM para afastar a hipótese de gravidez tubária. É muito frequente que uma história colhida com pouco cuidado, desdenhando-se fatores familiares ou sociais, forneça dados incorretos.
3. **Torção de cisto ovariano:** caracterizado pela rotação do ovário sobre seu eixo longitudinal com consequentes obstruções vascular e linfática. Mais comum em crianças e adolescentes, tendo como principal causa massa ovariana, como cisto de ovário com pedículo longo ou dermoide. A TC evidencia massa sólida hemorrágica ou, em casos avançados, cística.
4. **Abscesso tubovárico:** geralmente secundário à gonorreia ou infecção por clamídia. A tuba uterina sofre dilatação e obstrução, comumente por uma associação de sangue e pus. Na RM, os achados incluem líquido pélvico livre, tuba uterina dilatada e massa cística complexa.
5. **Litíase ureteral:** a radiografia simples de abdome pode demonstrar a existência, localização, tamanho, forma e número de imagens radiopacas ou de calcificações no trajeto ureteral. Entretanto, a TC helicoidal de abdome e pelve sem contraste endovenoso é o exame de imagem de eleição. Normalmente a dor na FID é precedida por dor lombar com irradiação para a região inguinal, e o exame de urina costuma estar alterado. Essa paciente apresenta história familiar de litíase renal, mas ela própria jamais teve episódio relacionado com o aparelho urinário.
6. **Doença inflamatória pélvica (DIP):** uma das mais frequentes complicações das doenças sexualmente transmissíveis e uma importante causa de gestação ectópica e infertilidade feminina. É uma síndrome clínica atribuída à ascensão de microrganismos do trato genital inferior, que compromete o endométrio, tubas, anexos uterinos e/ou estruturas contíguas (ooforite, parametrite, pelviperitonite, miometrite). Dor em região inferior do abdome, menorragia, calafrios e corrimento com característica mucopurulenta, denotando processo infeccioso do aparelho genital inferior, são os principais achados clínicos. O diagnóstico pode ser feito com base em achados clínicos, exames laboratoriais, evidência histopatológica de endometrite, presença de abscesso tubovárico ou de fundo de saco de Douglas em estudo de imagem (US pélvica) e laparoscopia com evidência de DIP.

▪ Qual a Conduta Propedêutica?

Na avaliação do abdome agudo é importante verificar o hemograma completo, o exame de urina e uma avaliação radiológica. Numa suspeita de gestação ectópica, sendo a de maior prevalência a gravidez tubária, ou cisto ovariano torcido, a laparoscopia diagnóstica é considerada o padrão-ouro, embora essa abordagem invasiva tenha uma taxa falso-negativa de 3 a 4%, e uma taxa falso-positiva de 5%. O uso combinado de β-hCG sérica e de exame de US transvaginal representa a abordagem não invasiva atualmente. Uma vez que a US transvaginal permite o diagnóstico de gestação intrauterina (GIU) mais cedo que o exame transabdominal, essa é a modalidade de escolha para avaliação de pacientes em risco de gestação ectópica. Porém, a avaliação ultrassonográfica deve começar com cortes transabdominais e pélvicos (Fig. 7-39), pois são importantes para pesquisar hemoperitônio e visualizar gestações ectópicas que estão além do alcance do transdutor transvaginal.

Fig. 7-39. US pélvica, demonstrando imagem hipoecoica arredondada com núcleo central anecoico sugestivo de saco gestacional, localizado fora da cavidade uterina. (Cortesia do Dr. Adriano Boz.)

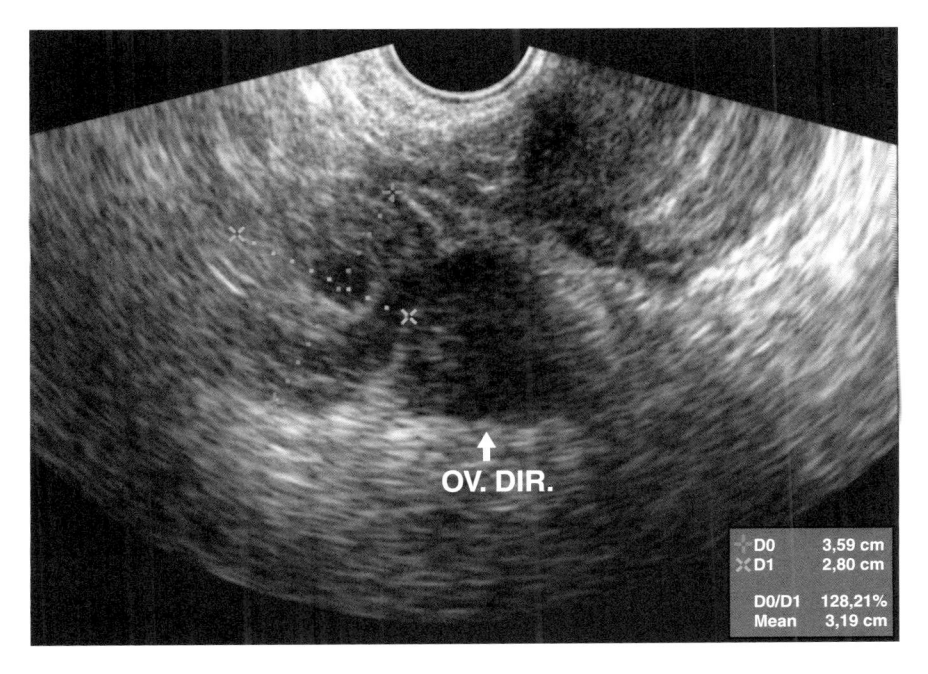

Os exames laboratoriais da paciente demonstraram:

- *Hematócrito:* 33%.
- *Leucograma:* 8.700 leucócitos (0-1-0-0-3-67-22-7).
- *Exame comum de urina:* normal.
- β-*hCG:* positivo.

US pélvica

- Útero em anteversoflexão, de dimensões normais, contornos regulares e textura homogênea.
- Ecos endometriais centrado e espessado.
- Lesão expansiva heterogênea em topografia anexial direita de 35 × 28 mm, com núcleo cístico central, sugestivo de saco gestacional.
- Líquido livre na pelve.
- Bexiga sem alterações.

Com o resultado da US e dos exames laboratoriais, a paciente foi preparada para o ato cirúrgico, com a hipótese de **gravidez tubária rota**.

■ Conclusão

A cirurgia confirmou o diagnóstico, tendo sido realizada salpingectomia direita.

QUESTÕES PARA REFLEXÃO

1. **O diagnóstico de gestação intrauterina inicial exclui a possibilidade de gestação ectópica?**
   Na pesquisa de gestação ectópica, a visualização de uma gestação inicial normal reduz drasticamente a possibilidade de ectopia. Os riscos cotados para gestações heterotópicas (gestações concorrentes dentro do útero e em localização ectópica) variam de 1/30.000 a 1/2.100, sendo que o número 1/30.000 é obtido, multiplicando-se a incidência de gestação ectópica por gêmeos dizigóticos. Entretanto, a incidência de gestações heterotópicas está aumentando, especialmente em mulheres que se submetem à indução da ovulação, em que o risco para esta condição é tão alto quanto 2,9%. Esta alta incidência é

resultado da alta prevalência de lesões tubárias entre as pacientes que são submetidas à fertilização *in vitro* e ao uso de superestimulação ovariana e transferência de múltiplos embriões, o que predispõe as pacientes a esse desfecho.

Observe que, em geral, o achado de uma GIU exclui o diagnóstico de gestação ectópica, exceto para pacientes de alto risco. Por isso, a atenção ao conteúdo uterino e à compreensão de gravidez normal inicial é importante no cuidado com pacientes em risco para gestação ectópica.

2. **Porque a US pélvica não é uma "rotina de abdome agudo" como radiografias de tórax e abdome?** (Vide Parte III, Capítulo 9).

A ideia muito difundida de "rotina" nem sempre é a adequada para os casos de dor abdominal. A inclusão da radiografia de tórax propõe a pesquisa de pneumoperitônio abaixo das cúpulas diafragmáticas e pesquisa de causas torácicas de íleo paralítico. As radiografias de abdome com o paciente em decúbito e em ortostase se destinam a avaliar a presença de distensão de alças com líquido e pneumoperitônio entre outros sinais.

Um bom exame físico e uma boa história já fornecem dados suficientes para indicar quando esses exames serão normais. Portanto, tenha muito critério ao solicitar uma "rotina" de abdome agudo, afinal, nenhuma radiação é inócua, e os custos não são tão baixos.

Nessa paciente, sabemos que a radiografia de tórax muito provavelmente será normal, mas esperam-se alterações abdominais. Se não considerarmos uma possível gravidez, a radiografia de abdome poderia mostrar um velamento da pelve, se houver líquido na cavidade, apendicolitos e íleo-sentinela que orientem o diagnóstico para apendicite, um cálculo opaco em trajeto ureteral, uma lesão expansiva de partes moles na pelve, sugerindo cisto ovariano.

Mesmo sem a possibilidade de gravidez, a US é um excelente método para avaliar um quadro de dor pélvica quando em mãos experientes. Ela permite avaliar a presença de:

- *Cálculo no ureter terminal*, ou de forma indireta, quando isso não for possível, verificar a dilatação do sistema pielocalicial.
- *Alterações uterinas e anexiais*, confirmando uma gravidez tópica ou ectópica, lesões expansivas ovarianas ou processos inflamatórios tubários.
- *Líquido livre na pelve ou abdome*.
- *Apêndice inflamado com abscesso*.

Devemos ressaltar que nos casos de litíase ou apendicite, a ausência de sinais ultrassonográficos não invalida a hipótese diagnóstica, quando há fortes indícios clínicos. Já nos casos de processos uterinos e ovarianos, dificilmente um resultado será falso negativo. Entretanto, nos casos em que o diagnóstico ultrassonográfico não está claro, a RM pode ser usada, assim como no planejamento da abordagem cirúrgica de uma gestação abdominal conhecida.

3. **O que fazer quando não tiver acesso à US?**

Não havendo US, é preciso avaliar o quadro clínico com cuidado. Pacientes com alta suspeição de gestação tubária rota podem ser submetidas à punção abdominal para determinar presença de sangue na cavidade.

Em casos clínicos obscuros, procurar afastar gravidez antes de solicitar qualquer exame radiológico.

4. **Se for necessária uma radiografia de tórax em paciente grávida?** (Vide Parte III, Capítulo 10).

Os exames radiológicos na grávida podem ser realizados, protegendo-se a pelve ou o abdome com o avental de chumbo. Obviamente, a indicação do exame deve ser bem avaliada.

CAPÍTULO 8

Crânio, Coluna e Membros

1º CASO — CEFALEIA

Identificação: Sexo feminino, 45 anos, dona de casa, branca, natural do Rio de Janeiro.

Queixa principal: "Dor de cabeça".

História da doença atual: A paciente refere início dos sintomas aos 35 anos, com cefaleia paroxística, pulsátil, na região frontotemporoparietal direita, acompanhada de náuseas e, ocasionalmente, vômitos. Nestas ocasiões, a dor irradia-se por todo o hemicrânio, podendo espalhar-se para o lado esquerdo. A dor é de tal forma incapacitante que necessita repouso no leito. O sono traz alívio, mas eventualmente tem dor na manhã do dia seguinte. Em geral as crises duram menos de 24 horas. A cefaleia é acompanhada de fono e fotofobia, e é agravada por exercício físico, tosse e estresse emocional. Tem dúvidas se o álcool desencadeia a crise ou não. Às vezes, apresenta "pontos" luminosos móveis e visão turva, podendo anteceder a cefaleia em 1 hora. Refere ser completamente assintomática entre as crises. Já tomou diversos medicamentos que lhe dão apenas alívio parcial dos sintomas.

História patológica pregressa: Aos 21 anos, teve crise convulsiva generalizada precedida por cefaleia holocraniana, após baile de carnaval. Medicada sintomaticamente e com diagnóstico de disritmia após EEG.

Aos 32 anos, sofreu acidente automobilístico. Seu carro parado foi abalroado violentamente por trás, tendo realizado movimento de hiperflexão e hiperextensão da coluna. As radiografias de crânio e coluna cervical realizadas no pronto-socorro foram normais. Usou colar cervical por 3 semanas e analgésicos.

Aos 38 anos, apresentou quadro de cefaleia intensa súbita, com tonteiras e vômitos, além de perda momentânea da visão após relação sexual. Procurou um hospital, onde realizou TC de crânio sem contraste, que foi considerada normal e foi liberada em 24 horas com medicação sintomática. Há 2 anos, apresentou episódio semelhante de menor intensidade, não tendo procurado atendimento médico.

História familiar: Pai vivo com boa saúde. Mãe teve morte súbita sem causa conhecida e também tinha enxaqueca, assim como diversos familiares.

Exame físico: PA: 120 × 70 mmHg; FC: 84 bpm; FR: 20 ipm. Sem sinais de irritação meníngea. Ausência de sopros carotídeos, orbitários ou no crânio. Pupilas isocóricas e fotorreagentes, campimetria desarmada normal. Demais aspectos dos exames físico geral e neurológico sem anormalidades.

INTRODUÇÃO GERAL SOBRE CEFALEIA

A cefaleia é uma das queixas mais frequentes na prática clínica. Mais de 90% da população experimenta um tipo de cefaleia pelo menos 1 vez durante sua vida.

A maioria é do tipo primária, que não está associada a anormalidades estruturais do encéfalo. Sua classificação se divide em:

- Cefaleias primárias:
  - Migrânea.
  - Cefaleia em salvas.
  - Cefaleia tensional.
  - Cefaleia crônica diária.
  - Hemicrânia paroxística.
  - Cefaleia benigna da tosse.
  - Cefaleia orgásmica ou do exercício.
  - Cefaleia hípnica.

- Cefaleias secundárias (correspondem a menos de 10% das causas de cefaleia):
  - Distúrbios sistêmicos: por infecções sistêmicas, substâncias tóxicas e distúrbios metabólicos.
  - Distúrbios intracranianos: tumores, meningites, hemorragias, vasculites etc.
  - Distúrbios extracranianos: glaucoma, sinusite, anormalidades do pescoço, problemas dentários.

Em emergência, o mais importante é distinguir a cefaleia primária da secundária, pois as cefaleias secundárias apresentam uma taxa maior de morbidade e mortalidade.

A anamnese e o exame físico têm o papel de selecionar os pacientes que necessitarão de investigação adicional com neuroimagem. Por isso o médico deve ficar atento aos sinais de alerta, que eleva a suspeita de cefaleia secundária e da necessidade de investigação adicional, que geralmente se faz por TC ou RM do crânio, punção lombar e análise do liquor.

- Sinais de alerta – *Red Flags:*
  - Piora progressiva da dor.
  - Início súbito.
  - Dor que se agrava com a manobra de Valsalva.
  - Surgimento de uma nova cefaleia, principalmente após os 50 anos.
  - Presença de doença sistêmica conhecida (p. ex., neoplasia, HIV).
  - Dor que interrompe o sono do paciente.
  - Presença concomitante de febre ou perda de peso.
  - Exame neurológico alterado.

■ Qual a Hipótese Diagnóstica?

Vejamos a seguir quais são os pontos relevantes da história:

- Paciente aparentemente saudável com cefaleia hemicraniana pulsátil recorrente por 10 anos, com exame físico normal. Esta longa evolução tende a afastar processos expansivos tumorais, abscessos ou meningite.
- A unilateralidade da dor torna menos provável uma das cefaleias crônicas mais comuns, a cefaleia do tipo tensional. Nesta entidade, as dores são bilaterais, principalmente na região occipital, acometendo também os olhos. Além disso, são crises geralmente mais longas, que não são acompanhadas de náuseas ou vômitos, fono ou fotofobia e não pioram com o exercício físico. Não tem caráter pulsátil e pode ser diária e mais no final do dia.

No caso desta paciente, podemos enquadrá-la entre os diagnósticos diferenciais de hemicrânias:

- *Cefaleia em salvas (cluster headache):* é um tipo de cefaleia que acomete mais homens. A hemicrânia é intensa, com cerca de 30 a 90 minutos de duração, intercalados por períodos assintomáticos. As dores são acompanhadas de manifestações autonômicas ipsolaterais, como lacrimejamento, injeção conjuntival, rinorreia, congestão nasal, edema palpebral e síndrome *"Horner-Like"*.

- *Hemicrânia paroxística crônica:* esta entidade se assemelha à cefaleia em salva, mas os ataques tendem a ser mais curtos e ocorrem com uma frequência maior e cede completamente com doses adequadas de indometacina.

- *Hemicrânia contínua:* é uma afecção rara, que acomete preferencialmente o sexo feminino. As dores são pouco intensas, duração de vários dias a semanas e por isso o nome dado a este tipo de cefaleia. Também cedem com indometacina.

- *Cefaleia cervicogênica:* a dor é unilateral, recorrente, de duração variável, podendo estar associada a náuseas, fono e fotofobia. No caso da nossa paciente, há história de trauma cervical do tipo *whiplash* (movimento em chicote da coluna cervical) 3 anos antes do início dos sintomas, o que poderia estar associado ao quadro.

  Faltam, para o diagnóstico, o desencadeamento por movimentação ou postura anormal do pescoço, por dígito pressão na região occipital ou cervical alta, ou a dor vaga não radicular no membro superior ipsolateral que, por vezes, é encontrada, e a redução da movimentação cervical. Mesmo assim, está indicado como investigação diagnóstica um bloqueio anestésico do nervo grande occipital com 1 a 2 mL de xilocaína no lado da dor. Desaparecendo os sintomas na frente, o diagnóstico de cefaleia cervicogênica fica favorecido.

- *Migrânea (enxaqueca):* poderia esta paciente sofrer simplesmente de ataques de migrânea? O sexo é compatível, há história familiar, a dor é unilateral e pulsátil, acompanhada de náuseas e vômitos, há fonofobia e fotofobia, piora com esforço e responde parcialmente aos analgésicos. As dores, tal como na migrânea, são paroxísticas e separadas por períodos assintomáticos. De fato, segundo os critérios diagnósticos atuais, a paciente receberia o diagnóstico sindrômico de migrânea. A migrânea com aura é caracterizada pela presença de distúrbios neurológicos focais que habitualmente antecedem a dor, deixando o paciente em alerta, pois ele já sabe que, após isso, virá a cefaleia. A aura mais comum é a do tipo visual, que está presente na paciente em estudo. A diminuição da acuidade visual é também um dado frequentemente relatado.

■ Pode-se Concluir pelo Diagnóstico de Migrânea com Aura Primária?

Dois pontos fundamentais na história indicam o contrário. Uma delas é que a dor é restrita ao lado direito. Na migrânea, a dor, geralmente, é unilateral, mas muda de lado. Hemicrânias que restringem a um único lado geralmente não são migrânea. A migrânea apenas excepcionalmente pode iniciar-se após os 30 anos.

Além disso, a crise convulsiva e os 2 episódios de intensa cefaleia experimentados pela paciente no passado, um deles com deficiência visual, indicam que o caso merece investigação complementar radiológica que permita a visualização do encéfalo.

Qual Exame Radiológico Estará Indicado?

Radiografia simples

A radiografia simples do crânio não é o exame indicado na investigação de quadros migranosos, pois não permite avaliar o encéfalo propriamente dito. Este exame é útil principalmente para avaliar a presença de calcificações intracranianas e alterações ósseas da calota craniana e sela turca.

Tomografia computadorizada

O exame mais apropriado na avaliação inicial é a TC do crânio, que demonstra não só a estrutura óssea, como seu conteúdo.

Sabemos que a nossa paciente realizou uma TC de crânio aos 38 anos. O exame da época, realizado sem contraste, foi normal.

Agora, esta mesma paciente retorna ao atendimento médico e é submetida à nova avaliação tomográfica, que demonstrou, na fase sem contraste, pequena área hiperdensa na região frontoparietal esquerda. Após a administração endovenosa do meio de contraste, esta área apresentou captação intensa e irregular do meio de contraste, com formações tubulares serpinginosas, compatível com malformação arteriovenosa (Fig. 8-1).

As duas cefaleias intensas experimentadas pela paciente podem estar relacionadas com sua lesão. Pequenos sangramentos podem ter acontecido. A crise convulsiva pode também ser consequência da doença. E é possível que a morte súbita de sua mãe tenha sido determinada por vasos intracranianos malformados. As pontadas provavelmente são do tipo idiopáticas. O caráter do tipo pulsátil pode ser explicado pela MAV.

Tais lesões congênitas se caracterizam por verdadeiras fístulas arteriovenosas formadas por um emaranhado de vasos malformados. Os sintomas surgem entre os 10 e 30 anos, mas podem eventualmente surgir mais tarde. As MAVs, assim como outras lesões intracranianas como meningiomas ou hidrocefalia, podem determinar cefaleias crônicas, que às vezes são muito parecidas com a migrânea primária.

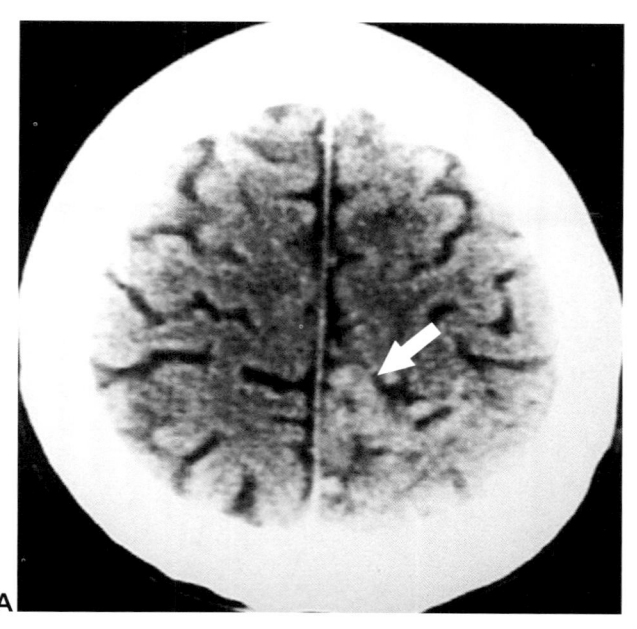

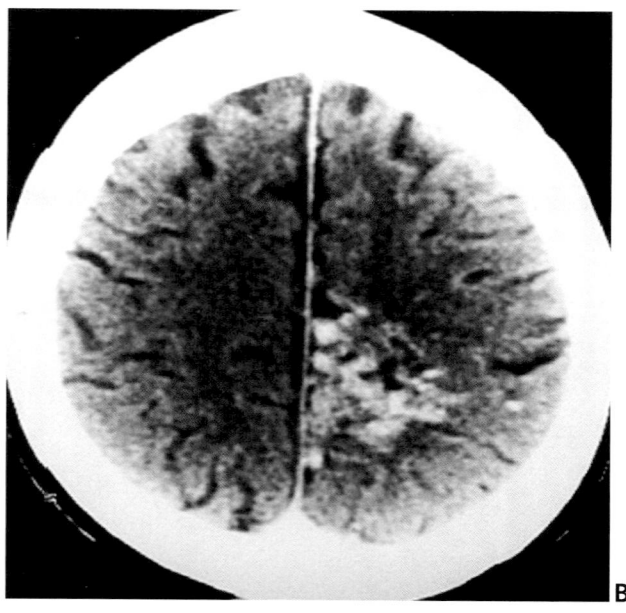

Fig. 8-1. A. TC de crânio sem contraste evidencia imagem de maior atenuação que o parênquima adjacente, na região parietal esquerda *(seta)*. **B.** TC após administração de contraste demonstrou imagens serpiginosas que captaram intensamente o contraste, compatível com malformação arteriovenosa. (Imagens cedidas pela Dra. Lara Brandão.)

Podemos ver que a TC é importante na investigação de cefaleias, com o objetivo de detectar lesões orgânicas de tratamento cirúrgico. O uso do meio de contraste é de grande importância para ressaltar lesões que, de outra forma, podem passar despercebidas, como no caso das malformações vasculares e até mesmo meningiomas.

No caso da nossa paciente, se houvesse sido administrado o meio de contraste por ocasião da 1ª TC realizada, o diagnóstico já teria sido estabelecido.

Durante a fase aguda de episódio hemorrágico a lesão pode não ser identificada, principalmente se as veias forem pequenas. Muitas vezes, a própria hemorragia oblitera a artéria nutriente, tornando o caso sem diagnóstico.

A TC mostra as MAVs como áreas de atenuação aumentada, por vezes calcificadas, com atrofia do parênquima e alterações isquêmicas antigas.

É importante lembrar que, muito embora a TC possa fornecer o diagnóstico de MAV, apenas a arteriografia é capaz de fornecer dados anatômicos adequados para a conduta cirúrgica ou mesmo da radiologia intervencionista. Em alguns casos, seja pelo tamanho ou pela localização da lesão, o tratamento será apenas sintomático.

Arteriografia convencional

A arteriografia cerebral é um exame radiológico com injeção de meio de contraste nas artérias em estudo, através de longos cateteres introduzidos na artéria femoral (método de Seldinger). Este método é menos traumatizante e permite um estudo mais amplo do que a técnica de punção direta das carótidas. Atualmente existe também a arteriografia digital, que permite a utilização de menores doses de contraste, portanto com menor sobrecarga renal ao paciente.

Tanto a TC quanto a arteriografia exigem equipamentos especiais e profissionais experientes, portanto nem sempre acessíveis em pequenos centros.

No caso estudado, a arteriografia demonstrou que a MAV era suprida por ramo da artéria cerebral média, com enchimento precoce dos vasos venosos, um dos achados característicos da entidade. O fato da demonstração do suprimento da lesão pela artéria cerebral média nos permite dizer que há condições favoráveis para um tratamento inicial por radiologia intervencionista, que irá introduzir pequenas partículas de material inerte que irão ocluir o vaso nutridor da lesão. Este procedimento de embolização pode ser definitivo ou propiciar uma redução do tamanho da malformação, levando a um menor risco cirúrgico.

Ressonância magnética

Com os grandes avanços tecnológicos, tais pacientes podem beneficiar-se com a RM. Neste exame, o meio de contraste utilizado é o gadolínio, para o qual o relato de reações adversas são mínimos (Fig. 8-2.)

A RM é melhor que a TC, sendo que a angiografia digital é o exame de escolha para demonstrar o tamanho da lesão e também para avaliação da obliteração após a embolização. As malformações vasculares podem ser identificadas sem o uso de contraste, pois o sangue em movimento fornece uma imagem "negativa", ou seja, hipointensa, denominada de *flow-void*, que não emite sinal durante o exame. (Vide Parte III, Capítulo 9.)

Fig. 8-2. Imagens axiais de RM ponderadas em FLAIR (**A, B**) e T2 (**C**) demonstram imagens enoveladas com ausência de sinal, localizadas no lobo parietal esquerdo, com impregnação parcial pós-contraste, compatível com malformação arteriovenosa (**D**). (Imagens cedidas pela Dra. Lara Brandão.)

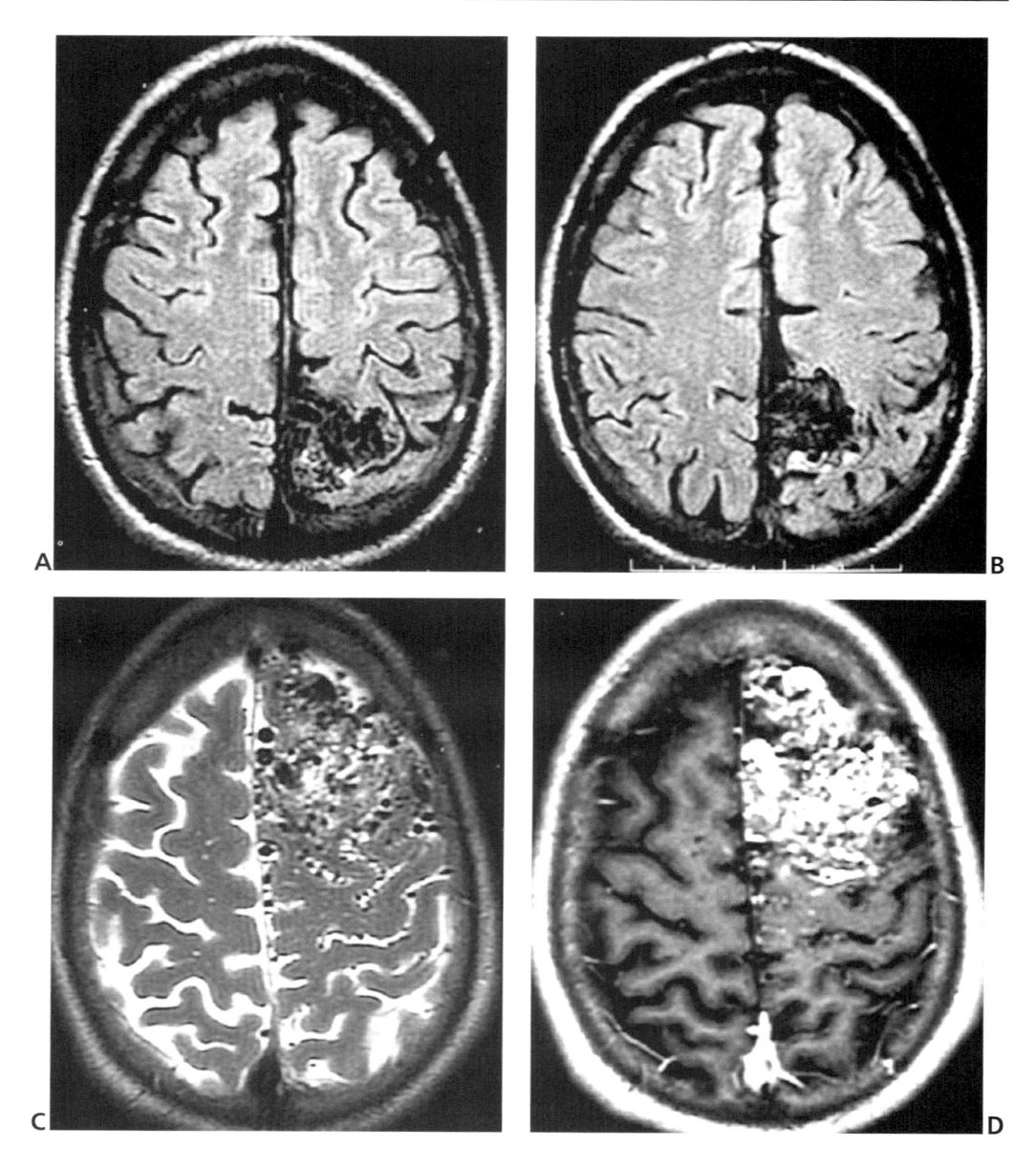

Estas características citadas podem ser avaliadas pela técnica de influxo *time of flight* (TOF): estas aquisições fazem o tecido estacionário ser saturado, enquanto os prótons que se movem através dos planos de aquisição não sofrem saturação prévia. Isso faz com que os tecidos estacionários percam intensidade de magnetização rapidamente. Entretanto os *spins* não saturados que chegam ao plano de imagem através do fluxo sanguíneo não sofrem saturação e, portanto, aparecem com intensidade de sinal maior. Para exames intracranianos, a técnica TOF é a modalidade de escolha, podendo ainda ser associada à aquisição 3D quando se deseja avaliar também a região cervical (Fig. 8-3).

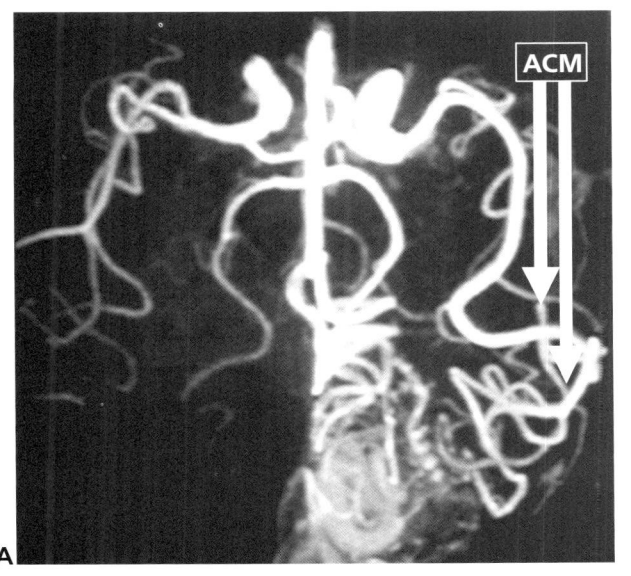

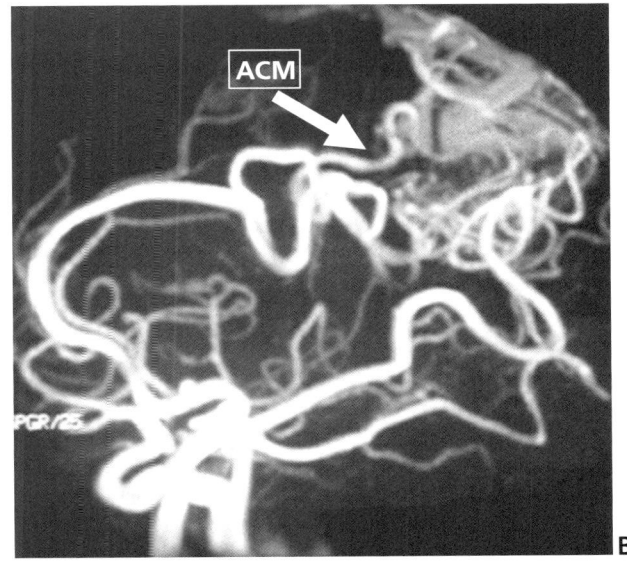

Fig. 8-3. Imagens de angio-RM pela técnica 3D TOF com imagens de intensidade máxima (MIP) tridimensionais, com aquisições sensíveis a fluxo arterial (**A, B**): notam-se formações vasculares arteriais dilatadas, demonstrando as ACM e ACA, como sendo as nutrientes da MAV. Observe a diferença de quantidade e dilatação dos vasos presentes junto à MAV, em comparação com o lado contralateral, considerado normal. (Imagens cedidas pela Dra. Lara Brandão.)

Na imagens gradiente-ecossensíveis a fluxo, ocorre o chamado *flow enhancement*, e os vasos da MAV aparecerão com hipersinal e dilatados.

Pode haver a associação do meio de contraste à técnica TOF, gerando um aumento de sinal da coluna de fluxo vascular pela presença do meio de contraste paramagnético e um efeito de supressão ainda mais intenso nos tecidos estacionários. A angiografia com contraste é aplicada em territórios vasculares mais extensos, sendo bastante usada em todas as regiões extracranianas. Na MAV a injeção do meio de contraste mostra intenso realce dos vasos com fluxo mais lento, e caracteristicamente as grandes veias de drenagem são observadas. Outros achados associados à MAV são as complicações hemorrágicas, gliose e atrofia.

Espectroscopia de prótons (EPRM)

Recentemente surgiu a espectroscopia de prótons por RM, que oferece dados a respeito da bioquímica e fisiologia tecidual que, associada aos dados obtidos nos exames de imagem, proporciona ao médico assistente uma ampliação de informações que o ajudarão a elucidar o diagnóstico. A EPRM foi aprovada pelo FDA em 1995 e apresenta-se como uma modalidade não invasiva, rápida, fácil aplicabilidade, que oferece informação metabólica/bioquímica sobre o parênquima encefálico normal e processos patológicos. Porém, embora seja muito útil, não é absoluta e deve sempre ser encarada como um método que complementa a RM e não que a substitua.

A EPRM na enxaqueca é capaz de mostrar alterações no córtex visual occipital em pacientes que apresentaram crise recente.

▪ Diagnóstico Diferencial

As malformações cavernosas ou cavernomas também são malformações vasculares, assim como as MAVs e por vezes entram como diagnóstico diferencial entre estas lesões. Acredita-se que os cavernomas resultem de malformações de vênulas, e a maioria é supratentorial. Sintomas predominantes são as cefaleias, convulsões ou déficits neurológicos focais, relacionados com hemorragia ou alteração do parênquima adjacente à lesão. Os espaços sinusoidais e logos venosos aparecem nas imagens em RM, como áreas de hipersinal em T1 (aspecto em "pipoca") circundadas por halo de hipossinal em T2*, que correspondem à hemossiderina resultante de hemorragias prévias (Fig. 8-4).

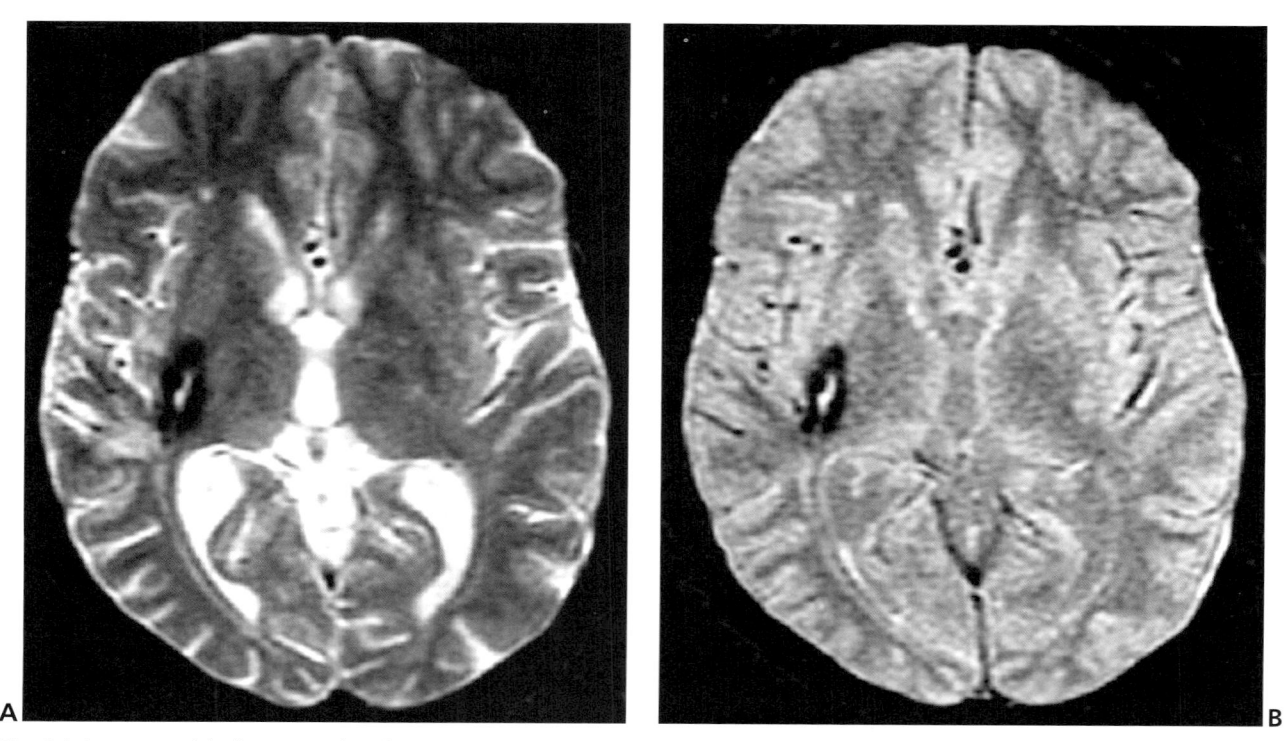

Fig. 8-4. Imagens axiais de RM ponderadas em T2 (**A**) e T2* (**B**) mostram imagem ovalada na região dos núcleos da base à direita, com sinal heterogêneo, apresentando hipersinal central e halo de hipossinal (hemossiderina), com aspecto em "pipoca", característico de malformação cavernomatosa. (Imagens cedidas pela Dra. Lara Brandão.)

■ Conclusão

A paciente foi submetida a uma embolização, tendo evolução favorável nos 6 primeiros meses de acompanhamento.

2º CASO — CRISES CONVULSIVAS

Identidade: Sexo feminino, 18 anos, branca, solteira, natural de Ribeirão Preto, SP.

Queixa principal: "Convulsão."

História da doença atual: A paciente foi trazida inconsciente para o serviço de emergência por sua irmã, que relata tratar-se do quarto episódio de crise convulsiva generalizada que a paciente apresenta. A 1ª delas teria ocorrido aos 14 anos, e a última há 3 anos. Em 3 oportunidades, o quadro iniciou-se com mal-estar epigástrico e sensação de sede intensa por vários minutos, durante os quais a paciente pedia água incessantemente e comportava-se de modo estranho, demorando muito a responder a questões simples e ao chamado verbal, parecendo estar "desligada" do ambiente.

Além disso, piscava repetidamente e fazia movimentos de abotoar a blusa. Seguia-se então, perda completa da consciência, com queda ao solo e abalos clônicos generalizados por cerca de 2 minutos, daí evoluindo para sono profundo com hipotonia generalizada e incontinência urinária. Ao acordar, a paciente parecia ficar confusa por vários minutos adicionais, com gradual e completa recuperação.

História patológica pregressa: Nega traumatismo craniano ou infecções graves. Desenvolvimento neuropsicomotor normal.

História familiar: Um de seus 4 irmãos de 14 anos exibiu uma única convulsão generalizada há 1 ano.

História social: Nega etilismo ou uso de drogas. Nega uso de medicação habitual, apenas chás de ervas por orientação de colegas. A família mora na zona rural de Ribeirão Preto, onde se dedicava à lavoura e à criação de suínos e aves. Utilizam rotineiramente adubo oriundo de fezes de animais para a fertilização do solo. Nos últimos 15 anos, viveram em 3 sítios distintos, utilizando "casinha" a cerca de 20 metros de distância da residência para evacuação e higiene corporal.

Exame físico: Paciente sonolenta, respondendo com monossílabas às questões formuladas, com menor movimentação espontânea do dimídio corporal direito. Atendia a comandos motores, sendo evidente uma leve paresia braquiocrural à direita. Os reflexos de estiramento fásico eram normais. Não havia papiledema ou hemorragias na inspeção de fundo de olho.

- *Sinais vitais:* PA: 110 × 70 mmHg; FC: 76 bpm; FR: 16 ipm.
- *Ausculta cardíaca:* ritmo regular em 2 tempos, sem sopros ou ruídos anormais.
- *Ausculta respiratória:* sem alterações.
- *Abdome e membros inferiores:* sem alterações, com ectoscopia inexpressiva, vestes molhadas, sugerindo liberação esfincteriana.

Ao longo de 2 horas de observação na emergência houve recuperação completa do nível de consciência e do déficit motor. A paciente queixou-se, então, de mialgia e cefaleia difusa leve. Evolutivamente, estes 2 sintomas desapareceram espontaneamente ao longo de 2 dias.

■ Qual o Diagnóstico Clínico?

Podemos definir que o quadro clínico corresponde a uma síndrome epilética e que não é de origem sincopal ou histérica. A evolução da crise é bem definida, com início focal (parcial), obnubilação da consciência e atos motores automáticos (complexa), em oposição às crises parciais simples, seguindo-se de convulsão generalizada (secundária). Podemos classificá-la em epilepsia parcial complexa.

A paralisia que se seguiu à crise convulsiva (pós-ictal) foi passageira, não sendo causada por destruição da área motora, e sim por disfunção transitória (esgotamento neuronal). Este quadro é definido como paralisia pós-ictal ou paralisia de Todd.

Às vezes podemos localizar topograficamente a origem das crises convulsivas. As crises complexas geralmente têm origem em diversas áreas do lobo temporal. A distinção com lesões do lobo frontal, porém, pode ser muito difícil. A presença de paralisia de Todd à direita aponta para a área motora (pré-rolândica) do lobo frontal, que pode estar secundariamente comprometida, e seguramente do hemisfério esquerdo (contralateral).

■ Definição e Conceitos sobre Epilepsia

Crise epiléptica ocorre por uma descarga neuronal anormal, excessiva, repentina, intermitente, autolimitada e espontânea do córtex cerebral. Cerca de 5 a 10% da população apresenta pelo menos uma crise isolada na vida.

A epilepsia é caracterizada por recidiva destas crises, ocorrendo regularmente por 5 anos ou mais. Sua prevalência é de 0,4 a 2% da população.

A classificação da epilepsia é dada de acordo com a apresentação clínica, padrão do EEG e idade de início das crises. São, então, divididas em crises parciais ou focais e generalizadas.

As crises focais demonstram um padrão clínico e eletroencefalográfico de uma área específica. São resistentes ao tratamento clínico e subdividem-se em:

- *Crises simples:* consciência preservada durante as crises.
- *Crises complexas:* perda da consciência durante as crises.

As crises generalizadas caracterizam-se por perda da consciência desde o início da doença, porém apresentam melhor resposta ao tratamento clínico.

O modo de apresentação das crises é diferente conforme a idade do paciente, visto que, no período neonatal, as crises são muito diferentes das demais faixas etárias em decorrência da mielinização incompleta, o que dificulta muito o diagnóstico e a identificação da origem das crises.

Na criança, é comum ocorrer crises convulsivas febris, e isso se deve à imaturidade do sistema nervoso em controlar as alterações metabólicas. Nestes casos não é necessária a investigação com métodos de imagem.

Em lactentes, a crise febril generalizada geralmente tem exame de imagem normal, já nos com crises parciais, a identificação de lesão hipocampal na fase aguda, ocorre em 40% dos pacientes.

Crianças com crises convulsivas afebris podem apresentar alteração estrutural desde o primeiro evento.

Adolescentes e adultos que têm crises convulsivas inexplicadas e com déficits focais, rebaixamento do nível da consciência, antecedentes de trauma, cefaleias frequentes, neoplasias, história de AIDS ou febre têm maior chance de identificação de lesão estrutural e, portanto, indicação de investigação por métodos de imagem de urgência.

Pacientes idosos que desencadeiam quadros de crises convulsivas devem alertar o médico assistente para a possibilidade de diagnóstico de neoplasia ou isquemia cerebral e também têm indicação de métodos de imagem de urgência para o diagnóstico.

Como Fazer o Diagnóstico Etiológico da Epilepsia?

A etiologia da epilepsia é dividida em idiopática, criptogênica e sintomática. Segue a seguir os exemplos destas etiologias e característica de cada uma delas (Quadro 8-1).

Em muitos casos de epilepsia iniciados na infância ou na adolescência não se encontram lesões no cérebro que expliquem o fenômeno de modo adequado. Isto é particularmente verdadeiro nas epilepsias generalizadas como, por exemplo, nas ausências simples, ou pequeno mal.

Entretanto, o início focal das crises obriga o médico a proceder à investigação minuciosa do caso. Tumores de crescimento lento ou malformações vasculares frequentemente se manifestam inicialmente pelo surgimento de crises convulsivas.

No presente caso, a origem rural da paciente com história de consumo de vegetais potencialmente contaminados com ovos de Taenia Solium, por longos anos, sugere fortemente o diagnóstico de cisticercose. A história semelhante em um dos irmãos corrobora a possibilidade de exposição comum a este agente patogênico, embora não se possa afastar a origem genética.

Hipóteses clínicas:

1. Neurocisticercose.
2. Malformação arteriovenosa.
3. Glioma de baixo grau.
4. Epilepsia idiopática.

Quais São os Exames de Imagem que Podem Ser Utilizados?

A avaliação por métodos de imagem é importante para o diagnóstico, prognóstico, avaliação pré-cirúrgica do paciente e estabelecimento de alterações sequelares pós-operatórias.

Quadro 8-1

	Características	Focais	Generalizadas
Idiopáticas	Influência genética Início na infância ou adolescência Exame neurológico normal EEG sem alterações Exames de imagem normais Responde bem ao tratamento	Epilepsia rolândica Epilepsia com pontas occipitais Epilepsia primária da leitura	Epilepsia de ausência da infância Epilepsia mioclônica juvenil
Criptogênicas	Sintomáticas, mas sem etiologia conhecida Exames de imagem normais ou pequenas displasias corticais focais	Epilepsia frontal Epilepsia temporal Epilepsia parietal Epilepsia occipital Epilepsia hemisférica	Síndrome de Lennox-Gastaut Síndrome de West Síndrome de Doose
Sintomáticas	Identificação de uma causa específica	Esclerose mesial temporal Malformações do desenvolvimento cortical Doenças cerebrovasculares Sequela pós-trauma Sequela de hipóxia perinatal Neoplasias Infecções Doenças autoimunes Doenças degenerativas	Erros inatos do metabolismo Malformações do desenvolvimento cortical Sequela de hipóxia perinatal

As indicações de exames de imagem são mais frequentes para as crises convulsivas focais, pois têm maior chance de serem assintomáticas e portanto de apresentarem uma lesão estrutural específica responsável pelas crises.

São diversas as modalidades de exames que poderão ser solicitados pelo médico que está a frente de um paciente com crise convulsiva. A melhor escolha dependerá de uma série de fatores que devem ser analisados antes de sua realização, dentre eles: a idade do paciente, estabilidade do quadro do paciente, pois isto implica muito no tempo em que o paciente pode levar para realizar o exame e se isso não vai afetá-lo ainda mais, dose de radiação e custo-benefício do método escolhido. A seguir, apresentamos as principais modalidades e suas respectivas indicações:

US transfontanela

É um método não invasivo, com boa disponibilidade nos diversos setores de atendimento, baixo custo, porém é operador-dependente e limitado na fase em que a criança apresenta à abertura das fontanelas. É o método de escolha para RN pré-termo com suspeita de hemorragias intracranianas e suas sequelas, lesões hipóxico-isquêmicas, lesões císticas, hidrocefalia, alterações congênitas da fossa posterior, corpo caloso, malformações vasculares e tumores.

TC do crânio

Tem a vantagem de ser um exame com baixo custo, é um método rápido, com boa disponibilidade e fácil interpretação. Por isso é um excelente exame a ser solicitado de emergência e avaliação inicial da crise convulsiva. Sua desvantagem é que tem baixa sensibilidade e grande exposição à radiação ionizante.

RM do crânio

Para muitos neurologistas e radiologistas e nos locais onde a RM está disponível, este método tornou-se o 1ª a ser solicitado quando as condições do paciente permitem sua realização, pois permite melhor definição das estruturas anatômicas, tem uma sensibilidade de aproximadamente 95%, avaliação multiplanar e tridimensional, melhor resolução espacial. No entanto, é um exame mais demorado que a TC e isto limita sua realização em pacientes críticos e em crianças pequenas, que necessitam de sedação. A Liga Internacional Contra Epilepsia sugere que a RM seja indicada apenas nos pacientes em que a TC apresentou-se normal, crises com difícil controle medicamentoso e para avaliação pré-cirúrgica.

Dentre as sequências mais usadas para a investigação do foco epileptogênico, está a sequência FLAIR, no plano coronal, T2 no plano coronal, 3DSPGR T1, T1 com MT, esta última sendo bastante valiosa em crianças com epilepsia.

A avaliação da estrutura do hipocampo e a volumetria hipocampal podem ser bastante úteis para a lateralização da epilepsia.

Espectroscopia de prótons por ressonância magnética (EPRM)

Há casos de epilepsia em que não são encontradas lesões anatômicas, porém existe alteração funcional, e estas são avaliadas pela neurofisiologia, medicina nuclear e RM que geram informações sobre o tecido, metabolismo e atividade cerebral.

A RM oferece esta avaliação funcional da epilepsia, mostrando que existe um aumento da difusão da água livre no estado de mal epiléptico e após algumas crises focais. E a EPRM pode ser capaz de lateralizar o foco epiléptico e indicar doença bilateral, quando a RM mostrou-se ser normal ou que demonstrou patologia somente unilateral.

A espectroscopia é usada para o auxílio no diagnóstico, na monitoração do tratamento e na evolução nos níveis metabólicos após a cirurgia para epilepsia.

Park *et al.* demonstraram que a EPRM tem capacidade semelhante a do PET em lateralizar a epilepsia.

Para uma interpretação válida dos achados é necessário que o *voxel* tenha um posicionamento adequado.

A epilepsia do lobo temporal é a causa mais prevalente de epilepsia focal e destas, cerca de 70% são representadas por esclerose mesial hipocampal, caracterizada pela perda neuronal e gliose.

As principais alterações encontradas na espectroscopia de prótons dos hipocampos, nos pacientes com epilepsia, são:

Aumento de lactato e lipídios nas primeiras 24 horas da crise e que pode persistir por até 7 dias.

Indicadores de perda neuronal e gliose:

- Redução do Naa (N-acetil aspartato).
- Redução da relação Naa/Cr (N-acetil aspartato/creatinina) e Naa/Co (N-acetil aspartato/colina).
- Redução do Naa/Co (N-acetil aspartato/colina) e Redução da Cr (creatinina).

■ Como Proceder à Investigação Diagnóstica?

A avaliação de pacientes com epilepsia deve incluir o eletroencefalograma (EEG) e a TC de crânio. O EEG pode revelar alterações focais não suspeitadas que obriguem a uma investigação detalhada. A TC pode detectar lesões que comportem tratamento cirúrgico como os hematomas subdurais crônicos, malformações vasculares ou tumores, principalmente nos pacientes com manifestações focais.

Esta paciente realizou um EEG que evidenciou surtos paroxísticos de ondas lentas em ambos os lobos temporais, mais marcados à esquerda e o diagnóstico de localização.

A paciente também realizou uma TC de crânio, antes e após a administração venosa do meio de contraste, cujo laudo revelou:

- Presença de múltiplas microcalcificações difusas pelo parênquima cerebral.
- Ausência de áreas de captação anormal do meio de contraste.
- Sulcos, cisternas e sistema ventricular sem alterações. Fossa posterior anatômica.
- Aspecto radiológico compatível com neurocisticercose (Fig. 8-5).

A neurocisticercose (NCC) é endêmica no Brasil e ela ocorre após a ingestão das larvas de *Taenia solium*, que se alojam preferencialmente no sistema nervosos central, músculo e outros tecidos moles.

A sintomatologia é variada. A epilepsia de início tardio e hipertensão intracraniana, esta relacionada principalmente por ocasião de hidrocefalia, causada por aracnoidite ou cistos no interior dos ventrículos, são as manifestações mais comuns.

A TC e a RM são muito importantes para o diagnóstico, sendo que a RM apresenta maior sensibilidade, detectam a localização, número, estágio de desenvolvimento e grau de resposta inflamatória do parasita. Já a TC é superior para a identificação de calcificações.

Fig. 8-5.
Microcalcificações difusas do parênquima cerebral.
(Imagem cedida pela Dra. Lara Brandão).

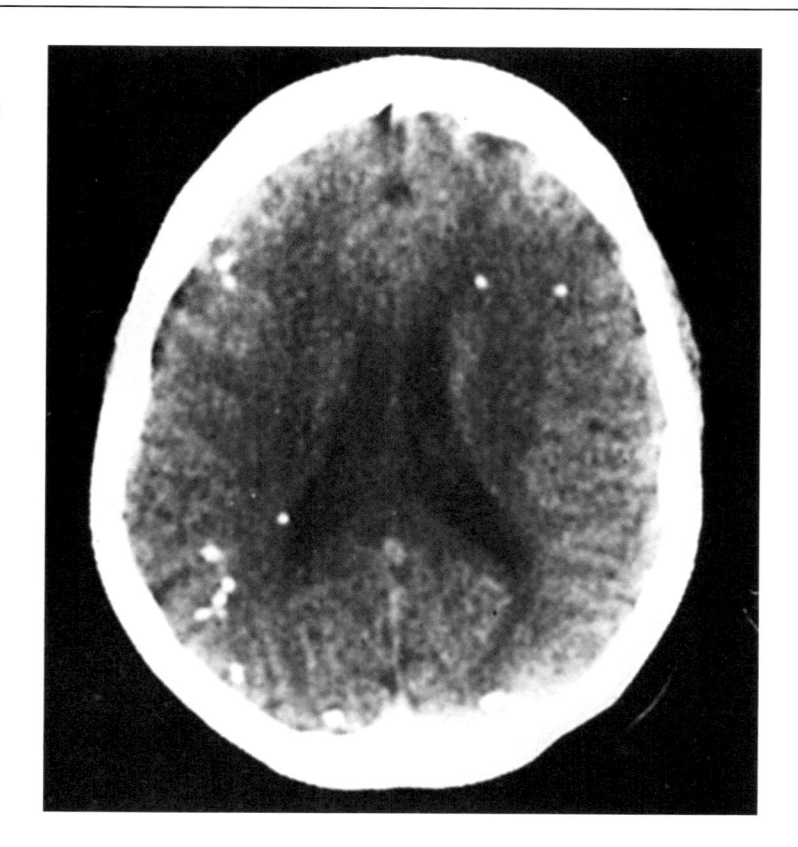

A localização preferencial destas lesões é a parenquimatosa, que é dividida em 4 estágios: vesicular, vesicular coloidal, granular nodular e nodular calcificado.

	Características	**Apresentação na TC e RM**
Fase vesicular	Cisticerco viável Sem resposta inflamatória	Cistos de paredes finas Sinal semelhante ao do liquor em todas sequências de RM e na TC Nódulo mural excêntrico (escólex), mais bem visualizado na sequência FLAIR Sem realce pós-contraste
Fase coloidal	Desenvolvimento de resposta inflamatória ao redor do cisticerco Escólex começa a degenerar	Espessamento parietal Conteúdo do cisto com intensidade superior a do liquor Redução volumétrica da lesão Realce pós-contraste, periférico, edema vasogênico perilesional
Fase granular	Parasita morto	Lesão sofre retração e começa a calcificar Lesão com apresentação semissólida Realce nodular periférico Menor edema perilesional
Fase nodular calcificada	Lesão completamente calcificada	Hiperdensa na TC Hipointensa em T2 e T2* Pode ter realce persistente

Outra sequência que pode ser útil para o diagnóstico de NCC é a sequência de difusão (DW), pois identifica o escólex no interior dos cistos com alto sinal nesta sequência. As formas vesiculares apresentam sinal semelhante ao do liquor na difusão e sinal elevado na sequência de coeficiente de difusão aparente (CDA). Eventualmente pode ocorrer, também, a restrição à difusão quando há processo de degeneração, pelo conteúdo viscoso do cisto.

Observe nas Figuras 8-6 a 8-8, os padrões de apresentação da NCC.

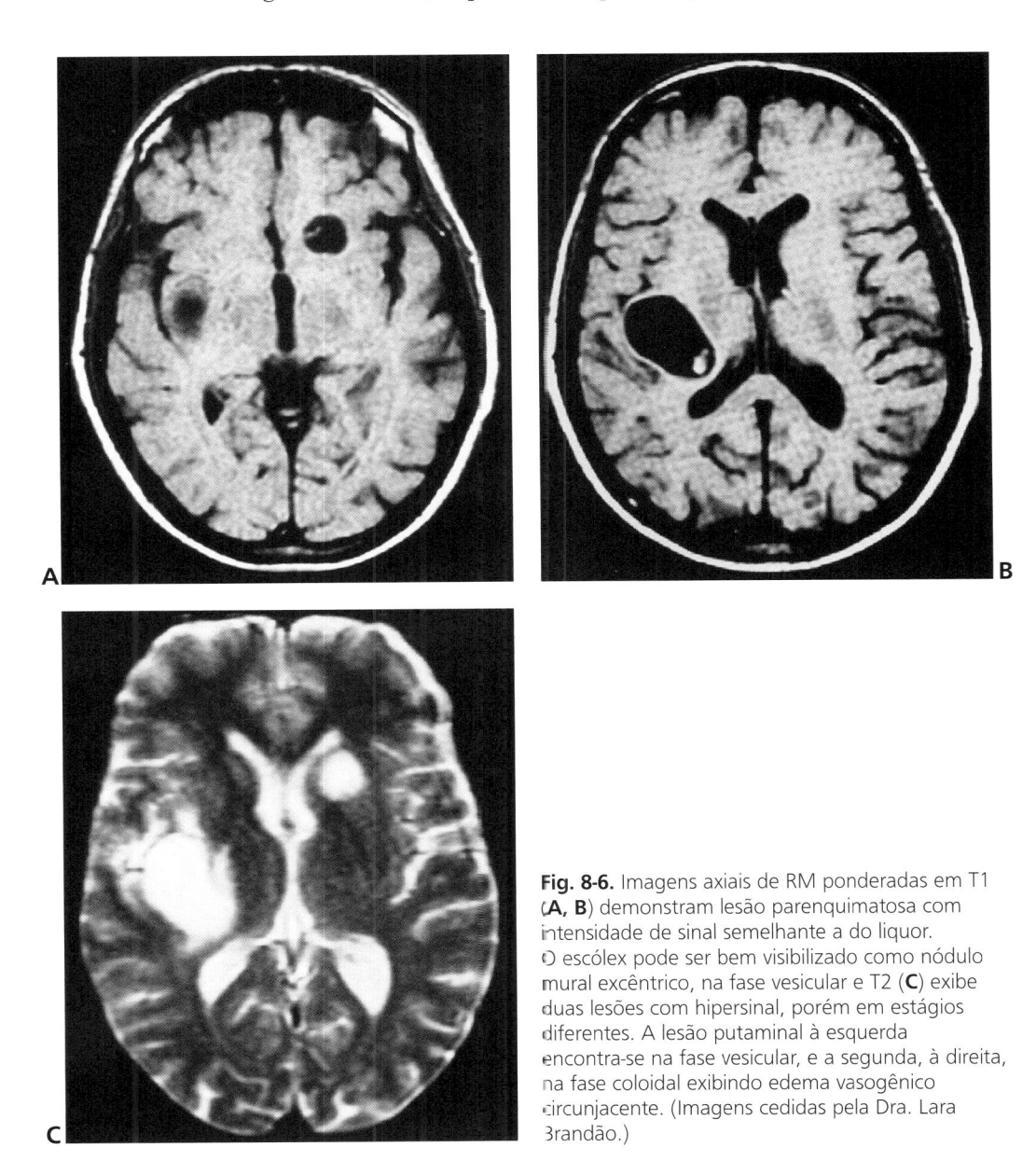

Fig. 8-6. Imagens axiais de RM ponderadas em T1 (**A, B**) demonstram lesão parenquimatosa com intensidade de sinal semelhante a do liquor. O escólex pode ser bem visibilizado como nódulo mural excêntrico, na fase vesicular e T2 (**C**) exibe duas lesões com hipersinal, porém em estágios diferentes. A lesão putaminal à esquerda encontra-se na fase vesicular, e a segunda, à direita, na fase coloidal exibindo edema vasogênico circunjacente. (Imagens cedidas pela Dra. Lara Brandão.)

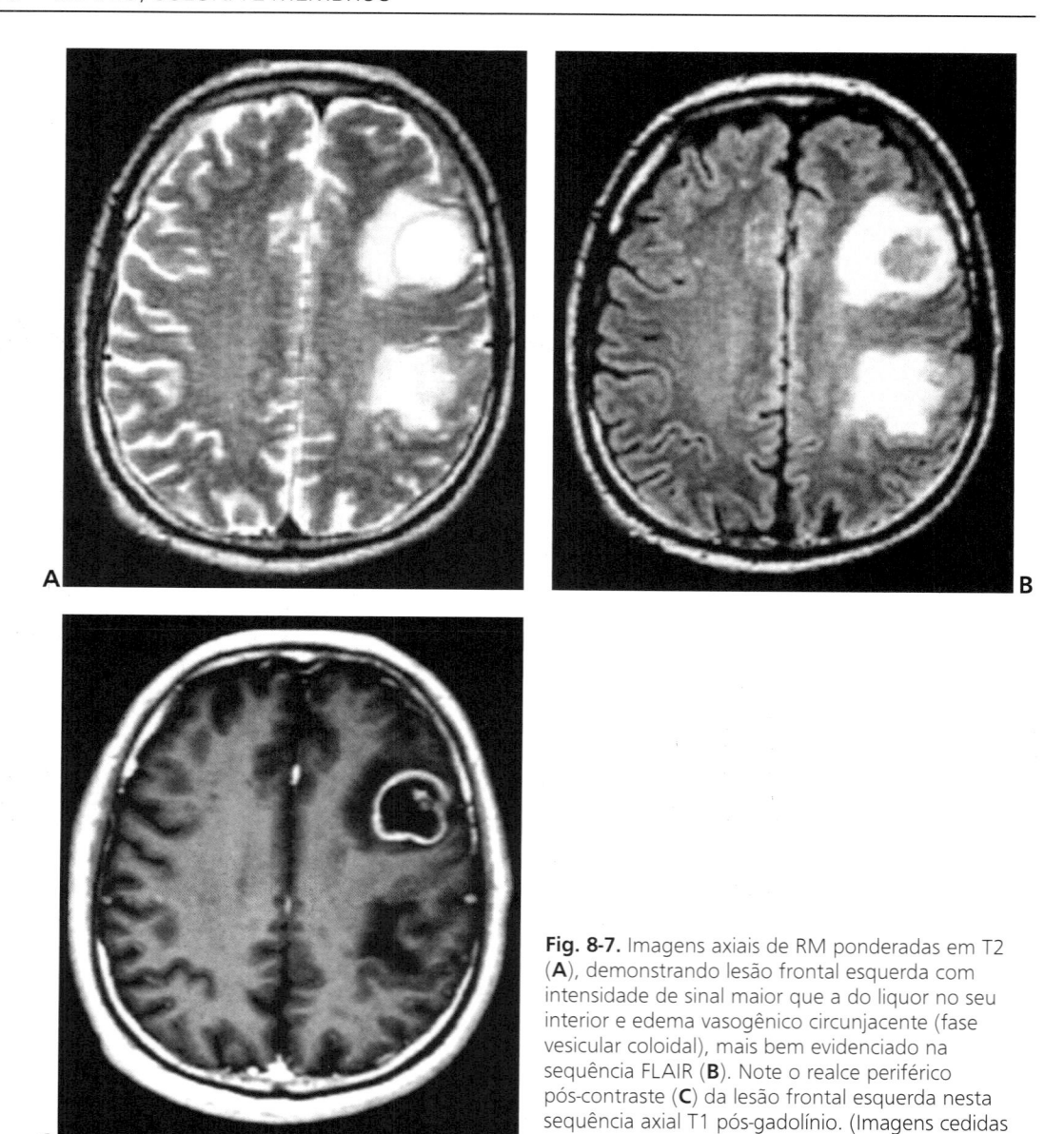

Fig. 8-7. Imagens axiais de RM ponderadas em T2 (**A**), demonstrando lesão frontal esquerda com intensidade de sinal maior que a do liquor no seu interior e edema vasogênico circunjacente (fase vesicular coloidal), mais bem evidenciado na sequência FLAIR (**B**). Note o realce periférico pós-contraste (**C**) da lesão frontal esquerda nesta sequência axial T1 pós-gadolínio. (Imagens cedidas pela Dra. Lara Brandão.)

Frente a estes resultados, foi realizada também uma punção lombar com análise do liquor, que demonstrou:

- *Pressão normal:* 12 mmHg (normal).
- *Citometria:* 2 células/mm³ (normal de 1 a 4 células).
  100% mononucleares (ausência de eosinófilos).
- *Proteínas totais:* 30 mg/dL (VR 10 a 40 mg/dL).
- *Eletroforese de proteínas:* não sugere imunoliberação.
- *Teste de hemaglutinação:* reação de Weinberg negativo.
- *Teste de fixação de complemento para cisticercose:* negativo.

Foram realizadas, também, provas imunológicas para cisticercose e sífilis, que foram todas negativas. Exame parasitológico de fezes também foi negativo.

O exame de análise do liquor raramente leva ao diagnóstico etiológico em casos não esclarecidos pelos métodos neurorradiológicos, mas pode ser importante para confirmar

Fig. 8-8.
Neurocisticercose: fase nodular calcificada. Imagens axiais de RM ponderadas em T2 (**A**) e T2* (**B-D**) exibem múltiplas lesões com hipossinal em ambas as sequências. (Imagens cedidas pela Dra. Lara Brandão.)

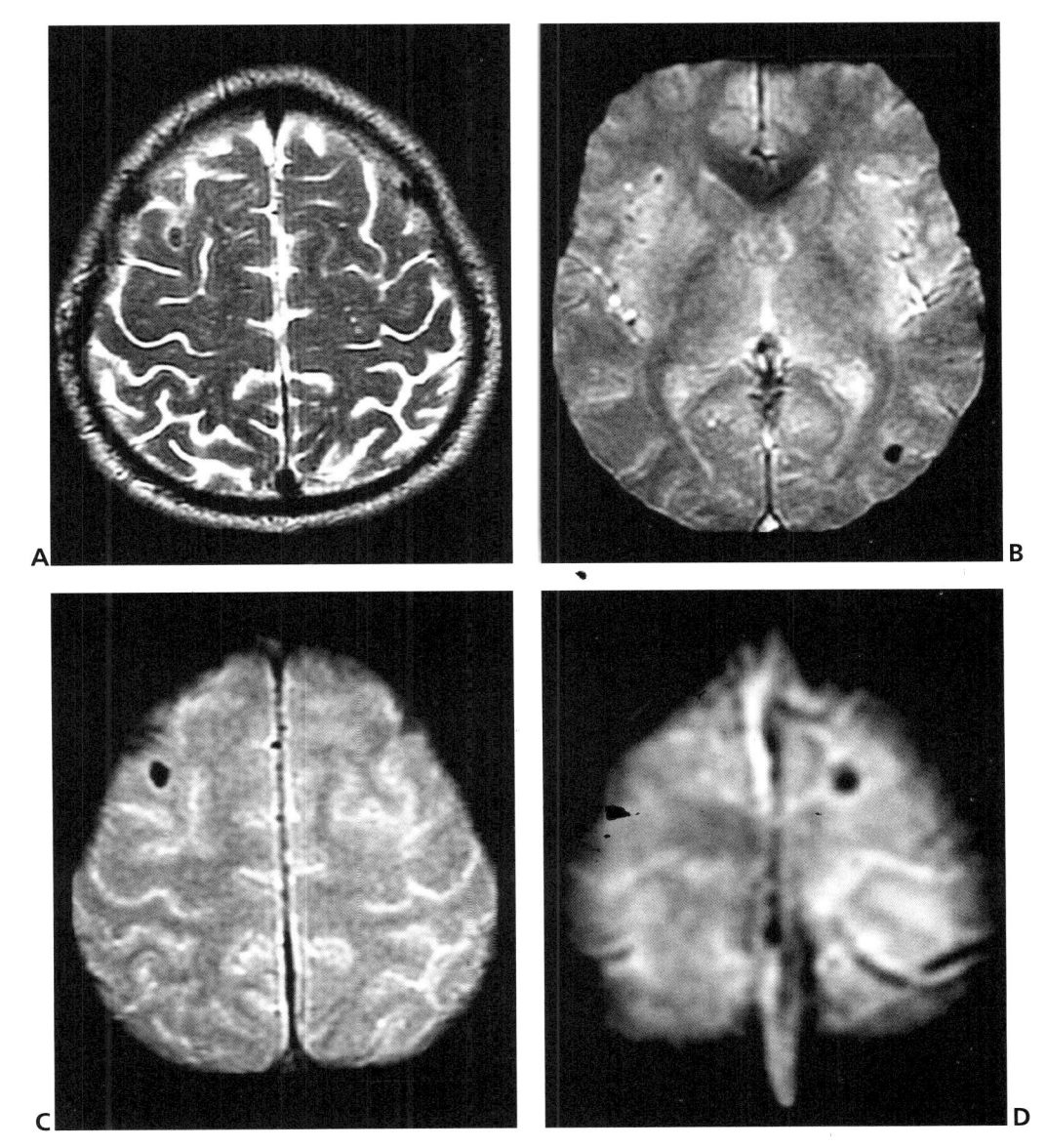

uma suspeita clínica de neurossífilis. O achado de eosinofilia no liquor seria sugestivo de agressão parasitária ou de meningite tuberculosa.

As reações imunológicas para cisticercose podem ser negativas no sangue e no liquor, especialmente em casos "curados" espontaneamente ou após tratamento, mas também naqueles pacientes exibindo apenas lesões intraparenquimatosas, sem contato direto com o liquor.

▪ Diagnóstico Diferencial

As hipóteses diagnósticas levantadas anteriormente (neurocisticercose, malformação arteriovenosa, glioma de baixo grau, epilepsia idiopática) para nosso caso em estudo, parte da análise dos sintomas clínicos e alguns aspectos dos exames laboratoriais. Porém após avaliação com métodos de imagem, outros diagnósticos diferenciais devem ser incluídos, pelo fato de apresentarem características de apresentação de imagem semelhante à neurocisticercose. Seguem a seguir imagens de 2 processos patológicos que poderiam entrar no diagnóstico diferencial de neurocisticercose.

Tuberculoma (Fig. 8-9)

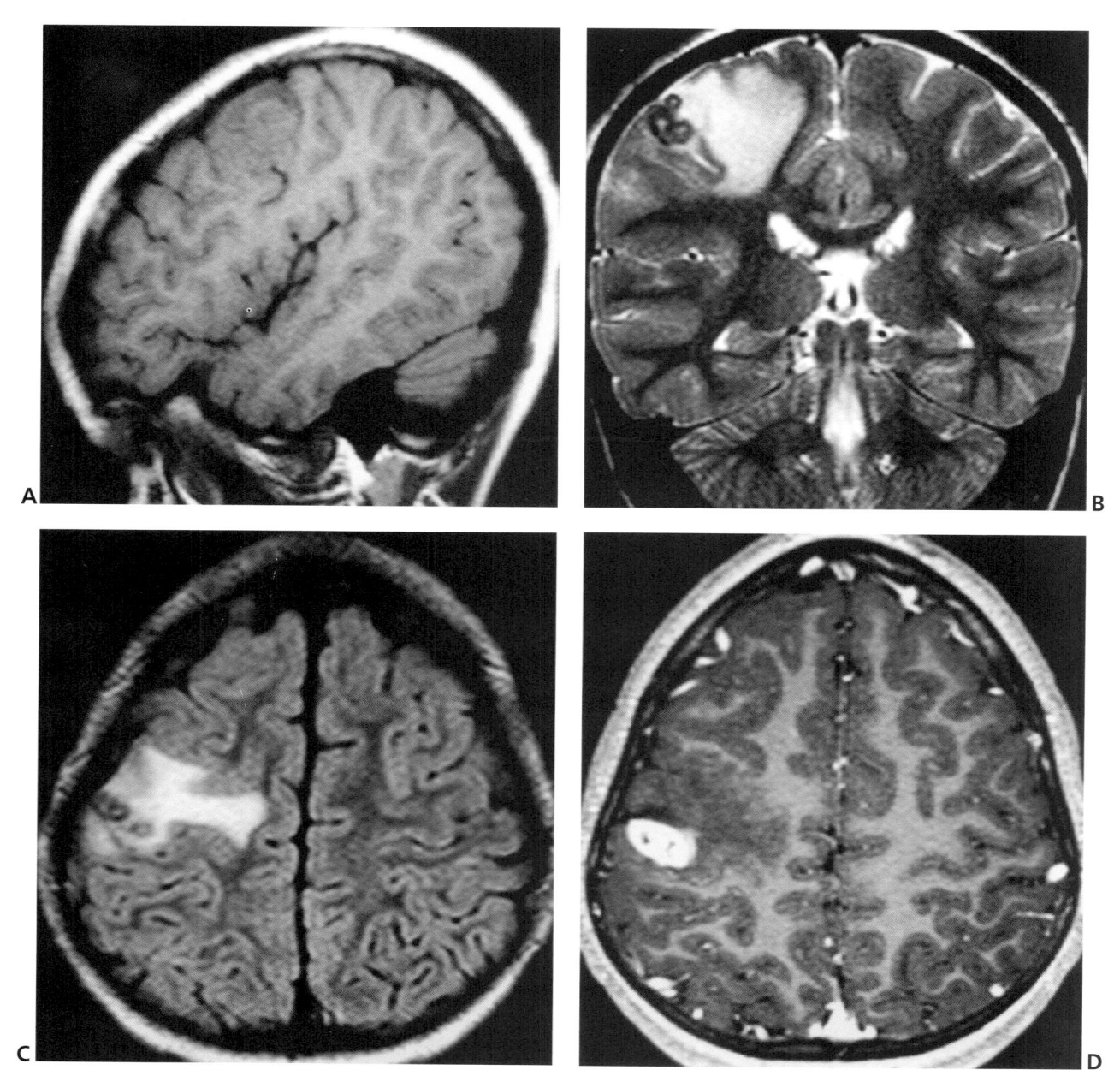

Fig. 8-9. Tuberculoma. **A.** Imagem sagital de RM ponderadas em T1 sem contraste evidencia tênue lesão com isossinal frontoparietal direita, mais claramente identificada na imagem axial ponderada em T2 (**B**), em que a lesão exibe discreto hipersinal central, com hipossinal periférico, além de extensa área de hipersinal adjacente à lesão mostrou tratar-se de edema perilesional na sequência FLAIR (**C**). Após a injeção de contraste paramagnético, observe o realce heterogêneo, predominantemente periférico (**D**). O aspecto sugere tuberculoma com porção central liquefeita. (Imagens cedidas pela Dra. Lara Brandão.)

Capítulo 8 CRÂNIO, COLUNA E MEMBROS

Abscesso piogênico (Fig. 8-10)

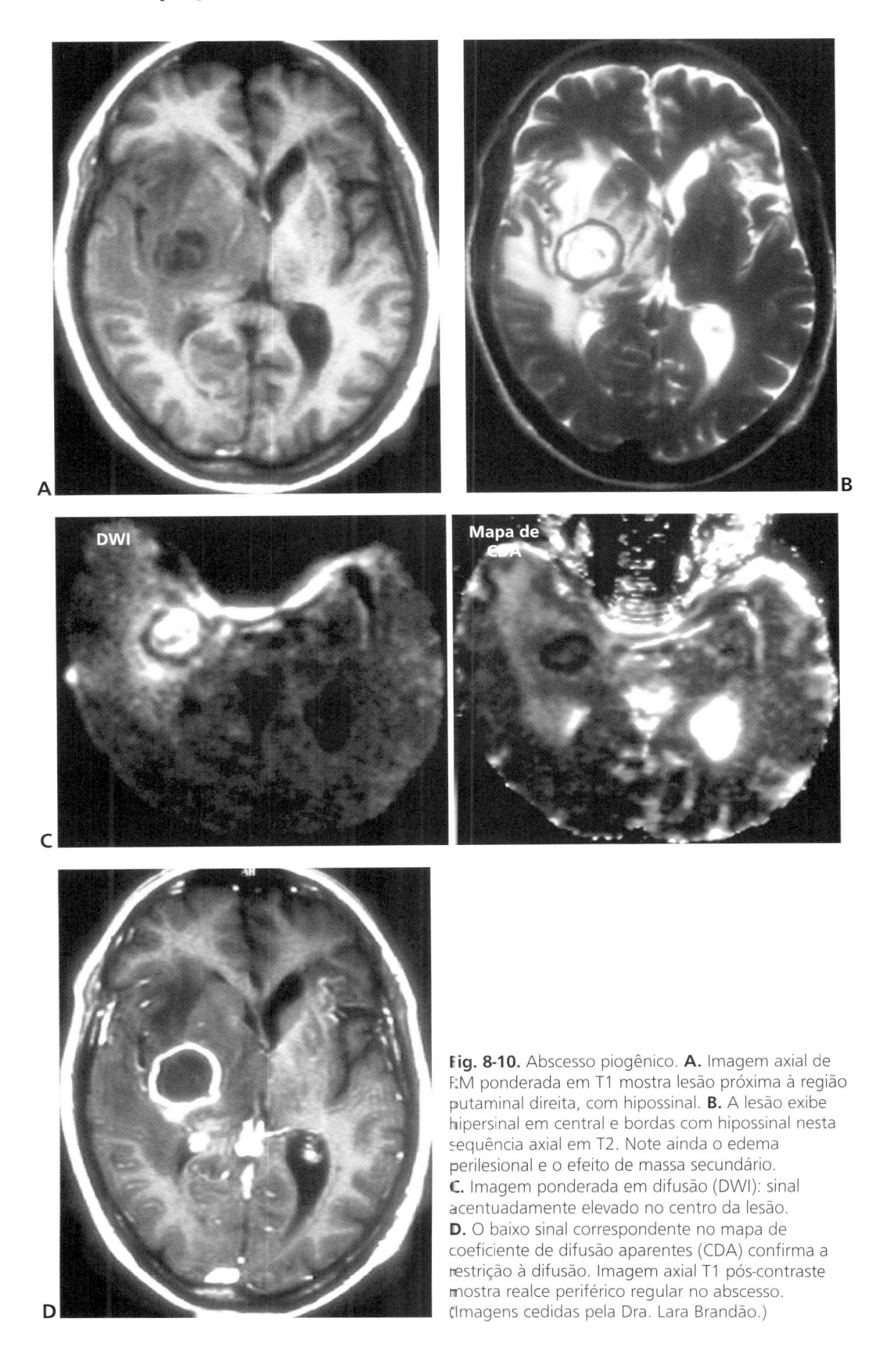

Fig. 8-10. Abscesso piogênico. **A.** Imagem axial de RM ponderada em T1 mostra lesão próxima à região putaminal direita, com hipossinal. **B.** A lesão exibe hipersinal em central e bordas com hipossinal nesta sequência axial em T2. Note ainda o edema perilesional e o efeito de massa secundário.
C. Imagem ponderada em difusão (DWI): sinal acentuadamente elevado no centro da lesão.
D. O baixo sinal correspondente no mapa de coeficiente de difusão aparentes (CDA) confirma a restrição à difusão. Imagem axial T1 pós-contraste mostra realce periférico regular no abscesso. (Imagens cedidas pela Dra. Lara Brandão.)

■ Conclusão

Frente aos achados da TC de crânio e do exame de liquor, conclui-se que o quadro era compatível com neurocisticercose "inativa". Com cura espontânea (morte natural dos parasitas após 4 ou 5 anos). Sendo assim, não há indicação para o tratamento etiológico específico, que seriam o praziquantel ou o albendazol.

A presença de uma causa orgânica e a repetição das crises em curto período (meses) constituem indicação suficiente para o tratamento profilático da epilepsia, neste caso. A carbamazepina foi escolhida por seu baixo potencial neurotóxico, em doses lentamente crescentes, tendo havido pleno controle das crises.

QUESTÕES PARA REFLEXÃO

1. **É possível fazer o diagnóstico de neurocisticercose somente com a radiologia convencional?**

   A radiografia simples de crânio pode demonstrar a presença de calcificações, mas é importante lembrar que também podem estar presentes em outras condições, como a toxoplasmose e o citomegalovírus, além de ser necessário diferenciá-las das calcificações fisiológicas. Obviamente, os sinais sobre o conteúdo intracraniano são apenas indiretos, o que é insuficiente para o diagnóstico. Uma radiografia simples do crânio normal não afasta a hipótese clínica, já que podem existir calcificações de baixa densidade ou cistos não calcificados e, portanto, não visualizados na radiografia.

   A radiografia de partes moles pode fornecer subsídios indiretos para o diagnóstico de neurocisticercose ao demonstrar calcificações na intimidade muscular, com predileção pela musculatura ocular, cervical e quadríceps (Fig. 8-11 – setas).

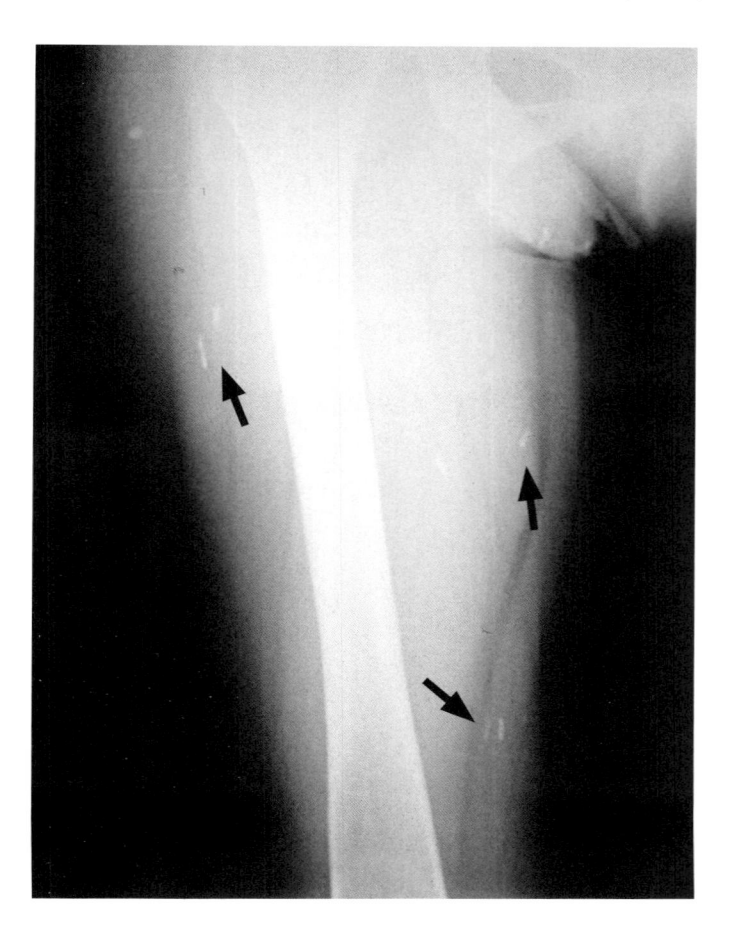

Fig. 8-11. Calcificações difusas em partes moles *(setas)*.

2. **Qual a importância da RM na investigação das epilepsias?**

   Em muitos centros avançados de investigação neurológica, o estudo por RM é considerado o método de eleição no diagnóstico das epilepsias, tanto por sua sensibilidade quanto pela inocuidade.

   No presente caso, a RM poderia identificar lesões císticas características das fases iniciais, inclusive com ocasional visualização do escólex do parasita, o que é patognomônico. A TC, porém, é superior à RM na identificação de lesões calcificadas. (Vide Parte III, Capítulo 9.)

3º CASO — DISTÚRBIO VISUAL

Identificação: JS, 35 anos, sexo masculino, preto, casado, pedreiro, natural do Rio de Janeiro.

Queixa principal: "Dor de cabeça e queda da visão."

História da doença atual: Aos 28 anos, iniciou quadro com cefaleia temporal, bilateral e contínua, de média intensidade, às vezes associada a náuseas e vômitos. Procurou médico que atestou hipertensão arterial (160 × 100 mmHg) e prescreveu anti-hipertensivos, com os quais obteve discreta melhora. Seis meses após, notou aumento do volume das mãos e dor articular, sendo medicado para "reumatismo", também sem grande melhora. Há 1 ano começou a se queixar de diminuição da acuidade visual. Os familiares referiram que tanto o nariz quanto os lábios e a região mentual cresceram neste mesmo período.

História patológica pregressa: Doenças comuns da infância.

História fisiológica: Crescimento e desenvolvimento normais. Pai de 2 filhos saudáveis. Refere diminuição da libido no último ano.

História familiar: Sem interesse.

Exame físico: *facies* acromegálica. Aumento do volume craniano, acentuação das arcadas supraorbitárias e espessura aumentada do couro cabeludo, com presença de sulcos. Face apresentando prognatismo, nariz aumentado de volume e lábios espessados. Na boca, macroglossia e dentes separados.

- *Pescoço:* tireoide aumentada de volume em torno de uma vez, consistência parenquimatosa, superfície lisa, móvel, indolor, sem linfonodomegalias.
- *Tórax:* aumento do diâmetro anteroposterior. Aparelho respiratório sem alterações. Frequência respiratória: 12 irpm. PA: 140 × 95 mmHg. PR: 80 bpm. À ausculta, o ritmo cardíaco é regular em 2 tempos sem sopros.
- *Abdome:* sem alterações à inspeção, palpação e ausculta. Ausência de visceromegalias.
- *Membros:* aumento do volume das mãos e pés, principalmente à custa de partes moles. Dedos grossos e largos.

Exame neurológico: O estudo dos pares cranianos revelou uma hemianopsia bitemporal. Não foram observadas alterações motoras. Reflexos superficiais e profundos normais.

■ Qual o Diagnóstico Clínico?

A longa evolução dos sintomas, com alterações de face, mãos e pés, é fortemente sugestiva de acromegalia. O quadro de hemianopsia bitemporal indica-nos grande possibilidade de um macroadenoma hipofisário com compressão do quiasma óptico.

■ Como Fazer o Diagnóstico Laboratorial?

A acromegalia é consequente ao aumento do hormônio de crescimento (HC) produzido por um tumor hipofisário. Na investigação endócrina, a dosagem plasmática do HC ou da somatomedina C é específica. Às vezes a dosagem basal de HC não está muito elevada, e a confirmação deve ser feita por teste dinâmico com a curva de tolerância à glicose oral. Seguindo um princípio básico de investigação endócrina, de que quando suspeitamos de excesso de produção autônoma devemos tentar suprimi-la, o teste de eleição é a curva de tolerância à glicose oral.

Num indivíduo normal, o aumento da glicemia suprime o HC. No acromegálico o nível de HC não se altera ou há aumento do mesmo, caracterizando a chamada resposta paradoxal.

No caso deste paciente, foram obtidos os seguintes dados:
- Glicose: 140 mg/dL.
- HC basal: 12 mg/mL (normal: 0-10 mg/mL).
- Demais hormônios hipofisários normais.
- Campimetria visual: hemianopsia bitemporal.

O teste da curva glicêmica mostra que os níveis de HC se elevam com o aumento da glicemia, confirmando a hipótese de tumor secretante de HC.

■ Quais Exames Radiológicos Serão Necessários?

No caso deste paciente, o diagnóstico clinicolaboratorial é bem específico para a acromegalia. A importância da investigação radiológica é a demonstração do tumor, sua localização e comprometimento das estruturas vizinhas para o planejamento terapêutico.

As radiografias da sela turca em PA e perfil podem demonstrar o aumento volumétrico da mesma, que pode estar acompanhado de erosões de suas paredes ósseas (soalho, parede anterior e dorso) (Fig. 8-12).

Outros sinais indiretos de acromegalias podem ser observados numa radiografia de crânio, como o espessamento da díploe, o aumento dos seios paranasais e hiperpneumatização das mastoides.

A hipófise, o conteúdo selar e a região parasselar podem ser bem examinados pela TC e pela RM. Na TC são realizados cortes em planos coronais e, conforme o caso, cortes axiais, com infusão do meio de contraste iodado.

Hoje em dia, o método que nos traz melhor definição das patologias selares é a RM que, além dos planos de corte fornecidos pela TC, também oferece cortes em planos sagitais, fornecendo mais informações sobre a extensão dos tumores hipofisários para as regiões supra e parasselares.

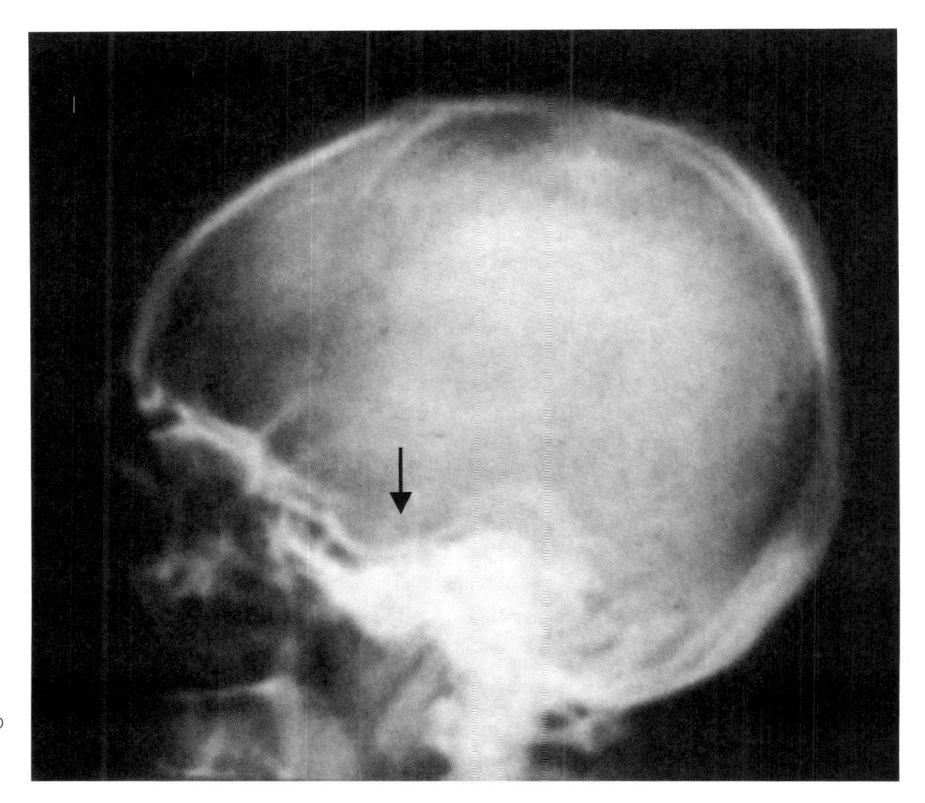

Fig. 8-12. Radiografia em perfil do crânio, em que se observa aumento do volume da região selar *(seta)*.

O macroadenoma hipofisário apresenta os seguintes aspectos na RM:

- Lesão hipo ou isointensa em T1, com impregnação heterogênea pelo gadolínio e isointensa a levemente hiperintensa em T2.

As principais alterações tumorais vistas na RM são em ordem decrescente, extensão suprasselar, desvio da haste hipofisária, desnivelamento do soalho selar, alargamento da sela turca, compressão do quiasma óptico, invasão do seio cavernoso, acometimento do seio esfenoidal, hemorragia intratumoral e invasão da fossa temporal.

Outras vantagens da RM são fornecer uma excelente definição anatômica da adeno-hipófise, neuro-hipófise e a haste hipofisária, além de sofrer menor interferência óssea na análise de pequenas lesões (microadenomas) e a ausência de reações alérgicas ao meio de contraste (gadolínio). Por outro lado, a TC oferece melhor avaliação da estrutura óssea.

No caso deste paciente, foi realizada uma TC de sela turca em cortes coronais, que demonstrou:

- Lesão expansiva selar com extensão suprasselar, que capta de forma homogênea o meio de contraste iodado. A lesão comprime superiormente o quiasma óptico e o 3º ventrículo, ocasionando dilatação dos ventrículos laterais (Fig. 8-13).

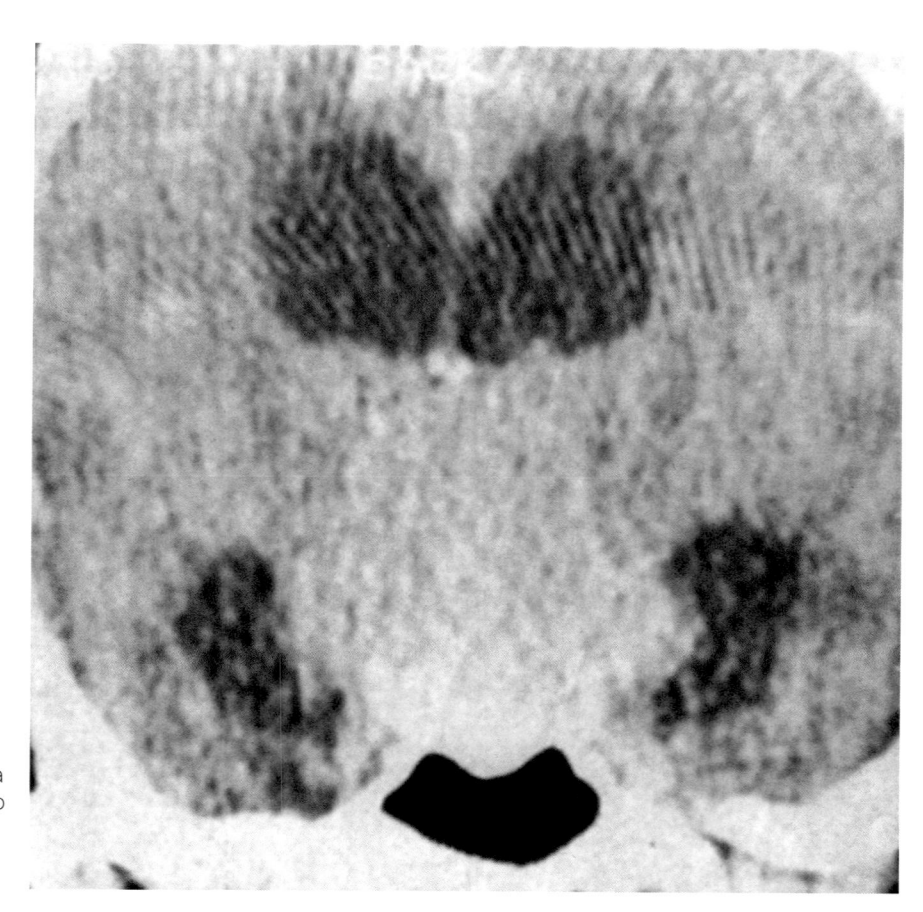

Fig. 8-13. TC de sela turca e corte coronal com meio de contraste, demonstrando volumosa lesão selar com extensão suprasselar, captando intensamente o meio de contraste.

Para melhor avaliação das estruturas vizinhas, o paciente ainda foi submetido a uma RM da região selar, que ratificou os achados da TC (Figs. 8-14 e 8-15).

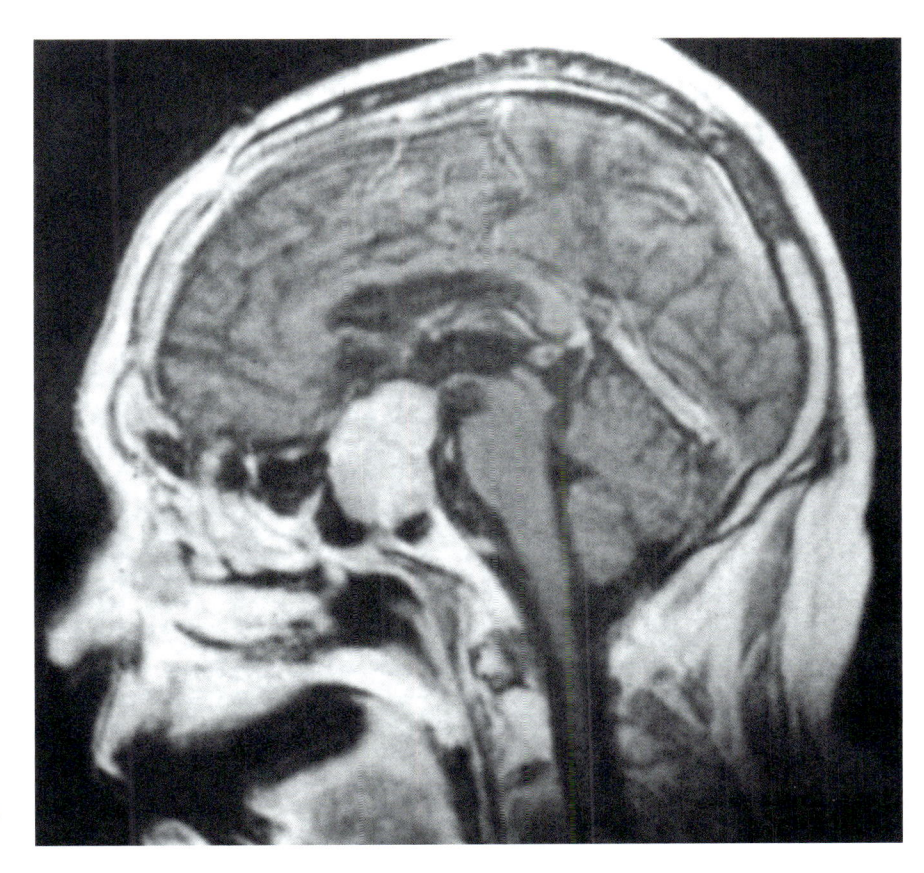

Fig. 8-14. RM de crânio em corte sagital com meio de contraste paramagnético, demonstrando o macroadenoma hipofisário e suas relações com as demais estruturas encefálicas.

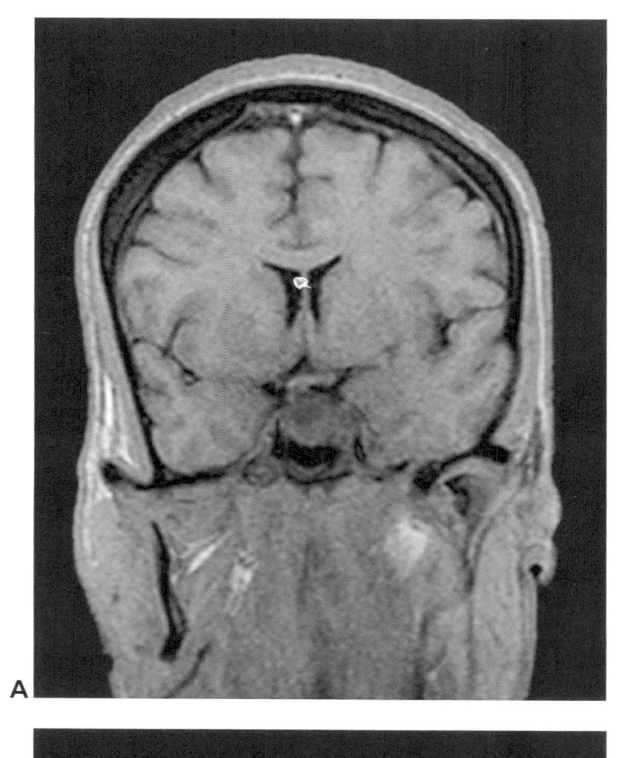

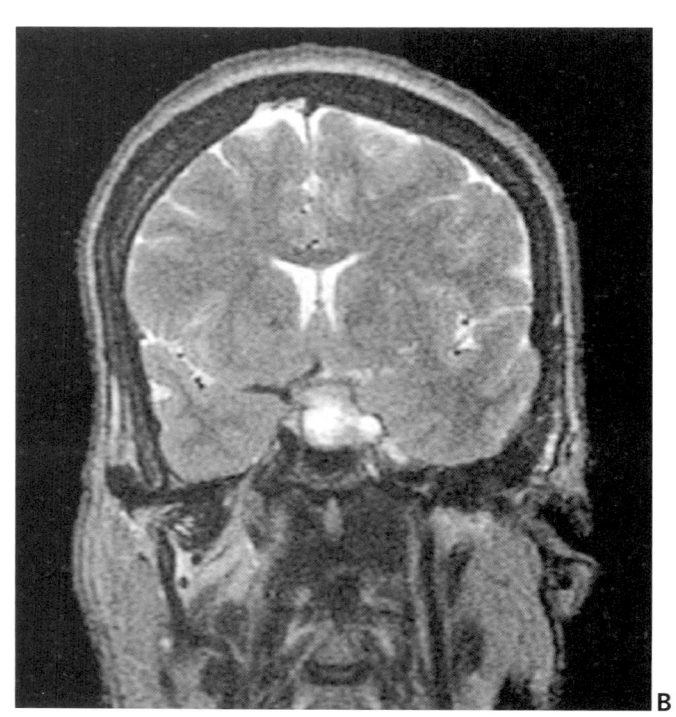

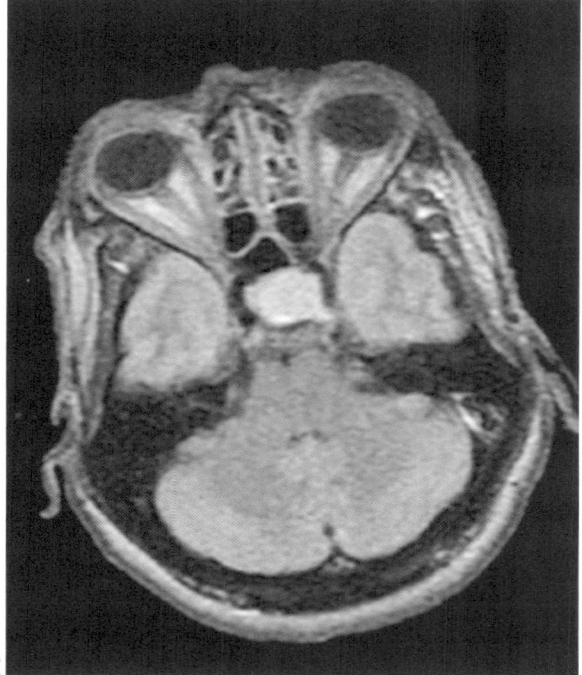

Fig. 8-15. RM de encéfalo ponderada em T1 e T2 corte coronal, mostrando lesão expansiva selar de contorno lobulada, com sinal heterogêneo nas sequências ponderadas em T1, T2 e T2 *flair*, determinando compressão do seio cavernoso esquerdo. (Imagens cedidas pela Vale Imagem da Santa Casa de Misericórdia de Barra Mansa.)

■ Conclusão

O paciente então foi levado a tratamento neurocirúrgico com ressecção do macroadenoma.

É importante lembrar o uso do meio de contraste para os diagnósticos diferenciais de massas encefálicas. O macroadenoma pode ser um achado incidental numa TC ou RM, neste caso como não funcionante. Nesta condição é importante fazer diagnóstico diferencial com massas suprasselares como:

- Craniofaringioma.
- Glioma do nervo óptico.
- Cordoma do *clivus*.
- Condrossarcoma.

Dessa maneira para fazer o diagnóstico diferencial temos que nos basear nas características da imagem nesta entidade e que nos permite diferenciá-la de outras massas suprasselares.

QUESTÕES PARA REFLEXÃO

1. **Que métodos radiológicos estão indicados para avaliar as alterações extracranianas da acromegalia? Qual a importância destes exames?** (Vide Parte III, Capítulo 9).
    A radiologia pode ser usada para demonstração das alterações nos órgãos e tecidos determinadas pela hiper ou hipofunção hormonal. No caso do aumento do hormônio do crescimento circulante, podemos ter um desenvolvimento expressivo dos tecidos conectivo, cartilaginoso e ósseo. Este fato será visualizado pelo aumento das partes moles das mãos, pés, região calcânea, nuca, língua, lábios, nariz e couro cabeludo. Também teremos aumento do volume de órgãos, como coração, pulmões, rins e tireoide. Geralmente a radiologia é usada para o estudo das eminências ósseas, em que a comparação com índices predeterminados nos permite avaliar a atividade da doença.

2. **Está indicada a realização de tomografias lineares no estudo da sela turca?**
    As tomografias lineares eram utilizadas nos casos limítrofes quando existiam dúvidas sobre o aumento da sela, pequenas depressões do soalho ou minúsculas corrosões na parede óssea. Hoje em dia, com a TC e a RM, a tomografia linear é um exame em desuso.

3. **Que outras estruturas vizinhas da sela turca devem ser sempre analisadas pela TC e RM?**
    Além do quiasma óptico, cisterna suprasselar e o 3º ventrículo, envolvidos no caso em questão, devemos sempre analisar os seios cavernosos e o seio esfenoidal. Os seios cavernosos são seios venosos localizados lateralmente à sela turca, sendo que no seu interior passam as carótidas internas, o III, IV e VI e a 1ª porção do V pares cranianos, que podem estar acometidos.
    O seio esfenoidal está preenchido de ar e se localiza abaixo da sela turca; logo, processos expansivos selares com crescimento inferior podem invadi-lo. A recíproca também é verdadeira, pois lesões esfenoidais, como sinusite e carcinomas, também podem acometer a sela turca.

4. **Você acha que havia necessidade da realização da TC e da RM? Reflita sobre o assunto.**

4º CASO — COMA

Identidade: PCF, sexo masculino, branco, idade aproximada de 25 anos.

História da doença atual: O paciente foi levado ao setor de emergência inconsciente, vítima de acidente automobilístico.

Exame físico: Paciente desacordado, com escoriações em face e tórax, tendo sido anotado hálito etílico. PA: 140 × 85 mmHg; PR: 96 bpm.

- *AR:* murmúrio vesicular universalmente audível, sem ruídos adventícios.
- *ACV:* ritmo cardíaco regular em 2 tempos. Bulhas normofonéticas.
- *Abdome:* flácido, não apresentando resposta álgica à compressão.

Exame neurológico: Paciente inconsciente, com abertura ocular ao estímulo doloroso, não apresentando resposta verbal quando solicitado, mas localizando o estímulo doloroso; logo, com graduação 8 na escala de Glasgow.

O paciente foi levado ao serviço de radiologia para a realização de radiografias de crânio, que foram normais. Enquanto permanecia em observação no serviço de emergência, desenvolveu quadro de hiperpneia e dilatação da pupila direita, sendo reconduzido ao serviço de radiologia, onde foi submetido a uma TC de crânio, que revelou:

"Volumoso hematoma subdural à direita, que acarretava desvio das estruturas da linha média em sentido contralateral" (Fig. 8-16).

Foi realizada então drenagem cirúrgica do hematoma, após a qual o paciente foi internado na unidade de terapia intensiva, em quadro crítico. Ao final das primeiras 48 horas, evoluiu com aumento incontrolável da pressão intracraniana, tendo sido solicitada nova TC de crânio, que desta vez evidenciou hematoma intraparenquimatoso temporoparietal à direita (Fig. 8-17). O paciente foi novamente submetido à drenagem cirúrgica, porém desta vez evoluindo para o óbito.

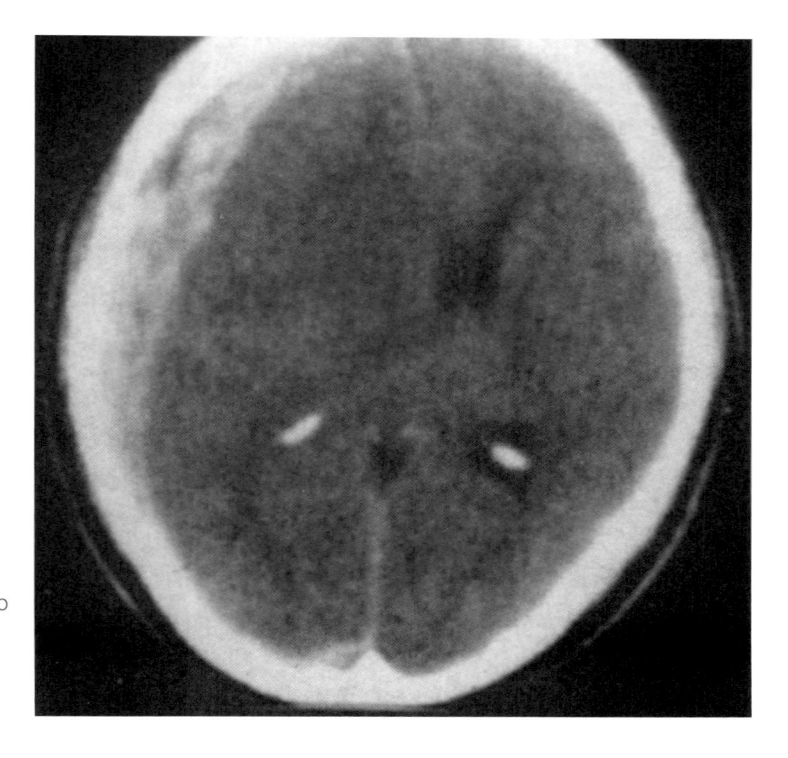

Fig. 8-16. TC de crânio sem meio de contraste demonstrando material espontaneamente denso compatível com hematoma subdural na região frontoparietal direita.

Fig. 8-17. TC de crânio sem meio de contraste realizada 48 horas após a drenagem cirúrgica do hematoma subdural. Desta vez observa-se imagem espontaneamente densa compatível com hematoma intraparenquimatoso temporoparietal direito.

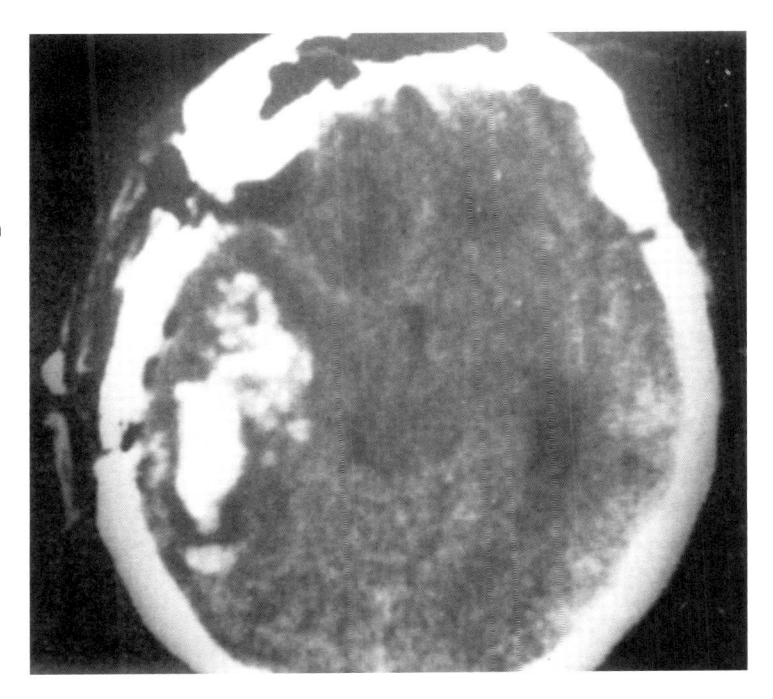

DISCUSSÃO

A recepção de um paciente traumatizado de crânio é essencialmente a recepção de um politraumatizado, devendo ter sempre seu grau de consciência analisado pela escala de coma de Glasgow, não só para estabelecer a gravidade neurológica, como também para poder haver um parâmetro de comparação futura.

Classificação do paciente:

- **Coma**, por definição e um estado de inconsciência e irresponsividade aos estímulos do próprio corpo e do ambiente que o cerca.

Dessa forma no atendimento inicial, todos os pacientes deverão ser graduados na escala de coma de Glasgow para avaliação da sua gravidade com pontuação total: de 3 a 15, seguindo os seguintes parâmetros.

Abertura Ocular	
4	Espontânea
3	A estímulo verbal
2	À dor
1	Não abre os olhos

Resposta Verbal	
5	Orientado
4	Conversa confusa
3	Palavras desconexas
2	Sons incompreensíveis
1	Sem resposta

Resposta Motora	
6	Obedece comandos
5	Localiza estímulo doloroso
4	Retirada a dor
3	Flexão anormal (decorticação)
2	Extensão anormal (descerebração)
1	Sem resposta à dor

Interpretação:

- 3 = Coma profundo (85% de probabilidade de morte; estado vegetativo).
- 4 = Coma profundo.
- 7 = Coma intermediário.
- 11 = Coma superficial.
- 15 = Normalidade.

Classificação do trauma cranioencefálico (ATLS, 2005):

- 3-8 = Grave (necessidade de entubação imediata).
- 8-12 = Moderado.
- 13-15 = Leve.

Deve-se lembrar que todo o paciente inconsciente é, também, um traumatizado em potencial da coluna cervical, devendo ter esta região imobilizada, até que os exames radiográficos descartem qualquer lesão da área.

A presença de taquicardia e hipotensão no adulto nunca deve ser considerada secundária ao traumatismo craniano, devendo-se sempre afastar possíveis causas de hipovolemia, assim como o hálito etílico não pode ser considerado, *a priori*, causa de inconsciência.

Muitas doenças que causam coma podem ser ameaçadoras à vida ou completamente reversíveis. Portanto, uma investigação rápida e um tratamento adequado são fundamentais para um melhor prognóstico dos pacientes comatosos.

Qual a importância da radiografia convencional em pacientes com traumatismo de crânio, quando está disponível a TC?

Como já sabemos, a radiografia de crânio só nos fornece informações sobre a calota craniana e pouca coisa sobre seu conteúdo. É comum nos serviços de emergência a solicitação quase que automática de exames radiológicos para qualquer paciente que tenha um traumatismo na cabeça, independente da gravidade do caso. Nem toda lesão óssea corresponde a um dano cerebral, como nem todo dano cerebral corresponde a uma lesão óssea.

Um paciente com evidente lesão neurológica não deve perder tempo com radiografias de crânio. A TC demonstrará as lesões do parênquima cerebral e as fraturas.

Em pacientes sem sinal neurológico evidente, mas com hematoma subgaleal e história de trauma de impacto relativo, pode-se realizar primeiramente uma radiografia de crânio. Havendo fratura ou uma evolução com desenvolvimento de sinal neurológico, realizar a TC.

A detecção de fratura de crânio tem importância quando a mesma cruza o trajeto de estruturas vasculares, porções aeradas, como os seios frontais e mastoide, ou quando há afundamentos.

Sendo assim, paciente com sinais neurológicos evidentes, a investigação com TC deve ser feita o quanto antes, uma vez que devemos nos preocupar e avaliar sempre a possibilidade de o paciente apresentar herniações cerebrais, uma vez que isso denota a urgência do caso.

A RM trata-se de um exame oneroso e nem sempre disponível nos serviços de emergência e também mais demorado, e em situações emergenciais, o tempo e um fator crucial para o prognóstico do paciente.

E crianças? Sabemos que crianças pequenas em geral colaboram mal na realização de exames. Tanto a radiografia de crânio quanto a TC devem ser bem selecionadas. Pela maleabilidade da calota craniana, um lactente pode não apresentar fraturas, mas apresentar lesões cerebrais graves. Mais importante do que o exame complementar é o acompanhamento clínico constante. Uma criança ativa, que brinca no corredor do setor de radiologia, muito provavelmente terá um exame normal. Por outro lado, uma criança apática e sonolenta pode beneficiar-se com uma TC.

É importante avaliar e observar no atendimento de uma criança os aspectos da história e da relação familiar, assim como a reação familiar ao trauma e sinais ao exame físico, pois múltiplas fraturas em tempos diferentes devem levantar a suspeita de espancamento infantil. Nesses casos, devem ser acionados o serviço social e o Juizado de Menores, e devemos ficar atentos nas seguintes alterações radiográficas e tomográficas respectivamente, que podem indicar maus-tratos

- Fraturas de ossos longos, principalmente quando múltiplas.
- Fratura craniana, principalmente na escama do occipital.
- Hematoma subdural agudo, principalmente inter-hemisférico posterior.
- Hematoma subdural crônico, extradural, intraparenquimatoso ou sinais de lesão axonal difusa.
- *Black brain*: lesão hipoatenuante corticossubcortical semelhante ao infarto (desmielinização pós-traumática secundária).
- Atrofia cerebral difusa.

A TC de crânio poderá evidenciar:

1. **Fraturas lineares ou afundamento craniano** que são mais bem vistos com a utilização da "janela óssea". Podemos também testemunhar o preenchimento de cavidades aéreas por sangue (p. ex., seios paranasais, células da mastoide) que podem ser sinais indiretos de fraturas na base do crânio (Figs. 8-18 e 8-19).
2. **Hemorragias extra-axiais:** a TC pode evidenciar a presença de hemorragias subaracnóideas e hematomas epi ou subdurais, dimensionando o seu tamanho e seu efeito sobre o parênquima e ventrículos cerebrais.
3. **Lesões penetrantes:** projetis de arma de fogo ou objetos perfurantes, em associação a fragmentos ósseos e hemorragias, são vistos e estudados em detalhes com a TC.
4. **Contusões e hematomas intraparenquimatosos:** pequenas áreas de contusões hemorrágicas são as lesões focais mais frequentes após o trauma craniano, sendo mais comuns junto aos lobos frontal e temporal (Figs. 3-20 a 8-22).
5. **Edema cerebral difuso:** pode ser visto isoladamente ou associado a contusões múltiplas. Geralmente os ventrículos estarão diminuídos de volume, e as cisternas perimesencefálicas não são visíveis. As cisternas perimesencefálicas são espaços liquóricos em torno do tronco cerebral, e seu desaparecimento pode corresponder à herniação do uncos do lobo temporal com iminente compressão do tronco.
6. **Hematoma intraparenquimatoso traumático tardio:** este é o caso do nosso paciente. Torna-se importante lembrar que as alterações parenquimatosas são dinâmicas e que a TC deve ser repetida em tais pacientes, mesmo quando sob monitoração da pressão intracraniana.

Tais hematomas são importante causa de deterioração clínica em pacientes com TCE, podendo surgir da coalescência de áreas de contusão e subsequente hemorragia, sendo novamente mais frequente nos lobos frontal e temporal. Tais hematomas também podem ser vistos em pacientes que persistem em quadro crítico, após tratamento adequado.

No paciente crítico, deve-se preferencialmente seguir a seguinte rotina:
- *1ª TC:* 0 h.
- *2ª TC:* 24 h.
- *3ª TC:* segundo a evolução clínica.

Fig. 8-18. TC de crânio sem contraste, com janela óssea, mostrando fratura da tabela óssea frontal, observando opacidade dos seios frontais, devendo corresponder a sangue.

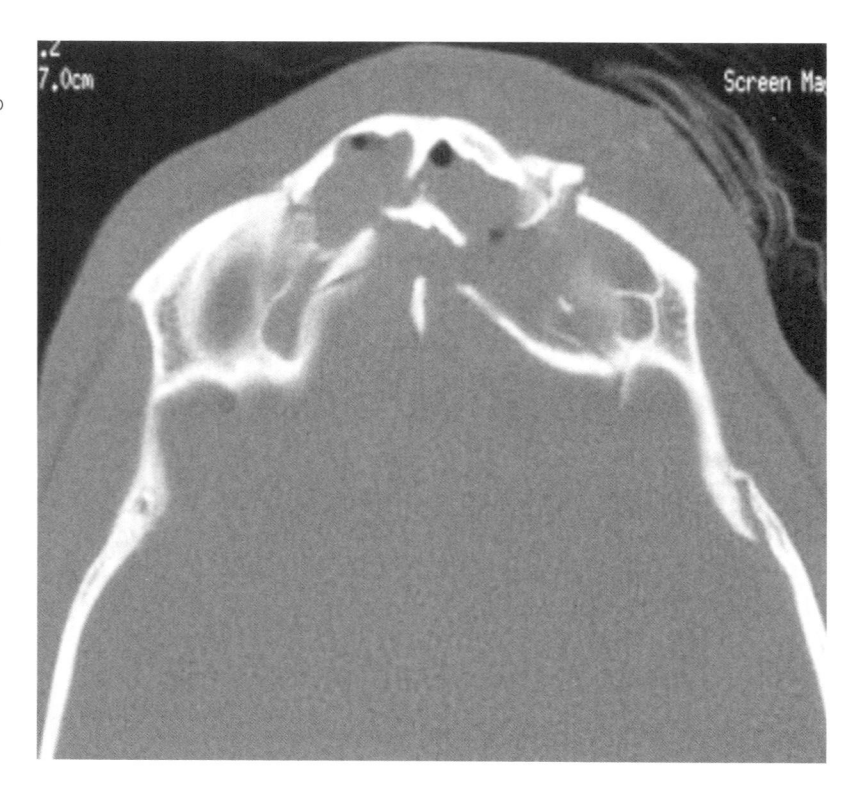

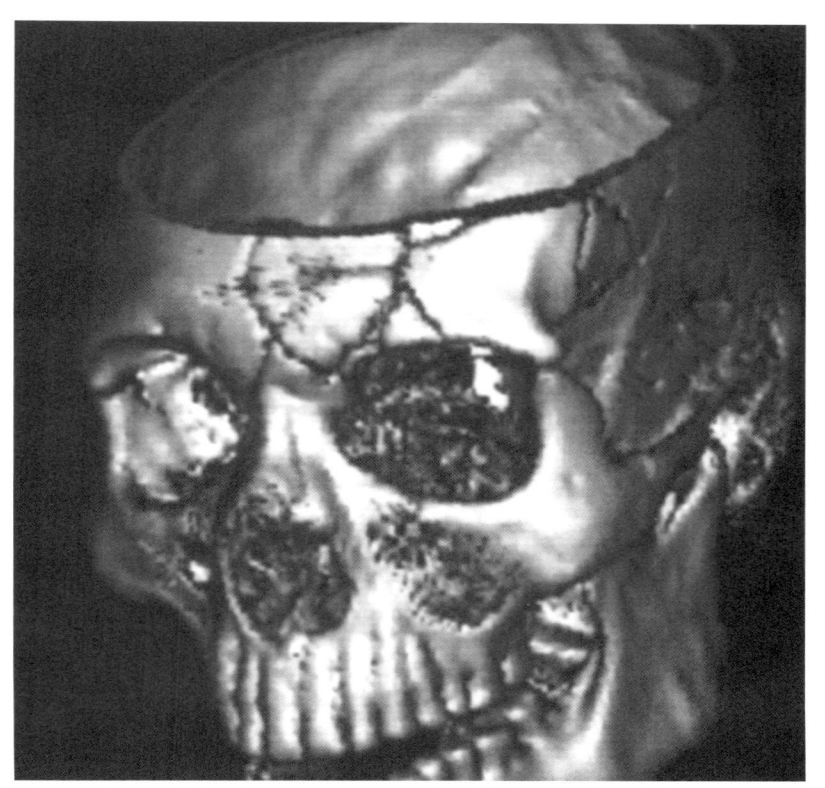

Fig. 8-19. TC com reconstrução tridimensional do encéfalo em paciente politraumatizado em que podemos observar múltiplas fraturas no osso frontal.

Fig. 8-20. TC de crânio sem contraste, mostrando imagens hiperdensas no corpo caloso, sugestivas de lesão axonal difusa. RM é mais sensível.

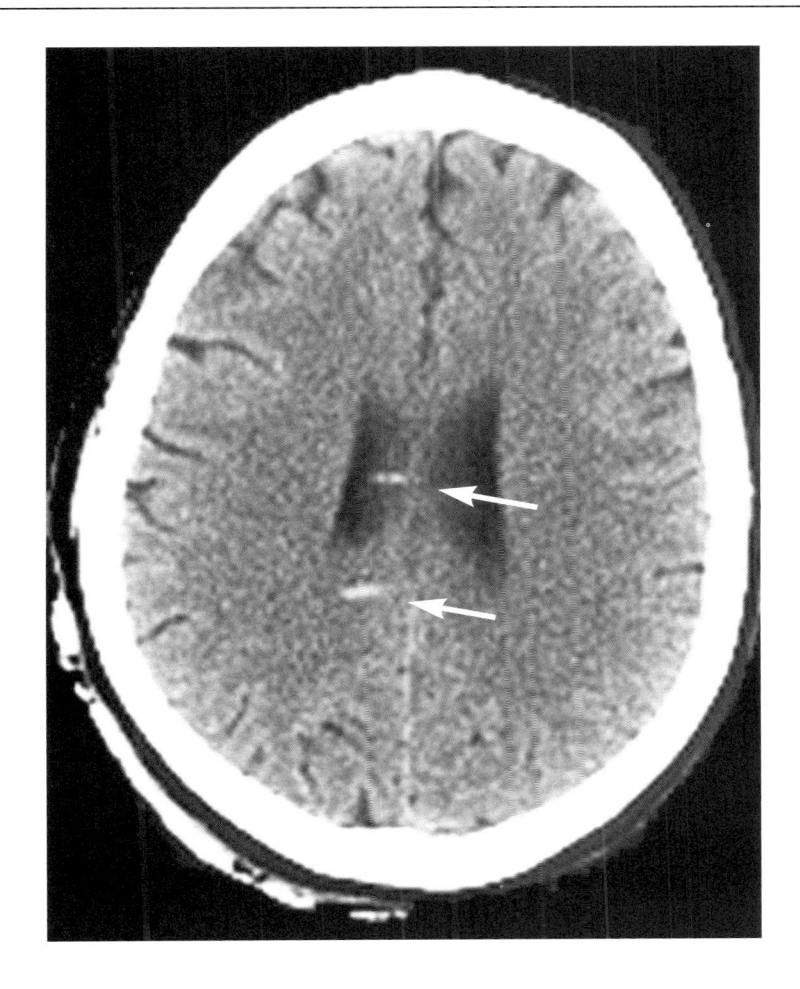

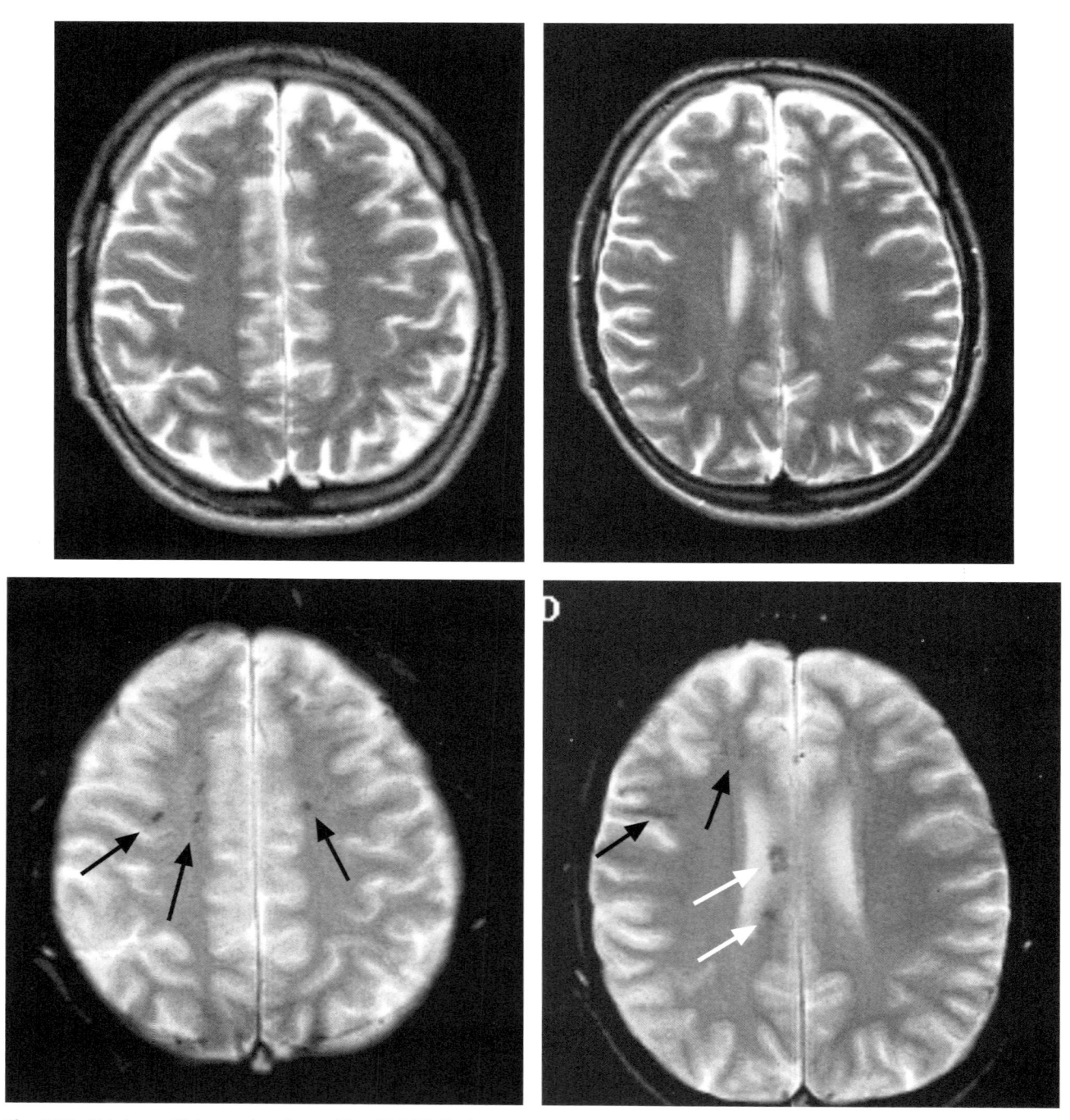

Fig. 8-21. RM do encéfalo ponderada em T2 e GRE (T2*), do mesmo paciente em 2 níveis diferentes em que observamos focos de sangramento na coroa radiada, no corpo caloso e na substância branca subcortical frontal de ambos os hemisférios cerebrais, bem identificados nas sequências de suscetibilidade magnética (T2*), não visualizadas nas sequências ponderadas em T2. (Imagens cedidas pelo Dr. Paulo Bruno Trigo.)

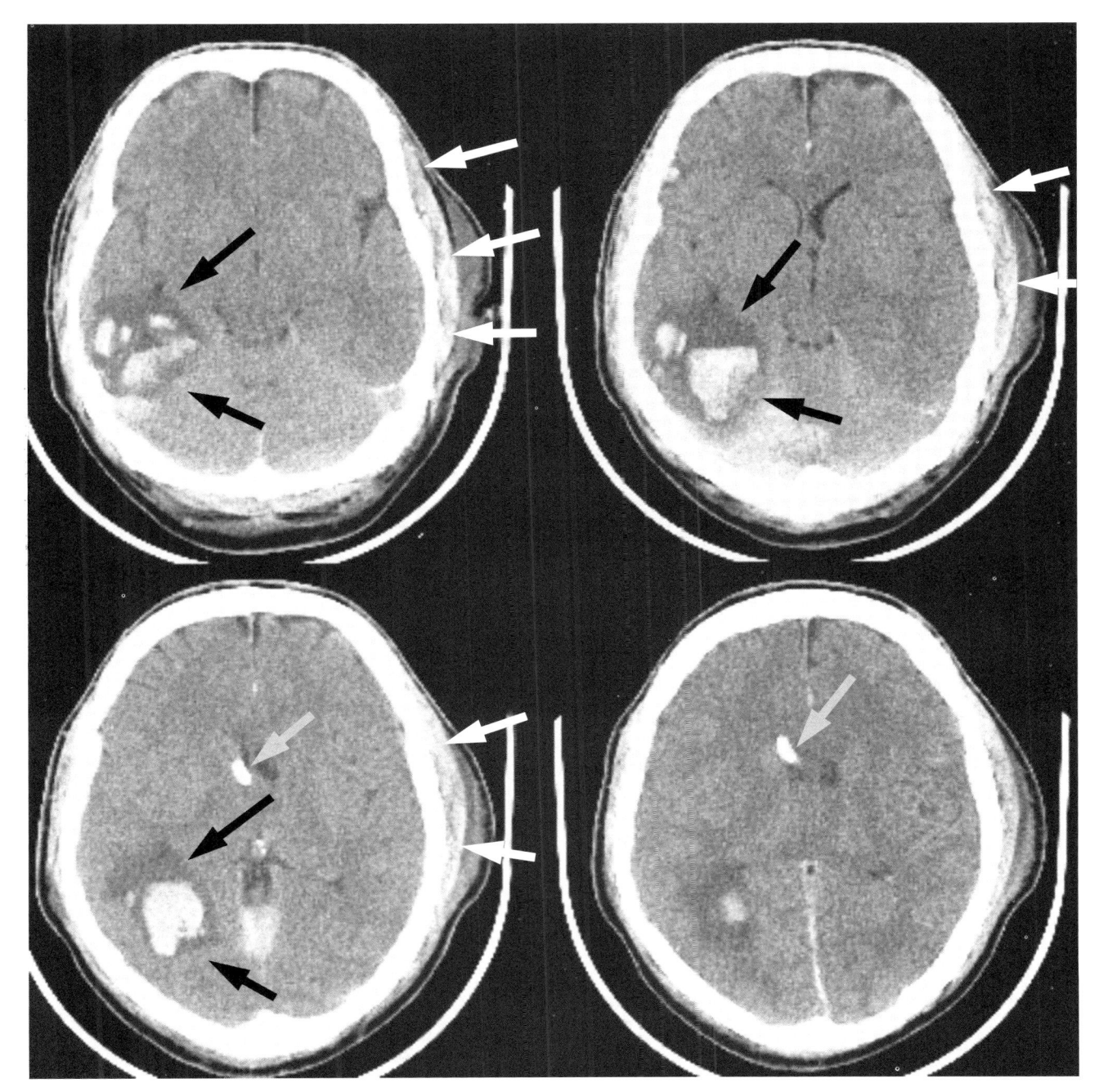

Fig. 8-22. TC de crânio sem contraste num paciente com traumatismo cerebral, observando múltiplos focos de sangramento no lobo temporal à direita, circundadas por área hipodensa de edema. Nota-se o colabamento do ventrículo lateral ipsolateral. Observa-se hematoma subgaleal na região parietal esquerda. (Imagens cedidas pelo Dr. Paulo Bruno Trigo.)

Cabe mencionar que a RM pode ser indicada em casos de piora clínica sem evidências de lesões na TC, principalmente nos casos de lesão axonal difusa, contusões corticais, lesões isquêmicas secundárias em fase aguda, acompanhamento de lesões parenquimatosas graves e na avaliação tardia de complicação do trauma.

As lesões intra-axiais como a lesão axonal difusa e as contusões corticais representam as causas mais comuns de morbidade nos TCE, e nas fases iniciais somente 20-50% das LAD serão diagnosticadas pela TC como focos de hemorragia petequiais, geralmente em corpo caloso, transição corticossubcortical dos hemisférios cerebrais e região dorsolateral do mesencéfalo e, nesses casos, a RM tem maior sensibilidade para esses diagnósticos.

Além disso, as lesões da substância cinzenta profunda e do tronco são menos comuns, porém mais graves, e a TC de crânio tem baixa sensibilidade para a análise dessas regiões pelos artefatos ósseos no nível do tronco cerebral, e a RM também oferece melhores resultados nessas situações.

A RM é muito mais sensível na detecção das contusões corticais, principalmente nas fases subagudas, e em geral haverá sinal heterogêneo em T1 e T2 nas diversas sequências de pulso, em razão dos focos hemorrágicos e do edema perilesional.

Na suspeita de coma por lesões vasculares traumáticas, deverão ser incluídos exames para a análise vascular, como a angiografia digital, ainda considerada o padrão-ouro para o estudo vascular.

No ferimento por arma branca, além da TC de crânio, deve-se realizar **angiografia cerebral** para a programação da retirada do objeto com segurança, correlacionando com a proximidade de vasos e identificando possíveis lesões vasculares, e a angiografia cerebral deve ser repetida a partir do 10º pós-operatório, pois os aneurismas traumáticos se formam geralmente nesse período e constituem 10% das complicações.

QUESTÕES PARA REFLEXÃO

1. **Qual o papel da angiografia cerebral no TCE?**
   Em situações em que a TC de crânio não esteja disponível, a angiografia cerebral pode ser importante no diagnóstico de lesões que ocupam espaço no interior do crânio, produzindo desvios da posição normal de vasos e seios venosos. Nestes casos, pelo caráter de emergência, a angiografia é realizada por punção direta da carótida cervical.

   Além disso, caso o exame tomográfico ou a RM sugerir uma lesão vascular, a angiografia assume papel importante, pois permite o diagnóstico preciso e também a intervenção terapêutica.

2. **Há indicação de realização de RM no TCE?**
   Embora não seja o exame de eleição no estudo da fase aguda do trauma, a RM apresenta maior sensibilidade que a TC no diagnóstico das chamadas lesões axonais difusas. Estas lesões são pequenas hemorragias junto à linha média (corpo caloso, tronco cerebral) encontradas em pacientes em coma que não apresentam lesões com efeito de massa.

   Conseguimos também ter uma sensibilidade maior nas áreas de edema intraparenquimatoso que vão tornar-se encefalomalacia. Nota-se ainda, com maior sensibilidade, uma possível hemorragia subaracnoide por extravasamento (continuidade com o hematoma).

   Logo, a RM apresenta maior sensibilidade nas contusões hemorrágicas e de lesão de cisalhamento, e permite a avaliação de lesões vasculares em casos em que houver discordância entre os achados na TC e a clínica do paciente.

BIBLIOGRAFIA

Brant WE, Helms CA. *Fundamentos de Radiologia – Diagnóstico por imagem*. 3. ed. Rio de Janeiro: Guanabara Koogan.

Osborn AG. *Diagnóstico neurorradiológico*. Rio de Janeiro: Revinter.

Sutton D. *Textbook of radiology and imaging*. 6th ed. Churchill Livingstone, 1998.

5º CASO — POLITRAUMATIZADO

Identidade: PCF, 35 anos, sexo masculino, branco, solteiro, natural do Rio de Janeiro.

Queixa principal: "Queda de moto."

História da doença atual: Há aproximadamente 2 horas deu entrada no serviço de emergência, transferido de outro hospital da periferia, apresentando-se desorientado, com agitação psicomotora e hálito etílico. No relato de transferência há referência de que o paciente chocou-se com a moto em outro veículo.

Exame físico: Paciente agitado, desorientado no tempo e no espaço, com pupilas isocóricas. Escoriações de face e em todo o lado esquerdo do corpo. Palidez cutaneomucosa 3+/4+. PA: 100 × 50 mmHg. Pulso 120 bpm.

Ritmo cardíaco regular em 2 tempos, sem sopros.

- *Aparelho cardiorrespiratório:* respiração espontânea, murmúrio vesicular audível e normal.
- *Abdome:* flácido, com peristalse presente e sem visceromegalias.
- *Membros:* deformidade de antebraço esquerdo. Hematoma e edema de perna esquerda com escoriações locais.
- Pulsos periféricos palpáveis.

O paciente foi encaminhado ao setor de radiologia para realizar radiografia de crânio, tórax, abdome e do punho esquerdo. Uma hora depois, o paciente sofreu queda da maca, enquanto aguardava pelo transporte de retorno ao setor de emergência. Observou-se que o paciente passou a apresentar também uma ferida incisa no supercílio direito.

Os exames radiológicos realizados mostraram:

- *Crânio* (AP, perfil e Bretton): de padrão sofrível, com imagens "tremidas" e escuras, sendo difícil a análise.
- *Tórax* em AP, em decúbito: pulmões com expansibilidade normal, seios costofrênicos livres e área cardíaca normal. Não havia sinais de fratura costal.
- *Abdome* em AP, em decúbito: meteorismo intestinal normal, sem sinais de visceromegalias. A estrutura óssea visível era normal.
- Radiografia de antebraço e perna esquerda (AP e perfil): fratura da extremidade proximal da ulna com desalinhamento dos fragmentos (Figs. 8-23 e 8-24.)

Fig. 8-23. Antebraço esquerdo PA/Perfil. Fratura completa da extremidade proximal da ulna. (Imagens cedidas pelo Serviço de Ortopedia do HFAG.)

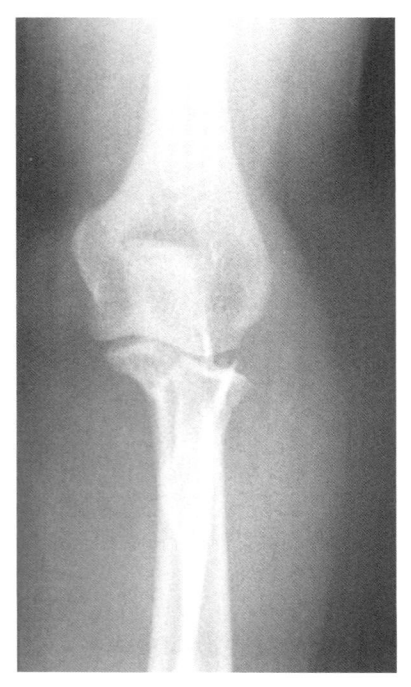

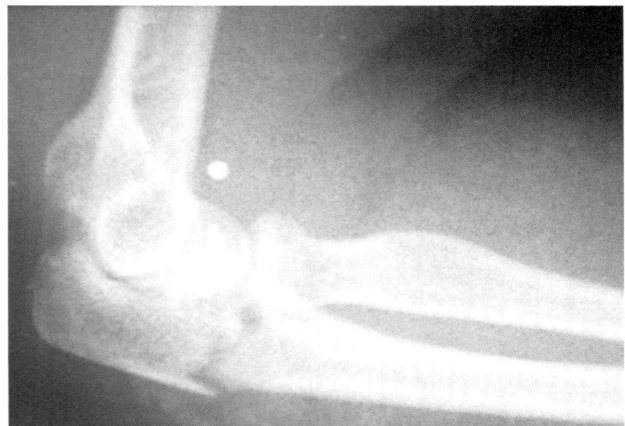

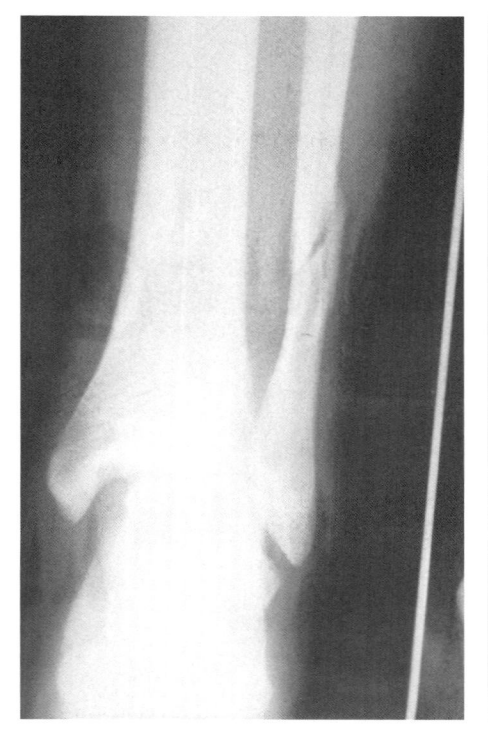

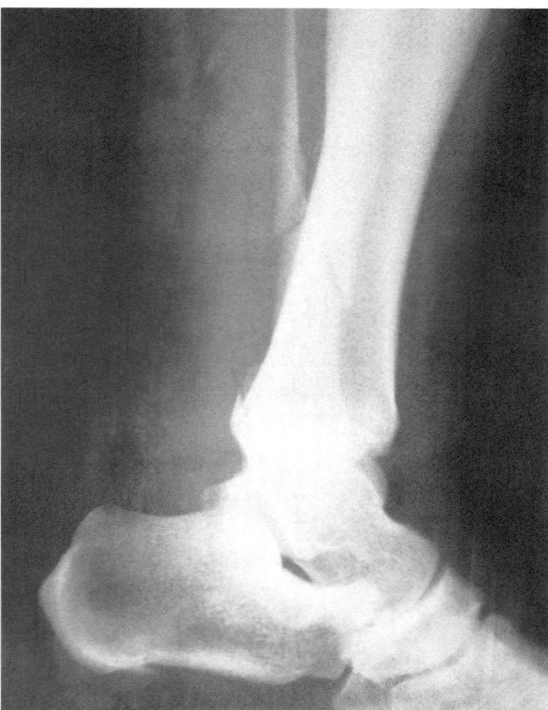

Fig. 8-24. Fratura cominutiva do terço distal da fíbula e fratura do bordo posterior da extremidade distal da tíbia. (Imagens cedidas pelo Serviço de Ortopedia do HFAG.)

Foi solicitado um parecer do neurocirurgião, que indicou uma TC de crânio. Na sala de exames, percebeu-se que o acesso venoso da hidratação venosa estava obstruído, não sendo possível fazer a sedação para a realização da TC. Enquanto se aguardava a sedação, o cirurgião geral solicitou uma US abdominal

Eis o resultado da US abdominal:

- Fígado e baço de dimensões normais e textura homogênea.
- Vesícula biliar contraída. Vias biliares de calibre normal.
- Pâncreas não visualizado em razão de hipermetereorismo intestinal.
- Rins tópicos, de dimensões e ecogenicidade normais.
- Grandes vasos não visualizados.
- Bexiga distendida, de paredes lisas, apresentando coágulos no seu interior.
- Moderada quantidade de líquido livre na cavidade.

Frente a este resultado, foi introduzida uma sonda uretral no paciente, que deu saída à hematúria macroscópica. Também foi introduzida uma sonda nasogástrica, com saída de pouca quantidade de líquido.

■ US FAST

A maioria dos estudos de US abdominal em pacientes politraumatizados recomenda a sua utilização como exame diagnóstico inicial, teste de *screening* (*focused assessment for sonography in trauma* – FAST) ou estudo adjuvante complementar à TC ou ao lavado peritoneal diagnóstico, devendo ser realizado na própria sala de admissão por médico capacitado.

O objetivo do exame é a detecção e quantificação do hemoperitônio para identificar os pacientes com lesão e não o diagnóstico do órgão lesado. Sua sensibilidade está entre 80 e 99% na detecção de hemorragia intra-abdominal.

Na sistematização da US abdominal (FAST) para trauma são examinadas 4 regiões à procura de líquido livre: saco pericárdio, fossa hepatorrenal (espaço de Morrison), fossa esplenorrenal e a pelve. Depois do exame inicial, o mesmo pode ser repetido para detectar hemoperitônio progressivo.

A US tem substituído o lavado peritoneal diagnóstico em função das suas vantagens: é de fácil utilização, pode ser portátil, é de rápida execução, pode ser repetido, e não tem risco dos efeitos da radiação.

Alguns fatores comprometem a utilização da US abdominal, como a obesidade, a presença de enfisema subcutâneo, presença de distensão abdominal por gases e cirurgias abdominais prévias.

US FAST é mais rápido que a US normal, o exame busca hemorragias internas nos principais órgãos da cavidade abdominal.

Estando o paciente sedado para a realização da TC de crânio (Fig. 8-25), optou-se por também realizar uma TC de abdome.

A TC de crânio mostrou:

- Hematoma epidural + hemorragia subaracnoide + hemorragia intraparenquimatosa à esquerda.
- Pneumoencéfalo à esquerda.
- Hemoventrículo de cornos posteriores.
- Fratura da região frontotemporal à esquerda.
- Hematoma de partes moles associado a enfisema subcutâneo.
- Hemossínus frontal.

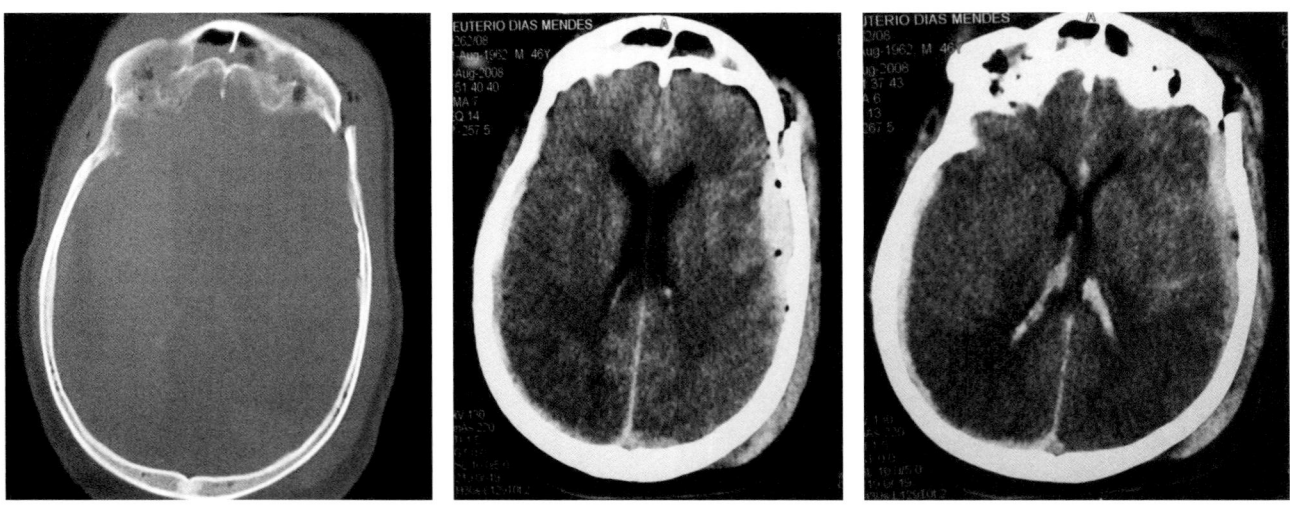

Fig. 8-25. Fratura temporoparietal esquerda com hematoma extra-axial-ipsolateral. (Imagens cedidas pelo Serviço de Neurocirurgia do HFAG.)

A TC de abdome mostrou:

- Fígado de dimensões normais e densidade homogênea.
- Vesícula biliar e vias biliares sem alterações.
- Pâncreas de aspecto normal.
- Rins de dimensões normais, com pequena irregularidade do contorno do rim esquerdo, em que se observa pequeno extravasamento do meio de contraste.
- Grandes vasos normais.
- Moderada quantidade de líquido livre na cavidade.

▪ Conclusão

Com estes resultados, o paciente foi encaminhado ao centro cirúrgico, para o tratamento das fraturas. A lesão renal foi tratada de forma conservadora, sem cirurgia.

QUESTÕES PARA REFLEXÃO

1. **O que fazer com pacientes traumatizados desorientados quando necessitam de exames complementares?**

   Um paciente traumatizado e desorientado deve ser observado continuamente para evitar acidentes ou para se detectar mudanças clínicas precocemente. Não há justificativa ética para o abandono de um paciente nestas condições, incapaz de zelar por sua segurança e exigir seus direitos de atendimento.

   O setor de radiologia não está equipado para o atendimento de emergência; portanto, um paciente traumatizado já deve ter sido tratado de problemas básicos antes de ser encaminhado para exames: vias aéreas pérvias, fontes de sangramento externo controladas e vias de acesso venoso asseguradas; fraturas temporariamente imobilizadas.

   Considere os seguintes riscos:
   A) No caso de intercorrência clínica no setor de radiologia, o tempo necessário para obter todas as condições de atendimento pode ser fatal.
   B) Na presença de sangramento, o tempo gasto na realização de exames pode levar a perdas sanguíneas importantes, que poderiam ser evitadas. As feridas abertas podem ser importantes portas de entrada para germes. A infecção hospitalar é causa importante de morte.
   C) Ninguém se oferece para ajudar a posicionar adequadamente um paciente ensanguentado sem proteção (principalmente nos tempos de AIDS). Além da demora na realização do exame, este será de péssima qualidade. Considere também a contaminação da sala de exames e chassis de filmes manuseados pelos profissionais e mesmo outros pacientes.
   D) Fraturas não imobilizadas podem ser agravadas durante a manipulação para o exame radiológico. Considere a gravidade da situação quando há fortes possibilidades de lesão da coluna vertebral.
   E) Pacientes desorientados e agitados podem sofrer quedas sem as manobras reflexas de proteção, podendo agravar suas lesões ou adquirir outras.

2. **No caso de trauma abdominal fechado, a US substitui a lavagem peritoneal diagnóstica?**

   A lavagem peritoneal é um método útil para detecção de hemorragias intracavitárias após trauma abdominal fechado. Ainda é bastante utilizada em vários serviços de emergência, onde não se dispõe de US de urgência.

   A US é um método muito sensível na detecção de pequenas quantidades de líquido livre na cavidade, e por isso vem substituindo a lavagem peritoneal, por ser um método diagnóstico não invasivo. A US pode detectar não só o líquido, como a fonte do sangramento, em boa parte dos casos (fígado, baço e rim). No entanto, é importante lembrar que o achado de pequena quantidade de líquido livre na cavidade em US após a lavagem peritoneal não possui nenhum valor diagnóstico, já que pode corresponder ao líquido injetado no procedimento.

   Deve-se ressaltar sempre que uma US depende muito da vivência do operador e das condições do paciente. Num paciente traumatizado, é preciso muito bom-senso, tanto do radiologista quanto do cirurgião. Um hematoma de parede pode impedir a formação de boas imagens. Pode não haver líquido livre visível à US, porque o conteúdo livre na cavidade é espesso e possui ecogenicidade semelhante às estruturas adjacentes (resíduo alimentar, por exemplo).

O exame complementar não deve nunca substituir o exame clínico. Se a US for negativa, mas o quadro clínico vem deteriorando rapidamente, este último tem prioridade. Se, ao contrário, o exame fornecer dados mais alarmantes do que o quadro clínico, o exame pode ser repetido para comparação evolutiva, ou mesmo indicar-se outro exame que forneça mais informações, como a TC.

3. **O que fazer nos casos de trauma abdominal fechado, quando a US detectar líquido livre na cavidade, porém não indica o sítio de sangramento?**
   Em geral a conduta depende do estado do paciente. Grande quantidade de líquido livre na cavidade e rápida evolução para choque hemodinâmico podem ser indicações suficientes para cirurgia.

   Estando o paciente estável, a conduta pode ser conservadora, deixando-o sob observação. Se houver queda progressiva do hematócrito, pode ser necessário repetir a US para reavaliação, ou indicar-se uma TC, de preferência com contraste venoso, para melhor visualização dos órgãos.

   O baço é o órgão mais comumente lesado, e o de mais difícil análise na US, pela sua localização subcostal.

   Ocasionalmente, lacerações e hematomas não são vistos, sendo detectados apenas na TC.

6º CASO — DOR LOMBAR

Identificação: JPS, 57 anos, sexo feminino, natural do Rio de Janeiro, casada, do lar.

Queixa principal: "Dor nas costas."

História da doença atual: A paciente queixa-se de dor nas costas há cerca de 3 meses, quando teve início dor mal localizada na linha média das costas, de intensidade leve, que se agravava quando a paciente fazia esforço físico, como levantar peso. Com 2 semanas de evolução, fez radiografia "de toda a coluna", que teria revelado apenas alterações degenerativas da coluna cervical.

O quadro se mantinha estável, apesar de tratamento com ondas curtas e massagens, até cerca de um mês, quando houve agravamento da dor, que se tornou intensa a ponto de inibir a movimentação e atrapalhar as atividades cotidianas. No momento vem utilizando analgésicos e anti-inflamatórios não hormonais, sendo acordada à noite pela dor.

Há 2 semanas percebeu a sensação de "comichão" no hipocôndrio direito, que se acentuava quando tossia ou espirrava.

História patológica pregressa: Histerectomia há 2 anos, por miomatose uterina.

História fisiológica: Menarca aos 12 anos.

História familiar: Pai falecido por "problemas no coração", e mãe falecida por "tumor no estômago".

Exame físico: A paciente se apresentava hipocorada (+/++++) e hidratada. PA: 120/90 mmHg; PR: 92 bpm; FR: 18 irm; T. ax.: 36,7.

- *ACV:* RCR 2T BNF. Ausência de sopros.
- *AR:* MV universalmente audível. Ausência de ruídos adventícios.
- *Abdome:* flácido e indolor. Não palpamos visceromegalias.

Exame neurológico: A palpação revelou dor à compressão da apófise espinhosa de L1 (sinal da campainha). A movimentação lateral e principalmente a extensão da coluna acentuavam a dor e elicitavam parestesia junto ao rebordo costal direito, sem alteração objetiva da sensibilidade local. No restante, apenas uma depressão do reflexo anal foi assinalada.

■ Qual É a Impressão Clínica?

A enorme frequência e a relativa inespecificidade da dor lombar como queixa médica obrigam o médico a uma seletividade e parcimônia na indicação dos exames complementares. Não havia indicação para exame de toda a coluna na fase inicial da doença.

Uma investigação mais aprofundada do passado médico desta paciente poderia ser bastante informativa. De todo modo, alguns dados semiológicos são dignos de nota: a dor é progressiva, mais ou menos constante, agravando com esforço e noite. Estes dados e a pobre resposta a anti-inflamatórios podem sugerir uma origem óssea. A área de parestesia pode ser aqui o elemento mais informativo da localização segmentar da lesão.

Durante o exame físico, o diagnóstico topográfico da lesão pode ser fortemente suspeitado ao nível de L1. A proeminência da dor local de compressão sugere um processo relacionado com o pedículo ósseo. A presença de manifestação radicular sugere extensão do processo no nível do forame de conjugação. A gravidade de um possível acometimento medular, aqui fortemente suspeitado pela depressão do reflexo anal, exige uma investigação rápida e a repetição frequente do exame neurológico, visando a detectar alteração reflexa e da sensibilidade da região selar.

■ Exames Complementares

- *Hemograma:* anemia normocítica e normocrômica.
- *Rotina bioquímica:* sem alterações.
- *Radiografia de tórax:* normal.
- *Radiografia simples da coluna lombossacra PA/em perfil:* presença de redução da altura do corpo vertebral de L1 (colapso parcial) com acometimento de seu pedículo bilateralmente (Fig. 8-26).

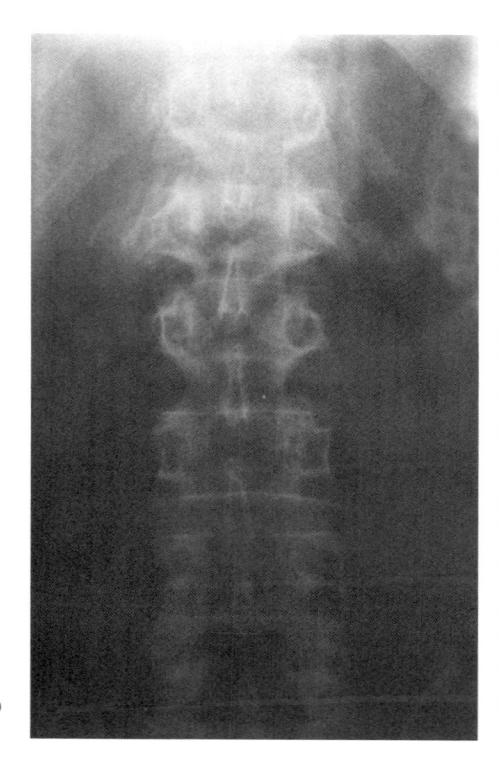

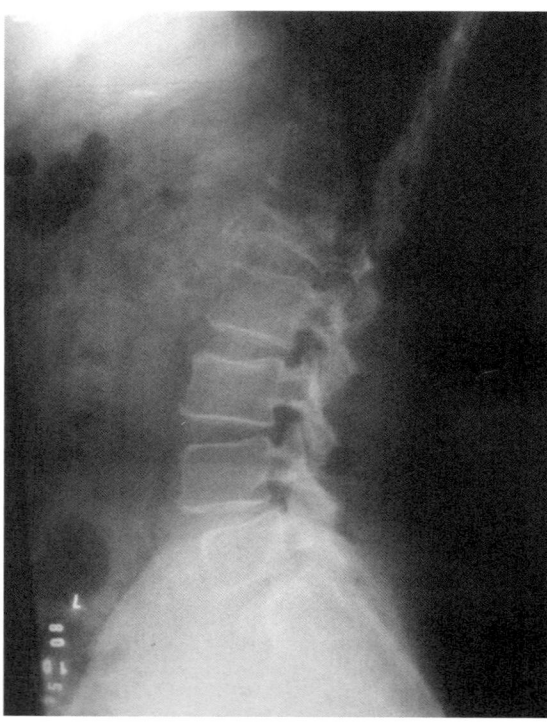

Fig. 8-26. Radiografia PA/em perfil de coluna lombossacra. Colapso parcial do corpo vertebral de L1. (Imagens cedidas pelo Serviço de Radiologia do HFAG.)

Capítulo 8 CRÂNIO, COLUNA E MEMBROS

Foi indicada, então, a realização de TC da coluna lombar, que revelou:

- Colapso do corpo vertebral de L1 com fragmentação dos muros anterior e posterior, comprometendo os pedículos e projetando pequenos fragmentos no canal vertebral (Fig. 8-27.)

Pela forte suspeita clínica de o paciente ter acometimento medular foi solicitada RM a fim de mostrar a exata localização da lesão ou outros problemas da coluna vertebral, medula espinal ou vértebras e discos intervertebrais (Fig. 8-28).

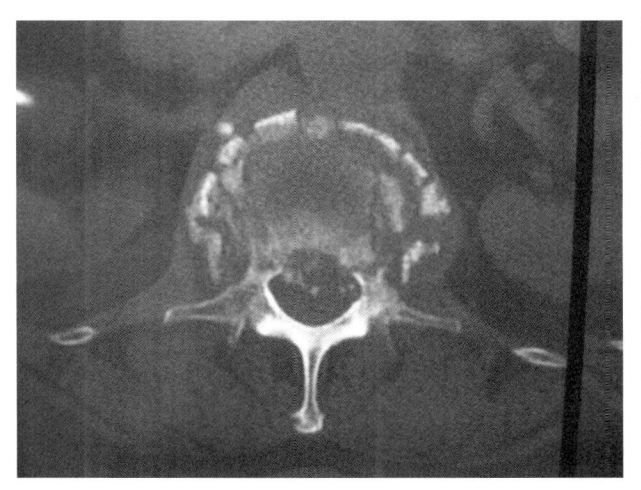

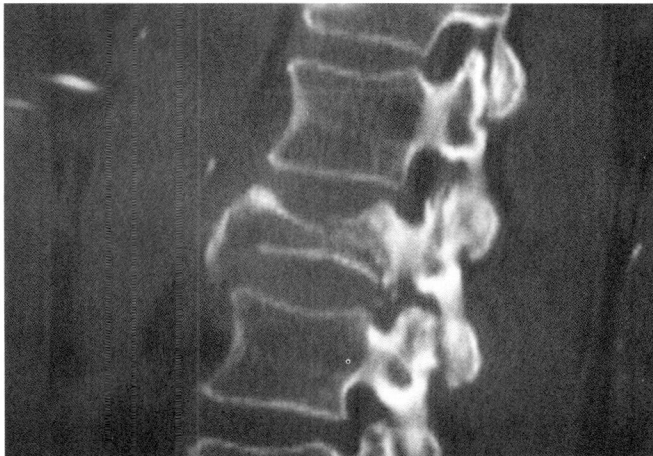

Fig. 8-27. Fratura patológica de L1. (Imagens cedidas pelo Serviço de Radiologia do HFAG.)

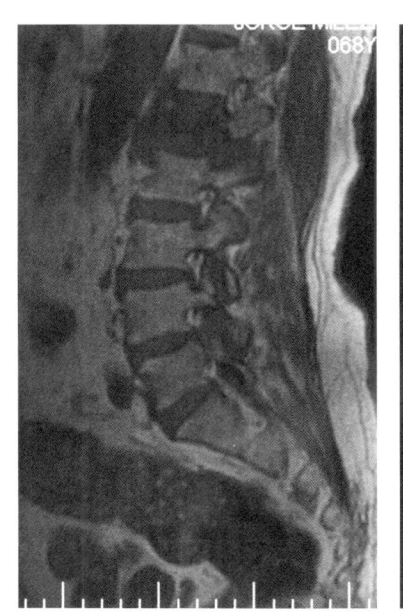

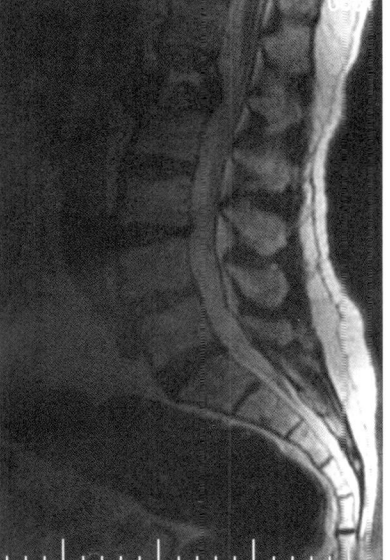

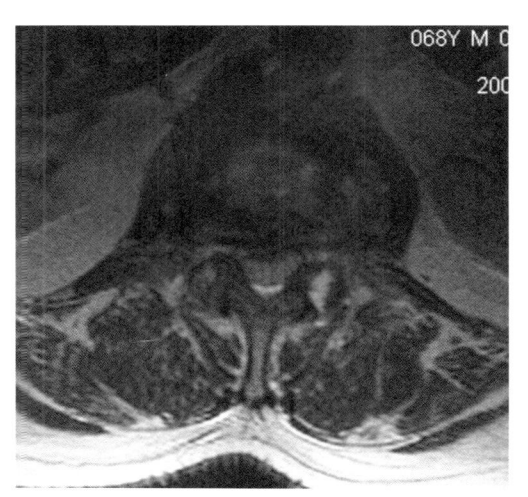

Fig. 8-28. Imagens ponderadas em T1 e T2 corte sagital/T2 corte axial: destruição do corpo vertebral de L1, acometendo os forames neurais correspondentes. Compressão e edema do canal medular no nível de L1. Destruição do muro posterior, determinando redução do canal medular e compressão da emergência das raízes nervosas de L1. (Imagens cedidas pelo Serviço de Neurocirurgia do HFAG.)

■ Comentários

A investigação radiológica de patologias, acometendo a coluna vertebral, a medula espinal e as raízes nervosas envolvem os mais diversos tipos de métodos diagnósticos, motivo pelo qual devemos ser parcimoniosos nas suas indicações.

A **radiologia convencional** ainda é o método inicial de pesquisa, pois através dela teremos uma noção introdutória do arcabouço ósseo da coluna vertebral. Realizada preferencialmente nas incidências em AP, perfil e oblíquas, ela nos fornecerá informações sobre a estrutura dos corpos vertebrais, arcos posteriores, forames neurais e discos intervertebrais. É, porém, um método que traz poucas informações quando a suspeita clínica recai sobre o compartimento intrarraquidiano. No presente caso, o exame radiológico indicou lesão lítica ao nível do pedículo vertebral, que é o sítio principal das lesões metastáticas para a coluna.

A TC é sempre realizada no plano axial, permitindo-nos posteriores reconstruções nos planos sagital e coronal, se assim desejado. A TC nos fornece uma melhor definição anatômica dos elementos da coluna vertebral, além de nos permitir a visualização do canal raqueano, do saco dural e das raízes neurais. Com isto, através dos cortes realizados pela TC, teremos uma visão da origem da lesão, de sua extensão e do grau de acometimento das estruturas nervosas. Por ser um exame realizado por meio de finos cortes que variam entre 2 e 5 mm de espessura, devemos sempre definir o intervalo da coluna vertebral a ser estudado, baseando-nos para isto no quadro clínico do paciente e na radiologia convencional.

A RM é um exame radiográfico ainda mais poderoso que os anteriores pois permite visualizar todas as estruturas anteriormente relatadas além de nos mostrar com detalhes as alterações da medula nervosa e raízes nervosas, hérnias discais, o estado de hidratação do núcleo pulposo, as estenoses do forame e do canal etc. Atualmente a RM é o exame mais completo para o estudo da coluna vertebral.

■ Conclusão

Em vista dos achados radiológicos, foi feito o diagnóstico de neoplasia óssea metástica e compressão medular. Na ausência de sítio primário evidente, optou-se por biópsia da lesão óssea, que revelou adenocarcinoma metastático. Foram iniciados corticoterapia e radioterapia em caráter de urgência, com rápido alívio da dor e da parestesia.

Estudo adicional por cintilografia óssea revelou múltiplas áreas de captação anormal do radiotraçador, como o esterno, bacia e outros pontos da coluna vertebral. Extensa investigação, incluindo mamografia, estudos da tireoide, US de abdome, TC de tórax, estudos contrastados do tubo digestório, endoscopia digestiva alta e colonoscopia, falhou em mostrar o sítio primário.

A conduta diagnóstico-terapêutica mostrou-se, porém, adequada ao caso. Na ausência de um diagnóstico rápido do tumor primário, a preservação da função medular era prioritária. Neste contexto, diversos estudos não revelam vantagem de uma abordagem cirúrgica sobre a radioterapia. A decisão sobre a estratégia terapêutica é principalmente condicionada pela disponibilidade e qualidade dos métodos disponíveis em cada hospital.

QUESTÕES PARA REFLEXÃO

1. **No caso em questão, os dados clínicos já sugeriram fortemente que o sítio da dor lombar tinha origem na coluna. Se o exame clínico fosse inespecífico, você conduziria a investigação radiológica de forma diferente?** (Vide Parte III, Capítulo 9).

   Vale ressaltar que a dor lombar é um sintoma clínico que pode ser oriundo dos mais diversos órgãos, sendo de vital importância na investigação diagnóstica uma anamnese e um exame físico minuciosos. A maior prevalência dos sítios das dores lombares recai sobre a coluna vertebral e o aparelho urinário; logo, na falta de um dado clínico mais específico, a investigação radiológica deve priorizar estes segmentos. Nestes casos, uma radiografia simples do abdome pode ser bastante útil no início da investigação, fornecendo detalhes sobre a estrutura da coluna lombar, presença de cálculos renais radiopacos, distribuição gasosa dos gases intestinais e volume das vísceras maciças entre outros sinais.

2. **Qual o papel da RM no estudo das patologias da coluna vertebral, da medula e das raízes nervosas?**

   A RM se apresenta na atualidade como o mais sensível método na investigação das patologias da coluna vertebral, medula e raízes nervosas. Comparativamente com a TC, apresenta uma melhor definição anatômica, com perfeita distinção das estruturas intrarraquianas, sem a necessidade de contrastes intradurais. Além disso, nos fornece imagens nos 3 planos anatômicos. Contra si traz o fato de ser de alto custo, ainda inacessível a grande parte da população.

   Um outro exame muito importante para detectar infecções ósseas da coluna e também tumores ou metástases ósseas é a cintilografia óssea realizada através de injeção na circulação sanguínea de líquido contendo **isótopos radioativos**. Existem certos isótopos que são captados somente por ossos infectados ou com metástases tumorais. Este exame é realizado por médicos especialistas em **medicina nuclear**.

7º CASO — OTORREIA E HIPOACUSIA

Identificação: DAS, sexo feminino, 19 anos, branca, solteira, natural do Piauí, casada, garçonete.

Queixa principal: "Não consigo ouvir e meu ouvido escorre."

História da doença atual: Paciente com história de otorreia purulenta e de odor fétido (odor de peixe podre) à esquerda, quase constante, que é aliviada com uso de gotas otológicas, porém com fracasso do tratamento clínico. Relata hipoacusia iniciada há uns 4 meses e que está progredindo. Nega dor no momento, mas relata episódios esporádicos de otalgia desde o início da otorreia.

História patológica pregressa: Afirma viroses comuns da infância, alergias respiratórias na infância (bronquite e rinite). Nega diabetes, hipertensão ou qualquer outra doença crônica.

História social: Nega etilismo, nega tabagismo, nega atitudes promíscuas, afirma moradia de alvenaria com saneamento básico.

Exame físico: Paciente em bom estado geral, consciente e orientada no tempo e espaço, longilínea, *faceis* atípica, normocorada, hidratada, anictérica e afebril. Linfadenopatia em cadeia occipital esquerda, móvel e indolor.

Otoscopia: À direita observou-se leve retração timpânica anteroinferior. À esquerda observou-se a presença de abundante secreção purulenta. Após aspiração sob microscopia uma pequena perfuração posterossuperior com presença de resíduos e tecido de granulação.

Audiometria tonal: Demonstra hipoacusia condutiva.

■ Qual É a Hipótese Diagnóstica?

Pela história clínica, exame físico, exame otoscópico e audiometria pode corresponder a um colesteatoma.

Uma otite média crônica, granuloma de colesterol, tumor glômico timpânico, tecido de granulação e colesteatoma.

■ Como Proceder à Investigação?

Pelo quadro clínico da paciente que iniciou uma hipoacusia progressiva, associada a uma otorreia preexistente, realizamos uma audiometria tonal para confirmar o caráter dessa hipoacusia para poder diminuir as hipóteses diagnósticas.

Lembrando que as perdas auditivas podem ser:

1. **Condutiva:** som não é conduzido até a cóclea, na audiometria tonal apresenta curva óssea normal e curva aérea rebaixada com o aparecimento do chamado *gap* aéreo.
2. **Neurossensoriais:** lesão na cóclea, nervo auditivo, tronco ou córtex auditivo, na audiometria tonal tem curvas aéreas e ósseas rebaixadas sem *gap* entre elas.
3. **Mista:** lesão neurossensorial e condutiva, na audiometria tonal tem curvas aéreas e ósseas rebaixadas com aparecimento do *gap* entre elas.

Tomografia computadorizada

É o exame de escolha na avaliação do osso temporal.

Devemos usar a TC para localizar precisamente, caracterizar a densidade, e se for feito o contraste endovenoso podemos ter uma ideia da vascularização dessa lesão.

Capítulo 8   CRÂNIO, COLUNA E MEMBROS

Também é usado no planejamento cirúrgico, e é recomendável em revisões de mastoidectomias. Avaliar a extensão óssea e penetração tumoral.

Avaliar esclerose e erosões óssea e ossicular.

Avaliar pneumatização das mastoides e cavidades associadas.

Identificar possíveis complicações extratemporais.

No exame realizado com a paciente foi identificada uma lesão com densidade e tecidos moles, estendendo-se para dentro do recesso epitimpânico medial aos ossículos, desviando-os para a lateral. Esses achados são compatíveis a um colesteatoma de parte tensa (Figs. 8-29 e 8-30).

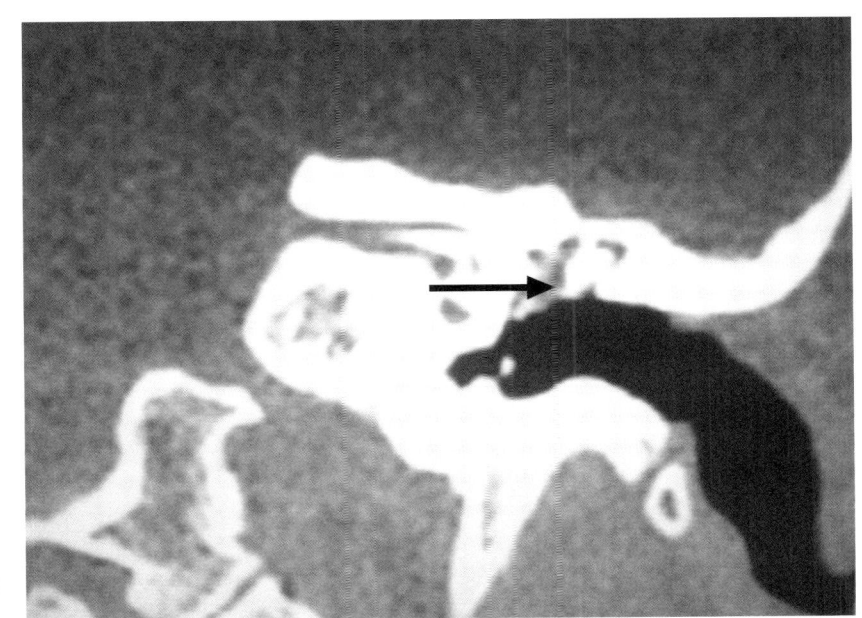

Fig. 8-29. TC corte coronal demonstra uma massa que preenche o recesso epitimpânico medial aos ossículos *(seta)*. Determinando um deslocamento lateral dos ossículos.

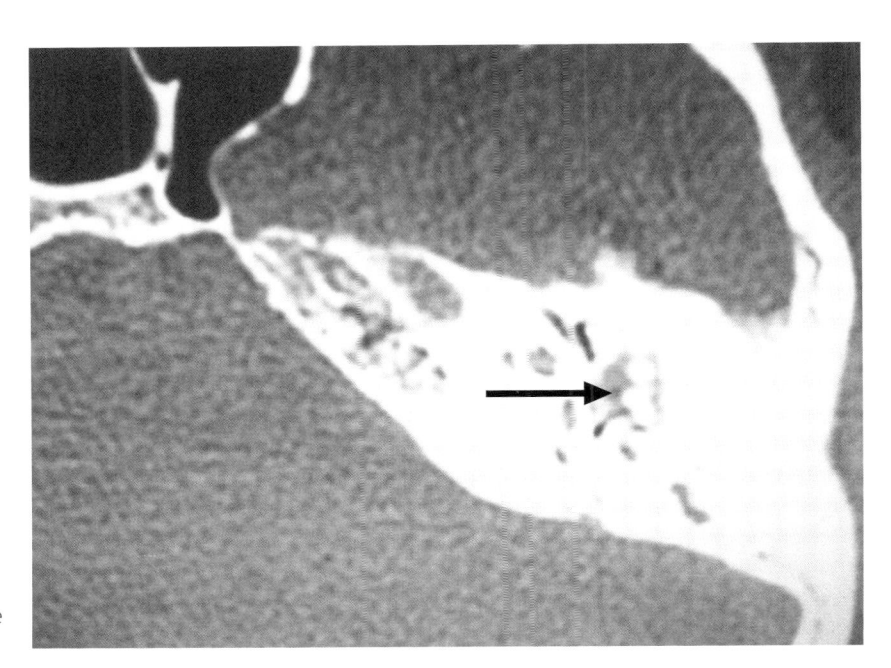

Fig. 8-30. TC corte sagital identificando uma massa com densidade de partes moles, preenchendo o epitímpano e deslocando lateralmente os ossículos *(seta)*.

Achados comuns a todos os colesteatomas da parte tensa são um ou mais dos seguintes:

1. Existe uma massa de tecido mole na orelha média.
2. O processo longo da bigorna está erosado.
3. A massa de tecido mole da orelha média estende-se para dentro do epitímpano, medial aos ossículos.
4. A cabeça do martelo e o corpo da bigorna estão deslocados lateralmente pela massa de tecido mole do saco do colesteatoma. A cabeça do martelo geralmente está deslocada, porém intacta, enquanto o corpo da bigorna deslocado está frequentemente erosado.

Ressonância magnética

É o exame de escolha para a avaliação de neoplasias benignas e malignas do osso temporal, bem como da cisterna cerebropontina.

Pelo contraste de tecido mole ser substancialmente melhor que qualquer outra técnica de imagem, podemos definir as características físicas e químicas da lesão. Conhecendo essas potencialidades da RM, conseguimos delimitar muito bem a extensão de uma lesão. E seria o próximo passo a ser feito para caracterizar bem essa lesão, como foi feito em outro paciente com um colesteatoma (Figs. 8-31 a 8-34).

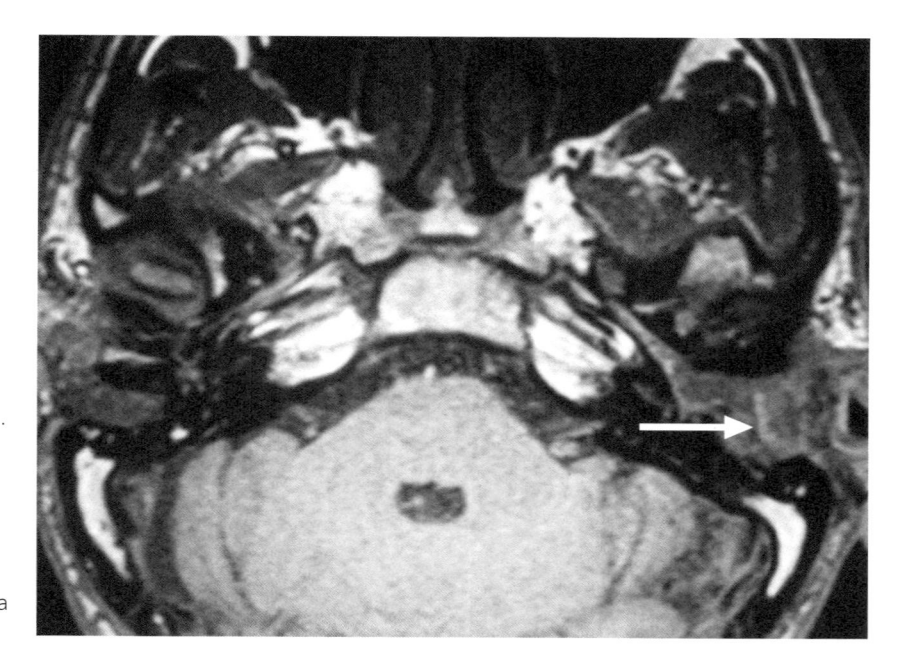

Fig. 8-31. Ressonância magnética, em corte axial, ponderado em T1. Mostra lesão preenchendo cavidade timpânica e conduto auditivo à esquerda, com sinal intermediário em T1 *(seta)*. (Arquivo do Serviço de Radiologia do HUCFF.)

Fig. 8-32. Ressonância magnética, em corte coronal, ponderado em T2. Mesma lesão da figura anterior, localizada em cavidade timpânica e conduto auditivo à esquerda, agora apresenta discreto hipersinal em T2 *(seta)*. (Arquivo do Serviço de Radiologia do HUCFF.)

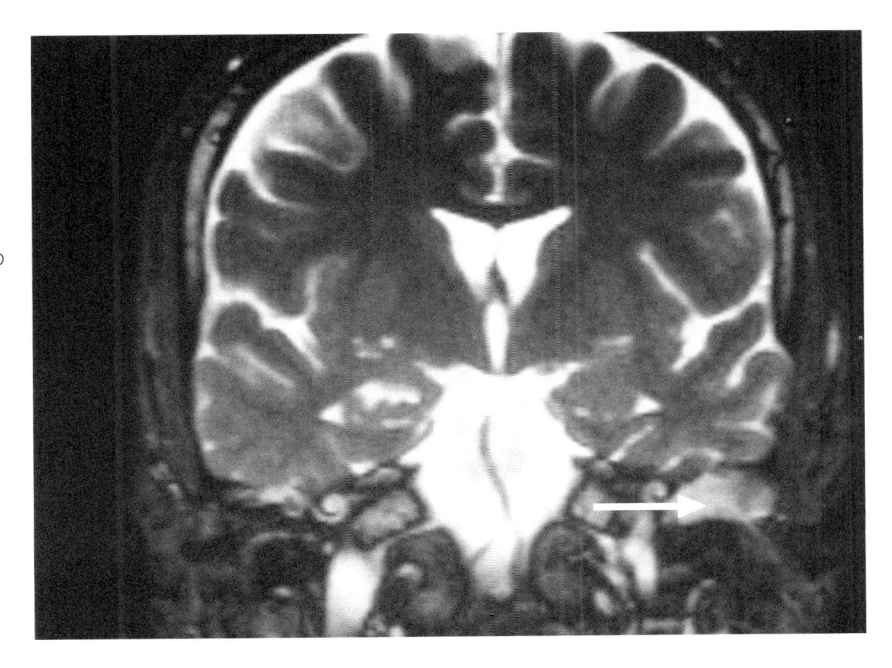

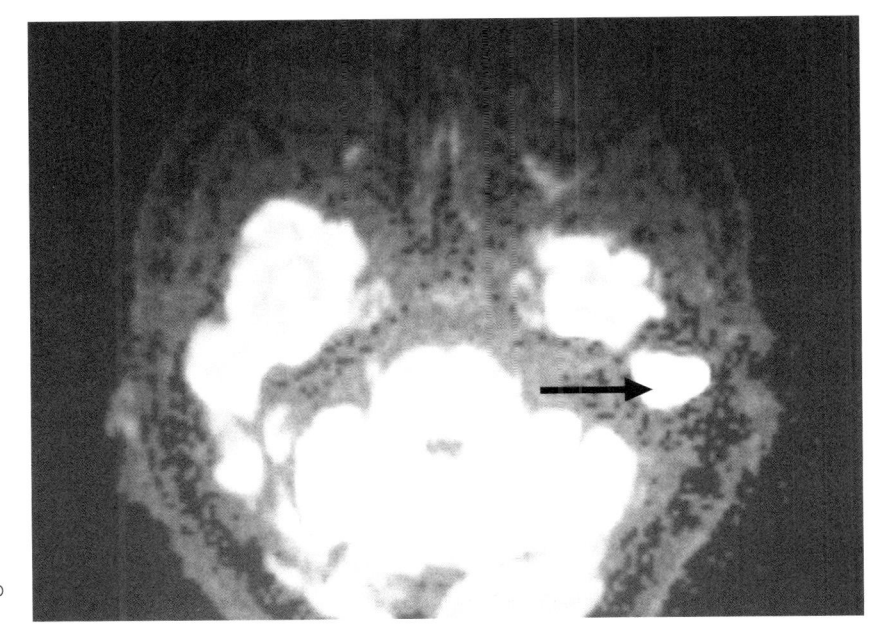

Fig. 8-33. Ressonância magnética, em corte axial, na sequência de difusão. A lesão da cavidade timpânica à esquerda apresenta hipersinal na difusão *(seta)*. (Arquivo do Serviço de Radiologia do HUCFF.)

Fig. 8-34. Corte axial ponderado em T1 pós-contraste, observa-se realce em volta da lesão que pode corresponder a processo inflamatório *(seta fina)*, mas não se observa realce no interior da lesão.

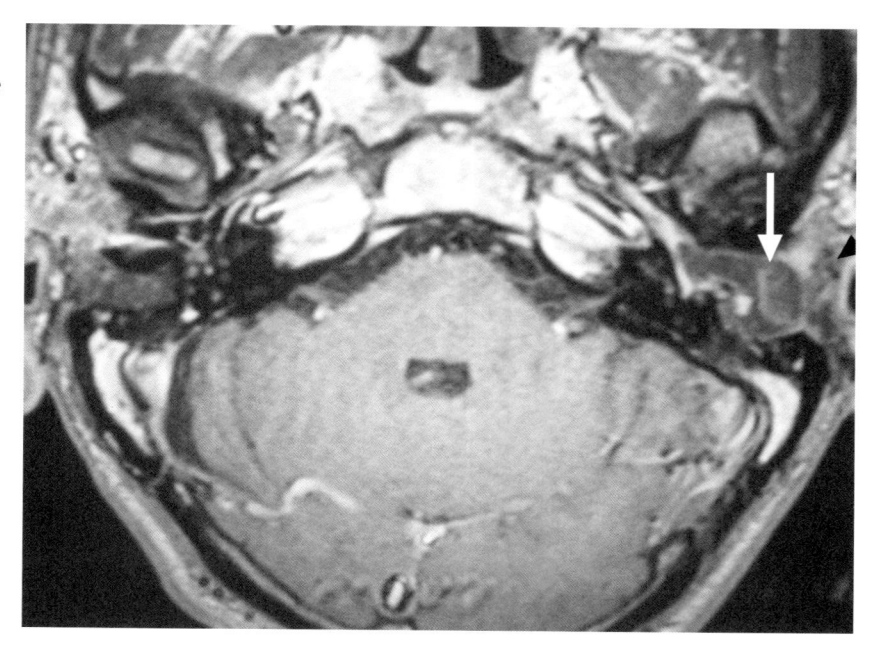

São características de um colesteatoma maior que 5 mm visto pela RM:

1. Isossinal ou hipossinal em T1.
2. Hipersinal em T2.
3. Hipersinal na difusão.
4. Sem impregnação pelo contraste endovenoso no interior da lesão.

■ Conclusão

A TC pode, nesse caso, definir bem o diagnóstico pela clínica e pelos achados de imagem, porém a especificidade é pequena, quando esta cavidade está preenchida ou parcialmente preenchida por material com atenuação de partes moles, pois pode corresponder à secreção, tecido de granulação, granuloma de colesterol e ao colesteatoma.

QUESTÕES PARA DISCUSSÃO

1. **Como diferenciar o colesteatoma do granuloma de colesterol?**
   Na TC fica mais difícil, pois as 2 lesões são hipoatenuantes e sem realce. Como o granuloma de colesterol é uma massa de tecido inflamatório crônico, contendo fendas de cristais de colesterol circundadas por células gigantes, na RM aparece com hiperintensidade em T1 e em T2. O que o diferencia do colesteatoma.

2. **Como diferenciar o colesteatoma do tecido de granulação?**
   A RM tem boa sensibilidade para diferenciar as 2 entidades, o colesteatoma tem hipersinal na sequência de difusão, e, além disso, o tecido de granulação tem uma impregnação tardia pelo contraste endovenoso e o colesteatoma pode ter apenas um leve realce na margem da lesão e não em seu interior.

3. **Como diferenciar o colesteatoma de um tumor glômico?**
   O tumor glômico é um tumor altamente vascularizado, vai apresentar um grande realce pelo contraste endovenoso, e nas imagens ponderadas em T1 e em T2 vai ter um aspecto em "sal e pimenta" que corresponde a focos pretos (hipointensos), chamados de *flow void* ou "vazio de fluxo", que se formam por causa do intenso fluxo vascular na lesão.

4. **Quais são os tipos de colesteatoma?**
   São congênitos e adquiridos. Os adquiridos são os mais comuns, correspondendo a 98% dos colesteatomas, eles podem ser subdivididos em colesteatoma de parte flácida que é o tipo mais comum, e caracteriza-se por comprometer o espaço de Prussak, causando erosão do esporão, cabeça do martelo e corpo da bigorna. O outro subtipo é o colesteatoma de parte tensa, geralmente se origina do mesotímpano posterior e normalmente não causa erosão do esporão.

5. **Quais são as principais complicações do colesteatoma?**
   Fístulas labiríntica, deiscência do tegme timpânico e erosão do canal do nervo facial.

BIBLIOGRAFIA

Campbell JP, Pillsbury HC, 3rd. The use of computerized tomographic imaging in revision mastoid surgery for chronic otitis media. *Am J Otol* 1990;11(6):387-94.

Mafee MF, Valvassori GE, Becker M. *Imagens da cabeça e pescoço*. Rio de Janeiro: Guanabara Koogan, 2007.

Moedder U, Cohnen M, Andersen K, Engelbrecht V. *Direct diagnosis in radiology: head and neck imaging*. Fritz-Stuttgart, Germany: Georg Thieme Verlag KG, 2008.

Prando A, Moreira F. *Fundamentos de radiologia e diagnóstico por imagem*. Rio de Janeiro: Elsevier, 2007.

8º CASO — HIPOACUSIA E PARALISIA FACIAL

Identificação: VEAP, masculino, 64 anos, pardo, natural do Rio de Janeiro, aposentado.

Queixa principal: "Meu rosto parou."

História da doença atual: Há 7 anos iniciou um zumbido constante e não pulsátil que vinha acompanhado de hipoacusia progressiva e grave da orelha esquerda. Relata episódios de sangramento. Houve crescimento tumoral visível à otoscopia, fazendo herniação da membrana timpânica para dentro do canal auditivo externo. Há 2 dias surgiu uma paralisia facial que acompanha sensação de pressão na hemiface afetada, sendo estes os sintomas que o trouxe para a investigação diagnóstica.

História patológica pregressa: Paciente hipertenso, diabético, relata viroses comuns da infância e nega outras patologias.

História social: Ingere bebidas alcoólicas semanalmente, nega tabagismo, aposentado e trabalhou como motorista de caminhão por toda a vida, residência de alvenaria com saneamento básico.

Exame físico: Paciente em bom estado geral, consciente e orientada no tempo e espaço, brevilíneo, abdome globoso, face esquerda parética, normocorado, hidratado, anictérico e afebril.

Otoscopia: Uma grande lesão de coloração vermelho-púrpura que preenche a orelha média e faz herniação da membrana timpânica para dentro do canal auditivo externo.

Audiometria tonal: Demonstra perda condutiva e neurossensorial.

■ Hipótese Diagnóstica

Pela história clínica, audiometria tonal e principalmente pela otoscopia; pode corresponder a tumor glômico, granuloma de colesterol, uma artéria carótida aberrante, bulbo jugular alto ou colesteatoma.

■ Como Proceder à Investigação?

Pela presença de uma massa que faz herniação da membrana timpânica para o conduto auditivo externo e sendo bem visualizada pela otoscopia; não temos dúvida, de que se trata de um componente tecidual, da qual não sabemos a sua extensão no osso temporal. Como comentado no caso anterior à TC é o exame de escolha para a investigação inicial. Mas nesse caso, por se visualizar uma massa que se exteriorizava para o conduto auditivo externo, com comprometimento do nervo facial e possível comprometimento extratemporal, foi realizada diretamente a RM.

Realizada a RM, foram identificadas imagens não homogêneas, com sinal de intensidade média na ponderação em densidade de prótons (DP) e em T2, com presença de vazios de fluxos *(flow void)* de permeio à lesão. Na sequência em T1 pós-contraste endovenoso, evidenciou intensa impregnação da lesão. Esses achados são característicos de um glomo jugular (Figs. 8-35 a 8-37).

Fig. 8-35. Corte axial ponderada em DP. Mostra lesão à esquerda não homogênea com vazio de fluxo de permeio em padrão sal e pimenta *(seta reta)*, observa-se mastoide esquerda velada por secreção *(seta curva)*. (Arquivo do HUCFF.)

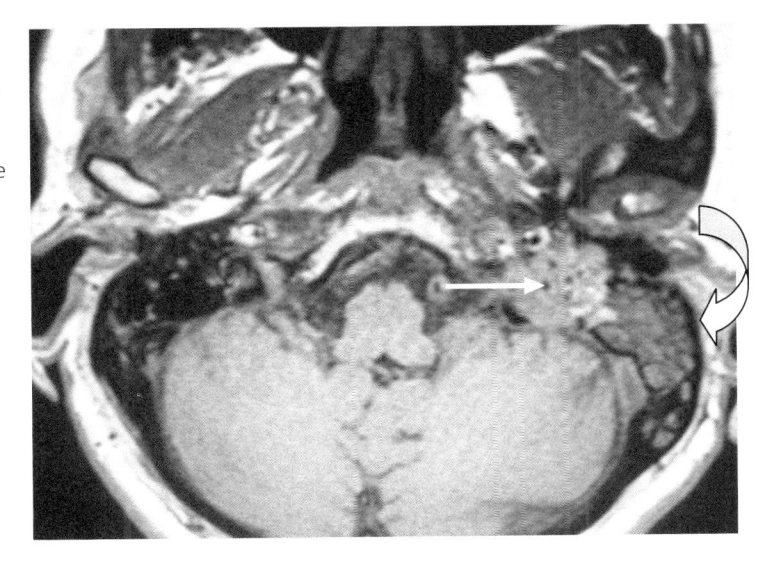

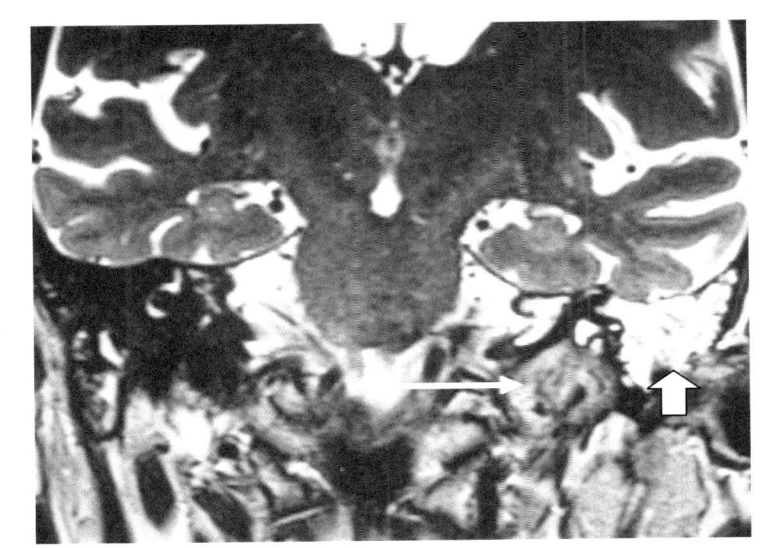

Fig. 8-36. Corte coronal ponderada em T2. Observa-se lesão com intensidade média com o mesmo padrão da Figura 8-39. Lesão *(seta longa)* e secreção da mastoide *(seta curta)*. (Arquivo do HUCFF.)

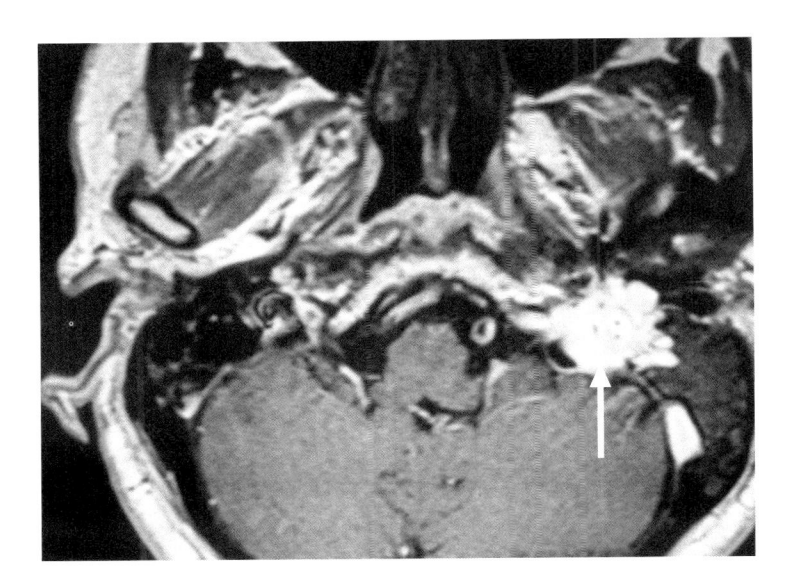

Fig. 8-37. Corte axial ponderada em T1 pós-contraste. Observa-se intensa impregnação do contraste pela lesão *(seta)*. (Arquivo do HUCFF.)

Achados dos tumores glômicos pela ressonância magnética

O tumor aparece como uma massa com sinal de intensidade média nas imagens em T1 e T2, contendo múltiplas pequenas áreas de ausência de sinal, produzidas pelos vasos sanguíneos *(flow void)*. A massa sofre realce depois da injeção do meio de contraste. Enquanto a extensão intracraniana está bem delineada por TC e RM com contraste, a extensão extracraniana é muito mais bem observada pela RM, porque o glomo apresenta uma intensidade de sinal diferente das estruturas circunvizinhas, em particular os músculos. Além disso, o envolvimento da veia jugular e da artéria carótida pode ser observado. Sempre que os vasos não sejam bem observados, deverá ser realizada uma angiorressonância ou angio-TC.

Outros exames complementares

A TC é a técnica mais útil para o diagnóstico e avaliação da extensão dos tumores do glomo timpânico. A RM está indicada para tumores do glomo jugular com grande extensão extratemporal. A arteriografia e venografia foram suplantadas pela angiografia por TC e por RM.

Achados dos tumores glômicos pela TC

Pode apresentar-se como uma massa de tecido mole de tamanho variável, geralmente, na porção inferior da cavidade timpânica ou fossa jugular, sendo altamente vascularizada e demonstrando intenso realce pelo meio de contraste. Pode haver extensão extratemporal como fossa craniana média e posterior; entre outras topografias. Pode haver lesões líticas erosivas de diversas estruturas, como a parede posterior do segmento vertical intrapetroso da artéria carótida interna, erosões de contorno cortical com dilatação da fossa jugular entre outras estruturas.

A TC contrastada dinâmica pode diferenciar um tumor glômico de outras massas vasculares, como o bulbo jugular alto. Pois o glomo se impregna rapidamente pelo contraste, enquanto o bulbo jugular alto tem uma impregnação mais tardia.

Venografia

Quando a RM não está disponível, a venografia jugular retrógrada consiste no melhor método para demonstrar uma extensão de um tumor glômico para baixo, para dentro do pescoço, dentro da luz ou ao longo da parede da veia jugular. Sendo importante para o planejamento da radioterapia.

Arteriografia

A arteriografia com subtração não se faz necessária para o diagnóstico da lesão, porém, porém ela é necessária para identificar os vasos nutridores da lesão antes da realização da embolização ou laqueadura cirúrgica.

■ Conclusão

Apesar de não termos feito inicialmente a TC, que demonstraria muito bem as lesões ósseas envolvidas, poderíamos fazer uma TC com contrate dinâmico para diferenciar de outras lesões vasculares. A ressonância demonstrou muito bem os limites da lesão e também a caracterizou facilmente como um glomo jugular.

QUESTÕES PARA REFLEXÃO

1. **O que são os tumores glômicos?**

   Os tumores glômicos, também chamados de quimiodectomas e paragangliomas não cromafins, são tumores benignos prevalentes em mulheres. Surgem de corpos glômicos encontrados em qualquer ponto do osso temporal ou ainda do pescoço. É extremamente vascularizado e tem coloração púrpura/avermelhada com aspecto lobulado.

2. **Quais são os tipos de tumores glômicos?**

   Glomo jugular que se origina da fossa jugular e se projeta para dentro da cavidade da orelha média, pode ter grande extensão extratemporal. Glomo timpânico surge de corpúsculos glômicos diminutos, localizados no promontório da orelha média, tem tamanho variável, localiza-se geralmente na porção inferior da cavidade timpânica, podendo abaular a membrana timpânica, erodir o promontório, estender-se para as mastoide e para a fossa jugular, dificultando a diferenciação com o glomo jugular.

3. **Quais os nervos cranianos mais envolvidos?**

   Os nervos cranianos mais envolvidos são principalmente os bulbares (IX – glossofaríngeo, X – vago, XI – acessório e XII – hipoglosso), o V – trigêmeo e o VII – facial.

4. **Qual é o tratamento do tumor glômico?**

   O tratamento do tumor glômico é cirúrgico por excelência, sendo, portanto, o único meio potencialmente curativo dessa afecção.

5. **Para que se faz a radioterapia?**

   A radioterapia é indicada nos casos onde a cirurgia radical não é possível. Critérios, como idade, condições clínicas, tamanho do tumor e sua extensão, vão definir o tratamento. Embora o tumor seja resistente à radioterapia, os efeitos dessa sobre a vascularização fazem com que haja uma regressão da massa tumoral.

BIBLIOGRAFIA

Mafee MF, Valvassori GE, Becker M. *Imagens da cabeça e pescoço*. Rio de Janeiro: Guanabara Koogan, 2007.

Moedder U, Cohnen M, Andersen K, Engelbrecht V. *Direct diagnosis in radiology: head and neck imaging*. Fritz-Stuttgart, Germany: Georg Thieme Verlag KG, 2008.

Prando A, Moreira F. *Fundamentos de radiologia e diagnóstico por imagem*. Rio de Janeiro: Elsevier, 2007.

9º CASO — SEIOS PARANASAIS – Congestão Nasal e Desconforto Geral

Identificação: Mulher branca do interior do estado de Rio de Janeiro, professora de uma creche, 33 anos.

Queixa principal: Desconforto geral, congestão nasal, cefaleia.

História da doença atual: Quadro clínico de 15 dias de evolução com desconforto geral, tosse não produtiva e congestão nasal. Faz 7 dias consultou médico em um posto de saúde da periferia que fez diagnóstico de gripe. Paciente foi medicada com AINES, hidratação oral, vitamina C, repouso, sem melhoria depois de 3 dias. Agora retorna ao pronto atendimento novamente por notar congestão nasal persistente, rinorreia esverdeada, picos de febre e cefaleia frontal.

Historia patológica pregressa: Doenças comuns da infância.

História social: Financeiramente estável, casada faz 2 anos, não fuma, não consome álcool.

Historia profissional: Trabalha faz 5 anos como professora em uma creche na zona norte do Rio de Janeiro, formada em pedagogia.

Exame físico: Altura 1,68, peso 59 kg, T. ax. 39,1°C, FR = 20, FC = 87, TA = 124/66. Congestão nasal evidente, sem dispneia, rinorreia esverdeada abundante. Leve fotofobia sem outras alterações visuais, otoscopia sem alterações, canal orofaríngeo sem alterações, dor na palpação de seios frontais e maxilares.

Ausculta cardíaca rítmica sem sopros. Murmúrio vesicular adequado sem ruídos adventícios.

Abdome compressível sem dor ou visceromegalias.

Pulsos periféricos simétricos, sincrônicos e palpáveis.

Resto do exame físico normal.

■ Qual o Diagnóstico Clínico?

Pela história clínica de sintomas respiratórios altos, evolução natural da patologia que não melhora com recomendações médicas e os sinais achados na nova avaliação orientam para um quadro de sinusite aguda. Sinusite é a segunda infecção mais comum das vias aéreas superiores. Pode ser causada por vírus, bactérias ou alergias.

Os seios paranasais são formados por um grupo de cavidades aeradas que se abrem dentro do nariz e se desenvolvem nos ossos da face. Estas cavidades têm comunicação com as cavidades nasais. As causas mais comuns que podem desencadear a sinusite são: gripe, alergia, desvio do septo nasal e más condições climáticas.

■ Diagnósticos Diferenciais?

1. **Resfriado comum:** infecção mais comum das vias aéreas superiores, O principal agente causador do resfriado comum é o rinovírus. Mas existem vários outros vírus capazes de provocar esta doença, como o vírus parainfluenza, o adenovírus e o vírus sincicial respiratório.
2. **Gripe:** doença causada por um tipo específico de vírus, denominado influenza. Ao contrário do resfriado comum, a gripe não se restringe apenas às vias aéreas superiores, podendo atingir as vias aéreas inferiores.

■ Qual a Conduta?

Paciente com sintomas de vias aéreas superiores com prévio tratamento médico sem melhoria. Agora está com cefaleia e febre, sendo necessário investigar um pouco mais seu quadro para iniciar rapidamente o tratamento adequado.

1. **Analgesia** para controlar a febre e o desconforto geral.
2. **Hemograma** que reporta leucocitose moderada com desvio à esquerda.
3. **TC de seios da face** com acentuado espessamento mucosos nos seios frontal, maxilar e esfenoidal à direita, pequeno espessamento no maxilar e de algumas células etmoidais à esquerda. Obliteração dos recessos frontal e esfenoetmoidal esquerdo e meato médio ipsolateral. Estrutura óssea perissinusal íntegra.

■ Interpretação das Ajudas Diagnósticas?

Hemograma com aumento de leucocitose e produção de células imaturas na corrente sanguínea indica uma infecção aguda.

TC evidência acúmulo de muco nos seios paranasais com preferência no lado esquerdo. Edema mucoso produz obstrução das vias de drenagem dos seios que posteriormente é infectado por vírus ou bactérias. Uma estrutura óssea perissinusal íntegra apoia a teoria de um quadro agudo, já que se fosse um quadro crônico, as paredes ósseas apresentariam um espessamento.

■ Evolução

Inicia-se terapia antimicrobiana por 7 dias com amoxicilina* 1.000 mg/dia, descongestionante nasal, AINES * 500 mg/8 h, hidratação oral, repouso. Paciente com evolução favorável e não apresenta complicações.

QUESTÕES PARA REFLEXÃO

O diagnóstico de sinusite é puramente clínico. Em 1997, a Academia Americana de Otorrinolaringologia propôs a denominação de rinossinusite em vez de sinusite, atendendo à contiguidade e à relação embriológica das mucosas nasais e sinusais.

Além disso, a presença de sinusite isolada é extremamente rara e habitualmente precedida de rinite.

Atualmente, a TC é considerada o exame-padrão para avaliar as cavidades paranasais, já que permite uma avaliação pré-cirúrgica endonasal, mapeamento de estruturas ósseas, evidência de variantes anatômicas. Os sinais na TC da sinusite aguda incluem espessamento das mucosas, velamento dos seios, níveis hidroaéreos. No entanto, tais alterações podem ser vistas em tantos como 50% dos pacientes submetidos à TC ou RM por outras razões e, portanto, falta de diagnóstico, especificidade para a doença sinusal. Além disso, o aparecimento de imagem, muitas vezes, não corresponde à gravidade da doença. Por estas razões, o diagnóstico de sinusite aguda deve descansar em clínicas em vez de achados radiológicos. O *American College of Radiology* atualmente não recomenda imagem para o diagnóstico de sinusite aguda, sem complicações (Figs. 8-38 a 8-40).

A radiografia de seios da face (Caldwell, Waters, lateral e submental) é um exame barato, rápido, mas pode perder imagens médicas pela limitação da técnica. Podem ser úteis para investigar sinusite aguda nos lugares onde não se tem uma TC disponível (Fig. 8-41).

A RM tem a vantagem da ausência de radiação ionizante e permite uma melhor diferenciação das estruturas sólidas do que a TC. Está indicada na fase aguda quando se procura uma complicação neurológica, encefálica. Fora da fase aguda, a RM pode ser útil no diagnóstico de sinusite fúngica.

As complicações da sinusite podem ser orbitárias (celulite periorbitárias e intraorbitárias) e intracranianas (trombose venosa, meningite e abscesso parenquimatoso). A complicação orbitária é mais comum.

O resfriado comum é uma doença benigna. Tende a melhorar espontaneamente em 5 a 7 dias. Entretanto, algumas vezes o resfriado comum pode complicar-se e evoluir para uma infecção bacteriana. O tratamento visa ao controle dos sintomas. Uma medida muito útil é a ingestão de grandes quantidades de líquidos, para ajudar a eliminar as secreções. Além disso, é importante usar roupas leves e ficar em ambientes com boa ventilação. Em caso de febre, devem-se usar medicamentos antitérmicos. A aplicação de gotas de soro fisiológico no nariz pode auxiliar a aliviar a obstrução nasal.

Ao contrário do resfriado comum, na gripe ocorre febre alta, de até 40°C, e calafrios. Além disso, outras partes do corpo podem ficar doloridas, podendo ocorrer dor de cabeça, dor no corpo e nas articulações. Também é comum haver intolerância à luz e lacrimejamento. O acometimento das vias aéreas superiores é percebido pela presença de coriza, tosse, dor de garganta e obstrução nasal. Além disso, as vias aéreas inferiores também podem ser atingidas, o que resulta em tosse e dificuldade para respirar.

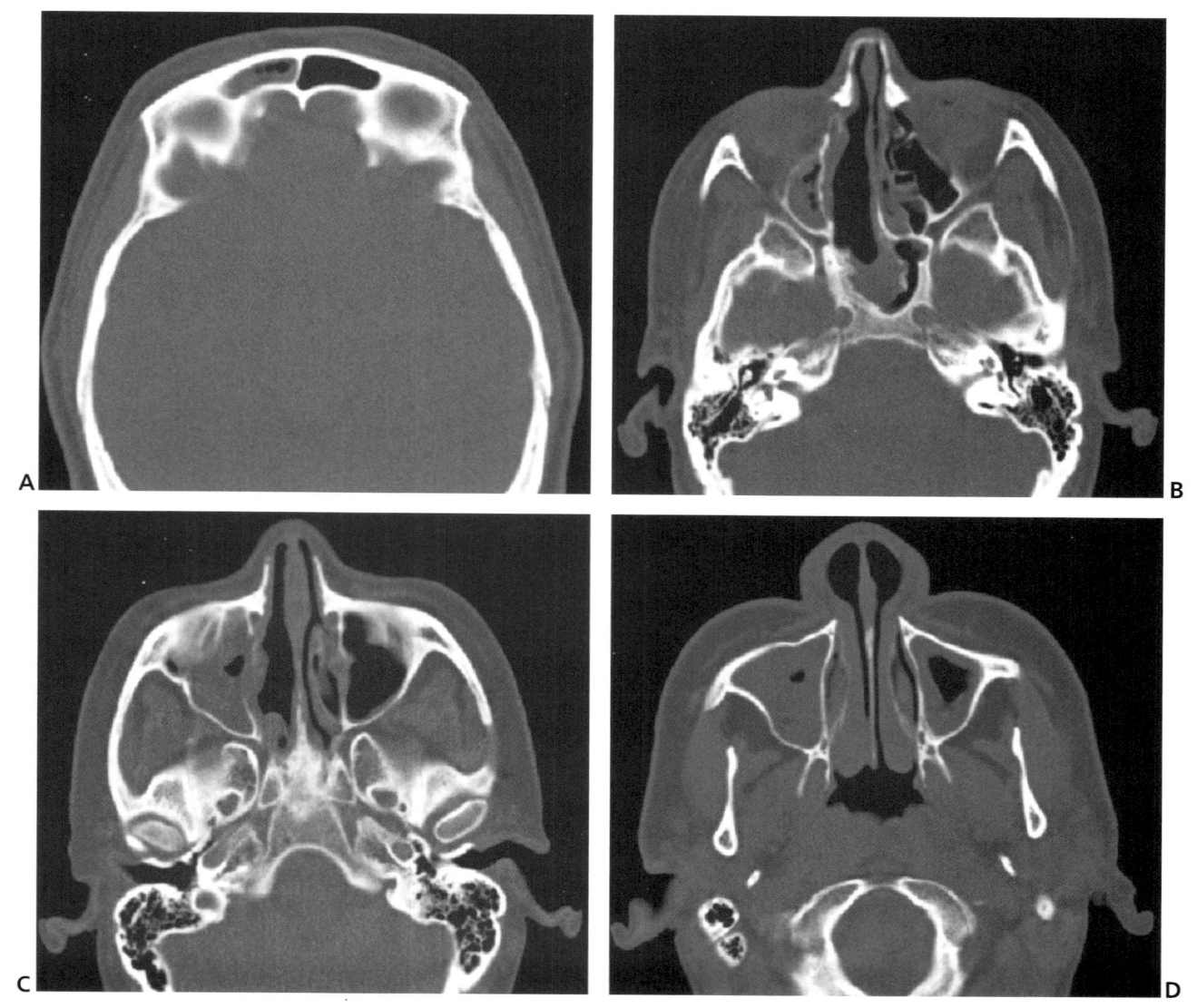

Fig. 8-38. TC de seios da face, cortes axiais. Espessamento mucoso nos seios frontal direito (**A**), maxilar ipsolateral (**C**) e de algumas etmoidais à esquerda (**B**). Espessamento mucoso no maxilar esquerdo (**D**).

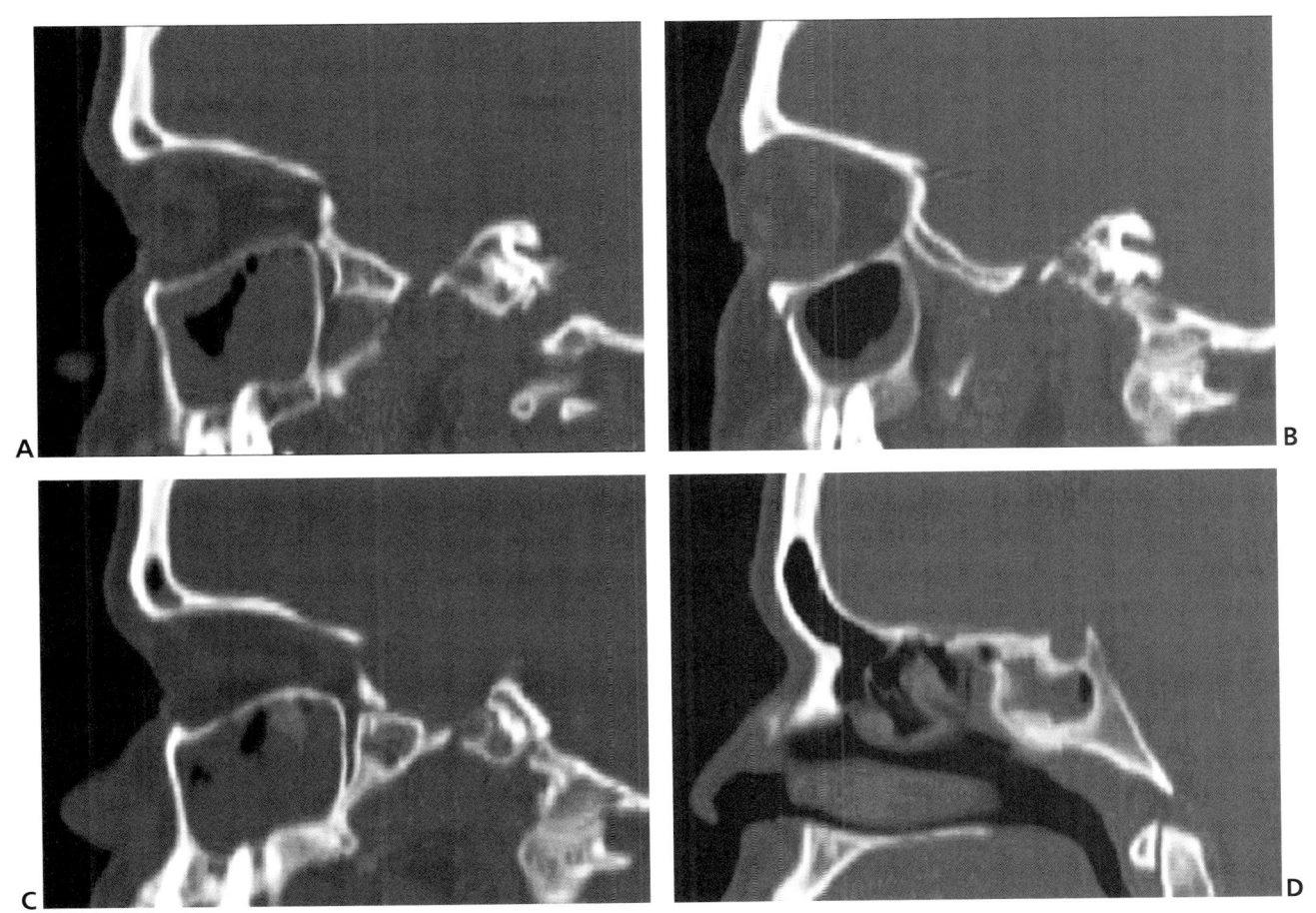

Fig. 8-39. TC de seios da face, cortes sagitais. **A.** Espessamento mucoso do seio maxilar direito. **B.** Mínimo assentamento mucoso no seio maxilar esquerdo. **C.** Nota-se velamento parcial do seio frontal direito. **D.** Moderado comprometimento dos seios esfenoidais e algumas células etmoidais.

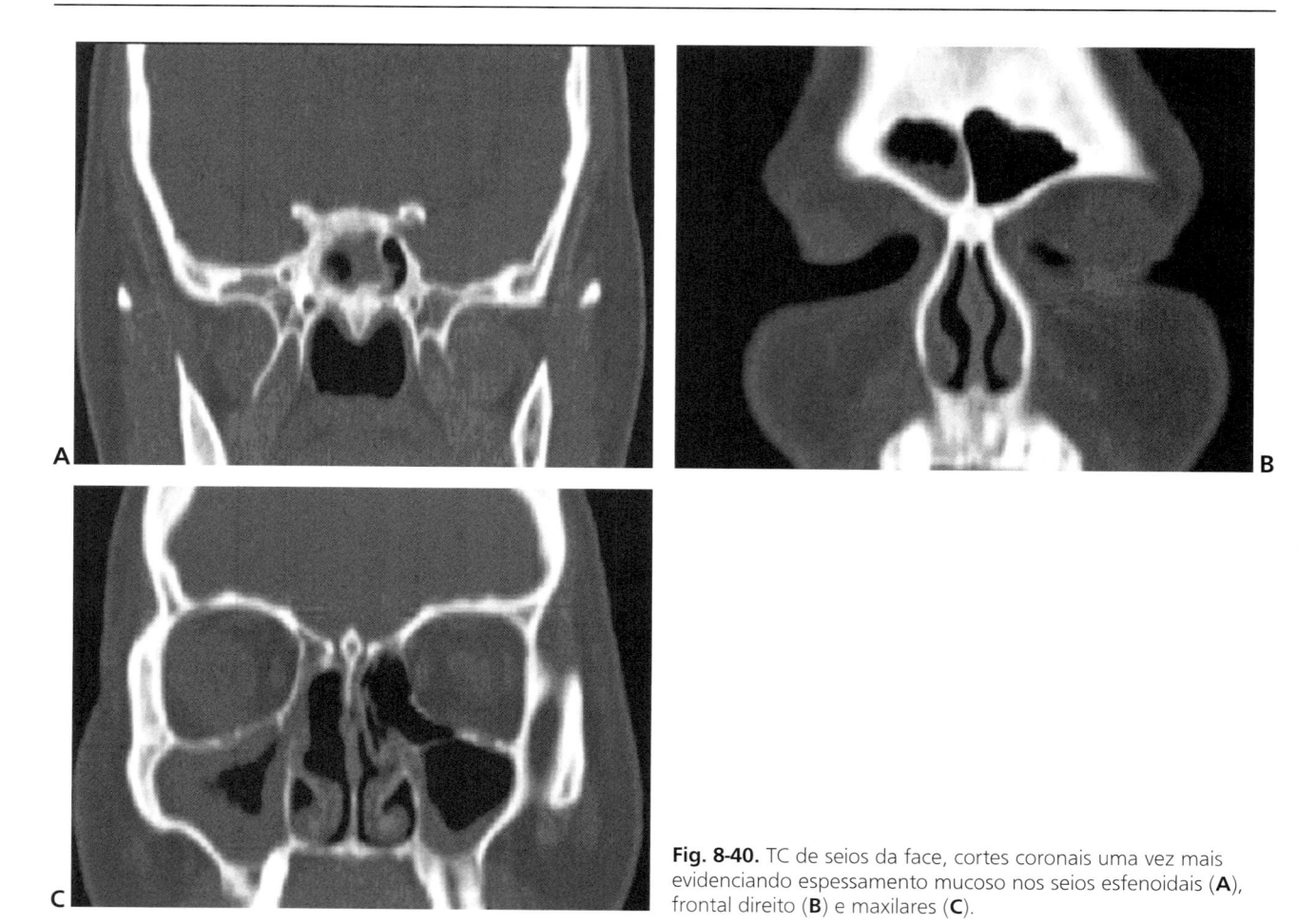

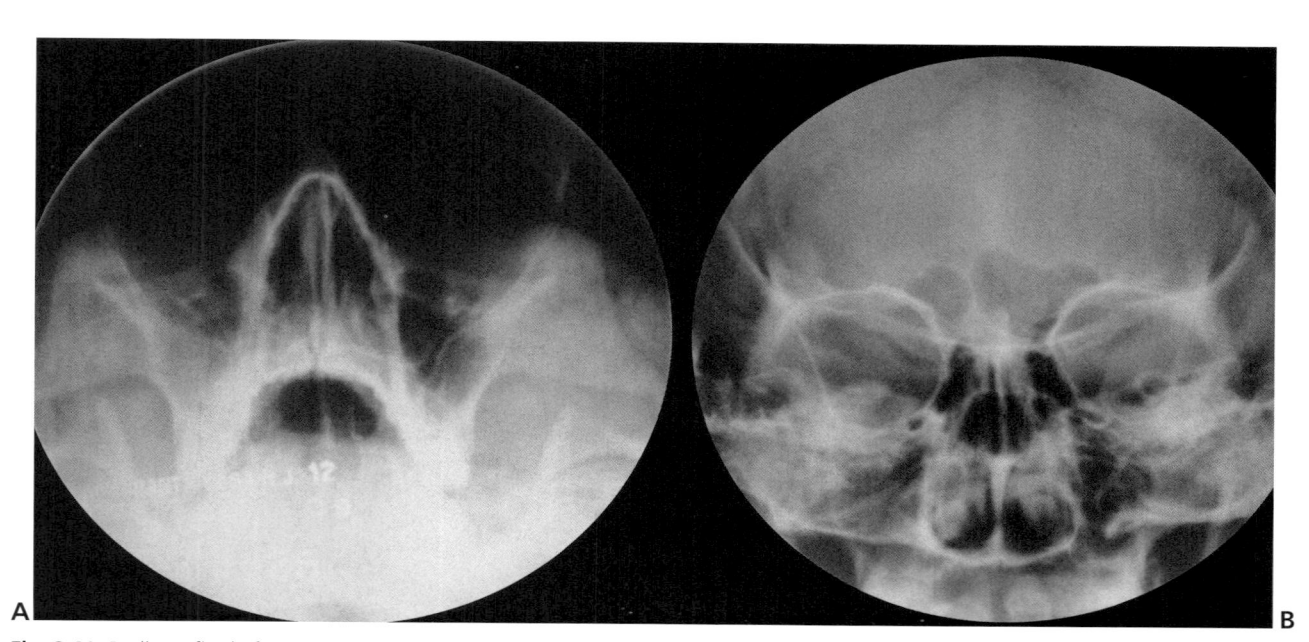

Fig. 8-40. TC de seios da face, cortes coronais uma vez mais evidenciando espessamento mucoso nos seios esfenoidais (**A**), frontal direito (**B**) e maxilares (**C**).

Fig. 8-41. Radiografia da face com velamento parcial do seio maxilar direito. As incidências utilizadas para avaliação são Waters (**A**), Caldwell (**B**) e lateral ou perfil.

BIBLIOGRAFIA

Associação Espanhola de Pediatria de Atenção Primária, Sinusite. Publicado em: 19 Out. 2006, acesso em: 22 Jul. 2010, disponível em: http://www.aepap.org/

Balieiro FO, Bordash A, Stamm AEC *et al.* Abordagens cirúrgicas para os osteomas dos seios paranasais. *Rev Bras Otorrinolaringol* 2004;70(2):164-70.

Burgener F, Kormano M. *Diagnóstico diferencial em tomografia*. Rio de Janeiro: Revinter, 1998.

Fernández-Cuesta Valcarce MA, Pascual Pérez JM, De Hoyos López MC. Actualizacao do manejo da faringoamigdalitis, otitis y sinusitis en pediatría. *Revista Pediatría de Atención Primaria* 2002;14(VI):45-59. Disponivel em: http://www.pap.es/num14/pdf/revisiones.pdf

Fonseca AL, Arrobas AM. Doenças inflamatórias alérgicas das vias aéreas superiores e suas implicações na asma brônquica. *Rev Port Pneumol* 2006;12(5):563-79.

Hilton P, Solomon B, Charles K *et al.* Computed tomography of benig disease of the paranasal sinuses. *Radiographics* 1983;3(1):107-40.

Interamerican Association of Pediatric Othorrinolaryngology, Sinusite Bacteriana Aguda – Protocolo da Academia Americana de Pediatria. Acesso em: 22 Jul. 2010, disponível em: http://www.iapo.org.br/novo/default.asp

Ludwig B, Foster BR, Saito N *et al.* Diagnostic imaging in nontraumatic pediatric head and neck emergencies. *RadioGraphics* 2010;30(3):781-99.

Otorrinología basada en la evidencia. Acesso em: 22 Jul. 2010, disponivel em: http://www.orlevidencia.org

Pitrez PMC, Pitrez JLB. Infecções agudas das vias aéreas superiores – Diagnóstico e tratamento ambulatorial. *J Pediatria* 2003;79(Suppl 1):S77-S86.

Prando A, Moreira F. *Fundamentos de radiologia e diagnóstico por imagem*. Rio de Janeiro: Elsevier, 2007.

Sutton D. *Textbook of radiology and imaging*. 6th ed. New York: Churchill Livingstone 1998.

Vieira VBG, Ferreira MAP. Infecções do trato respiratório no adulto. In: Duncan BB, Schmidt MI, Giugliani ERJ (Eds.). *Medicina ambulatorial: condutas de atenção primária baseadas em evidências*. 3rd ed. Porto Alegre: Artes Médicas, 2004.

Wiikmann V. *Tumores benignos de nariz e seios da face*. Fundação otorrinolaringologia. Acesso em: 26 Jul. 2010, disponível em: http://www.forl.org.br

Yousem D. Imaging of sinonasal inflammatory disease. *Radiology* 1993;188(2):303-14.

10º CASO — CEFALEIA E OBSTRUÇÃO NASAL

Identificação: Homem adolescente de 14 anos de idade, etnia negra que nasceu e reside na cidade do Rio de Janeiro.

Queixa principal: Cefaleia, obstrução nasal de longa data.

História da doença atual: Paciente com quadro clínico de 6 meses de evolução com cefaleia hemicraniana esquerda leve, posteriormente surge sensação de obstrução nasal ipsolateral. Paciente consulta otorrinolaringologista quem inicia estudos para o paciente.

História patológica pregressa: Doenças comuns da infância.

História social: Depende financeiramente de seus pais, não fuma, não consome bebidas alcoólicas nem psicoativas.

História profissional: Estudante secundário, com desempeno adequado. Jogador de Vôlei de sua escola.

Exame físico: Altura 1,76 m; peso 61 kg; T. ax. 36,3° C; FR = 17; FC = 81; TA = 114/72.

Congestão nasal escassa, sem dispneia no momento. Sem alterações visuais, otoscopia sem alterações, canal orofaríngeo sem alterações.
Auscultação cardiorrespiratória dentro de limites normais.
Abdome desprezível e indolor, não apresenta viceromegalias.
Pulsos periféricos simétricos, sincrônicos,
Pares craniais sem déficit motor ou sensitivo. Não apresenta lateralização.

■ Hipóteses Diagnóstica

1. **Sinusite crônica:** processo inflamatório de pelo menos um dos seios paranasais. Caracteriza-se pela persistência dos sinais e sintomas da sinusite por mais de 12 semanas, como rinorreia purulenta, congestão nasal, tosse, secreção posterior, halitose, dor de garganta varia com a faixa etária e intensidade do quadro.
2. **Desvio do septo nasal:** estrutura osteocartilaginosa que divide o nariz em duas metades, orienta o fluxo aéreo, faz parte da área da válvula nasal (1) e, por consequência, auxilia o nariz na execução de suas funções de aquecer, umidificar, filtrar, auxiliar na olfação e participar da fonação.
3. *Osteoma:* os osteomas são os tumores benignos mais frequentes dos seios paranasais, apresentam crescimento lento e são em sua maioria assintomáticos. Apresenta discreta predominância no sexo masculino, 1,5, e sua incidência é maior na 4ª década de vida.

■ Qual a Conduta?

Paciente masculino em segunda década da vida, esportista, sem antecedentes patológicos ou familiares de importância. Com cefaleia e obstrução nasal ipsolateral esquerda, solicita-se TC de seios da face que reporta: volumosa formação expansiva com densidade cálcica, de contornos lobulados, com epicentro no seio frontal esquerdo, estendendo-se ao seio frontal direito. A lesão se insinua pelo canal frontonasal esquerdo e acomete algumas células etmoidais deste lado, acarretando retenção de material com densidade de partes moles nos seios frontais.

Hemograma sem alterações. Paciente saudável, sem alterações respiratórias nem cardiovasculares, não precisa de radiografia de tórax ou eletrocardiograma para uma eventual cirurgia.

■ Interpretação das Ajudas Diagnósticas?

TC de seios da face identificou uma lesão expansiva com densidade cálcica com epicentro no seio frontal o que significa que apresenta uma patologia de crescimento relativamente rápido com características ósseas com origem no seio frontal esquerdo e projeta-se para o seio frontal direito e células etmoidais à esquerda. Hemograma corrobora que não é um quadro infeccioso.

■ Evolução

O paciente foi submetido à cirurgia através do acesso cirúrgico externo por rinofrontotomia lateral esquerda com extensão supraorbitária sob anestesia geral, sendo o tumor ósseo fragmentado com uma broca de motor pneumático com exérese total da lesão. O exame anatomopatológico confirmou a suspeita de osteoma. O paciente evoluiu sem evidências de recidiva da lesão.

QUESTÕES PARA REFLEXÃO

Trata-se de um tumor ósseo de crescimento lento que geralmente é um achado ocasional em exames de imagem solicitados por outros motivos. Quando sintomático cursa principalmente com cefaleia e dor facial, seguidos de rinorreia obstrução nasal, sinusite secundária e, mais raramente, epistaxe. Pode também apresentar crescimento anterior com deformidade estética da face por vezes, lesões grandes podem passar despercebidas até atingirem grandes proporções.

Sua incidência varia de 0,43 a 3%, sendo localizados geralmente no seio frontal (57-80%) seguidos dos seios etmoidais (16-25%) e mais raramente nos seios maxilares e esfenoidais. Sua incidência é maior nas 3ª e 4ª décadas de vida, porém pode ser encontrado em qualquer idade. Apresenta discreta predominância no sexo masculino.

O tratamento dos osteomas nasossinusais ainda é uma questão controversa na literatura. Existem autores que advogam uma conduta expectante, quando assintomático, e tratamento cirúrgico, quando sintomáticos. Outros acreditam que dependendo da localização destes tumores eles devam ser sempre operados em função das potenciais complicações descrita anteriormente.

As radiografias convencionais de seios de face geralmente mostram apenas opacificação de um ou mais seios da face em tumores, retardando o diagnóstico correto. Em alguns casos podem ser observados deslocamentos do septo e de outras estruturas ósseas, sugerindo presença de uma massa tumoral. Nos tumores ósseos e odontogênicos, entretanto, são de grande utilidade, oferecendo uma visão global da lesão e muitas vezes permitindo inferir seu diagnóstico como osteomas, displasia fibrosa, doença de Paget e cistos odontogênicos. Permite, ainda, observação de erosão óssea nos processos neoplásicos avançados.

A TC, em suas incidências coronais e axiais, permite avaliar tanto estruturas ósseas como partes moles e tumorais, quanto a sua extensão e invasão de estruturas adjacentes, sendo o método de escolha para diagnóstico e estadiamento. A janela óssea mostra com precisão o deslocamento e/ou erosão das partes ósseas, que constituem a estrutura básica das cavidades rinossinusais e da base do crânio. A injeção intravenosa de contraste permite aumentar a sensibilidade do método ao distinguir partes moles da lesão tumoral, contudo é limitada em tumores pouco captantes, que permanecem com atenuação muito semelhante às secreções retidas nas cavidades sinusais (Figs. 8-42 a 8-44).

A RM permite a visualização da massa em qualquer plano, sem exposição à radiação e sem os artefatos de técnica produzidos por restaurações dentárias. Embora perca para a TC na avaliação das estruturas ósseas, a RM é superior quanto à visualização de partes moles, sendo indicada nos casos de limitação da TC, se é ou não tumor (e principalmente quando existem dúvidas com relação ao comprometimento de partes moles adjacentes como órbita, encéfalo e músculos), permitindo a diferenciação entre massa tumoral e secreções.

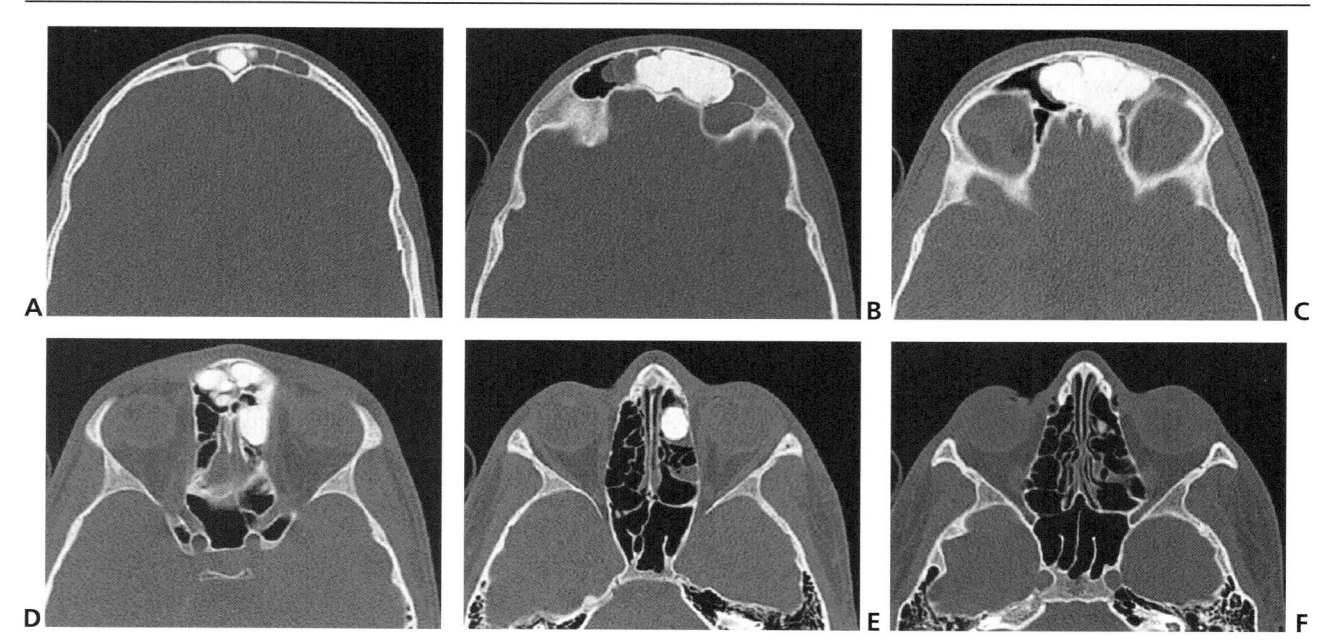

Fig. 8-42. TC de seios da face, cortes axiais sem contraste, observa-se massa de osso polipoide, fazendo protrusão para os seios frontais (**A-C**) e células etmoidais à esquerda (**D-F**). Adicionalmente pode-se visualizar discreto espessamento mucoso nos seios frontais.

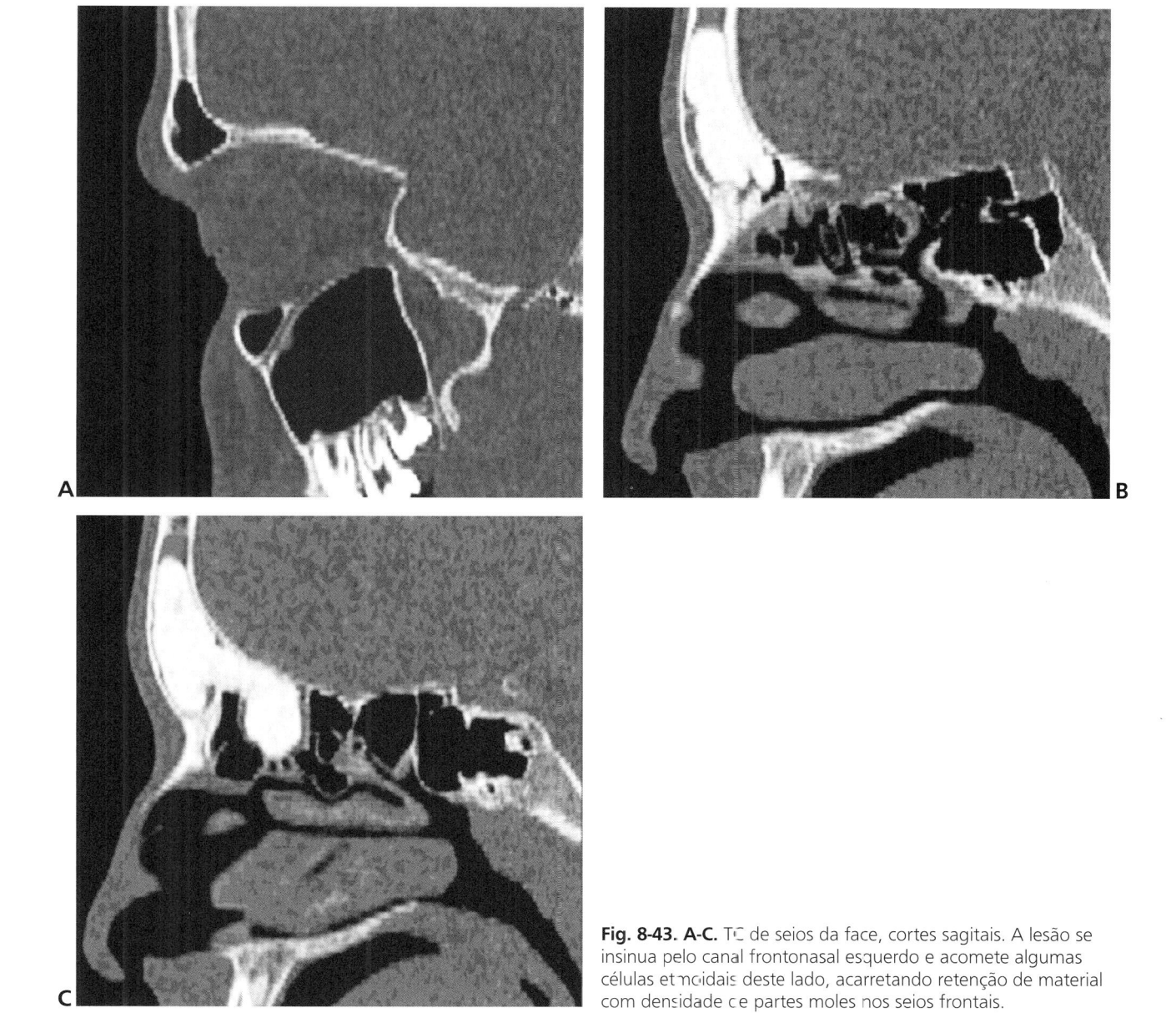

Fig. 8-43. A-C. TC de seios da face, cortes sagitais. A lesão se insinua pelo canal frontonasal esquerdo e acomete algumas células etmoidais deste lado, acarretando retenção de material com densidade de partes moles nos seios frontais.

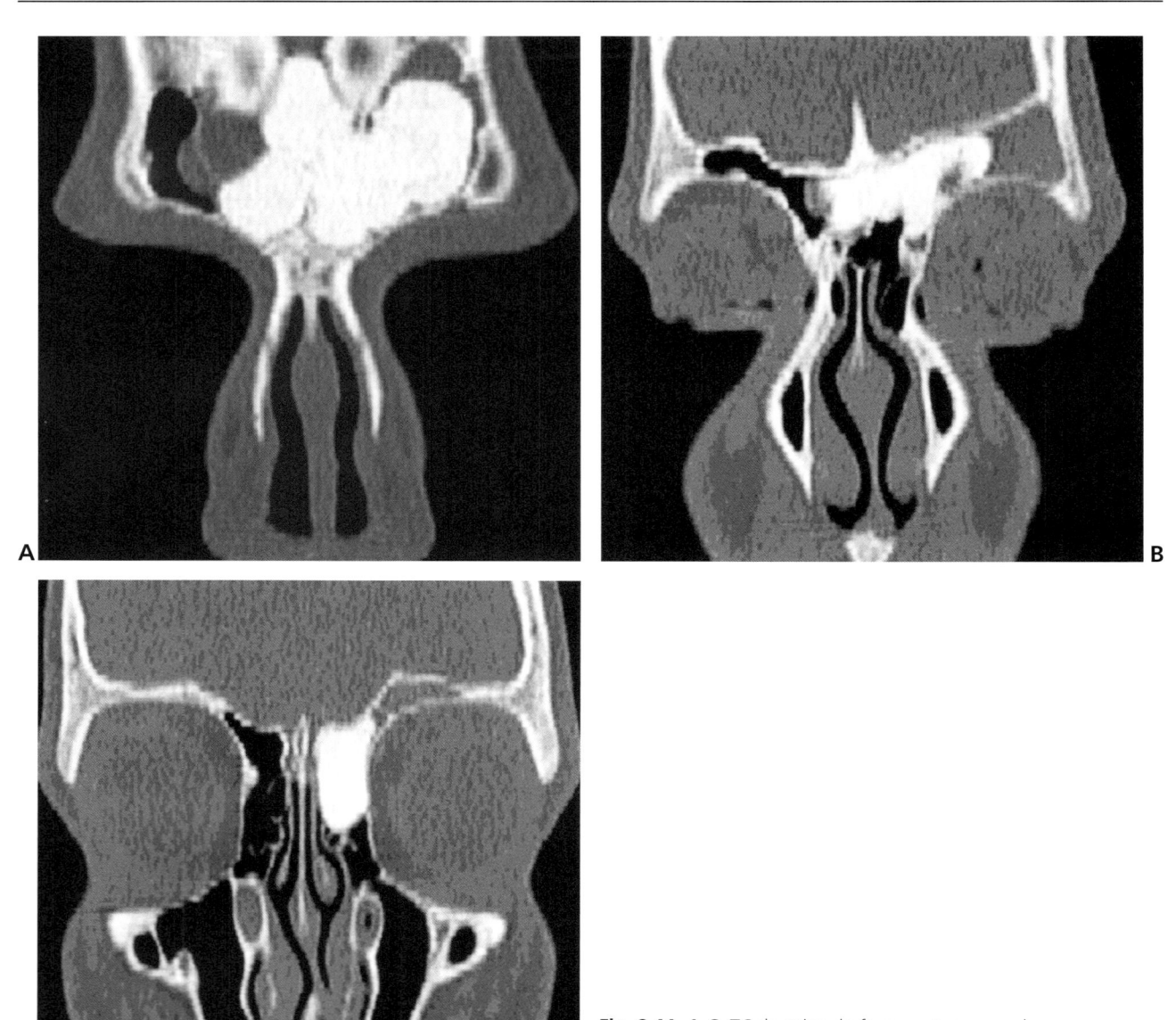

Fig. 8-44. A-C. TC de seios da face, cortes coronais sem contraste. Os seios da face [e um dos exames que precisa dos 3 cortes tomográficos **axiais**, **coronais** e **sagitais** para poder caracterizar e delimitar as lesões que afetam esta região.

BIBLIOGRAFIA

Associação Espanhola de Pediatria de Atenção Primaria, Sinusite. Publicado em: 19 Out. 2006, acesso em: 22 Jul. 2010, disponível em: http://www.aepap.org/

Balieiro FO, Bordash A, Stamm AEC *et al.* Abordagens cirúrgicas para os osteomas dos seios paranasais. *Rev Bras Otorrinolaringol* 2004 70(2):164-70.

Burgener F, Kormano M. *Diagnostico diferencial em tomografia.* Rio de Janeiro: Revinter, 1998.

Fernández-Cuesta Valcarce MA, Pascual Pérez JM, De Hoyos López MC. Actualizacao do manejo da faringoamigdalitis, otitis y sinusitis en pediatría. *Revista Pediatría de Atención Primaria* 2002;14(VI):45-59. Disponível em: http://www.pap.es/num14/pdf/revisiones.pdf

Fonseca AL, Arrobas AM. Doenças inflamatórias alérgicas das vias aéreas superiores e suas implicações na asma brônquica. *Rev Port Pneumol* 2006;12(5):563-79.

Hilton P, Solomon B, Charles K *et al.* Computed tomography of benig disease of the paranasal sinuses. *Radiographics* 1983;3(1):107-40.

Interamerican Association of Pediatric Othorrinolaryngology, Sinusite Bacteriana Aguda – Protocolo da Academia Americana de Pediatria. Acesso em: 22 Jul. 2010, disponível em: http://www.iapo.org.br/novo/default.asp

Ludwig B, Foster BR, Saito N *et al.* Diagnostic imaging in nontraumatic pediatric head and neck emergencies. *RadioGraphics* 2010;30(3):781-99.

Otorrinología basada en la evidencia. Acesso em: 22 Jul. 2010, disponivel em: http://www.orlevidencia.org

Pitrez PMC, Pitrez JLB. Infecções agudas das vias aéreas superiores – Diagnóstico e tratamento ambulatorial. *J Pediatria* 2003;79(Suppl 1):S77-S86.

Prando A, Moreira F. *Fundamentos de radiologia e diagnostico por imagem.* Rio de Janeiro: Elsevier, 2007.

Sutton D. *Textbook of radiology and imaging.* 6th ed. New York: Churchill Livingstone 1998.

Vieira VBG, Ferreira MAP. Infecções do trato respiratório no adulto. In: Duncan BB, Schmidt MI, Giugliani ERJ (Eds.). *Medicina ambulatorial. condutas de atenção primária baseadas em evidências.* 3rd ed. Porto Alegre: Artes Médicas, 2004.

Wiikmann V. *Tumores benignos de nariz e seios da face.* Fundação otorrinolaringologia. Acesso em: 26 Jul. 2010, disponível em: http://www.forl.org.br

Yousem D. Imaging of sinonasal inflammatory disease. *Radiology* 1993;188(2):303-14.

PARTE III

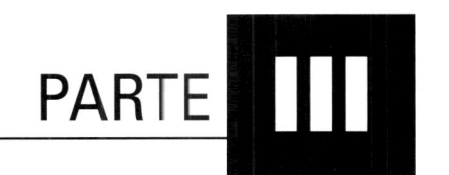

UTILIZANDO A RADIOLOGIA DIAGNÓSTICA

Pela multiplicidade dos métodos, o médico deve selecionar o exame mais adequado ao caso de seu paciente. É preciso que o estudante saiba avaliar as vantagens e desvantagens de um método com relação aos segmentos corporais, assim como reconhecer as implicações de suas decisões.

Um paciente bem orientado, a respeito do exame radiológico ao qual irá se submeter, evita problemas inerentes ao método. O médico solicitante, consciente desses fatores, irá beneficiar imensamente seu paciente, identificando e evitando situações de risco ou desconforto desnecessários.

CAPÍTULO 9

Escolha do Exame Adequado por Segmentos

SEÇÃO I: TÓRAX

RADIOGRAFIA DE TÓRAX

■ Vantagens

É o exame mais simples e que oferece melhor visão do conjunto.

Permite avaliar:
- Aeração pulmonar.
- Altura das hemicúpulas diafragmáticas (mobilidade diafragmática).
- Volume cardíaco e vasos da base.
- Integridade dos arcos costais.
- Alterações de partes moles.
- Presença de calcificações.
- Presença de líquido ou gás na cavidade pleural.
- Presença de massas ou gás no mediastino.

■ Desvantagens

Pela superposição de várias estruturas na formação da imagem, são necessárias pelo menos duas incidências para a correta localização das estruturas visualizadas – radiografia de frente ou PA e de perfil.

Apresenta **dificuldades** para:
- Detectar pequenos nódulos pulmonares de baixa densidade e lesões intersticiais finas.
- Diferenciar densidades de partes moles que podem incluir músculo, líquido e algumas massas.
- Detectar cartilagens.
- Detectar alterações estruturais ósseas iniciais.

EXAMES CONTRASTADOS

Os exames contrastados no tórax incluem a opacificação do esôfago com meio de contraste baritado e os exames angiográficos, com meio de contraste iodado.

- **Vantagens**
  - A opacificação do esôfago permite identificar se a lesão observada na radiografia de tórax origina-se no esôfago ou se possui relação anatômica com o órgão.
  - A angiografia permite avaliar a luz dos vasos e as cavidades cardíacas, além de realizar o estudo dinâmico. O método também é útil para definir a vascularização de uma lesão expansiva e para demonstrar sangramentos que podem ser embolizados.
  - Nestes últimos, o exame pode orientar o tratamento com embolização do vaso afetado.

- **Desvantagem**
  - Os exames contrastados de tórax em geral se restringem apenas aos exames angiográficos e à opacificação do esôfago. Afora o estudo da mucosa esofágica, a esofagografia só oferece informações indiretas de estruturas anatômicas que estejam em contato com o órgão (p. ex., coração, mediastino).

MAMOGRAFIA

- **Vantagens**
  - Identificar nódulos, calcificações e distorções do parênquima mamário.
  - Pode detectar tumores na fase pré-clínica (lesões não palpáveis).

- **Desvantagens**
  - Não permite distinguir lesões císticas das sólidas.
  - Apresenta baixo índice de detecção de lesões nas mamas densas (pacientes jovens).

ULTRASSONOGRAFIA DE TÓRAX

- **Vantagens**
  - É um exame simples e de grande sensibilidade para detectar líquido, sendo útil na diferenciação imediata de hemitórax opaco à radiografia de tórax, ou de lesões expansivas justadiafragmáticas ou justapleurais.
  - Pode identificar derrames pleurais septados e ser de grande utilidade para localizar o ponto de punção.
  - É de extrema utilidade na avaliação dinâmica em tempo real das cavidades cardíacas. Detecta pequenas quantidades de derrame pericárdio com facilidade.

- **Desvantagem**
  - Sofre interferência com a presença de gás nos pulmões, portanto não é de utilidade para o estudo de patologias intraparenquimatosas ou processos intersticiais.

ULTRASSONOGRAFIA DE MAMA

■ Vantagens
- Permite identificar lesões císticas com facilidade, sendo útil na diferenciação de nódulos císticos de sólidos.
- Demonstra a presença de lesões sólidas vegetantes intracísticas que não seriam diagnosticadas apenas pela punção.
- Permite guiar punções de lesões não palpáveis.
- Com relação às mamografias, não utiliza a radiação ionizante, podendo ser repetida inúmeras vezes, sem riscos.
- É o método ideal para avaliar os nódulos em pacientes jovens, com mamas densas, já que tanto o cisto quanto o nódulo sólido possuem ecogenicidade diferente do parênquima glandular.
- Útil para avaliar os nódulos palpáveis que se situam fora do campo da mamografia.

■ Desvantagens
- Não permite identificar microcalcificações e pequenas distorções do parênquima, não sendo útil como o método de detecção de câncer.
- Em pacientes com mamas lipossubstituídas, a semelhança de ecogenicidade do nódulo sólido com o tecido gorduroso reduz o grau de sensibilidade do método.

TOMOGRAFIA COMPUTADORIZADA

■ Vantagens
- Avalia as estruturas anatômicas em planos axiais, sem superposição.
- Possui maior sensibilidade para diferenciar os componentes de partes moles, podendo dizer se uma lesão expansiva mediastinal é cística ou sólida.
- Permite identificar pequenos linfonodos mediastinais, inclusive os retroesternais.
- Estuda as lesões de forma dinâmica, por meio do uso do meio de contraste venoso, podendo identificar as lesões de origem vascular.
- Possui maior sensibilidade para detectar as lesões intersticiais pulmonares que nas radiografias ou tomografias lineares.

■ Desvantagens
- Não permite estudar em conjunto a árvore traqueobrônquica.
- O exame com meio de contraste venoso está contraindicado em pacientes com história prévia de reações adversas ou história de alergia importante.

RESSONÂNCIA MAGNÉTICA

■ Vantagens
- Possui maior sensibilidade na diferenciação dos componentes de partes moles do que a tomografia computadorizada.
- Oferece inúmeros planos de corte, desde axial, coronal e sagital, podendo ser adequado de acordo com a investigação proposta, como no estudo da aorta, em corte oblíquo.
- Realiza estudo dinâmico pelo meio de contraste paramagnético que não provoca reações adversas.
- Não necessita de meio de contraste para o estudo das estruturas vasculares.

■ Desvantagens
- Tempo de exame longo, contraindicado para os pacientes claustrofóbicos.
- Má definição de lesões pulmonares intersticiais.
- Baixa sensibilidade para calcificações.

MEDICINA NUCLEAR

■ Vantagem
- Permite avaliar a função ventilatória e perfusional dos pulmões de forma sensível, sem riscos de reação adversa.

■ Desvantagens
- Baixa definição anatômica.
- Utilização de material radioativo.

SEÇÃO II: ABDOME

RADIOGRAFIA SIMPLES DO ABDOME

■ Vantagens
- Oferece visão de conjunto do abdome, sendo útil na avaliação de aumento de volume do fígado, do baço, dos rins e órgãos pélvicos.
- Permite identificar com relativa facilidade a presença de pneumoperitônio e retropneumoperitônio, calcificações e corpos estranhos metálicos.
- É um exame sensível para demonstrar a distensão de alças de delgado e cólon.
- Pode demonstrar a alteração do esqueleto (coluna lombossacra, ossos da pelve e coxofemorais).

■ Desvantagens
- As patologias de órgãos maciços só podem ser avaliadas por aumento de volume ou por métodos indiretos, utilizando-se meios de contraste.
- Contraindicação relativa em suspeita de gravidez, pois utiliza radiação ionizante.

EXAMES CONTRASTADOS DO TUBO DIGESTÓRIO

■ Vantagens
- É um método relativamente simples para a pesquisa de lesões de mucosa e obstruções do tubo digestório.
- O trânsito de delgado ainda é o único exame que avalia o intestino delgado, não tendo sido alcançado por métodos endoscópicos como no estudo do estômago, do duodeno e do cólon.
- O estudo fluoroscópico permite um estudo dinâmico da peristalse, sendo de grande utilidade na avaliação da deglutição.

■ Desvantagens
- Não avalia a extensão da lesão parietal ou de mesentério.
- Depende da aderência do meio de contraste à parede do tubo digestório.
- Em casos de obstrução intestinal baixa (colônica), está contraindicada a ingestão oral do meio de contraste baritado pelo risco de desidratação do mesmo no cólon.
- Em casos de perfuração do tubo digestório, o bário na cavidade abdominal provoca a formação de granulomas, devendo ser retirado durante a cirurgia.

EXAMES CONTRASTADOS DAS VIAS BILIARES

■ Vantagens
- A colangiografia percutânea permite demonstrar a árvore biliar dilatada acima do nível de obstrução.
- A colangiopancreatografia retrógrada endoscópica permite avaliar a luz dos ductos por cateterização direta dos mesmos. Além de não depender da função hepática, permite realizar biópsia e mesmo realizar pequenas intervenções que podem ser curativas.

■ Desvantagens
- A colangiografia percutânea só pode ser realizada na presença de importante dilatação da árvore. Por ser um método invasivo passível de complicações, deve ser realizado em meio hospitalar com suporte cirúrgico.
- A colangiopancreatografia endoscópica não permite demonstrar a árvore biliar além do nível de obstrução, devendo completar-se com a colangiografia percutânea, para determinar a extensão de uma lesão do colédoco. Também é um método invasivo, devendo ser realizado em meio hospitalar.

EXAMES CONTRASTADOS DO SISTEMA URINÁRIO

■ Vantagens
- A urografia excretora avalia a função renal e permite o estudo anatômico do sistema coletor (cálices, pelve renal, ureter e bexiga).
- A pielografia retrógrada permite o estudo do sistema coletor independente da função renal, já que o meio de contraste é introduzido por um cateter.
- A uretrocistografia retrógrada permite o estudo da bexiga e uretra, e pode avaliar o refluxo vesicoureteral.

■ Desvantagens
- A definição da imagem na urografia excretora depende da função renal e apresenta certo grau de risco de reações adversas ao meio de contraste.
- A urografia excretora não demonstra lesões do parênquima renal, se não houver distorção do sistema coletor, do contorno renal ou de captação do meio de contraste. Na bexiga, só avalia lesões que envolvam a luz, porém não verifica a extensão da lesão para as estruturas adjacentes.
- A pielografia retrógrada envolve a manipulação, que pode acarretar em infecção ascendente.
- A uretrocistografia retrógrada pode dar falsos resultados, se o refluxo for muito tênue, e o meio de contraste não for visível.

EXAMES CONTRASTADOS DO SISTEMA GENITAL FEMININO

■ Vantagem
- A histerossalpingografia é ainda o único método que demonstra as tubas uterinas anatomicamente. Ela é utilizada principalmente no estudo da esterilidade. Também é útil para a detecção de lesões da cavidade uterina, como anomalias congênitas e sinéquias.

■ Desvantagens
- É um método de exame relativamente doloroso e que utiliza a radiação ionizante, portanto restringindo o período em que o exame pode ser realizado sem riscos de gravidez.
- Não permite avaliar as lesões da parede uterina, a não ser por método indireto (deformação da cavidade uterina), nem dos ovários, o que pode ser visto pela ultrassonografia.

ULTRASSONOGRAFIA ABDOMINAL

■ Vantagens
- Não utiliza radiação ionizante e apresenta ótima resolução para os órgãos maciços e estruturas contendo líquido. Detecta líquido livre na cavidade com muita facilidade.
- Permite o estudo em tempo real, avaliando peristalse e fluxo vascular fetal.
- Possui flexibilidade para a escolha do melhor plano de estudo de cada órgão, sendo de grande importância no estudo de estruturas tubulares.

■ Desvantagens
- Sofre interferência de gás na formação da imagem, sendo particularmente difícil o estudo do pâncreas e estruturas retroperitoneais na presença de hipermeteorismo intestinal.
- Não forma boas imagens em pacientes obesos por afastar o foco do transdutor da estrutura a ser estudada.
- Não avalia a função dos órgãos.

ULTRASSONOGRAFIA PÉLVICA/OBSTÉTRICA

■ Vantagens
- Permite analisar a parede da bexiga e seu conteúdo.
- É capaz de detectar lesões expansivas císticas ou sólidas, coleções ou líquido livre na cavidade.

Na mulher
- Avalia o parênquima uterino e espessura do endométrio.
- Permite detectar e acompanhar uma gravidez, identificando a idade gestacional, as condições fetais, a placenta, o cordão umbilical e o saco amniótico.
- Avalia o volume e a textura dos ovários.

No homem
- Avalia as dimensões, a forma e a textura da próstata e as vesículas seminais.

■ Desvantagens
- O exame pélvico só pode ser realizado com a repleção da bexiga, visto que as alças intestinais com gás impedem a formação de boas imagens.
- Não permite avaliar a perviedade das tubas ou a anatomia da cavidade uterina.
- Sofre restrições na formação da imagem em pacientes obesos, por afastar o foco do transdutor da estrutura a ser examinada.

ULTRASSONOGRAFIA TRANSVAGINAL

■ **Vantagens**
- Permite observar maiores detalhes do parênquima e do endométrio uterino.
- Identifica melhor pequenas lesões císticas nos ovários, sendo mais apropriadas para o estudo de ovários policísticos.
- Não sofre restrições de imagens em razão de obesidade.
- O desconforto da paciente é menor, pois não há necessidade de repleção vesical.
- Oferece melhor análise em suspeitas de gravidez ectópica ou avaliação de abortamento em fases precoces.

■ **Desvantagens**
- Contraindicado em pacientes virgens.
- O campo visual do exame é menor, oferecendo maior dificuldade para a análise dos ovários quando em situação pélvica alta.
- Sofre restrições de imagens na presença de hipermeteorismo intestinal.

ULTRASSONOGRAFIA TRANSRETAL

■ **Vantagens**
- Permite analisar a próstata com mais detalhes.
- Não sofre interferências na imagem em pacientes obesos.
- Permite orientar biópsias da próstata.

■ **Desvantagens**
- Desconforto ao exame.
- Doenças locais podem afetar o exame.

ULTRASSONOGRAFIA DA BOLSA ESCROTAL

■ **Vantagens**
- Não utiliza radiação ionizante sobre as gônadas.
- Permite identificar com facilidade a presença de líquido na bolsa escrotal e detectar lesões testiculares.
- Associada ao "Doppler", pode fornecer diagnóstico imediato de torção testicular, por detectar a interrupção do fluxo vascular.

■ **Desvantagem**
- Não apresenta outras desvantagens, além das inerentes ao método.

TOMOGRAFIA COMPUTADORIZADA DO ABDOME E DA PELVE

■ **Vantagens**
- Permite analisar os órgãos maciços diretamente, como o fígado, o baço e o pâncreas que, na radiologia convencional, só são estudados de forma indireta.
- Através do uso do meio de contraste oral, o tubo digestório pode ser identificado, permitindo o estudo das lesões parietais, assim como a infiltração de tumores para as estruturas vizinhas.
- Com o uso do meio de contraste venoso, é possível detectar novas lesões no parênquima dos diversos órgãos, além de determinar a função dos mesmos.
- O meio de contraste venoso permite opacificar os vasos, sendo uma forma de estudo menos invasiva que uma arteriografia. Dependendo dos casos, a tomografia computadorizada pode ser suficiente na investigação.
- A capacidade de medir densidades permite diferenciar a composição de uma lesão que à radiologia convencional teria aspecto semelhante.
- Permite identificar lesões expansivas originadas de estruturas ósseas.

■ **Desvantagens**
- Em geral, utiliza radiação ionizante em doses mais elevadas comparada com os demais métodos, e para muitas investigações utiliza meio de contraste iodado, sofrendo das mesmas restrições em pacientes alérgicos.
- Sofre restrições nos exames de estruturas tubulares, pois os planos de corte são axiais, não acompanhando o maior eixo das mesmas.
- Realizado sem a opacificação adequada de alças intestinais, a detecção de lesões expansivas intraperitoneais torna-se bastante difícil.
- Em geral, estruturas muito pequenas não aparecem em razão das limitações na resolução na imagem tomográfica, inerente ao método.

RESSONÂNCIA MAGNÉTICA DO ABDOME

■ **Vantagens**
- Permite identificar a composição tecidual de lesões expansivas sem a utilização do meio de contraste iodado.
- Avalia a presença de fluxo e a dissecção de aorta sem o uso do meio de contraste.
- Oferece planos de corte sagital e coronal, o que facilita o estudo das relações anatômicas de vários órgãos.
- Não utiliza a radiação ionizante.

■ **Desvantagens**
- Exame ainda muito caro e pouco acessível à população.
- Sofre muitas interferências na imagem por causa de peristalse e movimentos respiratórios.
- Sofre interferências na formação da imagem na presença de artefatos metálicos.
- Contraindicada em pacientes com claustrofobia ou em uso de marca-passo cardíaco.

CINTILOGRAFIA DINÂMICA DO ESÔFAGO

■ **Vantagens**
- Demonstra movimentos peristálticos e movimentos retrógrados do esôfago.
- Permite a determinação do tempo total do trânsito esofágico.
- Permite a detecção de refluxo gastroesofágico.

■ **Desvantagem**
- Não diferencia os distúrbios primários dos secundários.

CINTILOGRAFIA DE VIAS BILIARES

■ Vantagens
- Pode ser realizado em lactentes e neonatos em suspeita de atresia de vias biliares.
- Não sofre interferência dos níveis séricos de bilirrubina.

■ Desvantagem
- Não diferencia atresia de vias biliares de colestase ou hepatite.

CINTILOGRAFIA HEPÁTICA

■ Vantagens
- Pode detectar lesões tidas como isodensas à tomografia computadorizada ou isoecoicas à ultrassonografia.
- Permite acompanhar a função hepática em casos de transplantes de fígado.

■ Desvantagem
- Baixa sensibilidade na definição de lesões pequenas e profundas.

CINTILOGRAFIA PARA A PESQUISA DE SANGRAMENTO DIGESTIVO

■ Vantagem
- Método não invasivo que indica a presença e a localização do sangramento digestivo.

■ Desvantagem
- Em sangramentos intermitentes ou volumes menores que 2 mL/min, a definição da localização pode ser imprecisa por sofrer influência da peristalse.

CINTILOGRAFIA PARA A PESQUISA DE FÍSTULAS TRANSDIAFRAGMÁTICAS

■ Vantagem
- Pela detecção no tórax de material radioativo injetado na cavidade abdominal, evidencia-se a presença de fístula, podendo inclusive determinar o lado em que esta ocorre.

■ Desvantagem
- Depende do volume e da frequência de líquido pela fístula.

CINTILOGRAFIA RENAL

■ Vantagens
- Baixo nível de radiação.
- Não há reação adversa ao radioisótopo injetado por via venosa.
- Alta sensibilidade na avaliação de função renal.
- Útil no acompanhamento evolutivo de várias patologias.
- Útil no acompanhamento da função renal no rim transplantado.

■ Desvantagem
- Baixa definição anatômica.

SEÇÃO III: CRÂNIO

RADIOGRAFIA SIMPLES

■ **Vantagens**
- Permite a avaliação de forma, volume e estrutura da caixa craniana.
- Identifica as fraturas, lesões líticas e escleróticas da calota, calcificações intracranianas normais e patológicas.
- Visualiza o volume e a estrutura óssea da sela turca.

■ **Desvantagem**
- Não permite estudar as lesões que acometam o encéfalo, as meninges e o sistema vascular.

ULTRASSONOGRAFIA TRANSFONTANELA

■ **Vantagens**
- Nas crianças que possuem fontanela aberta, a US transfontanela permite identificar de forma rápida as alterações do sistema ventricular e, em menor grau, dos parênquimas cerebral e cerebelar.
- Acoplada ao Doppler, permite a análise de lesões vasculares de vulto.
- Permite localizar as lesões como hematomas ou tumores durante atos neurocirúrgicos (US perioperatório).
- Permite estudar as lesões do couro cabeludo.
- A qualidade do exame depende de grande quantidade de fontanela.

■ **Desvantagens**
- Não permite estudar as lesões da calota craniana.
- A qualidade do exame depende do grau de amplitude da fontanela.

TOMOGRAFIA COMPUTADORIZADA

■ Vantagens
- Permite detectar as hemorragias, lesões isquêmicas e lesões expansivas sólidas ou císticas.
- Permite avaliar a anatomia dos ventrículos, dos giros, sulcos, cisternas e cissuras corticais.
- Demonstra a sela turca e o tecido hipofisário em planos axiais e coronais.
- Através do uso de meio de contraste, permite identificar as estruturas vasculares e reações meníngeas.

■ Desvantagens
- Não fornece imagens no plano sagital, só é possível fazê-lo apenas por reconstruções no computador.
- Acarreta riscos de reações alérgicas ao meio de contraste iodado.
- É pouco sensível para as patologias que acometem preferencialmente a substância branca.

RESSONÂNCIA MAGNÉTICA

■ Vantagens
- É o método de melhor definição anatômica das estruturas intracranianas, fornecendo imagens nos planos axiais, coronais e sagitais.
- Não acarreta reações alérgicas ao meio de contraste.
- É o método mais sensível no diagnóstico de pequenas lesões, principalmente na substância branca.
- Fornece imagens da circulação cerebral sem a utilização de meio de contraste (angiorressonância).

■ Desvantagens
- Baixa sensibilidade para o diagnóstico de calcificações e de lesões da tábua óssea
- Tempo de exame contraindicado para pacientes claustrofóbicos.
- Contraindicado em pacientes que possuam clipes metálicos intracranianos ou que utilizem marca-passos cardíacos.

CINTILOGRAFIA CEREBRAL COM ^{99m}Tc-DTPA

■ Vantagens
- Permite determinar a morte cerebral.
- Localizar pré-operatoriamente uma lesão cerebral superficial.

■ Desvantagens
- Possui sensibilidade menor que tomografia computadorizada e RM para a detecção de tumores cerebrais, abscessos e AVC.
- Não tem especificidade. O material radioativo ^{99m}Tc-DTPA é captado por qualquer lesão em que haja o rompimento da barreira hematoencefálica.

ESTUDO DA PERFUSÃO CEREBRAL COM SPECT (TOMOGRAFIA POR FÓTON DE EMISSÃO ÚNICA) COM ^{99m}Tc-HMPAO

■ Vantagens
- É útil no diagnóstico da doença de Alzheimer, morte cerebral e avaliação de denúncia de SIDA/AIDS.
- Permite localizar focos de epilepsia e áreas de isquemia cerebral.

■ Desvantagens
- O *kit* do HMPAO é importado e de custo elevado.
- O tempo de realização do exame é longo (1 hora).

SEÇÃO IV: COLUNA VERTEBRAL, MEDULA NEURAL E RAÍZES NERVOSAS

RADIOGRAFIA SIMPLES

■ Vantagens

- Oferece uma visão geral do arcabouço ósseo da coluna.
- Permite avaliar a estrutura óssea dos corpos vertebrais e os arcos posteriores, identificando artroses, fraturas, lesões líticas e blásticas.
- Possibilita analisar a amplitude dos forames neurais, a altura dos discos intervertebrais e as alterações do eixo da coluna.

■ Desvantagens

- A superposição de alças com gases e fezes pode prejudicar seu estudo.
- Traz poucos subsídios quando a patologia acomete o compartimento intrarraquiano, sem lesão da estrutura óssea.
- É pouco sensível para pequenas lesões ósseas.

TOMOGRAFIA COMPUTADORIZADA

■ Vantagens

- Permite a perfeita definição anatômica dos elementos ósseos da coluna vertebral, do saco dural, das raízes nervosas e do disco intravertebral.
- Realizada por meio de cortes axiais finos, é mais sensível no diagnóstico de hérnias discais quando comparada com a radiografia simples e com a mielografia.
- Mais sensível também na avaliação do comprometimento das partes moles paravertebrais.

■ Desvantagens

- Não diferencia a medula das demais estruturas do compartimento intrarraquiano.
- Só nos fornece cortes no plano axial. Os planos sagitais e coronais são conseguidos apenas em reconstruções por computador.
- Possui menos sensibilidade no diagnóstico de patologias dos segmentos cervicais e torácicos, em razão da menor quantidade de gordura epidural (pouca diferença de densidade).
- Apresenta pouca eficácia na identificação do nível de compressão medular sem orientação prévia, não sendo possível realizar os cortes de toda a coluna.

MIELOTOMOGRAFIA COMPUTADORIZADA

■ Vantagens

- Pela injeção do meio de contraste iodado por via intradural, a mielotomografia computadorizada permite identificar a medula, raízes nervosas e o espaço subdural com maior definição que na tomografia computadorizada simples, particularmente no diagnóstico de patologias dos segmentos cervicais e torácicos.
- Utiliza menor quantidade de meio de contraste em comparação com a mielografia convencional.

■ Desvantagem

- Assim como a mielografia, apresenta riscos de acidentes de punção e reações ao meio de contraste iodado.

RESSONÂNCIA MAGNÉTICA

■ Vantagens
- É o método de melhor definição anatômica dos elementos neurais, fornecendo imagens principalmente da medula cervical nos seus maiores eixos, facilitando a identificação de lesões intra e extramedulares.
- Fácil diferenciação entre os tecidos nervoso e oblíquo, sem necessidade de meio de contraste, substituindo a mielografia.

■ Desvantagens
- Tempo de exame, contraindicado para pacientes claustrofóbicos.
- Contraindicado em pacientes em uso de marca-passo cardíaco.

MIELOCISTERNOGRAFIA RADIOISOTÓPICA COM ^{99m}Tc-DTPA

■ Vantagens
- Permite diagnosticar hidrocefalia à pressão normal.
- Possui melhor sensibilidade na identificação de fístulas liquóricas, com relação aos outros métodos.
- Avalia a perviedade das derivações ventriculoperitoneais.
- O material radioativo utilizado não induz a reações alérgicas.

■ Desvantagens
- O exame deve ser realizado 3, 6, 24, 48 horas após a injeção do radiotraçador no espaço subaracnóideo, para o diagnóstico da hidrocefalia à pressão normal.
- Má definição anatômica para a localização de fístulas liquóricas.

CINTILOGRAFIA ÓSSEA COM ^{99m}Tc-MDP

■ Vantagem
- Permite a avaliação global do esqueleto, com o diagnóstico precoce das metástases ósseas, independente do sítio primário.

■ Desvantagem
- Apresenta baixa especificidade, pois o ^{99m}Tc-MDP é captado tanto por lesões benignas quanto malignas.

SEÇÃO V: MEMBROS

RADIOLOGIA CONVENCIONAL

■ Vantagens
- Permite avaliar a estrutura óssea, identificando artroses, fraturas, lesões líticas e blásticas.
- Permite identificar as reações periósticas.
- Auxilia na localização de corpos estranhos radiopacos em partes moles.
- Detecta calcificações e gás em partes moles.

■ Desvantagens
- As alterações ósseas e periosteais só são visíveis na radiografia após algum tempo de evolução, dependendo da deposição ou da reabsorção de cálcio na região afetada.
- Apresenta má definição de lesões de partes moles.

PNEUMOARTROGRAFIA

■ Vantagem
- Permite avaliar a integridade de ligamentos e a cartilagem articular.

■ Desvantagens
- Por ser método invasivo, acarreta riscos de uma punção articular.
- Acarreta riscos de reações adversas ao meio de contraste iodado.

ULTRASSONOGRAFIA

■ Vantagens
- O exame pode ser direcionado para o maior eixo do membro.
- Permite a detecção e a análise de lesões expansivas císticas ou sólidas de partes moles e coleções subperiósticas.
- Possibilita a avaliação de rupturas musculares e em alguns casos de lesões ligamentares tendinosas.
- Pode detectar corpos estranhos.
- Detecta imediatamente a presença e o tipo de derrame articular.
- Acoplado ao Doppler pode identificar a presença de fluxo vascular em uma lesão de partes moles.
- Permite avaliar os núcleos epifisários e tumores cartilaginosos que não são visíveis na radiografia.

■ Desvantagens
- Não permite a análise de lesões ósseas.
- Baixa definição para as lesões ligamentares.
- Na detecção de corpos estranhos, depende das dimensões e da ecogenicidade do objeto.

TOMOGRAFIA COMPUTADORIZADA

■ Vantagens
- Permite detectar e caracterizar as lesões expansivas císticas ou sólidas de partes moles.
- Permite detectar as lesões ósseas e cartilaginosas ou calcificadas.
- Possui maior sensibilidade que a radiografia convencional na detecção de calcificações de partes moles.
- Pela utilização do meio de contraste iodado venoso, é capaz de avaliar o comportamento de lesões expansivas e estruturas vasculares.

■ Desvantagens
- A análise das estruturas pode ser prejudicada, se as dimensões da lesão forem muito pequenas e se não houver diferença de densidade radiológica entre as estruturas vizinhas.
- Por não fornecer cortes no maior eixo do membro (coronal e sagital), há necessidade de maior número de cortes axiais para a análise da lesão, o que pode acarretar uma dose de radiação não desejável.
- Acarreta riscos de reações adversas ao meio de contraste iodado quando utilizado.
- Não apresenta boa definição da medula óssea.

RESSONÂNCIA MAGNÉTICA

■ Vantagens
- Permite o estudo do membro no seu maior eixo pela capacidade de cortes coronais e sagitais.
- Apresenta ótima definição para partes moles, com maior sensibilidade que a TC.
- Não há necessidade de utilização de meio de contraste para evidenciar as estruturas vasculares.
- O meio de contraste paramagnético não acarreta reações adversas.
- Possibilita o estudo da medula óssea e a invasão de partes moles dos tumores ósseos.

■ Desvantagens
- Tempo de exame, sendo contraindicado para os pacientes claustrofóbicos.
- Contraindicado em pacientes com marca-passo cardíaco. Apresenta artefatos na presença de próteses metálicas.
- Possui baixa sensibilidade na detecção de calcificações e análise do cortical ósseo.

CINTILOGRAFIA ÓSSEA

■ Vantagens
- Permite o estudo global de todo o esqueleto.
- Apresenta boa sensibilidade na detecção de distúrbios de deposição, reabsorção e perfusão.
- Permite o diagnóstico precoce da osteomielite aguda.

■ Desvantagens
- Possui baixa especificidade, pois não diferencia lesões benignas de malignas.
- Apresenta-se falso-negativa, pois pode não demonstrar lesões ósseas disseminadas ou muito agressivas.

SEÇÃO VI: FACE E PESCOÇO

RADIOLOGIA CONVENCIONAL

■ Vantagens
- Permite detectar as alterações da estrutura óssea da face, da coluna cervical e da base do crânio e presença de calcificações, gás e/ou lesões expansivas das partes moles.
- Permite detectar os corpos estranhos radiopacos.

■ Desvantagens
- O estudo da face requer diversas incidências para a melhor dissociação dos ossos que a compõem, pela complexidade de sua anatomia.
- Não permite diferenciar a composição de lesões de partes moles.

SIALOGRAFIA

■ Vantagem
- Pela injeção intraductal do meio de contraste iodado, permite analisar à luz dos ductos salivares.

■ Desvantagens
- Não identifica as pequenas lesões extracaniculares.
- Acarreta risco de reações adversas ao meio de contraste iodado.

ARTERIOGRAFIA

■ Vantagens
- Permite estudar a perviedade dos vasos, detectar dilatações, estreitamentos, malformações e fístulas.
- Permite orientar e fornecer a via de acesso para o procedimento terapêutico, como a embolização e a quimioterapia.

■ Desvantagens
- A análise restringe-se à luz dos vasos.
- Acarreta riscos inerentes a um procedimento invasivo e reações adversas ao meio de contraste iodado.

ULTRASSONOGRAFIA

■ Vantagens
- Permite a análise e a detecção de lesões expansivas, císticas ou sólidas.
- Permite o estudo do globo ocular e da região retrobulbar sem utilizar a radiação ionizante, danosa ao cristalino.
- Possibilita o estudo dos vasos cervicais sem necessidade do meio de contraste. Acoplado ao Doppler, permite a análise do fluxo vascular.
- O estudo pode ser ajustado de acordo com o maior eixo da estrutura em análise (p. ex., tireoide, glândula salivar).

■ Desvantagens
- Não permite a análise da coluna cervical ou traqueia.
- Apresenta limitações na avaliação da musculatura ocular extrínseca.

TOMOGRAFIA COMPUTADORIZADA

■ Vantagens
- Permite detectar e caracterizar lesões expansivas císticas ou sólidas de partes moles e lesões ósseas.
- Permite identificar corpos estranhos e coleções.
- Possui maior sensibilidade na detecção de calcificações que na radiologia convencional.
- No estudo da face, podem ser realizados cortes coronais que permitem melhor análise das relações anatômicas entre os diversos componentes.
- Pela utilização do meio de contraste iodado intravenoso é possível estudar-se a vascularização e a determinação da extensão de diversas lesões de partes moles.
- Possui maior sensibilidade na detecção de calcificações e gás nas partes moles.

■ Desvantagens
- Não permite o estudo no maior eixo do pescoço, sendo necessária a reconstrução por computador.
- Menor sensibilidade no estudo dinâmico da formação com relação à tomografia linear.
- Sujeita à obtenção de imagens de má qualidade por artefatos provocados por obturações dentárias e próteses metálicas de traqueostomia.
- Acarreta riscos da utilização do meio de contraste iodado intravenoso.

RESSONÂNCIA MAGNÉTICA

■ Vantagens
- Permite ótimo estudo das lesões de partes moles nos planos axial, coronal e sagital. No estudo do globo ocular, pode realizar cortes oblíquos, acompanhando o eixo do nervo óptico.
- Não há necessidade da utilização do meio de contraste iodado para evidenciar estruturas vasculares.
- O meio de contraste paramagnético não acarreta reações adversas.
- Não causa danos ao cristalino, tireoide ou medula óssea.

■ Desvantagens
- Tempo de exame sendo contraindicado para pacientes claustrofóbicos.
- Contraindicado em pacientes com marca-passo cardíaco. Está sujeito a imagens com artefatos provocados por obturações dentárias e próteses metálicas de traqueostomia.
- No estudo do pescoço, está sujeito a artefatos de movimento respiratório.
- Possui baixa sensibilidade na detecção de calcificações e na diferenciação de estruturas, contendo gás e vasos.

CINTILOGRAFIA DE TIREOIDE

■ Vantagens
- Permite avaliar a função tireoidiana e detectar nódulos.
- Ajustando-se a dose radioativa, pode ter ação terapêutica específica nos tumores da glândula e lesões metásticas.

■ Desvantagens
- Apresenta baixa sensibilidade na detecção de pequenos nódulos não captantes.
- Possui má resolução anatômica, sendo necessária a correlação com o exame físico.
- Sofre interferências do iodo exógeno (alimentação, tinturas de iodo, meios de contraste iodado).

CAPÍTULO 10

Avaliação Risco × Benefícios do Uso da Radiação e a Escolha do Exame mais Adequado

PRINCÍPIOS DA PROTEÇÃO RADIOLÓGICA

Röentgen descobriu os raios X em 1895 e de imediato surgiram diversas aplicações, dentre elas, a obtenção de imagens médicas do corpo humano. Paralelamente, começaram a aparecer evidências das consequências do excesso de exposição.

A euforia decorrente da descoberta dos raios X e de outras radiações foi acompanhada de um uso intenso o que vitimou muitos cientistas levando vários à morte, já que alguns efeitos da exposição à radiação aparecem tardiamente, em até anos após a irradiação. Atualmente, há severas restrições quanto ao uso das radiações ionizantes.

Os objetivos principais da proteção radiológica (ou radioproteção) são:

- Prevenção ou diminuição dos efeitos somáticos das radiações.
- Redução da deterioração genética das populações.

A dose acumulada ao longo dos anos causa, gradativamente, mais e mais modificações nos genes, ainda que doses intermitentes recebidas durante o período tenham sido pequenas.

A exposição à radiação ionizante, **externa** ou **interna**, sempre causa danos às células. **Não existe um valor de dose de radiação que seja considerado seguro.** Alguns dos danos somáticos causados por exposição podem ser reversíveis, porém, os danos genéticos são cumulativos e irreversíveis. Por essa razão, deve-se procurar reduzir ao máximo a exposição do indivíduo e da população.

Norteiam a radioproteção os princípios da:

A) *Justificação:* qualquer atividade, envolvendo radiação, deve ser justificada com relação a outras alternativas disponíveis, e ainda produzir um benefício compensatório significativo para a sociedade.
B) *Otimização:* todas as exposições à radiação devem ser mantidas tão baixas quanto razoavelmente exequível (ou princípio ALARA – <u>A</u>s <u>L</u>ow <u>A</u>s <u>R</u>easonably <u>A</u>chievable).

Estudos epidemiológicos e radiobiológicos em baixas doses mostraram que não existe um limiar de dose para ocorrerem os efeitos estocásticos das radiações como os cânceres. Portanto, qualquer exposição em um tecido envolve um risco carcinogênico que depende, dentre outras coisas, da sua sensibilidade à radiação.

Além disso, a exposição das gônadas sexuais pode causar danos aos genes dos gametas e comprometer os descendentes.

C) *Limitação de dose:* as doses individuais em trabalhadores e de indivíduos do público, na unidade de dose equivalente miliSievert (mSv), não devem ultrapassar os limites primários de doses anuais que constam no Quadro 10-1, conforme as normas da Comissão Nacional de Energia Nuclear (CNEN).

Soma-se aos princípios da Justificação, Otimização e Limitação de Dose, a portaria 453/98 da Anvisa (Agência Nacional de Vigilância Sanitária), que regula as atividades médicas, envolvendo radiações, que, dentre outras coisas, determina:

1. Para responder pela solicitação ou prescrição de um procedimento radiológico é necessário possuir formação em medicina ou odontologia no caso de radiologia odontológica.
2. Nenhum indivíduo pode administrar, intencionalmente, radiações ionizantes em seres humanos a menos que:
   - Tal indivíduo seja médico ou odontólogo qualificado para a prática, ou que seja um técnico, enfermeiro ou outro profissional de saúde treinado e que esteja sob supervisão de um médico ou odontólogo.
   - Possua certificação de qualificação que inclua os aspectos de proteção radiológica, exceto para indivíduos que estejam realizando treinamento autorizado.

As normas de radioproteção da CNEN limitam as doses de radiação para trabalhadores e público em geral (Quadro 10-1).

Quadro 10-1

Região	Limite para Trabalhador	Público em Geral
Corpo inteiro	20 mSv	1 mSv
Cristalino	150 mSv	15 mSv
Tireoide, pele, mãos e braços	500 mSv	50 mSv

*mSv = miliSievert é uma unidade de medida de dose.

EFEITOS BIOLÓGICOS DAS RADIAÇÕES

Quando a radiação incide e deposita sua energia nos átomos que compõem uma célula, pode haver retirada de elétrons destes ou mesmo rompimento de ligações químicas, o que provoca modificações nas moléculas. Este efeito é causado pela ionização, mas nem sempre são nocivos ao organismo.

A maior parte das alterações químicas provocadas pela radiação é superável. Mas, algumas delas podem afetar uma célula de várias maneiras e causar morte prematura, impedimento ou retardo de divisão celular ou modificação neoplásica, que pode ser passada para as células de gerações posteriores.

A exposição aos raios X ou gama pode provocar redução de leucócitos, hemácias e plaquetas no sangue, mas, depois de algumas semanas, retornam aos níveis anteriores. Isto significa que houve a irradiação que causou efeitos biológicos sob a forma de morte celular e, posteriormente, os elementos do sangue foram repostos por mecanismos biológicos reparadores orquestrados pelo tecido hematopoiético.

Entretanto, o dano celular mais importante está relacionado com o DNA. Pode levar as células à morte ou ela pode manter essas alterações nos seus genes. As consequências no próprio indivíduo irradiado são chamadas de efeitos somáticos ou, no caso de alteração de genes dos gametas com consequências na descendência, de efeitos hereditários.

A maioria das células modificadas é eliminada pelo sistema imunológico ou bloqueada. Mas, células sobreviventes que se adaptaram, mantendo sua capacidade reprodutiva com modificações neoplásicas no DNA e que superaram os mecanismos de defesa do organismo, após um período de latência, podem originar um tumor cancerígeno.

Classificação dos efeitos biológicos:

A principal classificação dos efeitos biológicos divide-os em:

A) *Efeitos estocásticos:* as chances de um organismo manifestá-los são proporcionais à dose de radiação recebida, sem existência de um limiar de dose seguro. Quanto mais radiação recebida maior a probabilidade de eles ocorrerem.

Entretanto, a **gravidade**, neste caso, não depende da quantidade de dose recebida. Ou seja, um tipo de câncer que surgir não será mais (ou menos) agressivo, se a dose recebida pelo indivíduo tiver sido maior (ou menor).

O tempo de aparecimento dos efeitos estocásticos é grande, em geral anos após as irradiações, como, por exemplo, carcinomas, leucemia e outros tipos de cânceres.

B) *Efeitos determinísticos:* um efeito determinístico certamente surgirá, se o organismo absorver uma dose de radiação acima de um valor mínimo conhecido. Por exemplo: catarata, radiodermite, leucopenia, esterilidade temporária ou permanente etc.

A **gravidade** desses efeitos é proporcional à dose, ou seja, quanto maior a dose, mais grave será o efeito.

O tempo de aparecimento é curto comparado com o dos efeitos estocásticos, surgindo dias ou semanas após a irradiação do órgão ou tecidos.

■ Mulheres com Capacidade Reprodutiva

As mulheres em idade reprodutiva, por nascerem com a quantidade de óvulos que carregarão durante a vida, merecem atenção especial. A exposição dos ovários às radiações pode, além de impedir a gestação, acarretar efeitos graves no feto e, portanto, tem limitação de dose específica:

A) A dose no abdome não deve exceder a 10 mSv em qualquer período de 3 meses consecutivos.
B) Detectada a gravidez ou suspeita, o feto deve ser protegido com aventais de chumbo especiais, e a dose efetiva acumulada durante a gravidez não deve exceder a 1 mSv.

Algumas considerações importantes devem ser relevadas ao se avaliar a necessidade de um exame radiológico em gestantes, como:

A) Existe um método alternativo para a investigação que não utilize radiações ionizantes como ultrassonografia ou ressonância magnética?
B) Existe alguma urgência na realização do exame em que há a possibilidade de ser postergado para o período pós-parto?
C) Em que fase da gestação está a paciente?

Durante o 1º trimestre, a radiação afeta a embriogênese com riscos de malformações, e, durante o 2º e 3º trimestres, a radiação pode induzir a carcinogênese no feto.

D) Qual a região a ser examinada?

Se a região a ser examinada está distante do concepto, proteger o abdome com avental plumbífero, colimar (enquadrar) bem o campo a ser examinado e evitar repetir incidências.

Se a região a ser examinada envolve o concepto e não existe método alternativo, reavaliar a necessidade do exame.

Por exemplo:
1. Radiografias de tórax, crânio e extremidades podem ser realizadas com proteção plumbífera (aventais ou saias). O mesmo não é possível em exames de abdome e coluna lombar.
2. TC de crânio e tórax não envolvem risco para o concepto pela radiação, porém deve haver cuidado com relação às reações adversas inerentes ao meio de contraste iodado.
3. Radiografias para a pesquisa de cálculo renal ou ureteral podem ser substituídas por ultrassonografias do aparelho urinário.

RADIOGRAFIAS PARA O CONTROLE DE TRATAMENTO

É natural que o médico queira controlar a evolução clínica de um paciente sob tratamento, para definir se será necessário algum ajuste no tratamento.

Ao decidir pelo controle radiológico, procure responder a estas questões:

A) O tempo de evolução clínica é suficiente para haver a demonstração de alguma alteração radiológica?
B) Existe modificação importante no quadro clínico indicando que o tratamento é ineficaz?
C) A radiografia de controle satisfaz à ansiedade do médico ou do paciente?

EXAMES PRÉ-ADMISSIONAIS

Os exames pré-admissionais em geral são direcionados para o tipo de trabalho que o paciente irá exercer. Na maioria dos casos, visam à detecção de doenças pulmonares transmissíveis (como a tuberculose) e à avaliação das condições cardiorrespiratórias do paciente. Portanto a radiografia de tórax é o suficiente.

Há que se considerar a relação risco/benefício da radiacão ionizante ao solicitar outros exames além da radiografia de tórax:

A) Há necessidade de detectar alguma doença prévia que possa ser agravada pela atividade profissional? (p. ex., artrose).
B) Existe risco de uma doença profissional específica pela história do paciente?
 (p. ex., necrose asséptica em mergulhadores, tendinite em digitadores).

MEDIDAS PRÁTICAS PARA A PROTEÇÃO RADIOLÓGICA

No caso de equipamentos geradores de raios X não há contaminação de pessoas ou objetos, somente a exposição à radiação, aliás, quando desligados da fonte de energia, não emitem mais radiação.

Como são ondas magnéticas, os feixes de raios X emitidos por um equipamento seguem as mesmas leis físicas dos feixes de luz, ou seja, o trajeto é retilíneo e sofre mudanças de direção, como refração, reflexão e absorção. Entretanto, possuem maior capacidade de penetração. São tão mais penetrantes, quanto maior for sua energia.

Devemos considerar 2 tipos de feixes de radiação: os feixes que incidem diretamente sobre o alvo a ser irradiado, chamada de **radiação primária**, e aqueles que são resultantes da reflexão sobre este alvo ou radiação secundária.

O paciente submetido a um exame radiológico recebe os feixes de radiação primária. A proteção radiológica envolvendo **radiação secundária** geralmente está relacionada com os profissionais, com o pessoal de apoio na sala de exames e eventuais acompanhantes de pacientes.

Para que a dose de radiação seja apenas a necessária e suficiente, é preciso que:

1. O equipamento radiológico esteja bem calibrado, assim como o equipamento de revelação. Por exemplo, um exame subrevelado induz o operador a aumentar a dose de radiação para melhorar o contraste da imagem.
2. O tamanho de campo de exposição de radiação seja apenas o necessário para avaliar-se a região em estudo. Para tal, utiliza-se o colimador, que possui um indicador luminoso que projeta a área de exposição no paciente. Deve-se sempre evitar irradiar as gônadas sem necessidade, principalmente em pacientes do sexo feminino em idade fértil.

Para se proteger contra as radiações ionizantes é necessário que se considere:

- *Distância:* manter-se afastado das fontes, pois a exposição é inversamente proporcional ao quadrado da distância. Por exemplo, dobrando-se a distância entre uma pessoa e a fonte de radiação, a exposição diminui a 1/4, triplicando esta distância a 1/9, quadruplicando a 1/16 e assim sucessivamente.
- *Blindagem:* interpor um absorvedor de radiação adequado entre a fonte e a pessoa exposta.
- *Tempo:* minimizar ao máximo o tempo de exposição. Antes de toda nova atividade, o trabalhador deve simulá-la sem a presença de fontes, evitando-se, assim, o emprego de tempo além do devido ou, ainda, surpresas que acarretem doses de radiação extras.

Pela complexidade e diversos fatores que influenciam as doses ocupacionais, em pacientes e em indivíduos do público, é necessário que, para que se faça uma avaliação segura das doses efetivamente recebidas, haja o auxílio de um físico especialista ou de um profissional com formação equivalente. Há, nos grandes centros, empresas que prestam serviços de monitoração de doses.

CAPÍTULO 11

Escolha do Exame Adequado pela Avaliação Risco × Benefício da Utilização dos Meios de Contraste

PACIENTES COM PERFURAÇÃO DO TUBO DIGESTÓRIO

Na investigação de perfuração intestinal, o meio de contraste iodado causa menos irritação na cavidade peritoneal do que o meio de contraste baritado. Pequenas quantidades podem ser mais facilmente detectadas por tomografia computadorizada do que na radiografia convencional. O uso oral deste meio de contraste, em geral, não é recomendado para radiografias convencionais, visto que se dilui com facilidade no suco gástrico e no líquido enteral, reduzindo a sua densidade radiológica, além de não aderir à mucosa.

O meio de contraste baritado é um líquido branco que é inerte dentro do tubo digestório, mas que pode provocar a formação de granulomas se cair na cavidade peritoneal ou mediastinal. É preciso lembrar que após uma colonoscopia com biópsia, o exame contrastado com bário deve ser evitado temporariamente (cerca de 1 semana) para não haver risco de extravasamento para a cavidade abdominal.

Nos casos de lesão do esôfago, às vezes é preferível utilizar-se o meio de contraste baritado ao iodado, visto que o primeiro adere melhor à mucosa. Não havendo suspeita de perfuração para o mediastino, não há risco para o uso de pequenas quantidades de meio de contraste baritado. De qualquer forma, é boa norma realizar sempre uma radiografia simples para estudar os possíveis riscos de sua conduta. A tomografia computadorizada não é um bom método para a investigação do nível de perfuração do esôfago porque não permite uma visão do órgão no seu maior eixo.

PACIENTES COM OBSTRUÇÃO INTESTINAL

Nos casos de obstrução intestinal, não se deve utilizar o meio de contraste baritado por via oral, se o nível de oclusão for no cólon. Se a oclusão ocorrer no intestino delgado não há este perigo, já que neste segmento há secreção de líquido, impedindo que o bário se solidifique.

Por outro lado, o meio de contraste iodado via oral não apresenta boa definição em radiografias convencionais pela diluição do líquido nas alças intestinais.

PACIENTES COM HISTÓRIA DE ALERGIA AO IODO

As reações mais temidas ao meio de contraste são as reações anafilactoides que ocorrem independentemente da dose ou da concentração do agente. Muito embora os sinais e sintomas se assemelhem a uma reação alérgica, não há uma interação antígeno-anticorpo. O mecanismo da reação ao meio de contraste intravascular permanece obscuro.

Cerca de 5-8% dos pacientes que recebem uma injeção intravascular de meio de contraste apresentam reações adversas ao contraste, porém apenas 0,05-0,10% desenvolve reações graves, com risco de vida. A taxa de mortalidade tem variado de 1 em 10.000 a 1 em 169.000, considerando-se mais comum 1 em 75.000[3].

■ Fatores de Risco

Os pacientes debilitados e instáveis têm maior risco de desenvolverem reações adversas associadas aos efeitos quimiotóxicos dos meios de contraste intravasculares.

Os pacientes com tendências alérgicas possuem um risco relativo 2 vezes maior que a população em geral para desenvolverem reações anafilactoides. Os pacientes com história de *asma* possuem risco 5 vezes maior. Os pacientes que tenham tido reações adversas anteriores ao meio de contraste e que não tenham realizado tratamento profilático possuem 17-35%, ou 3-8 vezes maior que o risco da população em geral[3].

As reações são mais freqüentes pela via de administração venosa do que arterial, porém mais graves quando ocorrem nestas últimas. A administração intravenosa em bolo produz menos reações do que em infusão com *dripping*. Praticamente metade das reações adversas ocorre durante a injeção venosa do meio de contraste, e 1/4 dos casos, nos 5 minutos seguintes.

Os meios de contraste iônicos provocam mais reações alérgicas do que os meios de contraste não iônicos.[2]

■ Classificação da Gravidade das Reações

- *Leves:* náuseas, vômitos, urticária, prurido, sudorese.
- *Moderadas:* síncope, vômitos e urticária intensos, edema facial, edema de laringe, broncospasmo leve.
- *Graves:* choque hipotensivo, edema pulmonar, parada respiratória, parada cardíaca, convulsões.

MEDIDAS PRÁTICAS PARA A REDUÇÃO DOS RISCOS DE REAÇÕES ADVERSAS AOS MEIOS DE CONTRASTE

■ Meio de Contraste Baritado

No cólon, pela absorção de líquido, o meio de contraste baritado sofre desidratação, tornando-se um material pastoso. A retenção prolongada no cólon pode ocasionar a petrificação do meio de contraste, podendo acentuar um quadro de constipação ou mesmo causar oclusão intestinal. Desse modo, é importante orientar os pacientes que se submetem a exames com este contraste para ingerir bastante líquido e, caso tenham tendência à constipação, tomar laxativos. Isto evitará queixas posteriores de distensão e dores abdominais.

■ Meio de Contraste Iodado

O meio de contraste iodado é utilizado por via oral, intravascular e em mielografias. A sua excreção é renal, porém nos casos de insuficiência renal grave pode ser excretado pelo fígado. Pelas suas características físico químicas, pode precipitar as proteínas anormais dos pacientes com mieloma múltiplo ou desencadear uma crise de *miastemia gravis* nestes pacientes quando injetado por via venosa.

O meio de contraste iodado injetado no meio vascular difunde-se para o meio tecidual entrando em equilíbrio com o plasma. Na TC, por sua sensibilidade para detectar pequenas variações de densidade, a utilização do meio de contraste intravenoso acentua a diferença de densidade entre as estruturas que captam o meio de contraste e as que não captam, tornando mais fácil a identificação visual de algumas lesões, assim como permite compreender a dinâmica de funcionamento das mesmas.

Em *angiografias*, o meio de contraste iodado é utilizado em altas concentrações e imediatamente radiografado, visto que a diluição intravascular pelo fluxo reduz a sua densidade. A utilização de cateteres permite que o contraste só seja injetado no segmento a ser estudado, reduzindo o volume de meio de contraste necessário. Atualmente, a angiografia digital permite que se utilizem quantidades ainda menores do meio de contraste, pois a sensibilidade de detecção do mesmo permite imagens de boa qualidade.

MEDIDAS PREVENTIVAS CONTRA AS REAÇÕES ADVERSAS AO MEIO DE CONTRASTE IODADO

As reações adversas tendem a ocorrer em pacientes debilitados ou clinicamente instáveis, portanto algumas condições clínicas de risco devem ser pesquisadas antes de se escolher um procedimento diagnóstico, envolvendo o meio de contraste iodado:

- Alteração da função renal.
- Doença cardiovascular grave.
- Convulsões.
- Pacientes com feocromocitoma.
- Pacientes com mieloma múltiplo.
- Pacientes com *miastenia graveis*.

Algumas formas de tratamento preventivo são tentadas com corticoides e anti-histamínicos orais, porém as reações adversas não são abolidas por completo.

TRATAMENTO DAS REAÇÕES ADVERSAS

A melhor forma de tratamento é estar preparado para as possíveis reações, portanto eis algumas precauções:

1. Não injetar o meio de contraste sem pessoal de apoio que possa auxiliar em caso de parada cardíaca.
2. Possuir equipamentos e medicamentos necessários para o uso imediato.
3. Conhecer os dados clínicos básicos do paciente antes da injeção.
4. Ter treinamento para a ressuscitação cardíaca.
5. Reconhecer o tipo de reação de modo a indicar o tratamento adequado.

6. Manter o acesso venoso permeável após a injeção do meio de contraste durante o exame, visto que as reações fatais ocorrem dentro de 15 minutos após a injeção do meio de contraste.
7. Aliviar as compressões abdominais e elevar as pernas em caso de hipotensão.

■ Tratamento Específico

1. **Náuseas e vômitos:** são reações em geral autolimitadas. Se necessário, utilizar antieméticos.
2. **Urticária:** anti-histamínicos.
3. **Broncospasmo:** oxigênio, adrenalina subcutânea 0,1-0,2 mL (0,1-0,2 mg) de 1:1.000.
4. **Hipotensão isolada:** hidratação venosa rápida.
5. **Reações anafilactoides:**
   - Oxigênio (nasal ou máscara).
   - Hidratação venosa (soro fisiológico ou solução de Ringer) IV.
   - Adrenalina 1:10.000 IV adulto – 0,1 mg.
   - Difenildramina IV adulto – 50 mg.
   - Cimetidina ou ranitidina IV (apenas em hipotensão refratária).
   - Corticoides IV.
6. **Reação vagal:** aumentar o volume intravascular e reverter a bradicardia.
   - Hidratação venosa e elevar as pernas.
   - Atropina IV 1 mg inicialmente. Repetir 0,8-1,0 mg a cada 3-5 min até 3 mg em adultos.
7. **Parada cardíaca:**
   - Desobstruir as vias aéreas.
   - Iniciar a ventilacão.
   - Realizar a massagem cardíaca.
   - Obter o acesso venoso.
8. **Convulsões:**
   - Proteger o paciente.
   - Monitorar o pulso (tratar hipotensão ou reação vagal, se presentes).
   - Administrar diazepam IV (se a convulsão for persistente).

BIBLIOGRAFIA SUGERIDA

1. Bettmann MA, Morris TW. Recent Advances in Contrast Agents. *Radiologic Clinics of North America* 1986;24(3):347-357.
2. Katayama H *et al.* Adverse reactions to ionic and nonionic contrast media: A report from the Japanese Committee on the Safety of Contrast Media. *Radiology* 1990;175:621-628.
3. Bush HW, Swanson DP. Acute reactions to intravascular contrast media: types, risk factors, recognition, and specific treatment. *AJR* 1991;157:1153-1161.

CAPÍTULO 12

Orientação aos Pacientes para a Realização de Exames Radiológicos

CONSIDERAÇÕES GERAIS

O sucesso de um exame radiológico depende, em muitos casos, da orientação adequada ao paciente. Esta orientação deve ser dada por todos os profissionais médicos ou administrativos envolvidos na realização do exame. Um preparo inadequado pode levar a exames fora dos padrões técnicos mínimos para a interpretação, ou mesmo adiar a realização do exame.

Recomenda-se aos pacientes que irão realizar exames em regime ambulatorial que venham acompanhados ao serviço nos casos de exames contrastados ou invasivos, independente da faixa etária. Os acompanhantes devem conhecer a história pregressa do paciente para fornecer informações importantes no caso de intercorrências durante o exame.

Pacientes com história de alergias e reações adversas anteriores ao meio de contraste iodado ou ao gadolíneo devem realizar o exame em meio hospitalar.

Todos os pacientes devem ser orientados a fornecer ao radiologista os exames radiológicos anteriores, pertinentes à investigação em curso para a comparação (p. ex., radiografias de tórax, ultrassonografias, mamografias etc.).

RADIOLOGIA GERAL

■ Tórax

Não há preparo. O paciente deve ser capaz de manter a apneia em inspiração máxima à exposição aos raios X para uma boa qualidade de imagem.

■ Mamografia

A mamografia é um procedimento bastante simples que envolve a utilização de raios X. Embora não seja necessário nenhum preparo prévio especial, a paciente deve ser orientada no sentido de que para um exame de boa qualidade será necessária a compressão das mamas. Havendo queixa de mastalgia, uma forma simples de evitar o desconforto desnecessário é a realização do exame logo após a menstruação, quando haverá menos retenção de líquido.

A indicação da mamografia deve ser bem esclarecida à paciente para que haja boa cooperação ao exame. É frequente a paciente alegar que prefere o exame físico feito pelo médico ou a ultrassonografia em vez de mamografia.

Nos casos de processos inflamatórios ou câncer inflamatório, a mamografia poderá ser inconclusiva, pelo aumento da densidade e da dificuldade de realizar compressão adequada. Na fase aguda, é preferível realizar-se a ultrassonografia da mama, que pode evidenciar a presença de abscessos.

As pacientes com suspeita de gravidez em geral não correm grandes riscos com a radiação, pois o campo de exame é bem delimitado. No entanto, é prático orientar para realizar o exame após a menstruação. Se for imperativo, colocar o avental de chumbo sobre o abdome durante o exame.

■ Radiografia do Abdome

O objetivo da radiografia do abdome com preparo prévio é detectar concreções radiopacas no trajeto do aparelho urinário. Pela superposição de alças do intestino grosso sobre as lojas renais e a pelve, é importante que seja feita uma limpeza intestinal para retirar os resíduos fecais que possam dificultar a identificação de pequenos cálculos.

É necessária a dieta líquido-pastosa sem resíduos na véspera, e laxativo à noite.

O preparo só será dispensado nos casos de emergência, por motivos óbvios.

EXAMES CONTRASTADOS DO TUBO DIGESTÓRIO

■ Seriografia do Esôfago, Estômago e Duodeno/Trânsito de Delgado

Jejum absoluto: O jejum é necessário para que o meio de contraste baritado possa aderir à mucosa. Na presença de líquido no estômago, não é possível demonstrar lesões finas de mucosa, restando apenas demonstrar alterações de distensibilidade.

O paciente não deve comer, beber ou fumar a partir das 22 horas da véspera do dia do exame até a sua conclusão.

Os exames devem ser marcados nas primeiras horas da manhã.

Em casos de urgência e em exames do esôfago, o jejum pode ser de 4 horas.

No trânsito delgado, é importante que o meio de contraste seja ingerido de forma contínua, para que a opacificação das alças intestinais não seja interrompida. Avisar o paciente de que o exame pode ser bastante demorado, dependendo do tempo de trânsito (1 a 6 horas).

■ Clister com Duplo Meio de Contraste (Cólon)

Limpeza intestinal: A limpeza intestinal possui a mesma função do jejum realizado nas seriografias de esôfago, estômago e duodeno. A retirada do resíduo permite que as pequenas lesões de mucosa possam ser vistas. Pequenas quantidades de resíduo podem simular pólipos.

O preparo sugerido a seguir deve ser adequado aos hábitos intestinais do paciente. Na presença de constipação intestinal, o preparo deve ser reforçado, enquanto nos casos de diarreia, o mesmo deve ser reduzido. Nos casos especiais, consultar o radiologista.

- Antevéspera: dieta leve sem resíduos à noite. Tomar laxativo à noite.
- Véspera (24 horas): dieta líquido pastosa sem resíduos (caldo de carne ou de frango, gelatina, sucos coados, mate, café, chá, refrigerante).
- Ingestão de 350 mL de água (2 copos) de 2 em 2 horas de 10 às 23 horas.
- Tomar um laxativo à noite.
- Dia do exame: ingestão de pequena quantidade de líquido pela manhã.

O exame deve ser marcado no fim da manhã ou no início da tarde.

Nos casos de emergência, o preparo deverá ser dispensado, devendo-se consultar o radiologista.

O paciente deve ser orientado sobre a técnica do exame, com a introdução do meio de contraste por sonda retal. Deve haver cooperação para reter o líquido no intestino. O desconforto é leve, podendo dar cólicas ocasionalmente, principalmente com a distensão por gás.

EXAMES CONTRASTADOS DO SISTEMA URINÁRIO

■ Urografia Excretora

No preparo da urografia excretora, além da limpeza intestinal para melhor visualização do trajeto urinário, acrescenta-se uma restrição hídrica leve para acentuar a capacidade de concentração renal.

No dia do exame, o paciente poderá ingerir pequenas quantidades de líquido, porém deve estar com o estômago vazio no momento da injeção venosa de contraste, visto que as reações adversas mais comuns são náusea e vômitos.

Os pacientes com antecedentes alérgicos devem realizar uma pré-medicação por 2 dias com anti-histamínicos ou corticoides por via oral. Nos casos de história de asma brônquica ou reações prévias graves, marcar o exame em meio hospitalar na presença de anestesista.

■ Pielografia e Uretrocistografia Retrógrada

Além da limpeza intestinal, o exame retrógrado não requer outro preparo. Não costuma haver reação adversa ao meio de contraste nestes casos, pois há injeção venosa.

EXAME CONTRASTADO DO SISTEMA GENITAL FEMININO

■ Histerossalpingografia

O objetivo do exame é o de opacificar a luz uterina e das tubas. A permeabilidade tubária é demonstrada pela passagem do meio de contraste na cavidade peritoneal.

Como o exame envolve radiação, deve *ser marcado entre o 7º* e o *12º dia* após o início da menstruação, de forma a evitar a concomitância com uma possível gravidez.

A limpeza intestinal é desejável para não haver superposição dos resíduos fecais na ampola sobre a imagem uterina.

Uma hora antes do exame, a paciente deve colocar um supositório de antiespamódico para diminuir a sensação dolorosa que envolve o pinçamento do colo uterino.

EXAMES DO SISTEMA ESQUELÉTICO E LOCOMOTOR

■ Radiografia Simples

No estudo da coluna, apenas a porção lombossacra requer um preparo intestinal de relativa importância. Como as alças do intestino grosso se superpõem à coluna, o resíduo fecal pode dificultar a análise radiológica. Desse modo, recomenda-se que o paciente mantenha uma alimentação leve e utilize um laxativo na véspera do exame. No dia do exame deverá fazer uso de dieta, de preferência líquida sem resíduos.

Para o estudo das extremidades, não há necessidade de preparo.

EXAMES DO SISTEMA VASCULAR

■ Ultrassonografia dos Membros Inferiores

É realizado utilizando o aparelho de ultrassonografia para avaliar os vasos sanguíneos dos membros inferiores, tanto as artérias quanto os vasos.

■ Angiotomografia

É um tipo de exame tomográfico em que o interesse será pelos vasos, como a artéria aorta e vasos pulmonares, na suspeita de aneurismas e trombo embolismo pulmonar.

ULTRASSONOGRAFIA

■ Ultrassonografia do Tórax

Não há preparo.

■ Ultrassonografia Abdominal

O preparo para a ultrassonografia abdominal inclui o jejum absoluto e uma dieta pobre em gorduras na véspera. O jejum e a dieta são necessários para que a vesícula se mantenha distendida com bile, o que facilita a detecção de cálculos. O jejum também é importante para que não haja resíduos no estômago e no duodeno, o que ajuda a analisar o pâncreas.

O meteorismo intestinal prejudica muito o estudo ultrassonográfico, porém é de difícil controle. Alguns autores recomendam o uso de laxativos na véspera, porém, tal procedimento nem sempre traz resultados compensadores ao desconforto que causa nos pacientes. Recomenda-se uma medicação específica para reduzir a flatulência.

Nos exames de urgência não há preparo, porém o médico solicitante deve estar a par de que as condições técnicas não serão ideais. A distensão abdominal prejudica muito a visualização dos órgãos e a detecção de pequenas coleções.

Por força da classificação mercadológica, existem subdivisões na classificação dos exames. O exame considerado "abdominal total" na verdade inclui o estudo do sistema urinário e da região pélvica, porém não inclui o estudo do útero e dos ovários ou da próstata e das vesículas seminais. No preparo deste exame, além do jejum, deve haver a repleção vesical.

■ Ultrassonografia Pélvica

Tanto no exame pélvico feminino quanto no masculino, é necessária a distensão da bexiga com líquido com o objetivo de formar a "janela acústica" e permitir a visualização das estruturas. A bexiga distendida afasta as alças intestinais do campo de estudo.

No sexo feminino, a bexiga deve estar distendida o suficiente para cobrir a região fúndica, de modo que haja transmissão sonora adequada. No caso do sexo masculino, não deve ser insistida a hiperdistensão, visto que o interesse é a próstata, e o transdutor deve ser angulado para um campo infrapúbico, o que se torna difícil com a bexiga muito cheia.

■ Ultrassonografia Transvaginal

O exame deve ser realizado fora do período menstrual. A época ideal para realização do exame transvaginal é 4 a 5 dias após o término do ciclo menstrual. A paciente deve ser instruída de que o transdutor será colocado no canal vaginal, podendo causar certo desconforto, porém não é doloroso. Obviamente, não está indicado nas pacientes virgens. Em pacientes idosas, pode ser necessária a utilização de lubrificantes vaginais.

Por questões de assepsia, o transdutor será recoberto por um preservativo que poderá ser fornecido pelo serviço onde será feito o exame, ou ser trazido pela paciente.

Embora o exame transvaginal seja realizado com a bexiga vazia, na maioria das vezes é precedido por um exame pélvico transabdominal, o qual requer a repleção vesical.

■ Ultrassonografia Transretal

Orientar o paciente de que será introduzida uma sonda recoberta com preservativo no canal anal. Realizar uma alimentação com poucos resíduos na véspera e laxativo, se necessário, para manter a ampola retal vazia no momento do exame.

Manter a bexiga repleta.

■ Ultrassonografia Obstétrica

No 1º trimestre de gravidez, o preparo é semelhante ao exame pélvico, com repleção da bexiga, a menos que tenha sido optado pelo exame transvaginal.

No 2º e no 3º trimestres de gravidez não há preparo.

■ Ultrassonografia de Partes Moles

O exame não necessita de preparo especial. A única recomendação é a de não haver ferimentos cutâneos abertos no local a ser examinado.

TOMOGRAFIA COMPUTADORIZADA

■ Tomografia do Crânio

A grande maioria dos exames de crânio utiliza o meio de contraste iodado, sendo o preparo idêntico ao de qualquer exame com este contraste.

Os pacientes agitados e as crianças podem necessitar de sedação leve para conseguirem realizar o exame.

■ Tomografia Computadorizada do Tórax

Recomenda-se que o paciente traga a radiografia de tórax que gerou a investigação complementar com TC para melhor orientação da rotina do exame (p. ex., estudo de nódulo pulmonar, massas mediastinais).

O paciente deve ser orientado para que a respiração seja tranquila, sem grandes incursões respiratórias. Se o paciente for cooperativo, solicitar para manter apneia no momento da irradiação indicada por sinalização sonora ou luminosa. Geralmente o exame é realizado sem administração do meio de contraste, é usado meio de contraste apenas em pesquisa de tumores.

■ Tomografia Computadorizada do Abdome e Pelve

Para uma boa avaliação das estruturas abdominais é importante que haja opacificação prévia das alças intestinais com meio de contraste iodado por via oral. O meio de contraste deve ser diluído e ingerido ao longo de algumas horas antes do exame.

Recomenda-se que o paciente traga os resultados de exames anteriores que tenham gerado a complementação com TC (p. ex., US na investigação de massas abdominais).

No dia do exame, o paciente deve manter jejum, à exceção da ingesta do contraste oral. Os cuidados restantes são referentes à injeção venosa do contraste iodado.

Como no caso da TC de tórax, o paciente deve ser orientado para manter uma respiração tranquila, sem movimentar os membros durante o exame. Ao sinal sonoro ou luminoso, manter apneia durante a irradiação.

■ Tomografia Computadorizada da Coluna e Extremidades

Se o estudo envolver apenas a parte óssea, a princípio não há necessidade de jejum, pois há poucas indicações do uso de meio de contraste venoso. No entanto, se o estudo envolve pesquisa de processo inflamatório, tumores e avaliação pós-operatória, fatalmente será necessário o uso do meio de contraste.

É importante que sejam fornecidos os exames anteriores da coluna ou extremidades para avaliar melhor a extensão da área a ser estudada.

No caso do estudo de coluna é fundamental que o médico defina os segmentos a serem estudados. Não é possível procurar o nível de comprometimento, realizando cortes axiais de toda a coluna.

O paciente deve ser informado de que não se poderá mover durante o exame, o que às vezes será incômodo, como nos pacientes com suspeita de hérnia discal.

RESSONÂNCIA MAGNÉTICA

Deve ser explicado ao paciente que a qualidade do exame depende fundamentalmente da sua cooperação, permanecendo imóvel por longos períodos (10 a 20 min) dentro de um túnel sem visão externa. Pacientes que sofrem de claustrofobia podem não suportar permanecer no interior do aparelho.

Pacientes com marca-passos cardíacos ou clipes cirúrgicos de aneurismas cerebrais não devem realizar o exame, pela possibilidade de efeito do forte campo magnético sobre os mesmos. Da mesma forma, não se deve aproximar do aparelho levando consigo cartões magnéticos ou relógios, sob o risco de danificá-los.

Às vezes será necessário utilizar o meio de contraste paramagnético, o qual não tem ocasionado reações adversas conhecidas.

BIBLIOGRAFIA SUGERIDA

MR Imaging ands Biomedical Implants, Material, and Devices: An Updated Review. *Radiology* 1991;180:541-550.

MEDICINA NUCLEAR

Todos os pacientes que se submetem a um exame de cintilografia devem ser informados que entrarão em contato com material radioativo, portanto as mulheres em idade fértil devem afastar a possibilidade de gravidez antes do exame.

Também deve ser evitado que mulheres grávidas ou crianças acompanhem os pacientes que irão submeter-se ao exame.

■ Cintilografia Tireoidiana

O preparo da cintilografia tireoidiana envolve basicamente a necessidade de reduzir o iodo exógeno para não competir com o radiotraçador.

Durante 30 dias antes do exame, proibem-se:
A) Pintar o cabelo.
B) Usar medicamentos que contenham iodo (principalmente xaropes).
C) Usar diuréticos.
D) Usar bronzeador.

E) Usar curativos com álcool iodado.
F) Realizar exames com contraste iodado (urografia, TC e colecistograma).

Nos 3 dias anteriores e nas primeiras 24 horas após o 1º exame, NÃO:
A) Ingerir frutos do mar nem folhas verdes.
B) Pintar as unhas.

No 1º dia do exame:
- Jejum de 2 horas.
- Após ingerir a dose de iodo, estará liberada a ingestão de líquido. Não ingerir sólidos nos primeiros 30 minutos. Neste dia, a alimentação deve restringir-se a uma dieta líquido/pastosa.
- Suspender a amamentação por 72 horas após a dose de iodo.

No 2º dia de exame:
- Não há necessidade de jejum.

■ Cintilografia Dinâmica do Esôfago

Jejum de 4 horas.
Suspender os seguintes medicamentos: antiácidos, cimetidina, metoclopramida, colinérgicos, adrenérgicos e vasodilatadores coronarianos.

■ Cintilografia das Vias Biliares

Jejum de 4 horas no adulto. Jejum de 2 horas para crianças. É recomendável trazer a mamadeira com leite para alimentar a criança logo em seguida ao exame.

■ Cintilografia Hepática

Não há preparo.

■ Cintilografia Pulmonar

(Ventilatória e perfusional): Não há preparo.

■ Cintilografia Renal

Hidratação com 4 copos de água 1 hora antes do exame (adultos).
Dois copos de água 1 hora antes do exame (crianças).

■ Pesquisa de Sangramento Digestivo

Não há preparo.

■ Pesquisa de Fístula Transdiafragmática

Não há preparo.

■ Mielocintilografia

Não há preparo.
Deve-se avaliar o risco.

CAPÍTULO 13

Exame Radiológico

CICLO DO EXAME

Um aspecto que gostaríamos de abordar é a consequência que advém da simples solicitação de um exame. Lembre-se que o paciente vai ter que se deslocar até o local onde o exame é realizado, marcá-lo, voltar no dia aprazado, enfrentar eventuais filas, constrangimentos ou procedimentos técnicos desagradáveis e, enfim, pagar pelo exame.

Todas as situações têm que ser respeitadas a partir do momento em que o paciente chega à unidade assistencial. O respeito ao cidadão é pré-requisito básico nas relações humanas. A consulta deve ser marcada o mais breve possível, o atendimento tem que se efetuar no dia e na hora marcados e com toda a dedicação possível. Uma falta ao serviço pode resultar em remarcação da consulta, acarretando novo *stress*, novas despesas com locomoção e alimentação e muitas vezes perdas econômicas pela falta a 1 dia de serviço.

Especificamente na área da radiologia, a remarcação de um exame somente pode ser aceita em situações muito justificadas, já que, além dos fatores expostos anteriormente, há, em bom número de casos, a necessidade de um preparo prévio ao qual o paciente se submeteu e que deverá ser repetido com todos os desconfortos e dificuldades.

Uma vez em contato com o paciente, não se pode perder de vista que o objetivo de nossa atividade está voltado para o paciente e não para a atividade específica que exercemos. Por exemplo:

O Sr. João da Silva foi atendido pelo Dr. José dos Santos que solicitou, para esclarecimento do diagnóstico, um clister opaco. Orientado a procurar o serviço de radiologia, teve seu exame marcado para a semana seguinte, exatamente no dia de seu plantão como vigilante. Como não havia opções, seguiu rigorosamente as instruções fornecidas (dieta, purgativos, lavagem intestinal, jejum no dia do exame) e compareceu no dia e hora aprazados.
Já no serviço de radiologia foi informado de que, por problemas técnicos, seu exame deveria ser remarcado. Sem alternativa, submeteu-se a novas marcações e preparos, perdendo, portanto, 1 dia de serviço.

Finalmente realizou seu exame, tendo sido constatada a presença de um pólipo no sigmoide. O interesse pelo aspecto radiológico encontrado condicionou o radiologista a reter o estudo para a apresentação em uma sessão clinicorradiológica, que se realizaria na semana seguinte. Tal fato não foi informado ao setor de secretaria, que orientou o paciente a procurar o resultado na data da volta à consulta previamente agendada. Neste dia, porém, o exame não estava no prontuário nem disponível no serviço de radiologia, já que estava retido para a dita sessão.

Reflitamos sobre a situação. Avaliemos o prejuízo emocional e mesmo financeiro acarretados pela atitude do radiologista.

É evidente que não negamos a validade da apresentação do caso em sessão, mas é fundamental que a prioridade seja o paciente. Existiriam maneiras mais adequadas para conduzir esta situação caso se tivesse em mente os problemas gerados para o Sr. João, frutos da simples retenção de um exame.

Este exemplo, apesar de hipotético, reflete situações muito frequentes em serviços auxiliares de diagnóstico. Insistimos, a prioridade é o paciente, e a radiologia é um meio para viabilizar uma melhor assistência e não o objetivo final de nossa atuação.

PEDIDO DE EXAME RADIOLÓGICO

O exame radiológico é, antes de mais nada, um complemento à anamnese e ao exame físico que você realizou. Você obterá bons resultados destes exames, se souber utilizar adequadamente os recursos de que dispõe, mesmo que sejam poucos, porém de boa qualidade.

Vimos no ciclo de investigação que vários fatores podem afetar a qualidade das informações que você deseja obter. O pedido de exame é o seu meio de comunicação usual não só com o médico radiologista, mas com inúmeras pessoas de função técnico-administrativa que nem sempre estarão familiarizadas com termos técnicos e com as indicações de exame. Lembre-se que o pedido deve ser legível para todos, inclusive o paciente, que deverá ser orientado adequadamente sobre o exame que irá fazer.

Relatamos aqui um caso verídico ocorrido em um grande hospital público, em que o paciente marcou um exame de ultrassonografia ocular, para o qual esperou 3 meses quando, na verdade, o exame solicitado era uma cintilografia miocárdica. O erro só foi descoberto quando o médico leu a indicação do exame, que não era condizente com estudo ocular. Após grande esforço, foi possível "decifrar" o tipo de exame descrito na requisição.

Por este exemplo, você pode ver qual a importância de fornecer os dados clínicos e hipóteses diagnósticas. Considere que o médico radiologista é um colega que pode oferecer mais informações elucidativas ao seu diagnóstico quanto mais ele souber sobre a história do paciente.

"Quem procura, acha." "Só acha quem sabe o que está procurando." Muito embora vários exames radiológicos demonstrem alterações anatômicas ou funcionais com facilidade, às vezes estes sinais precisam ser buscados e demonstrados, o que só se consegue quando existe uma hipótese diagnóstica.

O radiologista possui um contato muito breve ou nenhum com o paciente, e não poderá repetir a anamnese e o exame físico com os mesmos detalhes que o médico clínico. As informações que você fornece sobre o seu paciente é que orientam o tipo de investigação radiológica (p. ex., TC para pesquisa de massa mediastinal é diferente daquela para o estudo de infiltrado pulmonar).

Quem vive a realidade diária de um serviço de diagnóstico complementar sabe que grande número de solicitações não tem indicação médica precisa. Partindo desta constatação, que é fator exponencial no desequilíbrio demanda/capacidade instalada, poderíamos analisar o fenômeno sob o ângulo da indicação dos exames.

A rotina do dia a dia da atividade médica coloca muitas vezes os profissionais frente a situações que não necessariamente se relacionam com aspectos técnicos. É, por exemplo, o caso do paciente que chega para a consulta dizendo que veio para fazer uma tomografia computadorizada porque "está com dor de cabeça e sua vizinha disse que uma cunhada sentia uma dor igualzinha e estava com um tumor no cérebro". O profissional deve ser habilidoso e demonstrar que o problema a se discutir é a cefaleia e não o tipo de exame a se realizar, se é que se tem que realizar algum.

A pressão social, no entanto, pode ser de tal monta que o profissional acata o estímulo básico do paciente, solicita a tomografia que vai demonstrar, por exemplo, a presença de sinusite, diagnóstico facilmente obtido por uma simples radiografia dos seios da face.

Avalie-se o custo para o sistema de tal conduta e a perda de tempo no diagnóstico.

Por mais absurdo que possa parecer, esta situação não é infrequente. Pode ocorrer por falha do médico ou até por imposição de interesses comerciais na Medicina, quando o faturamento se sobrepõe aos aspectos técnicos ou éticos.

Antes de preencher a solicitação, questione-se:

O resultado deste exame vai influir na minha conduta terapêutica?

ROTEIRO DE UMA SOLICITAÇÃO DE EXAME RADIOLÓGICO

1. **Nome.**
2. **Sexo.**
3. **Idade.**
4. **Cor.**
5. **Profissão.**
6. **Exame solicitado** (e região, conforme o caso):
   - Por ex.: Radiografia de tórax.
   - Histerossalpingografia.
   - Ultrassonografia de tireoide.
   - Tomografia computadorizada de crânio.
   - Arteriografia renal.
   - Ressonância magnética do joelho.
7. **Problema a esclarecer e diagnóstico provado ou provável:** o problema a esclarecer às vezes se confunde com a hipótese diagnóstica, porém pode ser uma manifestação ou complicação de um diagnóstico já conhecido.

   Por ex.: Paciente com hipertensão arterial – Radiografia do tórax na avaliação da área cardíaca.

   Paciente com SIDA, tosse e febre – Radiografia do tórax na avaliação de infecção pulmonar.

   Paciente com miomatose uterina em pesquisa de esterilidade – histerossalpingografia para avaliar a permeabilidade tubária e a cavidade uterina.

   Paciente eutireóidea com nódulo tireoidiano palpável – ultrassonografia de tireoide para definir se o nódulo é sólido ou cístico.

   Pacientes com cefaleia crônica – TC de crânio para afastar as malformações vasculares.

   Paciente com aneurisma de aorta – aortografia para avaliar a dissecção.

   Paciente que sofreu trauma de joelho – ressonância magnética para confirmar a ruptura de ligamento cruzado.

8. **História e exame físico:** não é necessário informar os dados extensos de história ou exame físico, porém é importante que estejam incluídos os dados que possam afetar a interpretação do exame, como:
   - *Radiografia do tórax:* passado de tuberculose tratada há 20 anos.
   - *Histerossalpingografia:* salpingectomia por gravidez tubária prévia.
   - *US de tireoide:* nódulo de 1 cm detectado no lobo direito no exame anterior a 1 ano.
   - *TC de crânio:* distúrbio visual progressivo.
   - *Aortografia:* dor torácica e assimetria de pulsos.
   - *RM de joelho:* retirada prévia do menisco.

   Em geral, os dados mais importantes, depois da história e do exame físico atual, são informações sobre doenças de base ou cirurgias prévias. A omissão deste dado pode significar em menor rendimento do próprio exame radiológico, já que o radiologista não irá procurar por informações adicionais além do que consegue identificar em sua rotina normal.

9. **Cuidados a serem tomados:** os cuidados a serem tomados referem-se tanto ao paciente quanto ao profissional de saúde que irá realizar o exame.

Em geral, referem-se a dados sobre história de alergias prévias, possibilidade de gravidez e presença de doenças contagiosas.

ESCOLHA DO SERVIÇO (DISPONIBILIDADE E QUALIDADE DOS SERVIÇOS)

Quando você solicita um exame radiológico, a 1ª pergunta que o seu paciente faz é onde fazê-lo. Considere o seu caso, como aluno, se em algum momento lhe ocorreu indicar outro serviço que não aquele existente dentro do hospital em que atua. Por outro lado, quantas vezes você já não se lamentou que o seu hospital não estivesse equipado com os métodos mais modernos e como seria mais interessante se o atendimento fosse mais rápido e eficiente, e possivelmente, de uma qualidade melhor.

Nos **serviços públicos**, a disponibilidade dos diversos exames radiológicos depende de uma política de saúde que procure investir na compra e na manutenção de equipamentos e de manter uma boa equipe de técnicos e médicos. Há de se ter consciência de que muitos hospitais públicos no Brasil não estão equipados adequadamente para atender aos mais modernos meios de diagnóstico radiológico. Muitas vezes os equipamentos existem, porém danificados, à espera de verba para conserto ou manutenção.

Nenhum exame radiológico realizado no serviço público é gratuito. Todos eles representam um custo que é pago através dos impostos. Exames mal indicados, mal realizados, material desperdiçado, tudo isso representa um custo social.

Nos **serviços privados**, o que rege a disponibilidade é a possibilidade de lucro. Sabemos que o custo dos exames complementares vem subindo assustadoramente frente à sofisticação tecnológica. Diante da impossibilidade do serviço público de prover estes exames para toda a sociedade, multiplicam-se os planos de saúde que afirmam garantir a assistência médica e a cobertura dos gastos com exames e internação hospitalar.

A princípio, todo o paciente tem o direito de escolher o seu médico e o serviço que irá atendê-lo. Na realidade, porém, a escolha dependerá principalmente de sua situação socioeconômica. Nenhum médico pode solicitar um exame sem saber se o paciente poderá fazê-lo. Tanto faz se a causa é não haver o equipamento no hospital público ou se o plano de saúde não cobre tal exame ou simplesmente não existe este equipamento na cidade onde está. O médico realmente interessado na saúde do seu paciente deve estar a par destas condições e saber lidar com elas.

Solicitar um exame de acordo com a disponibilidade de serviços é muito simples. Basta saber se há equipamento e pessoal necessário para realizar o exame no seu serviço, hospital, bairro ou cidade. Veja agora como as coisas mudam de figura quando acrescentamos mais um dado na escolha: a **qualidade**.

Quais critérios de qualidade você utilizaria para indicar um serviço radiológico ao seu paciente?

A) Dispor de todos os métodos radiológicos.

B) Os equipamentos serem de última geração.

C) As dependências do serviço serem grandes, confortáveis e limpas.

D) O atendimento ser rápido, eficiente e agradável.

E) A equipe de radiologista fornecer laudos confiáveis.

F) Os exames possuírem boa apresentação e boa qualidade técnica.

G) Os laudos serem emitidos em papel de boa qualidade, com impressão bem feita.

Observe quantos fatores seriam desejáveis no seu controle de qualidade. É claro que alguns itens são mais importantes do que outros, porém não são totalmente dispensáveis.

Consideremos inicialmente a **qualidade técnica** dos exames realizados. Quais seriam os **parâmetros** para se orientar?

■ Avaliação de Qualidade dos Exames

1. **Exame radiológico convencional:**
   - Verifique se o posicionamento é feito de forma cuidadosa, de modo a incluir todo o segmento em estudo.
   - Certifique-se de que a penetração de raios X (enegrecimento) é adequada para o objetivo do exame. Por ex.: técnica para pulmão ou arcos costais.
   - Observe se as imagens são nítidas ou se estão mal definidas, demonstrando se houve "flou" cinético (movimento do paciente durante a exposição aos raios X).
   - Procure ver se o filme possui artefatos ou manchas de revelação.
   - Veja se a identificação do exame está de acordo com o nome do paciente e do laudo.

2. **Tomografia computadorizada e ressonância magnética:**
   - Verifique se o exame incluiu a região desejada. Em alguns casos, as fotos devem conter o topograma com os planos de corte e angulação realizados.
   - O paciente deve ter sido bem posicionado. Compare os lados para ver se as estruturas simétricas estão cortadas em planos semelhantes.
   - Observe se a espessura dos cortes foi adequada para o estudo em questão ou se utilizou uma rotina básica, sem preocupação com os detalhes.
   - Ao ser utilizado meio de contraste oral ou venoso, observe se foram utilizados de forma adequada ao caso.
   - Analise as fotos e verifique se a as imagens estão nítidas, com bom contraste e se foram fotografadas em "janelas" adequadas ao caso. Por ex.: "janelas" de pulmão e mediastino.

3. **Ultrassonografia:**
   - Por ser um exame operador-dependente, o laudo de ultrassonografia é mais importante do que a documentação fotográfica do mesmo. Não se impressione facilmente com fotos brilhantes e encardenações elaboradas de boa apresentação.

   Em termos técnicos, é impossível avaliar a qualidade do procedimento apenas pelas fotos. Seria preciso acompanhar o exame para avaliar o operador.

4. **Como avaliar a qualidade de um radiologista?**
   Este é um ponto delicado. **Como você avaliaria a qualidade do seu próprio trabalho?**

   Pergunte-se se você atende ao seu paciente com atenção e interesse real pela sua saúde. Indica-se o exame adequado para uma melhor investigação diagnóstica ou pede-se o exame "para se livrar dele". Quando indica um exame ou uma medicação está preocupado em saber se está dentro das possibilidades financeiras do paciente?

   Avaliar a qualidade dos outros sempre parece mais fácil do que a de nós mesmos. No entanto, quando utilizamos os serviços de terceiros, estes influenciam diretamente sobre a qualidade de nosso próprio atendimento. Por isso, procure referências sobre os locais que possam atendê-lo e de suas equipes de radiologistas:
   - Faça contato com os radiologistas. De preferência, visite o serviço e veja com seus próprios olhos como eles trabalham.
   - Em casos complexos, acompanhe seu paciente ou entre em contato prévio com o radiologista que irá realizar o exame. Você verá como o exame será mais produtivo e como você poderá tirar mais dúvidas.
   - Verifique quem emitiu o laudo e se há outra pessoa liberando o laudo datilografado. Saiba que numa equipe radiológica pode haver uma divisão de trabalhos de modo que nem sempre seu radiologista favorito será responsável pelo laudo do seu paciente.

- Analise o laudo de forma crítica. Ele fornece os dados que você deseja de forma clara e objetiva? Na presença de alterações, você se sente seguro com o resultado fornecido, ou confuso?
- Após algum tempo, perceberá se os laudos recebidos têm correspondido à evolução clínica.

ESCOLHA DO SERVIÇO RADIOLÓGICO

Na escolha do serviço radiológico que irá atender o seu paciente, você deve ter em mente algumas condições: disponibilidade do equipamento e custo do exame, pessoal tecnicamente habilitado para realizar o exame, condições de higiene e proteção para radiação e confiabilidade do laudo.

O médico terá muito mais segurança para tratar seu paciente se estiver mais familiarizado com os serviços da rede pública e/ou privada que lhe darão apoio.

■ Disponibilidade e Custos

O médico que conhece a disponibilidade dos equipamentos radiológicos na região em que atua não fará nunca pedidos de exames que jamais serão conseguidos pelo paciente. Ele irá avaliar se poderá utilizar métodos diagnósticos alternativos ou mesmo dispensá-lo. Ao considerar um exame absolutamente indispensável para o diagnóstico ou tratamento, poderá considerar a necessidade de transferir o paciente para um centro mais bem equipado.

Observe que o fato de haver disponibilidade de um determinado equipamento não significa necessariamente que os exames sejam de boa qualidade e, consequentemente, confiáveis.

Qualquer exame radiológico apresenta um custo, seja para o paciente numa clínica privada, seja para a instituição, a nível público (indiretamente, a nós mesmos, contribuintes do imposto).

Níveis de complexidade na organização de um serviço radiológico:

SERVIÇO DE RADIOLOGIA GERAL
A) *Equipamento básico de mesa e estativa:* pode ser restrito a exames não contrastados. Em geral a demanda prioritária envolve radiografias de tórax, coluna, extremidades e radiografias simples de abdome. É possível realizar alguns exames contrastados, como urografia excretora, uretrocistografia, histerossalpingografia e sialografia.
B) *Equipamento básico e seriógrafo:* além dos exames anteriores, podem-se realizar exames contrastados com estudo dinâmico, como a SEED, trânsito de delgado e clister opaco.
C) *Equipamento básico, seriógrafo e um tomógrafo linear:* atualmente, a atuação da tomografia linear está caindo, porém pode ser útil na avaliação de algumas lesões pulmonares, mastoides, lojas renais e lesões ósseas.

SERVIÇO DE ULTRASSONOGRAFIA
A) *Equipamento básico:* pode realizar exames abdominais e pélvicos em geral e exames obstétricos.
B) *Equipamento básico e transdutores especiais:* além dos exames anteriores, pode realizar outros exames, de acordo com o tipo dos transdutores acessórios, como os de estruturas superficiais (tireoide, mama, bolsa escrotal, partes moles), transvaginal, transretal e Doppler (avalia a presença de fluxo vascular).

SERVIÇO DE TOMOGRAFIA COMPUTADORIZADA

Equipamento básico:

Pode realizar todos os exames de tomografia computadorizada. A diferença entre os equipamentos reside na definição das imagens, tempo de realização dos exames e recursos adicionais do computador (reconstrução tridimencional, densitometria óssea).

SERVIÇO DE RESSONÂNCIA MAGNÉTICA

A) *Equipamento de baixo campo magnético:* os exames realizados neste tipo de equipamento fornecem informações gerais, porém sofrem restrições nos exames que exigem maior definição, como a coluna cervical. A vantagem deste equipamento é o baixo custo de manutenção e ocasionar menor efeito magnético em torno do aparelho.

B) *Equipamento de médio e alto campos:* os exames realizados neste tipo de aparelhagem apresentam alto nível de definição. O campo magnético em torno deste tipo de aparelhagem é mais intenso e pode ocasionar alguns acidentes por atração de objetos metálicos.

SERVIÇO DE RADIOLOGIA VASCULAR

Neste tipo de serviço, os equipamentos permitem o exame sob controle fluoroscópico direto. As radiografias são tiradas em sequência rápida, programável pelo radiologista.

SERVIÇO DE MEDICINA NUCLEAR

A) *Equipamento básico:* pode realizar os exames estáticos e dinâmicos de cintilografia.

B) *Equipamento básico e instalações de internação com isolamento radioativo:* permite realizar o tratamento com radioisótopos.

LAUDO RADIOLÓGICO

Quando um médico solicita um exame radiológico, ele deve saber quais as informações podem ser obtidas com o mesmo. A maioria dos exames apresenta uma documentação gráfica que permite que o médico solicitante possa interpretar o exame, concordando ou não com o laudo radiológico.

No caso da ultrassonografia, tal atitude não é possível, visto que as fotos apenas documentam o que o médico que executou o exame analisou. O médico solicitante poderá aceitar ou não o laudo.

Os laudos radiológicos dividem-se em 2 tipos: descritivos e conclusivos. Cada tipo de laudo possui vantagens e desvantagens.

O *laudo descritivo* (A) é aquele que permite a quem lê imaginar a lesão sem ver a documentação fotográfica do exame. O médico que o recebe sabe quais imagens foram vistas e valorizadas pelo radiologista.

O *laudo conclusivo* (B) é o que fornece a interpretação das imagens, direcionando para o "problema a esclarecer" fornecido pelo médico solicitante.

Por exemplo:

Radiografia de tórax

A) Condensação homogênea com broncograma aéreo ocupando todo o lobo superior do pulmão direito.

B) Pneumonia do lobo superior do pulmão direito.

Histerossalpingografia
A) Tuba esquerda opacificada até sua porção distal, com calibre e pregueado mucoso normais, sem evidência de peritonização do meio de contraste.
B) Obstrução tubária esquerda.

Ultrassonografia de tireoide:
A) Nódulo anecoico de contornos lisos e bem definidos, medindo 0,5 cm localizado no polo inferior do lobo direito.
B) Cisto de 0,5 cm localizado no polo inferior do lobo direito.

A maioria dos laudos é mista, com diferentes graus de descrição e conclusão. O médico que apenas lê as conclusões deve conhecer e confiar no médico radiologista que as forneceu. O médico que sabe interpretar os termos técnicos, correlacionando com as imagens, pode realizar seu próprio julgamento crítico.

No caso de dúvida, em ambos os casos, a melhor solução é contatar diretamente o radiologista. Quando possível, é interessante rever as imagens em conjunto e trocar ideias. Uma outra opção é pedir a opinião de outros radiologistas sobre o mesmo exame.

EXAME RADIOLÓGICO COMO DOCUMENTO

Um laudo médico é um parecer por escrito de um especialista sobre um determinado assunto. No caso da radiologia, a documentação gráfica é um importante comprovante do laudo fornecido. Em que condições este material seria importante como documento e não apenas um exame complementar à clínica?

Em arqueologia, a radiografia de múmias permite estudá-las sem abri-las. É possível determinar de forma bem razoável o sexo, a idade e algumas doenças que eventualmente tenham tido. Podemos identificar a presença de objetos metálicos que tenham sido envolvidos junto ao corpo. Através do estudo da estrutura óssea, é possível inclusive conjecturar sobre o tipo de atividade física que esta pessoa exerceu.

Em medicina forense, a investigação radiológica se presta a vários tipos de estudo, como por exemplo:

A) Identificação de cadáveres, pela comparação de características ósseas já conhecidas ou presumidas de acordo com dados da história clínica.
B) Identificação do sexo em genitália ambígua. Através de diversos métodos radiológicos é possível avaliar a presença ou não de órgãos genitais femininos internos.
C) Determinação da idade óssea em crianças com data de nascimento desconhecida. Através da radiologia de mãos e punhos é possível comparar-se o desenvolvimento ósseo com uma tabela-padrão. A idade óssea nem sempre corresponde à idade cronológica, pois depende do estado nutricional e da atividade hormonal do indivíduo.
D) Pesquisa de ingestão de corpo estranho. Os corpos estranhos metálicos, como moedas, são facilmente identificados numa radiografia comum. Os demais materiais poderão ser detectados, dependendo de sua localização e características. Um exemplo é a detecção de embalagens plásticas, contendo cocaínas deglutidas e retidas no tubo digestório. Embora o material seja radiotransparente, a presença de gás em torno dos invólucros torna-os visíveis na radiografia.
E) Investigação de trauma corporal. O exame radiográfico permite identificar as lesões ósseas recentes ou antigas, de acordo com a formação do calo ósseo. No caso de lactentes que choram à manipulação, a presença de múltiplas fraturas em diferentes graus de consolidação é um forte indício de maus-tratos constantes, mesmo quando os familiares negam a história.

Em muitos países, atualmente, é praticamente impossível tomar-se uma conduta sem o auxílio de algum exame complementar. Com o advento de processos judiciais por erro médico e medicina do trabalho, houve um aumento nos pedidos de exames complementares "defensivos", ou seja, uma documentação que comprove um diagnóstico e que justifique determinados tratamentos. Este processo criou um círculo vicioso em que o próprio paciente exige a realização do exame para ter certeza de que "não há nada", como o médico acabara de lhe afirmar.

Uma outra forma de solicitar exames são os exames realizados antes da admissão em um novo emprego. Eles podem visar à detecção de doenças contagiosas ou avaliar a existência de alterações que podem ser agravadas com o exercício profissional.

Um dos exemplos clássicos foi a abreugrafia obrigatória no rastreamento de tuberculose em atividade, evitando-se a admissão de indivíduos potencialmente transmissores do bacilo. Observe como o exercício do poder de decisão do empregador pode suplantar a lógica médica. Bastava um simples laudo radiológico afirmando haver lesões pulmonares (as quais não obrigatoriamente significam tuberculose em atividade) e o indivíduo perdia a oportunidade do emprego.

Considere o seguinte:

A) O diagnóstico de tuberculose em atividade é feito pela baciloscopia. O exame radiológico pode ser muito sugestivo de lesão ativa, quando existe uma caverna, ou de lesão residual, quando há nódulos calcificados.

B) O fato de um indivíduo possuir lesões residuais de tuberculose não significa que ele seja bacilífero. Conhecendo-se a evolução natural de cura, é de se esperar que haja lesões cicatriciais retráteis. Não há como uma pessoa apagar este passado.

Várias doenças e atos médicos deixam cicatrizes no corpo, e nem por isso uma pessoa é incapaz de exercer uma atividade profissional com segurança. Você deixaria de contratar alguém porque a pessoa tem um calo ósseo? Ou porque possui uma cicatriz de cesariana?

Com este exemplo, você pode observar que o laudo radiológico é um poderoso documento médico que pode ser utilizado a favor ou contra um indivíduo.

Os exames radiológicos podem ter importante atuação na detecção de doenças profissionais, como:

A) *Jateadores de areia:* silicose.
B) *Mergulhadores:* necrose asséptica (ombro e quadril).
C) *Digitadores:* artrose e tendinite nas mãos.

A realização de exames radiológicos antes do início da atividade profissional serve como base para as comparações futuras ou mesmo desqualificar o indivíduo para a atividade.

Como você encara o *Código de Defesa do Consumidor* em medicina?

Tudo parece relativamente simples quando o problema é um produto comprado com defeito. Se você possui o comprovante de compra em que o fabricante garante a qualidade do produto, o consumidor poderá ser ressarcido dos danos.

E quando o "produto" é um serviço médico? Como comprovamos a qualidade deste serviço?

Imaginemos algumas situações:

A) Uma paciente de 21 anos apresenta intensa dor abdominal, febre e massa palpável, dias após uma cesariana. A radiografia do abdome demonstra a presença de uma compressa cirúrgica esquecida na cavidade.

B) Um paciente de 34 anos apresenta cefaleia de início súbito e de forte intensidade que não cedia a analgésicos comuns. A TC do crânio revelou um aneurisma cerebral. 24 horas após o exame, o paciente apresentou piora da cefaleia, evoluindo com torpor e coma.

C) Uma paciente de 65 anos apresentou nódulo especulado no QSE da mama esquerda. Nova mamografia realizada 6 meses após a cirurgia mostrou que o nódulo não havia sido retirado.

Observe que os exames radiológicos podem ser utilizados como prova de acusação ou defesa de um ato médico.

Às vezes, um exame radiológico é a causa de queixa:

A) Um paciente relata ter tido fortes dores abdominais em razão de distensão intestinal ocasionada pela retenção do meio de contraste baritado no cólon após uma seriografia de esôfago-estômago e duodeno.
B) Um paciente apresentou choque anafilático durante uma urografia excretora solicitada para avaliar um cálculo ureteral.
C) Uma paciente realizou uma mamografia que detectou um câncer. No exame retrospectivo, observou-se que no exame anterior de 1 ano antes realizado em outro serviço, o tumor já era visível e de fácil identificação, porém não havia sido descrito.
d) Um paciente com dor torácica realizou uma radiografia de tórax cujo laudo foi normal. Meses depois, a dor passou a irradiar pelo braço esquerdo e o exame foi repetido, demonstrando a presença de um tumor de pulmão. Comparando-se com o exame anterior, verificou-se que o exame anterior era de outra pessoa, porém com o mesmo nome.

ROTEIRO DE ANÁLISE DE UMA RADIOGRAFIA

Para obter o maior número de informações possível de um exame radiológico é preciso "saber ver". Isto implica em saber o que o exame pode demonstrar e em reconhecer os sinais radiológicos quando eles estão presentes.

Na análise de uma radiografia, é importante que você sistematize a sua avaliação para que todos os detalhes sejam vistos. Não importa o seu roteiro, contanto que tudo seja incluído. Eis algumas sugestões:

■ Radiografia de Tórax

1. Técnica: posicionamento do paciente, exposição aos raios X, expansão pulmonar e "flou" cinético.
2. Integridade das costelas, clavículas, coluna e distribuição de partes moles.
3. Posição das hemicúpulas diafragmáticas.
4. Bordos do mediastino: traqueia, bifurcação brônquica, coração.
5. Hilos e vascularização pulmonar.
6. Parênquima pulmonar.

■ Radiografia do Abdome

1. Técnica: posicionamento, exposição aos raios X, inclusão das cúpulas diafragmáticas e sínfise púbica e "flou" cinético.
2. Distribuição gasosa.
3. Contornos dos órgãos.
4. Presença de concreção radiopaca.
5. Estrutura óssea.

■ Exames Contrastados do Tubo Digestório

1. Técnica.
2. Trânsito do meio de contraste no órgão.
3. Aderência do meio de contraste.

4. Pregueado mucoso.
5. Distensibilidade do órgão.
6. Peristalse.

■ Urografia Excretora

1. Técnica.
2. Localização, dimensão e contornos dos rins.
3. Presença de concreções radiopacas.
4. Tempo de excreção do meio de contraste.
5. Densidade do meio de contraste.
6. Anatomia do sistema pielocaliciano.
7. Perviedade e anatomia dos ureteres.
8. Distensibilidade e contornos da bexiga.
9. Avaliação do resíduo vesical pós-miccional.

■ Exame do Crânio

1. Técnica.
2. Densidade óssea e espessura da díploe.
3. Sulcos vasculares.
4. Calcificação intracerebral.
5. Forma, contornos e volume da sela turca.
6. Partes moles.

■ Exame da Coluna Vertebral

1. Técnica.
2. Eixo.
3. Estrutura óssea.
4. Corpos vertebrais.
5. Espaços discais.
6. Pedículos.
7. Arcos posteriores.
8. Articulações.

■ Exame do Músculo Esquelético

1. Técnica.
2. Estrutura óssea: densidade, trabeculação e cortical.
3. Superfície e espaço articular.
4. Partes moles.

CORRELAÇÃO DOS RESULTADOS COM O QUADRO CLÍNICO

Valorização de um diagnóstico fortuito: Quando prosseguir a investigação.

Todo achado fortuito deve ser analisado criteriosamente, pois se houve necessidade do exame é porque havia alguma alteração clínica que justificava tal conduta ou, no caso de o exame ter sido solicitado para fins preventivos, este cumpriu o seu papel ao diagnosticar algo na fase pré-clínica.

Entre os achados podemos exemplificar:

A) Radiografia de tórax: nódulo solitário de pulmão; massa de mediastino.
B) Radiografia de abdome solicitado para diagnóstico de litíases em que se encontra a lesão óssea ou vice-versa.
C) Ultrassonografia abdominal solicitada por quaisquer motivos, sendo o paciente assintomático para os seguintes achados: cisto renal, litíase renal ou biliar, aneurisma de aorta, nódulo hepático, cisto hepático único, cistos de ovário, mioma, aumento de próstata, adenomegalias intra ou retroperitoneal.

Nos casos em que houve um achado fortuito impõe-se a reavaliação da história clínica do paciente, dirigindo a anamnese para o órgão em que foi encontrada fortuitamente uma lesão. Mesmo que a história seja negativa, o achado de aneurisma de aorta, nódulo hepático, cisto ovariano, adenomegalias e lesões lítica ou blástica ósseas devem obrigatoriamente receber investigação mais aprofundada.

Entre os achados radiológicos "fortuitos" encontram-se as variações anatômicas como: *situs inversus*, duplicação do sistema pielocaliciano, órgão extranumerário, agenesias, ptose e ectopia renais. Tais achados devem ser comunicados ao paciente para que possa sempre informar ao seu médico assistente ou ao radiologista que for examiná-lo.

Quando o laudo não corresponde ao quadro clínico: repetir o exame radiológico?

O fato de o laudo radiológico (RX, US, CT, RM, medicina nuclear) não condizer com a expectativa do clínico não o invalida, mas sim sugere uma reavaliação global do paciente antes de continuar a investigação por quaisquer métodos propedêuticos.

Decisão de urgência: quando valorizar os dados radiológicos na decisão de uma conduta cirúrgica?

Diante de um quadro de urgência é imprescindível a relação direta com o radiologista que realizou/ou realizará o exame, bem como com o cirurgião, nos casos de urgência cirúrgica para a definição do diagnóstico e conduta. São exemplos: suspeita de apendicite, pancreatite, colecistite, pelviperitonite, trauma abdominal fechado e suspeito de hematoma subcapsular de fígado ou baço.

Índice Remissivo

Os números em *negrito* são referentes a quadros.

A

Abdome
 casos clínicos, 147-206
  estômago, 147, 154
   dor no, 154
   problemas no, 147
  FID, 203
   dor na, 203
  hemorragia digestiva, 164
   alta, 164
  hipermenorreia, 192
  icterícia, 168
  infecção, 176
   urinária, 176
  infertilidade, 197
   conjugal, 197
  obstrução, 185
   renal, 185
  tumor, 160
   abdominal, 160
 radiografia do, 282
  simples, 282
 radiologia geral do, 308
 RM do, 286
 TC de, 286, 311
Abscesso
 tubovárico, 204
Acessório(s)
 da radiologia convencional, 3
  chassi, 6
  écran, 6
  filme radiográfico, 6
ACR *(American College of Radiology)*, 115
Alergia
 ao iodo, 304
  pacientes com história de, 304
   classificação das reações, 304
   fatores de risco, 304

Ampola
 de raios X, 3
Anaeróbio
 pneumonia por, 72
Angiógrafo, 5
Angiotomografia, 310
Aparelho
 exame contrastado do, 283, 284, 309
  genital feminino, 284, 309
   histerossalpingografia, 309
  urinário, 283, 309
   pielografia retrógrada, 309
   uretrocistografia retrógrada, 309
   urografia excretora, 309
 urinário, 177
  US do, 177
Apendicite
 aguda, 203
Artefato(s)
 de movimento, 29, 43
  na RM, 43
  na TC, 29
 metálicos, 29, 43
  na RM, 43
  na TC, 29
Arteriografia
 convencional, 211
 de face, 294
 de pescoço, 294

B

BAAR (Bacilos Álcool-Acidorresistentes)
 pesquisa de, 64
Benefício(s)
 risco *versus*, 297-301, 303-306
  na escolha do exame, 297-301, 303-306
   meios de contraste, 303-306
   radiação, 297-301

BIRADS *(Breast Image Reporting and Data System)*, 115
Bolsa
 escrotal, 285
  US da, 285

C

Cálculo
 US sem, 187
 litíase e, 187
Calibre
 dos órgãos tubulares, 16
Caso(s) Clínico(s), 61-275
 abdome, 147-206
  estômago, 147, 154
   dor no, 154
   problemas no, 147
  FID, 203
   dor na, 203
  hemorragia digestiva, 164
   alta, 164
  hipermenorreia, 192
  icterícia, 168
  infecção, 176
   urinária, 176
  infertilidade, 197
   conjugal, 197
  obstrução, 185
   renal, 185
  tumor, 160
   abdominal, 160
 colunas, 207-275
  dor lombar, 249
  politraumatizado, 243
 crânio, 207-275
  cefaleia, 207, 270
   e obstrução nasal, 270
  coma, 234
  crises convulsivas, 215
  distúrbio visual, 228

hipoacusia, 260
  e paralisia facial, 260
otorreia, 254
  e hipoacusia, 254
politraumatizado, 243
seios paranasais, 264
  congestão nasal, 264
  desconforto geral, 264
membros, 207-275
politraumatizado, 243
tórax, 63-146
dispneia, 80
dor, 72, 98
  no peito, 72, 98
    e falta de ar, 98
    e febre, 72
  pleurítica, 72
falta de ar, 80, 89
hemoptoicos, 63
imagens, 108
mamas, 110, 116, 124
  dor nas, 116
  nódulos nas, 124
  patologia maligna das, 110
nódulo tireoidiano, 129
sensação de morte, 140
tosse, 84, 93
  diferente, 84
  febre e, 93
tumor no, 104
CDA (Coeficiente de Difusão Aparente), 221
Cefaleia, 207
cervicogênica, 209
e obstrução nasal, 270
  ajudas diagnósticas, 271
    interpretação das, 271
  conduta, 270
  evolução, 271
  hipóteses diagnósticas, 270
  questões para reflexão, 271
em salvas, 209
introdução geral, 208
  diagnóstico, 209, 213
    de migrânea com aura primária, 209
    diferencial, 213
  exame radiológico, 210
    arteriografia convencional, 211
    EPRM, 213
    radiografia simples, 210
    RM, 211
    TC, 210
  hipótese diagnóstica, 208
Chassi, 6
Cintilografia
cerebral, 51, 289
  com ^{99m}Tc-DTPA, 289
  com leucócitos marcados, 59
da ventilação pulmonar, 53
das paratireoides, 53
das suprarrenais, 53
das vias biliares, 31, 55, 287
de circulação liquórica, 52
de perfusão, 52, 53
  cerebral, 52
  miocárdica, 53
  pulmonar, 53
de tireoide, 52, 295
dinâmica, 286, 313
  do esôfago, 286, 313
do fígado, 55
do fluxo sanguíneo, 51
  cerebral, 51
do infarto agudo do miocárdio, 55
do trânsito esofágico, 55
hepática, 287, 313
óssea, 58, 59, 291, 293
  com colóide ^{99m}Tc, 59
  com ^{67}G, 59
  com ^{99m}Tc-MDP, 291
  de membros, 293
para pesquisa, 53, 287
  de fístulas transdiafragmáticas, 287
  de metástases de tireoide, 53
  de sangramento digestivo, 287
pulmonar, 53, 313
  com gálio, 53
radioisotópica, 58
renal, 56, 287, 313
tireoidiana, 312
Circulação
liquórica, 52
  cintilografia da, 52
Cisto
ovariano, 204
torção de, 204
Clister
com duplo meio de contraste, 308
cólon, 308
Cólon, 308
Coluna(s)
casos clínicos, 207-275
dor lombar, 249
politraumatizado, 243
TC de, 312
vertebral, 290
  cintilografia óssea, 291
    com ^{99m}Tc-MDP, 291
  mielocisternografia radioisotópica, 291
    com ^{99m}Tc-DTPA, 291
  mielotomografia computadorizada, 290
  radiografia simples, 290
  RM, 291
  TC de, 290
Coma, 234
discussão, 235
questões para reflexão, 242
Contorno(s), 87
interno, 16
  dos órgãos tubulares, 16
nas imagens, 11, 26
  de TC, 26
  radiológicas, 11
Contraste(s)
meio de, 27
uso do, 27
  na TC, 27
paramegnético, 42
  na RM, 42
Core
biopsy, 127
CPER (Colangiopancreatografia Endoscópica Retrógrada), 170
Crânio
casos clínicos, 207-275
cefaleia, 207, 270
  e obstrução nasal, 270
coma, 234
crises convulsivas, 215
distúrbio visual, 228
hipoacusia, 260
  e paralisia facial, 260
otorreia, 254
  e hipoacusia, 254
politraumatizado, 243
seios paranasais, 264
  congestão nasal, 264
  desconforto geral, 264
cintilografia cerebral, 289
  com ^{99m}Tc-DTPA, 289
perfusão cerebral, 289
  estudo da, 289
  com SPECT, 289
radiografia de, 288
  simples, 288
RM de, 218, 289
TC de, 218, 289, 311
US, 288
  transfontanela, 288
Crise(s)
convulsivas, 215
  diagnóstico, 215, 223
    clínico, 215
    diferencial, 223
  epilepsia, 216, 217
    conceitos, 216
    definição, 216
    diagnóstico etiológico, 217
  exames de imagem, 217
    EPRM, 218
    RM do crânio, 218
    TC de crânio, 218

US transfontanela, 218
investigação diagnóstica, 219
questões para reflexão, 226
Curetagem
uterina, 194

D

Densidade, 88
nas imagens, 11, 25
de TC, 25
hiperdensa, 25
hipodensa, 25
mista, 26
radiológicas, 11
Dimensão(ões)
nas imagens, 11
radiológicas, 11
DIP (Doença Inflamatória Pélvica), 198, 204
Dispneia, 80
Distensibilidade
dos órgãos tubulares
Distúrbio
visual, 228
diagnóstico, 228
clínico, 228
laboratorial, 228
exames radiológicos, 229
questões para reflexão, 233
Divertículo
de Meckel, 56
pesquisa de, 56
DMSA (Ácido Dimercaptossuccínico), 184
Dor
lombar, 249
comentários, 252
exames complementares, 250
impressão clínica, 249
questões para reflexão, 253
nas mamas, 116
câncer, 116
possibilidade de, 116
conduta, 116, 121
propedêutica, 116
terapêutica, 121
estereotaxia, 120
exame físico, 116
dado de importância no, 116
impressão clínica, 116
mamografia, 118
outros métodos, 118
questões para reflexão, 122
no estômago, 154
conduta, 155, 157
propedêutica, 155

hipótese diagnóstica, 155
questões para reflexão, 158
no peito, 72, 98
e falta de ar, 98
evolução, 99
investigação, 101
questões para reflexão, 101
e febre, 72
conduta, 73
diagnóstico clínico, 72
evolução, 75
questões para reflexão, 75
sinais radiológicos, 74
pleurítica, 72
conduta, 73
diagnóstico clínico, 72
evolução, 75
questões para reflexão, 75
sinais radiológicos, 74
DOTA (Ácido Oxaltreta-Acético), 42
DP (Densidade de Prótons), 260
DPOC (Doença Pulmonar Obstrutiva Crônica), 89
DTPA (Ácido Dietil-Enetriamino-
-Penta-Acético), 42
DUM (Data da Última Menstruação), 116, 124
Duodeno
seriografia do, 308
DUP (Doença Ulcerosa Péptica), 157
DW (Sequência de Difusão), 221

E

Ecogenicidade
na US, 34
nos tecidos biológicos, **34**
variação de, **34**
Écran, 6
EDA (Endoscopia Digestiva Alta), 149
EEG (Eletroencefalograma), 219
Enxaqueca, 209
Epilepsia
conceitos, 216
definição, 216
diagnóstico etiológico, 217
EPRM (Espectroscopia de Prótons por Ressonância Magnética), 213, 218
Equipamento(s)
da radiologia convencional, 3
ampola, 3
angiógrafo, 5
mesa, 5
mural, 5
seriógrafo, 5
da TC,

Esôfago
cintilografia do, 286, 313
dinâmica, 286, 313
seriografia do, 303
Estafilococo
pneumonia por, 72, 78
Estômago
dor no, 154
conduta, 155, 157
propedêutica, 155
hipótese diagnóstica, 155
questões para reflexão, 158
problemas no, 147
comentários, 152
evolução, 152
hipótese diagnóstica, 147
investigação, 149, 150
diagnóstica, 149
radiológica, 150
questões para reflexão, 153
Estômago
seriografia do, 308
Estrutura(s)
vizinhas, 27
relação com as, 27
na TC, 27
Esvaziamento
gástrico, 56
Exame(s)
adequado por segmentos, 279-295
escolha do, 279-295
abdome, 282
coluna vertebral, 290
crânio, 288
face, 293
medula neural, 290
membros, 291
pescoço, 293
raízes nervosas, 290
tórax, 279
cintilográficos, 51
tipos de, 51
oncologia, 59
sistema, 51, 52, 53, 55, 56, 58
cardiovascular, 53
endócrino, 52
esquelético, 58
gastrintestinal, 55
nervoso central, 51
respiratório, 53
urinário, 56
terapêuticas, 60
contratados, 280, 282, 283
das vias biliares, 283
de tubo digestório, 282
desvantagens, 280
do aparelho urinário, 283
vantagens, 280

pré-admissionais, 300
radiológicos, 307-313, 315-326
  ciclo do exame, 315
  como documento, 322
  escolha do serviço, 318, 320
    custos, 320
    disponibilidade, 318, 320
    qualidade, 318, 319
  laudo radiológico, 321
  orientação para realização de, 307-313
    considerações gerais, 307
    contrastados, 308
      do aparelho genital feminino, 309
      do aparelho urinário, 309
      do sistema esquelético, 309
      do sistema locomotor, 309
      do sistema vascular, 310
      do tubo digestório, 308
    medicina nuclear, 312
    radiologia geral, 307
      abdome, 308
      mamografia, 307
      tórax, 307
    RM, 312
    TC, 311
    US, 310
  pedido de, 316
  solicitação de, 317
  roteiro da, 317
Extremidade(s)
  TC de, 312

F

Face
  arteriografia, 294
  cintilografia, 295
    de tireoide, 295
  radiologia convencional, 293
  RM, 295
  sialografia, 293
  TC, 294
  US, 294
Falta de Ar, 98
  confirmação diagnóstica, 82
  discussão, 83
  dor no peito e, 98
    evolução, 99
    investigação, 101
    questões para reflexão, 101
  evolução, 92
  hipóteses diagnósticas, 81, 89
  investigação, 80
  passos a seguir, 89
  raciocínio clínico, 80
FAST *(Focused Assessment for Sonography in trauma)*
  US, 245

Febre
  dor no peito e, 72
    conduta, 73
    diagnóstico clínico, 72
    evolução, 75
    questões para reflexão, 75
    sinais radiológicos, 74
  tosse e, 93
    diagnóstico clínico, 93
    investigação, 94
    questões para reflexão, 96
FID (Fossa Ilíaca Direita)
  dor na, 203
    conduta propedêutica, 204
      US pélvica, 205
    hipótese diagnóstica, 203
    questões para reflexão, 205
Fígado
  cintilografia do, 55
Filme
  radiográfico, 6
Fístula
  transdiafragmática, 287, 313
    pesquisa de, 287, 313
      cintilografia para, 287
Fluxo
  sanguíneo, 51
    cerebral, 51
      cintilografia do, 51
Forma
  nas imagens, 11
    radiológicas, 11
FSH (Hormônio Foliculoestimulante), 199
FTV (Frêmito Toracovocal), 80

G

Gálio
  cintilografia com, 53
    pulmonar, 53
GIU (Gestação Intrauterina), 204
Gravidez
  tubária, 204

H

HC (Hormônio de Crescimento), 228
Hemicrânia
  contínua, 209
  paroxística, 209
    crônica, 209
Hemoptoico(s), 63
  conduta propedêutica, 64
  diagnósticos diferenciais, 64
  evolução, 65
  hipótese diagnóstica, 64
  questões para reflexão, 66

Hemorragia
  digestiva, 164
    alta, 164
      angio-TC, 166
      conduta, 165
      hipótese diagnóstica, 164
      US abdominal, 166
Hipermenorreia
  conduta, 193, 195
    propedêutica, 193
      curetagem uterina, 194
      histeroscopia, 194
      histerossalpingografia, 193
      histerossonografia, 193
      RM, 195
      TC, 194
      US pélvica, 193
        transabdominal, 193
        transvaginal, 193
    questões para reflexão, 196
    terapêutica, 195
  hipótese diagnóstica, 192
    mais provável, 192
Hipoacusia, 260
  e paralisia facial, 260
    hipótese diagnóstica, 260
    investigação, 260
      arteriografia, 262
      exames complementares, 262
      tumores glômicos, 262
        na RM, 262
        na TC, 262
      venografia, 262
    questões para discussão, 263
  otorreia e, 254
    hipótese diagnóstica, 254
    investigação, 254
      RM, 256
      TC, 254
    questões para discussão, 258
Histeroscopia, 194
Histerossalpingografia, 193, 309
Histerossonografia, 193

I

Icterícia
  investigação radiológica, 169
  questões para discussão, 171
  raciocínio diagnóstico, 168
Imagem(ns)
  do tórax, 108
  formação de, 1-60
    medicina nuclear, 47-60
    radiologia convencional, 3-19
    RM, 39-45

TC, 21-29
  incidências, 21
  US, 31-37
identificação das, 23, 34, 40, 50
  em medicina nuclear, 50
  na RM, 40
    artefatos, 42
    contraste paramegnético, 42
    ponderada, 40, 41
      em T1, 40
      em T2, 41
    T1-weighted image, 40
    T2-weighted image, 40
    terminologia, 42
  na TC, 25
    artefatos, 29
      de movimento, 29
      metálicos, 29
    contornos, 26
    densidade, 25
    limites, 26
    meios de contraste, 27
    relação com estruturas vizinhas, 27
  na US, 34
    ecogenicidade, 34
    limites, 35
    termos especiais, 35
    textura, 35
  radiológicas, 11
    identificação das, 11
      contornos, 11
      densidade, 11
      dimensões, 11
      forma, 11
      limites, 13
      localização, 15
      órgãos tubulares, 15
Incidência(s)
  na radiologia convencional, 9
  na TC, 21
Infarto
  agudo, 55
    do miocárdio, 55
      cintilografia do, 55
Infecção
  urinária, 176
    análise renal, 178
      dado para completar a, 178
      comentários, 178
    diagnóstico, 176
      clínico, 176
      laboratorial, 176
    impressão, 177
    investigação radiológica, 176
    questões para reflexão, 181
Infertilidade
  conjugal, 197
    impressão diagnóstica, 198

investigação, 198
    questões para reflexão, 201
Iodo
  alergia ao, 304
    pacientes com história de, 304
      classificação das reações, 304
      fatores de risco, 304

K

Klebsiella
  pneumonia por, 72, 75
    comunitária, 72

L

Leucócito(s)
  marcados, 59
    cintilografia com, 59
LH (Hormônio Luteinizante), 199
Limite(s), 88
  nas imagens, 13, 26, 35
    de TC, 26
    de US, 35
    radiológicas, 13
Linfocintilografia, 60
Litíase
  ureteral, 204
  US sem cálculo e, 187
Localização
  nas imagens, 15
    radiológicas, 15

M

Mama(s)
  dor nas, 116
    câncer, 116
      possibilidade de, 116
    conduta, 116, 121
      propedêutica, 116
      terapêutica, 121
    estereotaxia, 120
    exame físico, 116
      dado de importância no, 116
    impressão clínica, 116
    mamografia, 118
    outros métodos, 118
    questões para reflexão, 122
  nódulos nas, 124
    câncer, 124
      possibilidade de, 124
    conduta, 124
      propedêutica, 124
    core biopsy, 127
    exame físico, 124
      dado de importância no, 124
    impressão clínica, 124

mamografia, 127
      com US, 127
      outros métodos, 127
      PAAF, 127
      questões para reflexão, 127
  patologia das, 110
    maligna, 110
      acompanhamento, 113
      conduta terapêutica, 112
      exame físico, 110
      impressão clínica, 110
      papel da RM na, 114
      possibilidade de câncer, 110
      questões para reflexão, 115
  US de, 281
Mamografia, 118, 280
  complemento com US, 127
  desvantagens, 280
  radiologia geral da, 307
  vantagens, 280
MAVS (Malformações Arteriovenosas
  Pulmonares), 70
Meckel
  divertículo de, 56
  pesquisa de, 56
Medicina
  nuclear, 47-60, 282, 312
    cintilografia, 312
      das vias biliares, 31
      dinâmica do esôfago, 313
      hepática, 313
      pulmonar, 313
      renal, 313
      tireoidiana, 312
    desvantagens da, 60, 282
    equipamento, 47
    exames cintilográficos, 51
      tipos de, 51
    imagem, 47, 50
      formação da, 47
      identificação das, 50
    radiofármacos, 50
    radionuclídeos, 50
    vantagens da, 60, 282
Medula
  neural, 290
    cintilografia óssea, 291
      com ^{99m}Tc-MDP, 291
    mielocisternografia radioisotópica, 291
      com ^{99m}Tc-DTPA, 291
    mielotomografia computadorizada,
      290
    radiografia simples, 290
    RM, 291
    TC de, 290
Meio(s)
  de contraste, 27, 303-306, 308
    baritado, 304

benefícios dos, 303-306
  risco *versus*, 303-306
duplo, 308
  clister com, 308
iodado, 305
  reações adversas ao, 305
reações adversas aos, 304, 305
  medidas para redução dos riscos, 304
  tratamento das, 305
uso do, 27
  na TC, 27
Membro(s)
  casos clínicos, 207-275
    politraumatizado, 243
  cintilografia óssea, 293
  inferiores, 310
    US dos, 310
  pneumoartrografia, 292
  radiologia convencional, 291
  RM, 293
  TC, 292
  US, 292
Mesa
  na radiologia convencional, 5
Metástase(s)
  de tireoide, 53
    pesquisa de, 5
      cintilografia para, 53
Mielocintilografia, 313
Mielocisternografia
  radioisotópica, 291
    com ^{99m}Tc-DTPA, 291
Mielotomografia
  computadorizada, 290
Migrânea
  com aura primária, 209
  diagnóstico de, 209
Morte
  sensação de, 140
    conduta propedêutica, 141
    evolução, 143
    hipótese diagnóstica, 140
    questões para reflexão, 144
Mural
  na radiologia convencional, 5
MV (Murmúrio Vesicular), 80

N

NCC (Neurocisticercose), 219
Nódulo(s)
  nas mamas, 124
    câncer, 124
      possibilidade de, 124
    conduta, 124
      propedêutica, 124
    core biopsy, 127
    exame físico, 124
    dado de importância no, 124
    impressão clínica, 124
    mamografia, 127
      com US, 127
    outros métodos, 127
    PAAF, 127
    questões para reflexão, 127
  tireoidiano, 129
    conduta propedêutica, 129
    diagnóstico diferencial, 129
    evolução, 136
    hipótese diagnóstica, 129
    questões para reflexão, 139

O

Obstrução
  intestinal, 304
    pacientes com, 304
      meios de contrastes, 304
  renal, 185
    hipóteses diagnósticas, 186
      conduta propedêutica, 186
    impressão clínica, 185
    investigação diagnóstica, 187
    próxima conduta, 188
    questões para reflexão, 189
    tuberculose, 188
      hipótese clínica de, 188
    US sem cálculo, 187
    litíase e, 187
Oncologia
  linfocintilografia, 60
  octreoscan-111In, 60
  pesquisa, 59
    de corpo inteiro, 59
      com gálio-67, 59
      com MIBG-I123, 60
      com MIBG-I131, 60
      com sestamibi^{99m}Tc, 59
      com tálio-201, 59
Órgão(s)
  tubulares, 15
    nas imagens radiológicas, 15
      calibre, 16
      contorno interno, 16
      distensibilidade, 19
      perviedade, 15
      trajeto, 16
Orientação
  para realização de exames, 307-313
    radiológicos, 307-313
      considerações gerais, 307
      contrastados, 308
        do aparelho genital feminino, 309
        do aparelho urinário, 309
        do sistema esquelético, 309
        do sistema locomotor, 309
        do sistema vascular, 310
        do tubo digestório, 308
      medicina nuclear, 312
      radiologia geral, 307
        abdome, 308
        mamografia, 307
        tórax, 307
      RM, 312
      TC, 311
      US, 310
Otorreia
  e hipoacusia, 254
    hipótese diagnóstica, 254
    investigação, 254
    RM, 256
    TC, 254
    questões para discussão, 258

P

PAAF (Punção Percutânea por Agulha Fina), 120, 127
Paralisia
  facial, 260
    hipoacusia e, 260
    hipótese diagnóstica, 260
    investigação, 260
    questões para discussão, 263
Paratireoide(s)
  cintilografia das, 53
Parte(s)
  moles, 311
    US de, 311
Peito
  dor no, 72, 98
    e falta de ar, 98
      evolução, 99
      investigação, 101
      questões para reflexão, 101
    e febre, 72
      conduta, 73
      diagnóstico clínico, 72
      evolução, 75
      questões para reflexão, 75
      sinais radiológicos, 74
Pelve
  TC de, 286, 311
Perfuração
  do tubo digestório, 303
    pacientes com, 303
    meios de contraste e, 303
Perfusão
  cintilografia de, 52, 53
    cerebral, 52
    miocárdica, 53
    pulmonar, 53
Perviedade
  dos órgãos tubulares, 15

Pescoço
  arteriografia, 294
  cintilografia, 295
    de tireoide, 295
  radiologia convencional, 293
  RM, 295
  sialografia, 293
  TC, 294
  US, 294
Pesquisa
  de corpo inteiro, 59
    com gálio-67, 59
    com MIBG-I123, 60
    com MIBG-I131, 60
    com sestamibi^{99m}Tc, 59
    com tálio-201, 59
  de divertículo de Meckel, 56
  de fístula, 287, 313
    transdiafragmática, 287, 313
      cintilografia para, 287
  de metástases, 5
    de tireoide, 53
      cintilografia para, 53
  de sangramento, 56, 287, 313
    digestivo, 287, 313
PET *(Positron Emission Tomography)*, 60
PET-TC *(Positron Emission Tomography – Computed Tomography)*, 60
Pielografia
  retrógrada, 309
Pneumoartrografia
  de membros, 291
Pneumococo
  pneumonia por, 72
    bacteriana, 72
      comunitária, 72
Pneumonia
  comunitária, 72
    bacteriana, 72
      por *pneumococo*, 72
  de retenção, 72, 75
  pneumocócica, 75
  por anaeróbio, 72
  por estafilococo, 72, 78
  por Klebisiella, 72, 75
    comunitária, 72
Politraumatizado, 243
  questões para reflexão, 247
  US FAST, 245
Posicionamento
  na radiologia convencional, 9
Problema(s)
  no estômago, 147
    comentários, 152
    evolução, 152
    hipótese diagnóstica, 147
    investigação, 149, 150
      diagnóstica, 149
      radiológica, 150
    questões para reflexão, 153
Proteção
  radiológica, 297, 300
    medida práticas para, 300
    princípios, 297

R

Radiação(ões)
  avaliação do risco da, 297-301
    versus benefícios, 297-301
      escolha do exame, 297-301
  efeitos biológicos das, 298
    mulheres, 299
      com capacidade reprodutiva, 299
Radiofármaco(s), 50
Radiografia(s)
  de tórax, 279
  do abdome, 308
  para controle, 300
    de tratamento, 300
  roteiro de análise da, 324
    de tórax, 324
    do abdome, 324
    exame, 325
      da coluna vertebral, 325
      de crânio, 325
      do músculo esquelético, 325
      do tubo digestório, 324
    resultados, 326
      correlação com quadro clínico, 326
    urografia excretora, 325
  simples, 210, 282, 288, 290, 309
    da coluna vertebral, 290
    da medula neural, 290
    das raízes nervosas, 290
    do abdome, 282
    do crânio, 288
    do sistema, 309
      esquelético, 309
      locomotor, 309
Radiologia
  convencional, 3-19, 291, 293
    acessórios, 3
      chassi, 6
      écran, 6
      filme radiográfico, 6
    de face, 293
    de membros, 291
    de pescoço, 293
    equipamentos, 3
      ampola, 3
      angiógrafo, 5
      mesa, 5
      mural, 5
      seriógrafo, 5
    imagem, 6, 11
      formação da, 6
      identificação das, 11
        contornos, 11
        densidade, 11
        dimensões, 11
        forma, 11
        limites, 13
        localização, 13
        órgãos tubulares, 15
      incidências, 9
      posicionamento, 9
      radioscopia, 10
      raios X, 3
        natureza dos, 3
  diagnóstica, 277-326
    utilizando a, 277-326
      exame adequado, 279-295, 297-301, 303-306
        por segmento, 279-295
        orientação ao pacientes, 307-313
        risco *versus* benefícios, 297-301, 303-306
          meios de contraste, 303-306
          radiação, 297-301
  geral, 307
    mamografia, 307
    radiografia, 308
      do abdome, 308
    tórax, 307
Radionuclídeo(s), 50
Radioscopia
  na radiologia convencional, 10
Raio(s)
  X, 3
    ampola de, 3
    natureza dos, 3
Raiz(es)
  nervosas, 290
    cintilografia óssea, 291
      com ^{99m}Tc-MDP, 291
    mielocisternografia radioisotópica, 291
      com ^{99m}Tc-DTPA, 291
    mielotomografia computadorizada, 290
    radiografia simples, 290
    RM, 291
    TC de, 290
Retenção
  pneumonia de, 72, 75
RGE (Refluxo Gastroesofágico), 149
Risco
  versus benefícios, 297-301, 303-306
    na escolha do exame, 297-301, 303-306
      meios de contraste, 303-306
      radiação, 297-301

RM (Ressonância Magnética), 39-45, 195, 211, 256, 312
  de crânio, 218, 289
  de face, 295
  de membros, 293
  de pescoço, 295
  desvantagens da, 45, 281
  do abdome, 286
  equipamento, 39
  imagem, 39, 40
    formação da, 39
    identificação das, 40
      artefatos, 42
      contraste paramegnético, 42
      ponderada, 40, 41
        em T1, 40
        em T2, 41
      T1-weighted image, 40
      T2-weighted image, 40
      terminologia, 42
  papel da, 114
    na patologia mamária, 114
  vantagens da, 45, 281

S

Sangramento
  pesquisa de, 56, 287, 313
    digestivo, 287, 313
      cintilografia para, 287
SEED (Seriografia Esôfago-Estômago-Duodenal), 150
Seio(s)
  paranasais, 264
    ajudas diagnósticas, 265
      interpretação das, 265
    conduta, 265
    congestão nasal, 264
    desconforto geral, 264
    diagnóstico, 264
      clínico, 264
      diferenciais, 264
    evolução, 265
    questões para reflexão, 265
Seriografia
  do duodeno, 308
  do esôfago, 308
  do estômago, 308
  do trânsito de delgado, 308
Seriógrafo, 5
Sialografia
  de face, 293
  de pescoço, 293
Sistema
  cardiovascular, 53
    cintilografia, 53
      da perfusão miocárdica, 53
        do infarto agudo do miocárdio, 55

venticulografia, 55
  radioisotópica, 55
endócrino, 52
  cintilografia do, 52
    das paratireóides, 53
    das suprarrenais, 53
    de tireoide, 52
    para pesquisa de metástases, 53
      de tireoide, 53
esquelético, 58, 309
  cintilografia, 58
    com leucócitos marcados, 59
    óssea, 58, 59
      com coloide ^{99m}Tc, 59
      com ^{67}G, 59
  exames do, 309
    radiografia simples, 309
gastrintestinal, 55
  cintilografia, 55
    das vias biliares, 55
    do fígado, 55
    do trânsito esofágico, 55
    esvaziamento gástrico, 56
    pesquisa, 56
      de divertículo de Meckel, 56
      de sangramento, 56
locomotor, 309
  exames do, 309
    radiografia simples, 309
nervoso central, 51
  cintilografia do, 51
    cerebral, 51
    de circulação liquórica, 52
    de perfusão cerebral, 52
    do fluxo sanguíneo cerebral, 51
respiratório, 53
  cintiografia, 53
    da perfusão pulmonar, 53
    da ventilação pulmonar, 53
    pulmonar com gálio, 53
urinário, 56
  cintilografia, 56
    radioisotópica, 58
    renal, 56
vascular, 310
  exames do, 310
    angiotomografia, 310
    US dos membros inferiores, 310
SOP (Síndrome dos Ovários Policísticos), 198
SPECT *(Single Photon Emition Computed Tomography)*, 47
  estudo com, 289
    da perfusão cerebral, 289
      com ^{99m}Tc-HMPAO, 289
Suprarrenal(is)
  cintilografia das, 53

T

T1-weighted image, 40
T2-weighted image, 40
TC (Tomografia Computadorizada), 21-29, 194, 210, 254
  da coluna, 290, 312
    vertebral, 312
  da medula neural, 290
  da pelve, 286, 311
  das raízes nervosas, 290
  de crânio, 218, 289, 311
  de extremidades, 312
  de face, 294
  de membros, 292
  de pescoço, 294
  desvantagens, 29, 281
  do abdome, 286, 311
  do tórax, 311
  equipamentos, 21
  imagem, 21, 23
    formação da, 21
    incidências, 21
    identificação das, 23
      artefatos, 29
        de movimento, 29
        metálicos, 29
      contornos, 26
      densidade, 25
      limites, 26
      meios de contraste, 27
      relação com estruturas vizinhas, 27
  vantagens, 29, 281
TCAR (Tomografia computadorizada de Alta Resolução), 91
Tecido(s)
  biológicos, **34**
    ecogenicidade nos, **34**
    variação de, **34**
Terminologia
  em RM, 42
Termo(s)
  especiais, 35
    na US, 35
Textura
  na US, 35
Tireoide
  cintilografia de, 52
  metástases de, 53
    pesquisa de, 53
      cintilografia para, 53
TOF *(Time of Flight)*, 212
Tórax
  casos clínicos, 63-146
    dispneia, 80
    dor, 72, 98

no peito, 72, 98
  e falta de ar, 98
  e febre, 72
  pleurítica, 72
falta de ar, 80, 89
hemoptoicos, 63
imagens, 108
mamas, 110, 116, 124
  dor nas, 116
  nódulos nas, 124
  patologia maligna das, 110
nódulo tireoidiano, 129
sensação de morte, 140
tosse, 84, 93
  diferente, 84
  febre e, 93
tumor no, 104
radiografia de, 279
radiologia geral do, 307
TC de, 311
US de, 280, 310
Torção
  de cisto ovariano, 204
Tosse
  diferente, 84
    confirmação diagnóstica, 82
    diagnóstico, 86
      como conduzir, 86
    discussão, 87
    evolução, 87
    hipóteses diagnósticas, 84
    importância, 85
    investigação inicial, 84
  febre e, 93
    diagnóstico clínico, 93
    investigação, 94
    questões para reflexão, 96
Trajeto
  dos órgãos tubulares, 16
Trânsito
  de delgado, 308
    seriografia do, 308

esofágico, 55
  cintilografia do, 55
Tuberculose, 77
  hipótese clínica de, 188
  primária, 66
  pulmonar, 67, 72
    crônica, 67
Tubo
  digestório, 282, 303, 308
    exames contrastados do, 282, 308
      clister, 308
        com duplo meio de contraste, 308
      desvantagens, 282
      seriografia, 308
      vantagens, 282
    perfuração do, 303
      pacientes com, 303
        meios de contraste e, 303
Tumor
  abdominal, 160
    diagnóstico diferencial, 163
    exames radiológicos, 161
      macroscopia, 163
      segmento, 163
    hipótese diagnóstica, 160, 163
    investigação, 160
      exames laboratoriais, 160
  no tórax, 104
    diagnóstico, 107
      considerações sobre, 107
    hipótese diagnóstica, 104
      clinicoradiológica, 104
    investigação, 106
    questões para reflexão, 107

U

Uretrocistografia
  miccional, 177
  retrógrada, 309
Urografia
  excretora, 309

US (Ultrassonografia), 31-37
  abdominal, 284, 310
  da bolsa escrotal, 285
  de face, 294
  de mama, 281
  de partes moles, 311
  de pescoço, 294
  desvantagens da, 37
  do aparelho urinário, 177
  do tórax, 280, 310
  dos membros, 292, 310
    inferiores, 310
  equipamento, 31
  FAST, 245
  imagem, 31, 34
    formação da, 31
    identificação das, 34
      ecogenicidade, 34
      limites, 35
      termos especiais, 35
      textura, 35
  obstétrica, 284, 311
  pélvica, 193, 284, 310
    transabdominal, 193
    transvaginal, 193
  transfontanela, 218, 283
  transretal, 285, 311
  transvaginal, 295, 310
  vantagens da, 37

V

Venticulografia
  radioisotópica, 55
Ventilação
  pulmonar, 53
    cintilografia da, 53
Via(s)
  biliares, 55, 283, 287
    cintilografia do, 55, 287
    exames contrastados do, 283